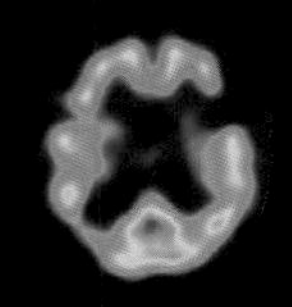

完全圖解

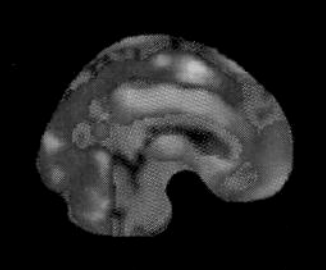

認知症的病因診斷與神經影像

翻譯版

こう読む 認知症原因診断のための脳画像——
内科系と脳外科の診断流儀

編集 松田 博史
朝田 隆

楓書坊

前言

日本社會高齡化速度不斷增加，且四位高齡者中約有一位就是失智症患者或其高危險群。若此高齡化現況持續進展，預估到了2025年將有高達約700萬的失智症患者，而成為不可忽視的社會問題。在這樣的情況下，更顯示出失智症早期篩檢的重要性。

目前以此為目的而能夠提供客觀資訊的影像診斷工具日新月異，其功能性更是不斷提升。X光和CT可作為迅速的診斷工具；MRI除了能提供更詳盡的腦部構造相關資訊（如神經連結和功能性連結）外，也能用來測量腦血流；而SPECT除了腦血流外，也能夠測量多巴胺轉運體蛋白。另外還有尚未取得保險給付的PET，除了能夠用來檢測腦部醣類代謝和阿茲海默症（AD）元凶的β-類澱粉蛋白（Aβ）外，更能進一步呈現出tau蛋白。由此可見，近年來在影像診斷及其分析方法方面可說是有相當顯著的進步。然而，在進行失智症篩檢時必須注意的重點，由於這些影像診斷方法充其量只是輔助工具，仍需要藉由基本的面談和行為觀察來正確掌握失智症的臨床症狀。在此前提之下，我們才能將影像診斷適度整合至包括治療在內的整合診療體系中。

本書的共同作者們都是活躍於臨床前線的相關領域專家，其中有好幾位優秀的生力軍更是本書的主要執筆者。本書將傳授讀者如何在臨床上實際應用上述的最新影像診斷法，但並非只一味地講解影像，而是涵蓋了AD等各種失智症原發性疾患的臨床特徵與影像所見，以利於鑑別診斷和更進一步的治療。換句話說，本書的目的是要讓讀者學習到失智症診斷治療的必備知識、判斷與鑑別等技巧，因此是各位讀者們擴展該領域專門知識所不可或缺的一本工具書。

目前與失智症相關的醫師可大致分為內科（包括神經內科和精神科）與腦神經外科醫師，而兩者在失智症診斷的流程與手法上也多少有些差異。本書以此差異為基礎，在編寫時將讀者範圍從精神科、神經內外科、放射科等臨床專科醫師擴展至住院醫師、醫學系學生，乃至相關領域的醫療人員。若本書能夠達到預期的目的，而對各位讀者有所助益的話，將是我們無上的榮幸。

最後，ぱーそん書房的山本美惠子小姐在整個出版過程中給予我們相當大的支持與協助，謹此致謝。

2015年10月吉日

松田博史
朝田　隆

執筆者一覧

編集

松田　博史（国立精神・神経医療研究センター脳病態統合イメージングセンター センター長）

朝田　　隆（東京医科歯科大学 特任教授、メモリークリニックお茶の水 院長）

執筆者（執筆順）

朝田　　隆（東京医科歯科大学 特任教授、メモリークリニックお茶の水 院長）

唐澤　秀治（船橋市立医療センター脳神経外科 副院長）

根本　清貴（筑波大学医学医療系臨床医学域精神医学 講師）

松田　博史（国立精神・神経医療研究センター脳病態統合イメージングセンター センター長）

今井　公文（国立国際医療研究センター病院 精神科診療科長）

今林　悦子（国立精神・神経医療研究センター脳病態統合イメージングセンター臨床脳画像診断研究室 室長）

東　　晋二（筑波大学医学医療系臨床医学域精神医学 講師）

櫻井　圭太（名古屋市立大学大学院医学研究科放射線医学分野 講師）

高橋　　晶（筑波大学医学医療系臨床医学域災害精神支援学 講師）

住田　　薫（国立精神・神経医療研究センター病院放射線診療部）

佐藤　典子（国立精神・神経医療研究センター病院 放射線診療部長）

德丸　阿耶（東京都健康長寿医療センター放射線診断科 部長）

村山　繁雄（東京都健康長寿医療センター神経内科 高齢者バイオリソースセンター 部長）

齊藤　祐子（国立精神・神経医療研究センター臨床検査部 医長）

塚田恵鯉子（筑波大学附属病院精神神経科 病院講師）

伊藤　公輝（東京都健康長寿医療センター放射線診断科）

新井　哲明（筑波大学医学医療系臨床医学域精神医学 准教授）

森　　墾（東京大学大学院医学系研究科生体物理医学専攻放射線医学講座 講師）

関根　　彩（筑波大学附属病院精神神経科）

石川　正憲（筑波大学医学医療系臨床医学域精神医学 講師）

横山　幸太（国立精神・神経医療研究センター病院放射線診療部）

鈴木　孝典（船橋市立医療センター脳神経外科 医長）

失智症精準診斷必讀、松田博史一生懸命之著

三年前秀傳醫療體系失智症暨動作障礙中心在邱百誼主任的領導下成立，結合了台灣最大的心理師專業團隊與率先從日本國立精神神經研究中心引進松田博史教授開發的核子醫學腦灌注斷層掃描(SPECT)分析軟體eZIS，一步一腳印地朝向失智症的精確診斷邁進。結合台灣臨床失智症學會、台灣神經醫學會、台灣動作障礙學會和中華民國核醫學學會的力量，這個經驗逐步推展到全國各醫院。特別是eZIS軟體對於各類型失智症的鑑別診斷確實為神經內科醫師帶來很大的幫助、同時也大大地增加了SPECT的臨床使用量。根據核醫學會的統計，目前eZIS在台灣已經有超過二十五家的醫院採用，這是在日本以外全球使用最多的國家，2017年的資料顯示，秀傳醫院彰化彰濱院區也是全國這項檢查用量最高的醫院。神經退化疾病的複雜程度遠超過我們的想像，而失智症的精確診斷更是臨床最大的挑戰之一。日本醫界巧妙而有效地利用包含核子醫學在內的各種神經影像工具真正地在這個領域作到了全球領先的地位，而台灣正跟隨著日本的腳步急起直追。為了加快學習的速度和效果，秀傳體系也努力地尋找好的老師和好的教材來協助我們的醫師和醫護技術同仁精進診斷能力。這三年來，松田博史教授以顧問的身分多次訪問秀傳醫院、我個人也數次在日本東京會見松田教授並親訪日本國立精神神經研究中心，並且在我們的神經內科和核子醫學科醫師安排下，邀請松田教授在台灣相關醫學會進行講學與指導。二年前在秀傳體系與少數其它醫院醫師的共同努力下，我們協助楓書坊出版社完成了松田博史教授所編著的核子醫學腦影像日文教科書「第3版 脳SPECT/PETの臨床探索」中文版在台灣的正式發行，給有興趣核子醫學神經影像的醫護同仁提供了最佳的入門學習工具書。精進再精進，松田教授整理了他三十年的臨床與研究的經驗在2015年進一步編集了這本失智症神經影像專書——「認知症的病因診斷與神經影像—協助內外科醫師認識失智與腦影像」，秀傳體系協力楓書坊出版社再一次獲得松田教授的授權，並感謝秀傳醫師的校稿，促成這本真正是培養失智症精準診斷能力的登堂入室之作中文版在台發行，期盼在醫界同仁們不分你我、攜手努力之下，我非常有信心在不久的將來，台灣的失智症的診療水準將可以大幅提高、造福社會。

立法院厚生會創始人
秀傳醫院創辦人
秀傳醫療體系總裁
黃明和 謹誌

失智的病因與診斷全攻略

失智症是人口高齡化之後醫學上必須面對的課題，其中最重要的議題之一則是精準診斷患者失智的病因。台灣失智症協會依據國家發展委員會於105年8月公告之全國總人口成長資料，以失智症五歲盛行率推估，台灣2031年失智人口將逾46萬人，2041年失智人口逾66萬人，而到2051年台灣失智人口則逾81萬人，即每100位台灣人有4位失智者，因此失智症的診療在台灣醫界諸多重要議題中自然是重中之重。

面對這些逐漸增加的失智症病患，醫界必須對失智症的病因與診斷積累更強大的能量，以期對失智症的病患做出正確的治療決策，達到進一步延緩疾病的進程，甚至控制失智症狀的治療目標。因此，一本好的失智症病因診斷工具書必然是憂心失智症對健康威脅的普羅大眾與有志失智症診療的醫界朋友所引頸企盼。

我的摯友日本精神神經研究中心松田博史教授，2015年與東京醫科齒科大學朝田隆教授，邀集了等許多日本神經學的內外科專家群編集出版了「こう読む 認知症原因診断のための脳画像—内科系と脳外科の診断流儀」一書，撰寫此書的作者群均為日本當今有關失智症診療的臨床不同領域（包括精神科、神經內外科與影像科）的專家。而楓書坊文化出版社繼2016年在台發行松田博史教授及大阪大學畑澤順教授等許多日本神經學的專家群的「第三版 最新腦部SPECT/PET造影臨床手冊—腦功能檢查法」後，今年將「認知症的病因診斷與神經影像—協助內外科醫師認識失智與腦影像」一書再度在台重磅出版。

「認知症的病因診斷與神經影像」包括總論與各論二部，總論分五章，各論有三十八章。其中總論全方位的介紹失智症的臨床表現、內外科診斷流程、腦解剖與影像解剖的最新知識及分子診斷的最新進展，而三十八章各論則全方位論述了各種失智症的相同與相異特徵，包括臨床表徵、影像醫學特徵乃至於分子層次的類似與特異徵象。個人拜讀之後無限感佩松田博史教授與朝田隆教授用心費神編集此書，若要以一言論述此書在失智症眾多書籍中的地位，我想「失智的病因與診斷全攻略」應該是頗為適切的描述，個人以無比尊敬與榮幸的心情向台灣醫界推薦此書。

中華民國核醫學學會 理事長
三軍總醫院副院長
國防醫學院 醫學系系主任
鄭澄意 謹誌

全盤瞭解失智 吉時診斷

隨著銀色海嘯來臨，失智盛行的時代已不可避免。

即使藥廠明天宣布根治失智的藥物上市，未來10-20年之間，仍有大量病人的認知功能預將持續惡化，因為在被醫師診斷為退化性失智症之前，病人大腦中的病理變化已經進行15年或更久，且無法逆轉。

造成失智症的原因很多，種類也不少，這不僅影響延緩退化藥物的選擇，家人或看護對病人照顧的方式也不一樣，來自政府的失智照護長照資源的介入也因而不同。無奈的是，現今全球的醫師能在適當時機、下出正確診斷的比例並非理想。

儘管運用人工智慧協助臨床醫師診斷失智的各種影像軟體開發方興未艾，但診斷失智症的重責大任終究還是第一線腦科醫師的神聖使命。

能根據病史、理學檢查、神經心理學測驗及實驗室檢驗之外，神經影像可以增強臨床醫師做出較正確診斷很重要的信心，這對失智症的「吉時」診斷 (timely diagnosis，筆者巧譯)，如虎添翼。

本書作者之一松田博史教授與我熟識多年，松田教授經常在亞洲各國講學，推廣神經影像的應用，不遺餘力，令人敬佩。松田曾邀請我到位於東京小平的日本國立精神神經醫療研究中心 (National Center of Psychiatry and Neurology) 演講交流過，對該中心的任務與成就，留下深刻的印象。

本書「認知症的病因診斷與神經影像—協助內外科醫師認識失智與腦影像」圖文並茂地介紹各種失智症及相關神經性系統疾病的腦影像，賞心悅目，更難能可貴的是，深入地描寫各種失智症的臨床表現以及評估流程，是一本全盤瞭解失智、很好的教科書。

(2018.10.09寫於成大醫學院)

台灣臨床失智症學會理事長
成大神經學教授
成大醫院失智症中心主任
成大老年學研究所所長
白明奇 謹誌

失智症海嘯中的一盞明燈

世界衛生組織(WHO)於2016年公佈，全世界每三秒就新增一位失智者，全世界失智症人口在2015年是4680萬人，2050年將達1億3150人，每20年將呈雙倍成長，每年新增990萬人。失智者的大幅增加，全世界都要面對失智症的預防、診斷、治療與照護的問題，尤其在開發中國家更是嚴重。所以WHO 於2016年頒布2017-2025 WHO全球失智症行動計畫，主要內容包括： 失智症列為公共衛生優先議題；失智症認知與友善；降低失智風險；失智診斷、治療、照顧及支持；失智症照顧者之支持；失智症之資訊系統；失智症之研究及創新等。

台灣在2017年約有27萬名失智者，且以每年增多一萬名的速度在增加之中，但在預防、診斷、治療與照護上與先進國家仍有很大差距，尤其是失智症的確診率只約 30%，讓很多失智者沒接受到適當的治療與照護。因此衛生福利部將長照2.0 的照護對象加上五十歲以上的失智者；於2017年底，完全依照2017-2025 WHO全球失智症行動計畫內容制定「台灣失智症防治照護政策綱領2.0與行動方案」，也在各縣市陸續成立許多失智症共同照護中心與社區服務據點。

台灣這幾年來，隨著老年人口大幅增加及各種疾病的診斷與治療技術的進步，因而增加很多失智者，幾乎每個家庭都會面臨這個問題。但是有關於失智症的診斷，台灣目前大部分只能從病史、神經心理相關的認知測驗、生化檢查與結構性的腦部影像檢查來做診斷與分類，卻欠缺相關的功能性影像檢查設備與技術，使得要達到正確的診斷與分類仍有困難。

本書(認知症的病因診斷與神經影像)的日文版編輯為松田博史及朝田隆兩位教授，他們召集在日本相當活躍的失智症臨床專家共同撰寫，內容包括：從內科、神經外科，尤其是影像診斷來介紹各種不同的失智症；在介紹不同的失智症時，其段落再分為：概念、病理表現、臨床徵候與診斷、檢查、治療，尤其加上「影像所見的特徵與判讀方式」更讓讀者獲益良多。

我很敬佩彰濱秀傳紀念醫院神經科魏誠佑主任帶領同仁共同校閱這本好書，本書的出版就如雨後甘霖，是台灣失智症海嘯的一盞明燈，可以讓更多的專業人員與醫學生更了解各種失智症的鑑別診斷，尤其是神經影像的變化，相信這對台灣未來失智症的確診率與隨後的治療與照護會有很大的幫助。

台灣失智症協會 理事長
台灣精神醫學會 理事長
中山醫學大學醫學研究所暨醫學系 教授
賴德仁 謹誌

失智症在生命年限較長的國家及社會是一個重要的課題。其實不只是老年人，甚至在較年輕的族群中亦有部分比率亦為失智所苦。所以如何診斷及處置失智患者是每一位相關領域的醫師及專家非常重要的任務。然而失智成因包羅萬象，必需經由詳細的問診觀察、身體神經理學檢查、配合神經影像及適當的血液檢驗數據方能做出正確診斷！其中神經影像是很重要的參考依據，特別是隨著科學技術的日新月異，功能神經影像對失智診斷更如航海圖導引醫療專家走向正確的方向。有鑑於此，松田及朝田兩位教授集結二十位日本頂尖的專家成此鉅作。此書針對失智症有非常精準扼要的撰述，除了總論外對個別疾病亦有詳細描述。此外對特定失智症的影像特徵有非常獨到的闡述，對臨床醫師而言助益良多！可能是個人領域的關係，我特別對其中與動作障礙疾病有關的失智症例如路易氏體失智症，大腦皮質基底核退化症、額顳葉型失智症……印象深刻。相信熟讀本書對失智症之臨床診斷或研究均會有實質的幫助。當風揚起的時候，糠秕要被吹淨，留下好的麥子，落在土裡就要結出許多子粒來。相信這本好書也像一粒麥子埋在讀者的心田裡，成就許多醫療專家並造福眾多的患者。

(2018年9月30日 于台中)

台灣動作障礙學會理事長
中國醫藥大學附設醫院神經部主任，教授
國際巴金森暨動作障礙學會亞太區理事
蔡崇豪 謹誌

腦卒中核醫新境界

核醫影像醫學一向是神經醫學重要的臨床與研究工作之一，然而其中臨床核醫神經影像的發展，始終無法與神經影像例如CT或MRI的發展同步茁壯，主要就是缺乏一套簡便、審慎驗證及可靠定量的軟硬體。但日本核醫的臨床腦神經影像在近幾年的蓬勃發展後，已與骨掃描與心肌灌注造影的檢查， 並駕齊驅。其中重要的原因之一是日本核醫界在腦部定量的發展與應用，非常成功解決了許多臨床實務問題。

個人經學會常務理事魏誠佑教授的介紹認識了日本精神神經研究中心松田博史教授，同時謝謝洪光威教授的推薦下有機會拜讀前一版中文版的日本核醫神經學，深刻了解此書所介紹的定量核醫神經影像，提供了大量的實證依據，強化核醫神經影像在腦血流與代謝的定量資料，在各種神經精神疾病之臨床應用，也有相當的章節介紹各種失智的鑑別診斷，此書已成為日本及臺灣腦部核醫影像檢查的重要參考書籍。

感謝洪教授及魏理事的熱心居間聯繫，松田教授的慷慨分享，有緣看到新一版核醫醫學影像學的誕生，希望也讓此新書的翻譯本在台灣發行，必定會為台灣的核醫神經影像，在神經醫學及腦中風的臨床服務與教學更上一層樓，對各種問題更好的解決方案。

(于2018中秋後)

臺灣腦中學學會 理事長

葉守正 謹誌

校稿者一覽

丁志偉	彰濱秀傳紀念醫院精神科主治醫師
王文甫	鹿港基督教醫院副院長暨彰基體系神經醫學部主任
呂明桂	中國醫藥大學附設醫院神經部主治醫師
巫錫霖	佑民醫院院長
李宜中	臺北榮總神經部周邊神經科主任
周希諴	中山醫學大學附設醫院安寧病房主任
林奇模	彰化秀傳紀念醫院神經內科主治醫師
林煒	彰濱秀傳紀念醫院神經內科主治醫師
邱百誼	彰化秀傳紀念醫院神經內科主任
侯柏年	彰濱秀傳紀念醫院核子醫學科主治醫師
洪光威	彰濱秀傳紀念醫院醫療副院長暨核子醫學科主任
洪朝賢	彰濱秀傳紀念醫院神經功能室主任
孫瑜	恩主公醫院神經科主任
徐敏獻	彰化秀傳紀念醫院社區及安養機構主任
徐榮隆	林口長庚醫院神經內科部失智症科主治醫師
張偉倫	彰化秀傳紀念醫院腦中風中心主任
張健宏	林口長庚醫院神經內科部腦血管科主任
張凱茗	彰化基督教醫院神經醫學部主治醫師
張維傑	彰濱秀傳紀念醫院神經外科主任
連立明	新光醫院神經內科主任
陳乃菁	高雄長庚神經內科系智能與老化中心主任
陳柏霖	台中榮總腦中風中心主任
陳皇誠	彰濱秀傳紀念醫院精神科主治醫師
陳致霖	彰濱秀傳紀念醫院神經內科主治醫師
陳海波	神經外科主治醫師
陳培豪	馬偕紀念醫院神經科病房主任
陳維均	彰濱秀傳紀念醫院精神科主任
黃金安	台中榮總一般神經科主任
楊淵韓	高雄市立大同醫院神經內科主任
楊聖功	彰濱秀傳紀念醫院神經內科主治醫師
葉篤學	臺北醫學大學附設醫院神經內科主任
詹博棋	彰化秀傳紀念醫院睡眠中心主任
劉崇祥	中國醫藥大學附設醫院神經部主治醫師
蔡文凱	彰濱秀傳紀念醫院醫薩刀中心放射師
鄭之光	林口長庚醫院神經內科部腦血管科主治醫師
駱子文	彰濱秀傳紀念醫院外科加護病房主任
謝良博	澄清醫院副院長兼任醫學教育研究部主任
魏誠佑	彰濱秀傳紀念醫院神經內科主任

依姓氏筆劃排列

CONTENTS

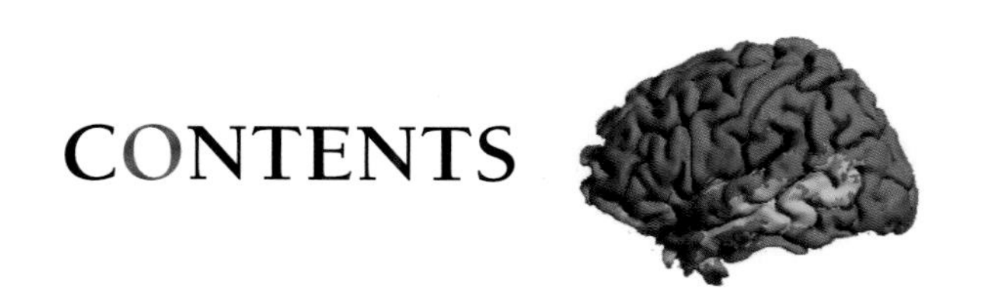

I. 總論

II. 各論

所有的項目都是根據下述三點所構成

1. 原發疾病的概念與症狀特徵、病程和治療
2. 影像所見的特徵與判讀方式
3. 治療期間不可忽視的影像所見、檢查重點與影像判讀技巧

I 總論

memo

CHAPTER 01 DEMENTIA

何謂失智症

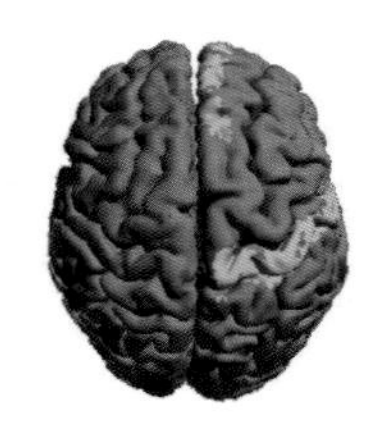

前言

全世界許多國家現正步入高齡化社會，失智症患者的數量也以相當驚人的速度不斷增加。老化是罹患失智症最大的危險因子，因此在世界最長壽的國家——日本，於2015年初推估就有500萬人左右的失智患者。若長壽到一定的年紀，罹患失智症的機率便會提高，這麼看來，失智症就不再只是「別人的事」，而成為與自己切身相關的事了。

日本自2004年開始，為了去除一般人對失智症相關疾患的負面認知，並增進民眾對其正確的了解，遂將原本的「痴呆症」更名為「認知症」（在台灣稱為「失智症」），也因此得到了一定的成效。基於此「正名成功」的案例，美國精神醫學會在2013年出版的DSM-5[1)]中，也取消了原本「dementia」的診斷名稱，而改為「major neurocognitive disorder」和「mild neurocognitive disorder」（前者重度神經認知症即是原來的失智症，後者輕度神經認知症則是帶入以往mild cognitive impairment (MCI)的概念）。

如今，失智症儼然已從單純的醫療問題演變成整個社會的重要議題，更左右著世界各國的相關政策走向。日本將盛行率急劇增加的失智症定位為國家層級的議題，早在十五年前就開始採取因應措施。整個因應措施的根基為「失智症相關政策推進五年計畫」，又稱為「橘色計畫」。若今後高齡化速度持續增加，目前醫院和照護機構的體制將不足以供應急速增加的高齡失智症患者。因此橘色計畫的目標係建立「從失智症的初期階段就給予早期治療，以防止症狀持續惡化」的體制。藉由這樣的「早期發現、早期治療」，促進病患和其家人對失智症診斷的理解，並以「展望未來」的日常生活改造為出發點提供服務。

接下來將由最基本的失智症和阿茲海默症（Alzheimer's disease, AD）的概念與定義進行介紹，並同時解說相關之社會動向。

1 什麼是失智症？

教科書中對失智症的定義為「後天正常發展的各種認知功能慢性衰減、逐漸消失，致使日常生活無法自理與社會功能受損的狀態」。後天原因造成的認知功能障礙和先天的智能障礙並不相同——失智症強調的是後天認知功能受損而造成生活無法自理的概念。

根據世界衛生組織（World Health Organization, WHO）所發行的ICD-10[2]，所有失智症疾患共有的臨床特徵為「腦部病變引起的症候群，通常為慢性或進行性」，也必須出現「記憶、思考、定向感、理解、計算、學習能力、語言、判斷等許多高階大腦皮質相關功能障礙」。此外也提到「認知功能障礙一般來說會伴隨著情緒控制能力降低、社會行為異常或缺乏動機等表現，但也有可能在診斷出認知功能障礙之前，先觀察到上述表現。原則上並不會出現意識混亂的情形」。

目前最常用的失智症診斷標準為前面提到美國精神醫學會發行的DSM-5[1]。其定義基本上也符合上述的概念，需出現「認知功能缺損而導致日常生活無法自理」的核心表現。舉例來說，至少要有「支付帳單、定時服用正確藥物等較為複雜的日常活動需他人協助」的情況，才算符合。

另一方面，必須注意DSM-5相較之前的版本做了大幅度的變更。之前曾提過，「Dementia」的用語在最新版的DSV-5已被移除，除了將失智症納入更大的「神經認知疾患」類別中，也加入了「輕度神經認知症（mild neurocognitive disorder）」項目。輕度神經認知障礙和失智症的最大差異在於前者的認知功能缺損並不會影響到生活自理。DSM-5提到「此類患者雖然仍能夠自行支付帳單、定時服用正確藥物等較複雜的日常活動，但可能需要花費比以前更多的心力，或使用代償策略等」。相對地，失智症患者需要更多外來的輔助才能執行這些活動，否則就無法完成。

然而，即便有上述的診斷策略，失智症和輕度認知障礙在區辨上還是相當困難。DSM-5也提到「兩者的區辨在本質上是主觀的，而且之間的關係是連續性的，因此臨床上很難找到確切的閾值（cutoff）來判定是否達到失智症的嚴重度。診斷者必須進行詳細的問診、觀察和其他資料的收集。若判斷個案的臨床症狀表現已達臨界範圍時，便可考慮給予『疑似』診斷」。相反地，若所個案的情況符合所有的診斷標準，即可確診。

2 對於何種個案類型應考慮下失智症診斷？

最後被診斷為失智症的個案在初診時的主訴和主要症狀並不一定是記憶障礙，也有可能是憂鬱、情感淡漠、失眠、人格改變，或身體倦怠等。

出乎意料的是，我身邊因為記憶障礙而擔心是否罹患失智症，而在就診後發現並非如此的案例並不少。許多被診斷為失智症的患者一開始出現的典型症狀其實是譫妄等意識障礙。此外，也有不少主訴為記憶障礙的案例最後被判定是由功能性幻覺、妄想、惡性腫瘤轉移至腦部、特殊型癲癇、憂鬱症亞型等所引發。

由此可知，疑似失智症的個案並非僅限於邁入老化階段而有記憶障礙主訴的患者。憂鬱症、幻覺、妄想，乃至人格改變等精神症狀，以及意識障礙的各種表現都有可能是失智症的警訊。而面對有一定的歲數（例如50歲以上）的個案時，也常將失智症納入症狀背景因素的考量中。

3 失智症的流行病學

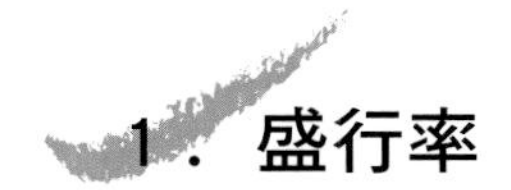

1. 盛行率

日本到目前為止的失智症盛行率報告尚無一致的結果，不過在2000年以後報告的盛行率數字大多落在7～10%的範圍內；到了2012年10月，推估盛行率已達15%[3]。一般認為，平均壽命顯著增加是失智症盛行率增加的主要推手。

失智症最主要的危險因子就是老化。65～69歲族群的失智症盛行率為1.5%，之後每增長5歲，盛行率便以倍數增加，到了85歲盛行率即高達27%。最新的調查結果指出，超過85歲的高齡者中，約有40%以上的失智症患者。另一方面，如**圖1-1**所示，80～89歲的年齡族群

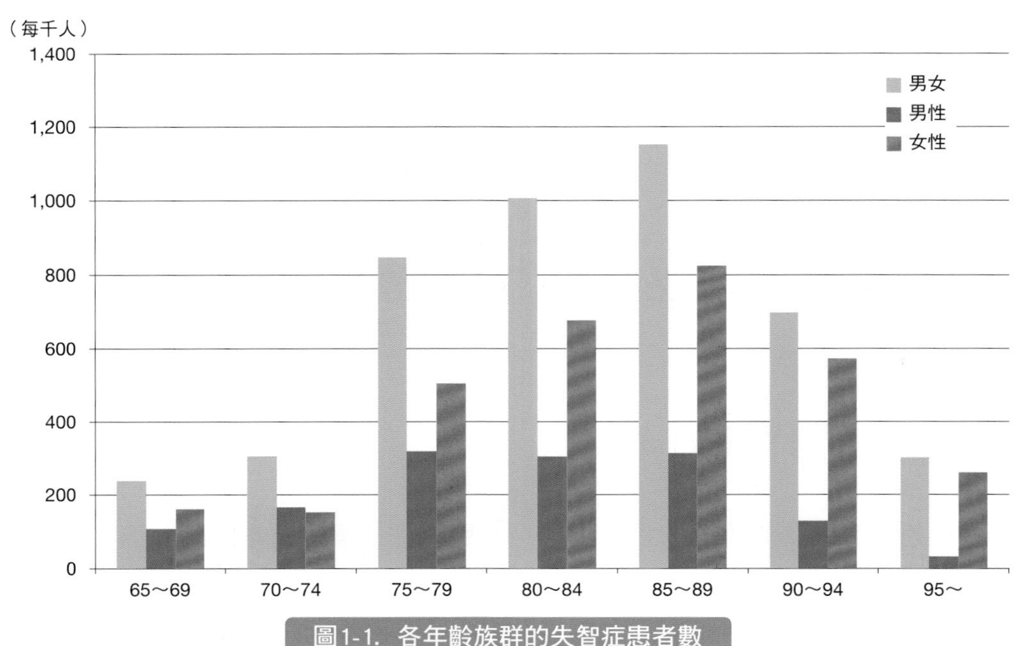

圖1-1. 各年齡族群的失智症患者數

呈現最高的失智症盛行率。此外，80歲以上的患者就佔了全體患者的70%以上，而其中的四分之三為女性。

2．原發疾病

放眼全世界，所有年齡層的失智症原發疾病研究一般都是以單純阿茲海默症（AD）、AD合併血管型失智症（vascular dementia, VaD）的混合型、路易氏體失智症（dementia with Lewy bodies, DLB）、VaD等為主，其次還有額顳葉型（fronto-temporal lobar degeneration, FTLD）失智症[4]。

日本截至1980年代最常見的是VaD，近年來的流行病學研究則顯示AD已成為主流。最新的統計結果請見**圖1-2**[3]。從圖中我們可以看到全體患者的三分之二其原發疾病為AD，其次為VaD和DLB。性別差異方面，則可持續觀察到「AD以女性較多，VaD以男性為多」的傾向。

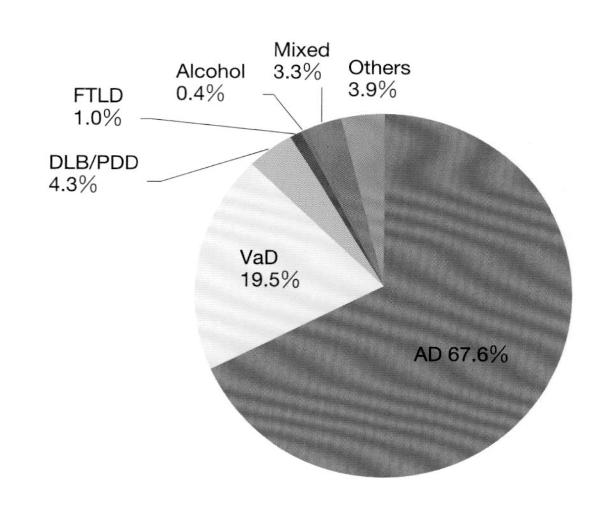

圖1-2. 失智症原發疾病—各疾病所佔比例（N=978）
經兩次面談檢查後確診之患者

4 失智症的症狀

為便於讀者理解，在此將失智症症狀分為基本的三大類。首先是以記憶障礙為代表的認知功能障礙。接著是行為方面的症狀，也就是失智症行為與心理症狀（behavioral and psychological symptoms of dementia, BPSD）。除了認知行為外，生活功能障礙也是備受矚目的症狀表現。此分類概念如**圖1-3**所示。

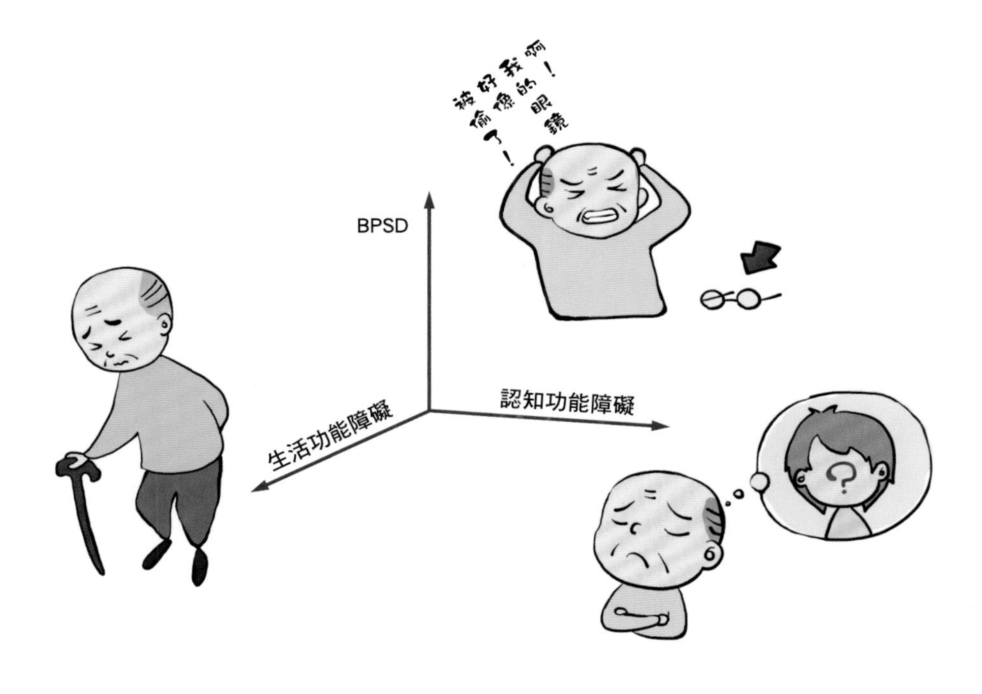

圖1-3. 失智症症狀的三大面向

1. 認知功能障礙

此處一般指的是指認識外界事物的能力。而定義上較為廣泛的認知功能除了記憶外，通常也包括知覺、注意、學習、語言、執行功能等。

2. 行為與心理症狀（BPSD）

BPSD包括幻覺、妄想、興奮、喊叫、情緒不穩、焦躁、徘徊、以社會文化標準來說不適切的舉動、性失禁（過度的性衝動）、囤積症、暴力言語、疑神疑鬼、不安、憂鬱等。這些BPSD症狀可大致分為陽性症狀（興奮、易受刺激、焦躁、幻覺、妄想等）和陰性症狀（身體無力、情感淡漠、憂鬱等）。約有60～90%的失智症患者至少呈現一個以上的BPSD症狀，且通常相當棘手。

3. 生活功能障礙

失智症的生活功能障礙在此的定義如下：

失智症患者表現出個人和家庭、社會參與方面的困難，而造成日常活動執行上的障礙，即屬生活功能障礙，主要是由特定的大腦腦區病變所引起。失認、失用等由特定局部腦病變所引起的病灶性症狀（focal symptoms）也是影響日常生活功能的原因之一。整體來說，腦病變的範圍會隨著失智症的惡化而擴大，甚至合併多重器官的病變。造成這類症狀表現主要為特定的大腦病灶，若隨之出現前述日常生活上的困難，即屬於生活障礙的症狀分類。例如「四肢雖可自由活動，卻無法自行穿戴衣物」、「用餐時總是把食物撒得到處都是」等狀態就是生活功能障礙的具體表現。

●結語

所謂的失智症就是認知功能減退所導致的生活功能障礙。今後直到2050年左右，預估失智症患者人數仍會持續增加。而其臨床表現應從認知功能障礙、BPSD、生活功能障礙等三方面來評估，才能有效確診。

（朝田　隆）

● 文　獻

1）American Psychiatric Association：Diagnostic and statistical manual of mental disorders, fifth edition. American Psychiatric Publishing, Arlington, 2013.

2）World Health Organization：The ICD-10 Classification of Mental and Behavioural Disorders；Clinical descriptions and diagnostic guidelines. World Health Organization, Genova, 1992.

3）朝田　隆：都市部における認知症有病率と認知症の生活機能障害への対応．厚生労働科学研究費補助金認知症対策総合研究事業，平成 23～24 年度総合研究報告書，2013.

4）Cummings JL, Benson DF：Dementia；A clinical approach. 2nd ed, pp9-13, Butterworth-Heinemann, Stoneham, 1992.

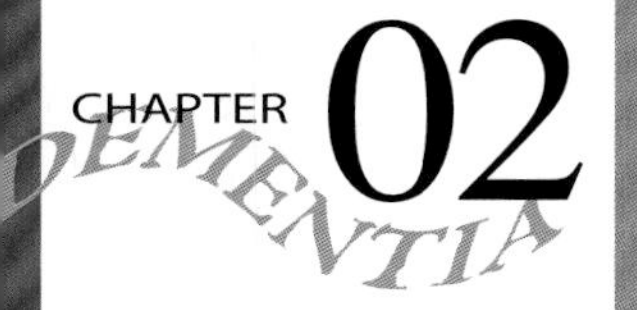

內科的失智症診斷流程

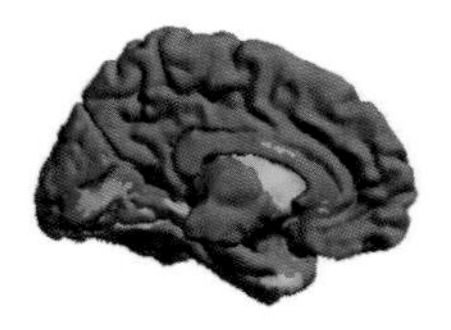

●**前言**

目前日本的失智症診斷主要是由精神科、神經內科、老年醫學科、一般內科和神經外科醫師負責執行。各專科的失智症診斷流程基本上是相同的，但門診時的診斷方式仍多少有些差異。本章將以科系醫師的角度，來介紹失智症的診斷流程。

1 失智症的醫學診斷流程

1. 根據DSM標準的失智症診斷

美國神經學會（American Academy of Neurology）於2001年發表實證回顧（evidence-based review[1]），建議失智症診斷應沿襲DSM （Diagnostic and Statistical Manual of Mental Disorders）-Ⅲ-R。DSM自1958年以來多次改版，目前已為第五版（DSM-5）。所有DSM版本中失智症診斷的基本概念皆為「因各種認知功能障礙而影響生活功能」。而在前述的DSM-Ⅲ-R版本中，並沒有特別記載失智症的診斷流程。不過包含失智症在內的「器質性精神症候和疾病（organic mental syndromes and disorders）」疾病分類介紹中，則有描述器質性疾患的診斷流程，可作為失智症診斷的參考——「（1）判定為包含失智症在內共有六種類型的器質性精神症候群；（2）問診、理學檢查和醫學檢驗結果證明特定腦部因子為造成異常的原因[2]。由此可知，正統的失智症診斷必須根據問診、理學檢查、醫學檢驗結果來確認是否存在失智症，並判定其原發疾病。

2．失智症確診前的實際流程

a．失智症的定義

首先我們必須先釐清「何謂失智症？」這個基本問題。根據WHO所發行的ICD-10，所有失智症疾患共有的臨床特徵為「腦部病變引起的症候群，通常為慢性或進行性」，也必須出現「記憶、思考、定向感、理解、計算、學習能力、語言、判斷等許多高階大腦皮質相關功能障礙」。此外也提到「認知功能障礙一般來說會伴隨著情緒控制能力降低、社會行為異常或缺乏動機等表現，但也有可能在診斷出認知功能障礙前先觀察到上述表現。原則上並不會出現意識混亂的情形」。

前述DSM-Ⅲ-R的失智症診斷標準也提到與ICD-10幾乎相同的認知障礙。此外，也提到認知障礙會進一步影響工作、社會活動、與他人的社交關係等。因此，簡單來說失智症就是生活功能出現障礙的一種狀態。和其他所有疾病一樣，必須經由與個案本身的問診和與其家人的面談，才能確定是否有生活功能受損的情形。

b．失智症的確診

根據許多教科書所述，失智症的診斷基本上分為兩個階段[3)]。如**圖2-1**所示，首先必須確認是否為失智症，也就是確認生活功能是否因後天慢性的認知功能障礙而受到影響。此時的診斷方式基本上是以面試和各項檢查為主。

c．易被誤認為失智症的病徵

在此有幾點需要注意的地方。首先是癲癇性疾患。近年來高齡發病案例的增加備受矚目，且其中多數為複雜性癲癇發作。同時失智症和阿茲海默症（AD）之間的關係尤其顯著，而AD患者中又有一到兩成有癲癇的情形[4)]。大致上來說，在輕度認知障礙階段，很容易出現癲癇的初次發作。發生於高齡者的癲癇因較缺乏運動性症狀，較不容易被發現，此外也常和循環系統和神經系統等相關疾患並存，因此無法確診的案例並不少。另外還有並無臨床癲癇發作，但可輕易觀察到看起來像是失智症的輕度認知障礙案例，接下來將對此類案例進行解說。

海馬神經元持續產生不至於引起臨床癲癇發作的微小放電時，會經由神經網路連結影響額葉和頂葉等距離較遠的腦區功能，進而引起病變，而出現各種認知功能降低的症狀表現。

其次要注意的是譫妄的出現。若為高齡者，造成其症狀表現慢性化的因素相當多元，而常被統一診斷為失智症。此外，最近的臨床研究指出，住院時有譫妄表現的高齡者較容易

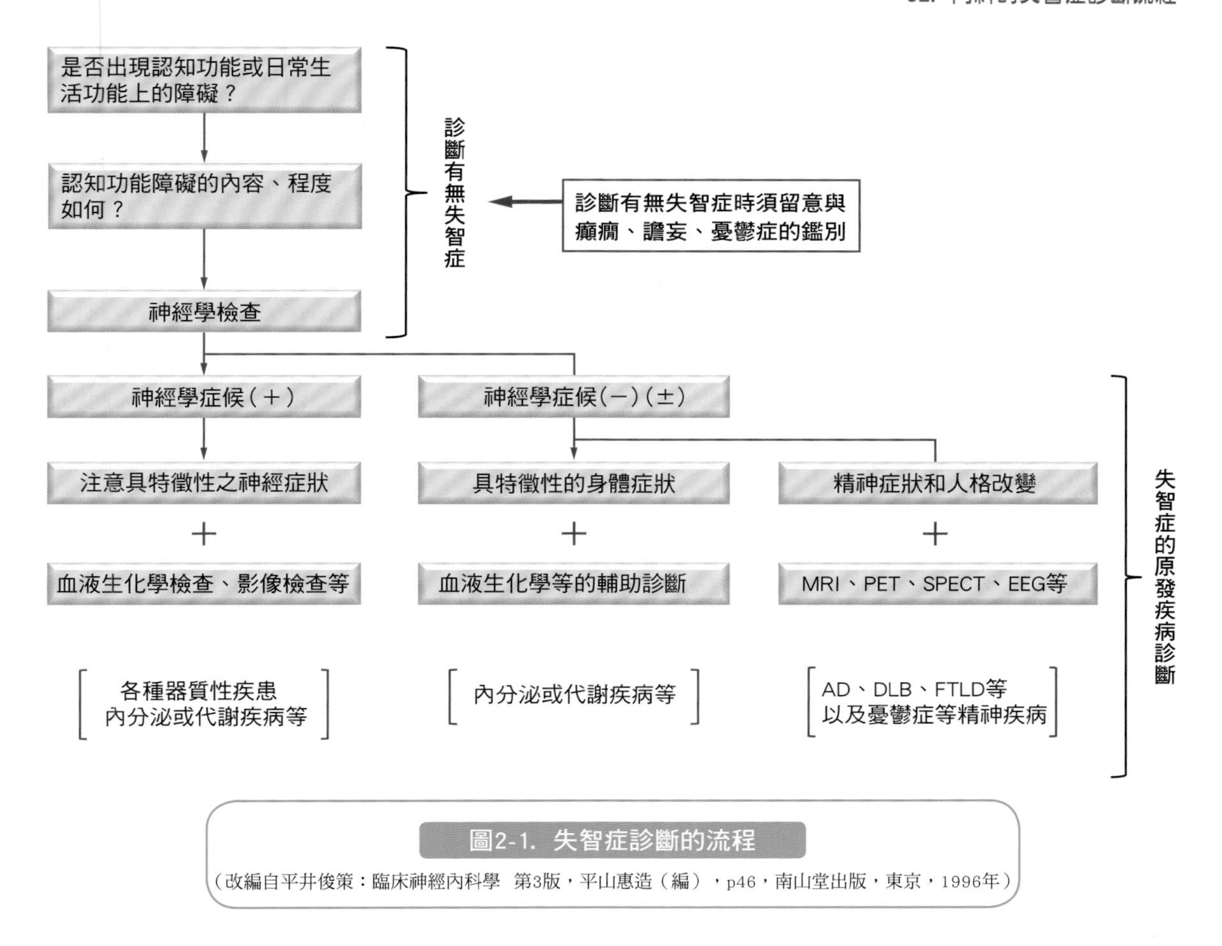

圖2-1. 失智症診斷的流程

（改編自平井俊策：臨床神經內科學　第3版，平山惠造（編），p46，南山堂出版，東京，1996年）

在不久的將來惡化為失智症[5]。在這樣的背景因素之下，除了神經退化變性外，慢性發炎也可能導致持續性的大腦病變。無論原因為何，由前述可知失智症和譫妄兩者之間的分界相當模糊，因此在臨床上須特別注意其鑑別。

d. 失智症的原發疾病診斷

接下來要介紹的是如何從為數眾多的失智症原發疾病中，鑑別出因此何者為原因的診斷流程。確認疾病特有的症狀和徵候，以及進行包含生物標記檢測在內的各種檢查，對於原發疾病診斷來說皆十分重要。近年來也開始利用生物學的手法，如類澱粉蛋白正子造影（amyloid PET）來輔助其診斷。

原發疾病的診斷流程可根據**圖2-2**所示的臨床特徵本質發展圖來進行[6]。圖中的鑑別關鍵字包括皮質性特徵、缺血性特徵、運動障礙、慢性意識錯亂狀態、水腦，以及功能性精神障礙。

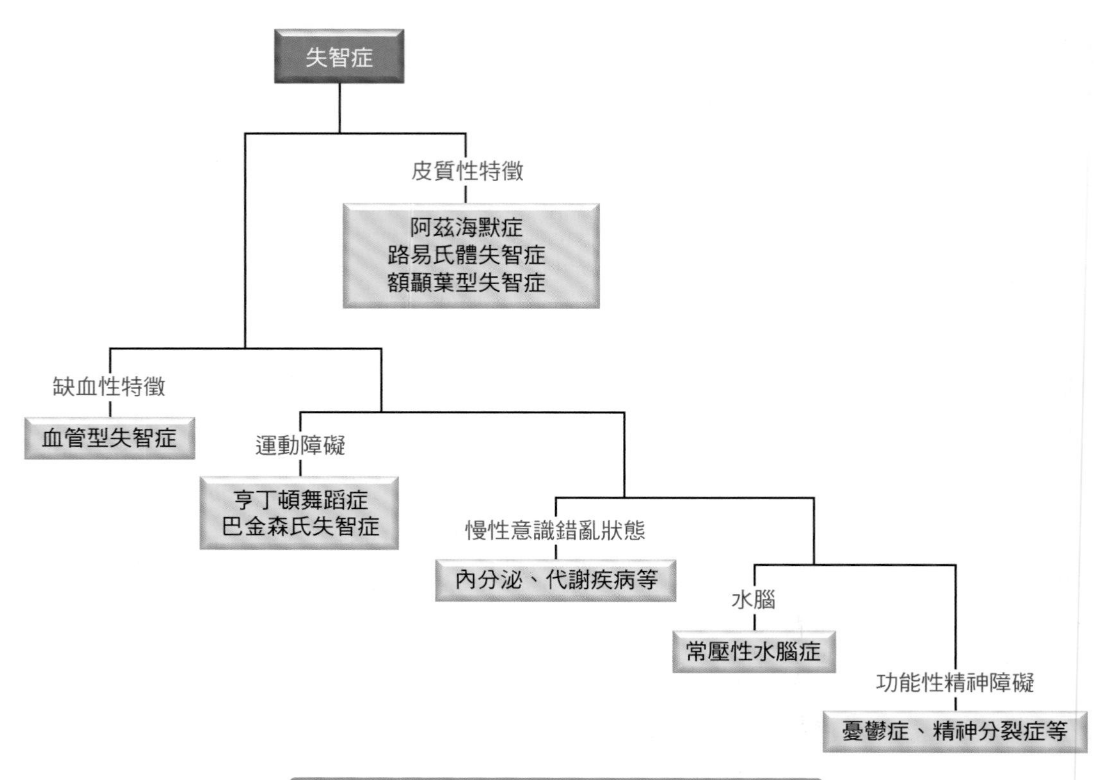

圖2-2. 失智症和精神疾病的鑑別診斷流程

「皮質性特徵」是指以失語、失用、失認等局灶性症狀為主的各種症狀，相較之下運動障礙在皮質性特徵的分類下較不顯著。相反地，皮質下特徵主要是導因於基底核、視丘、腦幹的病變，而引起伴隨運動障礙的失智症。此外，「缺血性特徵」則指具有急性發病的表現，階段性惡化、神經學症狀等特徵的血管型失智症（VaD），而「運動障礙」則幾乎與上述的皮質下特徵同義。造成「慢性意識錯亂狀態」的原因很多，但多指根據血液生化學檢查、影像檢查、腦波檢查等進行綜合性判斷的疾病群。對於「水腦」，除了確認是否有失禁、步行障礙等主要行為特徵外，腦部影像診斷非常重要。最後一個原發疾病特徵並非失智症本身，而是稱為「功能性精神障礙」的症狀群。以「情緒障礙」為主要症狀的憂鬱症為其代表，另外還有精神分裂症和慮病症等疾病。

2 失智症的實際診斷流程

1. 疑似失智症時的問診內容與步驟

不僅失智症，面對所有疾病時的正統診斷流程都應包括家族史、生活經歷、病前性格、過去病史和目前病況等的詳細問診。尤其在聽取目前病況時，更應仔細詢問其記憶力和行為上的改變、精神症狀的有無等，才能判斷是否可根據這些症狀確診為失智症。

a. 主訴與一般面試的內容

首先要注意的是個案的主訴。最後被診斷為失智症的個案在初診時的主訴並非僅限於記憶障礙。憂鬱、情感淡漠、失眠、人格改變或全身倦怠不適等都有可能是主訴的內容。另一方面，也有不少因顯著的記憶障礙擔心是否為失智症，進而就診檢查的患者，最後發現並非失智症的案例，其中最具代表性的就是包括譫妄在內的意識障礙。此外，也有一些記憶障礙相關主訴者最後被診斷為老年期的幻覺或妄想狀態、惡性腫瘤轉移、癲癇特殊型，或憂鬱症亞型等。

換句話說，並非只有老年初期以後，主訴為記憶障礙的患者才有罹患失智症的疑慮。出現憂鬱症狀、幻覺或妄想，乃至人格改變等精神症狀，或是意識障礙的任何表現時，也應考慮是否為失智症的病背景機制所造成。

進行一般問診時，對於個案背景（包括其家庭史、生活經歷、過去病史等）應特別留意是否出現失智症的蛛絲馬跡。

b. 發病時期、模式與經過

接下來應注意個案的發病時程和其模式（緩慢或快速）、之後的病情發展（尤其應確認是否為進行性）、記憶障礙的有無、精神症狀或行為異常的有無與內容、目前的生活狀況等。最後確定的診斷也有可能是意想不到的罕見疾病，但在問診階段可先將較常出現的AD、路易氏體失智症（DLB）和VaD等放在心上。

c. 記憶障礙

針對失智症診斷的重點——記憶障礙，個案家人對其情況的評估有時或許比個案本身的主訴更為可靠。尤其是家人強迫就醫的個案，通常會堅持自己沒有健忘的問題；相反地，有些能力還相當好的高齡者反而較常抱怨自己記憶衰退。關於記憶障礙的表現，許多失智症患者雖然保有過去的記憶，但對於新近事物的記憶力卻很差。

d. 精神症狀・行為異常

在各種精神症狀和行為異常表現中，與被偷妄想和嫉妒妄想有關的暴力言語或行為、徘徊、行蹤不明、幻視等和失智症的相關性大致上來說都很高。

e. 生活狀況

如前所述，既然生活功能障礙是失智症確診的關鍵，那麼對個案生活狀況的了解便格外重要。尤其需要注意的是其日常生活活動（instrumental activities of daily living, IADL）上的功能表現，例如煮飯、購物、清掃、洗衣服等是否出現障礙。以輕度的失智症個案為例，即使一般的ADL並無障礙，其IADL多少都會出現一些問題。以女性患者來說，一開始很容易在其烹調的料理上察覺到蛛絲馬跡，像是平時的拿手菜似乎少了一味，或是避免烹煮較步驟較繁雜的料理，而變得偏好重複單一步驟、調味方式也出現異樣等。不過，有些病情已達一定程度的失智症患者也可以完成洗衣服，尤其是取出並疊好烘乾的衣服。

對於看電視這項日常活動，「你有在看電視連續劇嗎」這類的問題通常頗有幫助，因為享受電視連續劇的前提是要記得到昨天為止的戲劇內容。若是有記憶上的問題，便無法了解劇情脈絡，也就會覺得無聊了。因此若個案出現「以前有看，但最近沒看」之類的回答，就可能需要懷疑是否受到記憶障礙的影響。

f. 由精神症狀轉而確診為失智症

上述內容是在罹患失智症的前提下而有的表現，但並不一定是失智症症狀的前兆；反而有不少個案沒有顯著的認知功能障礙，而是先出現憂鬱情緒、幻覺、妄想等精神症狀。有些個案在初診時被確診為精神疾病，完全沒有考慮失智症的可能性。對此我們在確診前必須將這樣的狀況放在心上，並採取適當的流程（**圖2-3**）。

針對「看起來不像、但實際上疑似失智症」的情況時，要注意的其中一點是精神症狀首次出現的年齡。除了遲發性精神偏執症（paraphrenia）等疾病屬於例外，功能性精神疾病較少在老年初期以後才發病。若遇到這樣的案例，就必須自問「是否真的是單純的功能性精神疾病」？

接下來，了解失智症和其他退化性疾病的家族史也很重要。AD很少有體染色體顯性遺傳的案例出現，但有不少是經由載脂蛋白（apoprotein）E4多基因型所引發的家族聚集性而發病。而屬體染色體顯性遺傳疾病的亨丁頓舞蹈症（Huntington's disease, HD），其初始症狀即包括較高頻率的幻覺和妄想。此外，也必須注意神經學徵候的出現，例如走路姿勢異常、少動、四肢震顫與麻痺、流口水、臉部對稱性等。在進行診斷時應習慣性地注意這些症狀。

在少數的退化性疾病案例中，憂鬱或情感淡漠等症狀的出現可能早於運動功能障礙。若感覺「和一般的憂鬱有點不太一樣」，就有可能需要往失智症診斷的方向進行考量。

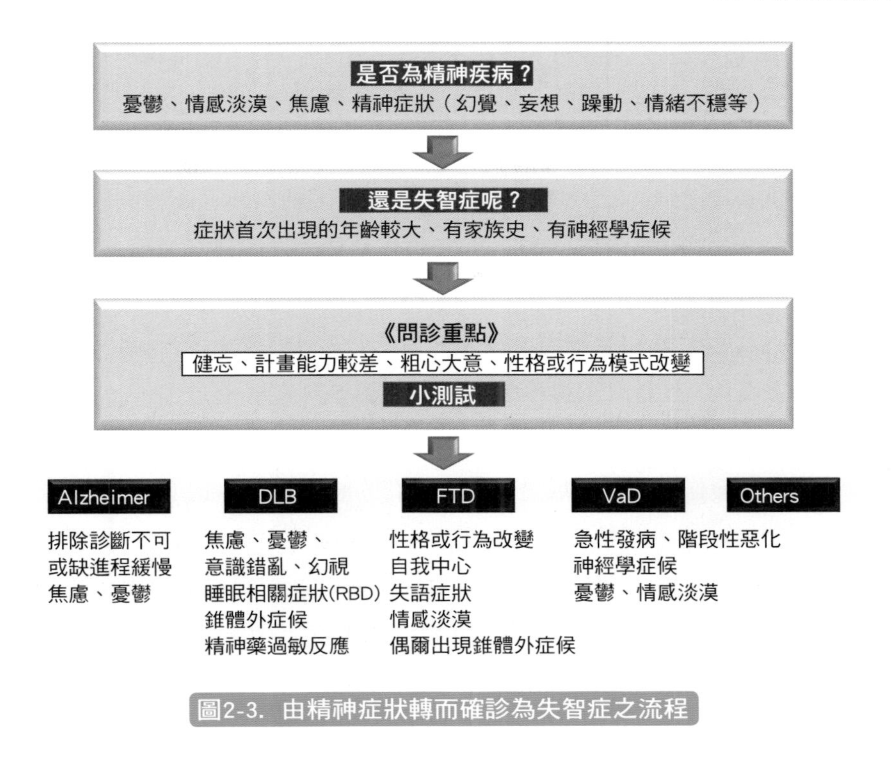

圖2-3. 由精神症狀轉而確診為失智症之流程

2. 問診時的注意事項[7)]

對疑似為失智症的患者進行問診時，應特別注意的重點項目如下：

a. 家族史

對於早發型或非典型案例，詢問其家族史特別重要。除了家族性AD外，前述的亨丁頓舞蹈症也應視為必須詢問家族史的疾病類型。

b. 過去病史

這是相當基本的問診項目，若曾出現暫時性的神經學異常表現，表示有可能是VaD或腦動脈硬化。接著偶爾可能遇到的個案是硬膜下血腫而引起類失智症狀態；其中因高齡而有動脈硬化，或有多年飲酒習慣的人可能因輕度頭部外傷就產生硬膜下血腫。若有頭部外傷、蜘蛛膜下出血或脊髓炎等病史，便可能引發常壓性水腦症。而頭痛、視覺障礙、噁心乃至癲癇等症狀，則有可能是腦佔位性病變的表現。此外，酒精中毒者出現的類失智症狀態也為人所知——高沙可夫症候群（Korsakoff's syndrome）會有記憶障礙、定向力障礙、虛構症等表現，而常被誤診為失智症，因此確認個案的飲酒習慣十分重要。同樣地，高齡者因服用藥物（尤其是精神藥物）而出現類失智症狀態的情形也並不少見。

近年來，手術後出現的認知功能障礙備受矚目[8]，被稱為「術後高階腦功能障礙」，有記憶障礙、失語、失用、失認、半側空間忽略、執行功能障礙等表現。 此類狀況較容易出現於高齡者，曾有報告指出發生率高達10%；且不僅發生心臟大血管手術後，也可能發生於小手術後。此外這也可能和譫妄同時發生，且因行為上的變化較輕微，而較不容易被發現。然而，這些表現也有可能和高齡者灰質或海馬迴萎縮有關。

至於所謂的症狀性精神障礙，通常會在初次發生於老年期的失神發作後，才發現腦瘤、腦梗塞、低血糖發作等情形。或是如過去就有的心因性失智症（cardiogenic dementia）的概念，未達診斷標準的心肌梗塞等心臟疾病，乃至腦缺血等情況都有可能引發失智症狀；而貧血、慢性阻塞性肺病也可能造成腦缺血。另外，肝衰竭或腎衰竭引發的代謝障礙也可能形成腦病變。飲食方面，維生素B或葉酸缺乏和失智症有密切的關聯，尤其胃部全切除後引起的B12缺乏性認知障礙更是廣為人知。此外，目前臨床上也常遇到神經性梅毒的案例，因此最好養成初診時藉由血液檢查來查驗上述項目的習慣。

c. 發病的模式

檢視個案為快速而劇烈或潛伏性的發病模式相當重要——VaD通常為前者，而AD多為後者。而憂鬱症伴隨之假性失智和前述兩者的鑑別較不容易，一般來說都是數天到數週才發現症狀。

關於初期症狀，AD等大多數的失智症類疾病都是從記憶功能障礙開始，尤其新近記憶方面的損害特別明顯。相對地，也可能從發病初期就有顯著的情緒障礙、行為異常或人格改變等表現，最具代表性的就是皮克氏病（Pick's disease）等額顳葉型失智症（frontotemporal dementia, FTD）的患者。此外，也應注意症狀是否由亨丁頓舞蹈症、漸進性麻痺、額葉腦瘤等所引起。

DLB最為人所知的就是症狀變動程度大，其特徵為重複性的變化。相較之下，其他類型的失智症的病程中會有「轉折點」，也就是病況突然改變或惡化的情況。這樣的突發性轉折可能會引生理疾病，也可能誘發情緒障礙等精神症狀，在診斷時應不排除此可能性。

3. 檢查時的注意事項

a. 理學檢查

關於失智症原發疾病的鑑別，為人所熟知的甲狀腺機能低下症（黏液性水腫）和營養不良等可從容貌辨識。觀察皮膚和舌頭可確認是否有脫水、缺乏維生素、貧血等情形。高齡者出現輕度發燒且合併類失智症狀態時，應考慮感染（尤其是支氣管炎）的可能性；若為女性，則較有可能是尿道感染。若出現間歇性的輕度發燒，則必須考慮是否為亞急性腦炎或腦瘤。若對象是患有心衰竭的高齡者，且正服用毛地黃類藥物，也可能呈現類失智症狀態，此時循環系統的檢查便不可或缺[9)]。

b. 神經學檢查

藉由此類檢查來確認神經症候，進而以利診斷的失智症類疾病除了VaD以外，還有較罕見的庫賈氏症（Creutzfeldt - Jakob disease, CJD）。此外，若遇到伴隨局部性麻痺和感覺障礙的漸進性失智症個案，應強烈懷疑腦佔位性病變的可能性。此時應檢查是否有視野缺損的情形；若有，那麼確診為腦佔位性病變的機率便提高。

眼底檢查有助確診的疾病之一為顱內高壓。瞳孔對光反射消失和位置不正，是漸進性麻痺最為人所知的症狀表現。而眼球震顫則為巴比妥類藥物中毒的特徵。

此外，應仔細觀察是否出現不隨意運動；即使處於發病初期，也可能觀察到亨丁頓舞蹈症的舞蹈樣動作或CJD的肌躍症。這些觀察所見都可能成為確診的關鍵，故應特別注意。

大腦皮質基底核退化症（corticobasal degeneration, CBD）也是認知症類疾病的一種，其特徵為身體左右側有顯著差異之運動障礙與失用。例如手臂不受控制地揮動，或是沒有視覺輔助便無法將自己的手臂辨識為自己身體的一部分，即所謂的「異手症（alien hand syndrome）」，但此症狀並不一定會在此類患者身上出現。

若無法確認是否為錐體外症候群時，可實施知名的拍手檢查（applause sign test），簡單又操作容易。舉例來說，檢查者首先示範快速拍手兩次，接著再請受試者做出相同的動作。此時若受試者連續拍手三次以上，即為陽性。錐體外症候群可在CBD和進行性核上眼神經麻痺（progressive supranuclear palsy, PSP）等所謂的皮質下性失智症觀察到，並非具疾病特異性之症候。

AD患者可觀察到具特異性之建構力受損，針對此常用的檢查為建構能力測試，例如用手指做出張開翅膀的鳥或狐狸頭的形狀，對AD的確診頗為有用。而建構力缺損的現象也常見於DLB的患者。

有許多DLB患者在失智症狀尚不明顯的階段，便能觀察到震顫的情形，故應特別注意。

另外，有時FTD和情緒障礙的鑑別並不容易，因此臨床上應特別重視「額葉解除徵象（frontal release signs）」的檢查，具體來說就是檢查是否出現強迫性抓握或吸吮反射等原始反射。此檢查在操作上十分簡單，陽性和陰性的判別也很容易，因此建議應作為例行性的檢查。除此之外，也應注意是否出現強迫性抓取眼前物體的「視覺搜索反應」，以及明明未給予指令卻不由自主模仿他人動作的「行為模仿症」等額葉症候。

c. 神經心理學檢查

簡易心智量表（MMSE）修訂版長谷川簡易失智量表（HDS-R）是較常使用的認知功能篩檢工具，但其分數並不能用來判定失智症的嚴重度。

以下將針對一些可用來推估各大腦病變區域的測試進行重點介紹：

❶ 額葉功能

額葉和許多認知功能有關，其中注意和執行功能是可進行量性評估的。而能夠用來評估上述功能的代表性測驗為「路徑描繪測驗（Trail Making Test, TMT）A和B部分」，且施測方法相當簡單。

❷ 頂葉功能

頂葉受傷除了會使身體心像（body image）等功能受損，也可能出現視空間失認和地形定向力障礙，例如常出現失智症患者住院時不清楚自己的病房在哪裡等類似的症狀表現。其相關檢查方式包括回想並畫出自己房間的配置等。

此外，大腦優勢半球的頂葉則和失用症狀有關，尤其結構性失用和身體圖式（body schema）障礙有密切的關係，患者容易出現穿衣或日常生活相關動作的執行障礙。評估此類症狀的方法包括描畫2D線、用彩色積木排列出圖片中的圖形等。

❸ 顳葉功能

大腦優勢半球顳葉受損時會出現語言障礙。其典型案例為感覺性失語，病情嚴重時可能出現說話者語意不明的亂語（jargon）症狀。顳葉前側受傷會引發之後將介紹的語意型失智症，後側受傷則是影響到和語言功能相關的視覺要素，故會導致閱讀或書寫障礙。大腦劣勢半球顳葉受傷時，並不會有顯著的症狀，但有時可能出現相貌失認（臉盲）的情形。

顳葉慢性病變而引起情緒不穩和攻擊性等特徵的人格障礙，此外也可能出現類似精神分裂症的精神症狀，或人格解體、性功能障礙等的症狀表現。

以顳葉病變為主的失智症中，最為知名的就是語意型失智症。若個案只有語意記憶選擇性地受損，其發語仍流暢，也沒有音素性錯語（phonemic paraphasia）或文法上的錯誤。此類失智症大多可觀察到優勢大腦半球（左側）顳葉萎縮的情形，且萎縮程度較大腦前側更為明顯。松下[10)]等人的研究指出，上述特徵可作為早期診斷的重點，例如重複詢問「慣用手是哪一手」或「比較習慣用哪一手」等簡單的問題。或是個案無法說出「鉛筆」一詞時，以提示語頭（「鉛」）等方式測試其可否回答，此類患者的特徵為即使提示語頭，仍無法回答。此外，此類患者也無法回答關於常見成語的問題，例如接著說出「三天打魚」的下一句（「兩天曬網」），甚至連成語本身的意思（例如「沒有恆心」）也無法回答出來。另外一項特徵是，患者可能會面無表情地說出「我頭腦壞掉了」或「不如死了算了」等激烈的言語。

④ 枕葉功能

此部分腦區受傷除了會引起視覺相關障礙外，並無特別為人所知的症狀表現。複雜性幻視是DLB的著名症狀，劣勢大腦半球枕葉受傷時較容易出現此症狀。

d. 精神症狀

意識水平是非常重要的觀察重點。若有意識障礙之虞，症狀表現比起失智症更像譫妄，就應該考慮是否為原發疾病所引起。基本上失智症和譫妄重疊發生的情形並不少見。若並未罹患尿毒症或其他代謝性疾病，卻出現嗜睡狀態時，則應想到可能是由下視丘病變所引起。

此外若出現伴隨無端哭笑的情緒不穩或大叫，表示可能和腦血管疾病有密切的關係，其中最有可能的就是大腦基底核病變。

至於假性失智症，最有名的就是憂鬱症伴隨之假性失智，但假性失智並不只限於此類型。尤其出現類失智症狀態但症狀不一致時，就可能是罹患了Ganser氏症候群或歇斯底里型的假性失智。

有時憂鬱症和AD等所引起的失智症狀在鑑別上相當困難；在某些情況下其實並不需要加以鑑別，而應將其視為「並存」的病理表現，才是適切的作法。尤其有不少DLB的患者同時患有內因性憂鬱症，而出現失智症狀和重鬱發作並存的情形。

e. 影像檢查

各種檢查中，腦部影像檢查是最有利於失智症鑑別診斷的檢查。

●結語

內科領域的失智症診斷準則為根據詢問病史、身體檢查、醫檢測試的結果，以確認失智症診斷和其相關原發疾病。本章正是基於此綱領，為各位讀者詳細介紹了失智症的診斷流程。

（朝田　隆）

● 文　獻

1) Knopman DS, DeKosky ST, Cummings JL, et al：Practice parameter；diagnosis of dementia (an evidence-based review). Report of the quality standards subcommittee of the American Academy of Neurology. Neurology 56(9)：1143-1153, 2001.
2) American Psychiatric Association：Diagnostic and Statistical Manual of Mental Disorders. 3rd ed, Revised, American Psychiatric Association, Washington DC, 1987.
3) 平山惠造(編)：臨床神経内科学. 第3版, pp44-53, 南山堂, 東京, 1996.
4) Vossel KA, Beagle AJ, Rabinovici GD, et al：Seizures and epileptiform activity in the early stages of Alzheimer disease. JAMA Neurol 70(9)：1158-1166, 2013.
5) Davis DH, Muniz Terrera G, Keage H, et al：Delirium is a strong risk factor for dementia in the oldest-old；a population-based cohort study. Brain 135(Pt9)：2809-2816, 2012.
6) Cummings JL, Benson DF：Dementia；A clinical approach. 2nd ed, pp9-13, Butterworth-Heinemann, Stoneham, 1992.
7) David A, Fleminger S, Kopelman MD, et al(eds)：Lishman's organic psychiatry. 4th ed, Willey-Blackwell, Oxford, 2009.
8) Greene NH, Attix DK, Weldon BC, et al：Measures of executive function and depression identify patients at risk for postoperative delirium. Anesthesiology 110(4)：788-795, 2009.
9) 朝田　隆, 河西洋一：怖さを知って使いこなす向精神薬；処方の Do & Don't. Medical View, 東京, 2009.
10) 松下正明, 田邊敬貴：ピック病；二人のアウグスト. 医学書院, 東京, 2008.

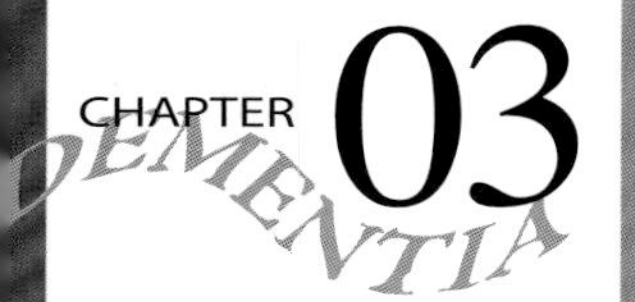

神經外科的失智症診斷流程

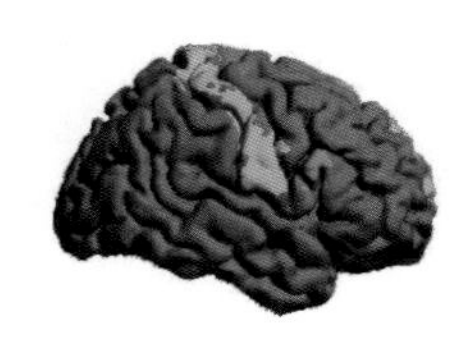

1 神經外科的診療與記憶障礙門診

赴神經外科一般門診就診的患者主訴中，最常見的為「頭痛、暈眩、麻木感」。其中也不乏蜘蛛膜下出血、腦梗塞等急性病變的個案。此外，於記憶障礙門診就診的患者中，也有少數急性病變的個案。

日本的記憶障礙門診幾乎都是完全預約制，不過千葉縣船橋市立醫療中心神經外科所開設的「記憶門診（Memory Clinic，以下簡稱MC）」卻獨樹一格，具有以下三大特色：

①船橋市於2009年創建了「船橋市失智症聯絡網」，有來自各行各業與失智症有關的工作者參加，各相關機構也分擔著不同的職責。在此聯絡網中，MC主要負責「失智症影像診斷」的任務，並轉介相關主治醫師和失智症支援醫師，以進行投藥等治療。

②原則上須經由主治醫師轉介至MC就診（也接受預約轉介患者以外的非預約轉介患者）。此外，MC也接受未符合上述原則，也就是無醫師轉介單的患者（目前持轉介單的預約患者約佔三成，持轉介單的非預約患者也佔了三成左右，無轉介單的非預約患者則佔了四成）。

③若患者無負責之主治醫師，在接受MC的影像診斷後，會協助尋找適合之主治醫師，以便提供診療相關資訊並委託醫師投藥。

MC的診察流程如下：

①填寫「記憶障礙快速問診單[1)]」、「記憶障礙FAST問診單」、「記憶障礙CDR問診單」

②診療（就醫資訊提供書、問診單的確認與診療、MMSE、畫時鐘測驗）

③追加問診單（「AD、MCI問診單、VaD或VaMCI問診單、DLB問診單、bvFTD問診單」）及當天的影像檢查（MRI或CT）

④預約檢查（VSRAD®、SPECT、eZIS、MIBG）

⑤說明最終診斷結果

⑥轉介主治醫師

2 神經外科記憶門診提供的診療服務

MC提供的診療服務有以下三大重點：

①運用問診單，以便在短時間內收集到診斷所需的資料。

②視情況於初診日實施CT檢查或MRI檢查。

③以Functional Assessment Staging （FAST）[2]及Clinical Dementia Rating （CDR）[3)4] 評估失智症的嚴重度，各疾病的診斷標準則遵照最新的診斷基準（**表3-1**）。阿茲海默症（AD）、輕度認知障礙（MCI）根據NIA-AA criteria（2011）[5)6]，血管性失智症（VaD）根據Gorelick等（2011）[7]，路易氏體失智症（DLB）根據McKeith等（2005）[8]，行為異常型額顳葉型失智症（bvFTD）根據Rascovsky（2011）[9]，其他則是根據「失智症疾患治療指南2010」[10]所記載的標準來進行診斷。

下頁開始將展示MC使用的各種問診單內容（**表3-2～10**），以供讀者參考。

表3-1. 記憶門診使用的各項工具和其診斷基準之依據

	使用工具	目的	診斷基準之依據
1	記憶障礙快速問診單、記憶障礙快速鑑別表	八種類型鑑別用篩檢表	
2	記憶障礙FAST問診單	嚴重度診斷	Reisberg, et al (1985)
3	記憶障礙CDR問診單	嚴重度診斷	Hughes, et al (1982) Morris (1993)
4	AD、MCI問診單	AD、MCI診斷	NIA-AA criteria McKhann, et al (2011) Albert, et al (2011)
5	VaD、MCI問診單	VaD、VaMCI診斷	Gorelick, et al (2011)
6	DLB問診單	DLB診斷	McKeith, et al (2005)
7	bvFTD問診單	bvFTD診斷	Rascovsky, et al (2011)

（唐澤秀治）

表3-2. 記憶障礙快速問診單

記憶障礙快速問診單		填寫日：20(　　)年(　　)月(　　)日	
患者姓名	(　　　　　)	(　　)歲	□男性　□女性
填寫者	□本人	□配偶　□兒子　□女兒　□媳婦　□其他______	

【1】症狀：請於符合的項目加以註記（例：☑）

1 記憶 輕	□ 無法馬上說出人名或詞語，而常以「就是那個 ...」等說法代替。	11 語言 I	□ 無法理解插入話語的內容或電視劇的劇情。	21 精神	□ 漠不關心 例：□對以前喜愛的事物變得淡漠。□變得不喜社交
2 記憶 輕	□ 一天之中多次詢問日期或星期。	12 語言 I	□ 話語內容缺乏相關性，變得不知道自己要說的是什麼。	22 精神	□ 焦慮、失眠 例：□變得焦慮、□悶悶不樂、□夜裡失眠
3 記憶 輕	□ 回想不起來最近發生的事情。（例：□忘記為何而來 □忘記東西放在哪）	13 行為/執行	□ 無法順利完成習慣做的事情（興趣、例行公事）。	23 精神	□ 常懷疑自己被害 例：□被害意識變得強烈。□找不到東西時便懷疑是被偷走了。
4 記憶 中	□ 忘記應做的事情。（例：□忘記服藥 □忘記關閉火 / 電源 □忘記關水龍頭）	14 行為/執行	□ 無法使用金錢購物。	24 精神 F	□ 性格改變 例：□易怒、□無法靜下心來、□行事魯莽、□持續自言自語、□容易興奮
5 記憶 中	□ 有時想不起熟人（家人或朋友）的名字。	15 行為/執行	□ 難以獨自搭乘交通工具外出。	25 精神 L	□ 幻覺 例：□看到實際不存在的人事物：幻視、□聽到實際不存在聲音：幻聽
6 記憶 中	□ 記錯會合的時間、地點等。	16 行為/執行	□ 無法完成以前可做到的一連串動作。（例：□烹飪、□洗衣服、□管理藥物、□理財、□製作賀卡）	26 行為	□ 焦慮、個人衛生儀容 例：□不在意儀容。□好幾天沒洗澡。□無法順利排尿 / 排便。□垃圾不丟掉
7 記憶 中	□ 一次無法記兩件事情。	17 行為/執行	□ 無法使用過去熟悉的工具或設備。（例：□遙控器、□手機、□電腦、□信件、□指甲刀）	27 行為	□ 一個人在屋內 / 屋外徘徊（漫無目的地遊蕩）。
8 記憶 重	□ 馬上就忘記事情。（例：□重複說 / 詢問相同事情 □ 30 分鐘後就忘記 □每次都買相同的東西）	18 判斷	□ 判斷力降低，容易被騙。（例：□轉帳 / 包裹詐騙等、□購買昂貴物品）	28 行為 F	□ 堅持做相同的事情 例：□日常生活中重複相同行為。□對某件事相當執著。
9 記憶 重	□ 有時不知道自己身在何處。	19 行為/認知 r	□ 弄錯衣服前後 / 上下。找不到頭或手臂伸出的地方。	29 其他	□ 睡眠節律紊亂：晝夜顛倒
10 記憶 重	□ 辨認不出家人或熟人的面孔。	20 認知 r	□ 在原本知道的路線上迷路。	30 其他 L	□ 步行障礙 例：走路方式異常。□容易跌倒。□有時會失神。

【2】病情進展模式（□內打勾☑，（　）內填寫數字）

是否曾罹患腦部疾病（腦梗塞、腦出血、蜘蛛膜下出血等）？⇒□ 無、　□ 有過一次、　□ 兩次以上。
什麼時候開始常常忘東忘西？⇒（　）年前 /（　）個月前 /（　）週前 /（　）天前
病情進展符合下列哪一種情況？⇒（□ A、□ B、□ C、□ D、□ E、□ F）/ □皆不符合

【A】半年至一年內幾乎沒什麼變化（或進程非常緩慢）

【B】半年至一年內逐漸惡化

【C】半年至一年內逐漸惡化，最近突然迅速惡化

【D】半年至一年內呈現波浪或階梯狀惡化的模式

【E】幾天或幾週前突然發病並迅速惡化

【F】惡化後改善，並重複循環。

（轉載自「地區醫學月刊」）

表3-3. 記憶障礙快速鑑別表（八種類型的代表性模式）

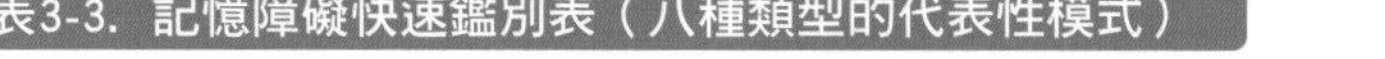

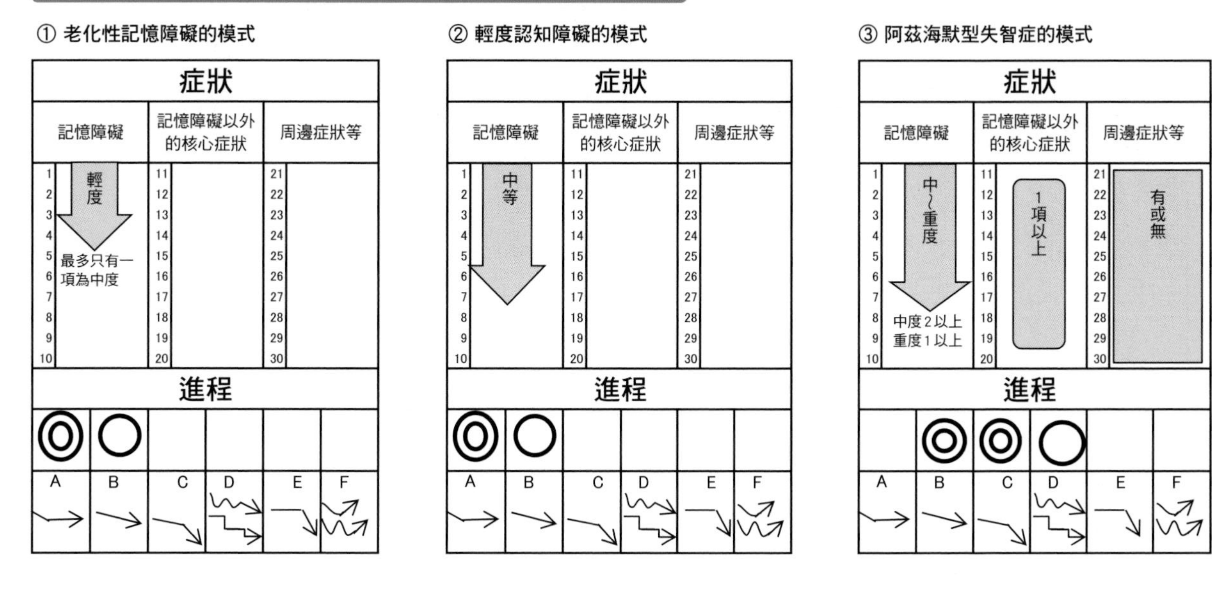

④ 血管型失智症的模式

症狀

記憶障礙　記憶障礙以外的核心症狀　周邊症狀等

中～重度
中度2以上
重度1以上

1項以上

有或無

進程（腦血管疾病的病史）

A B C D E F

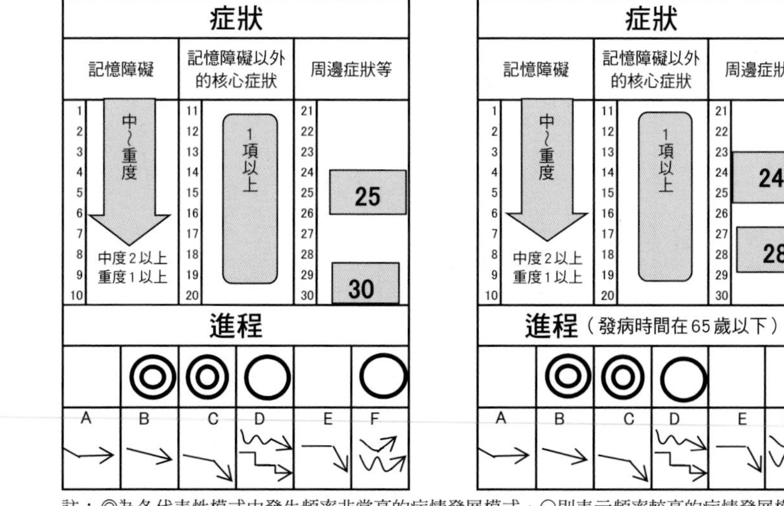

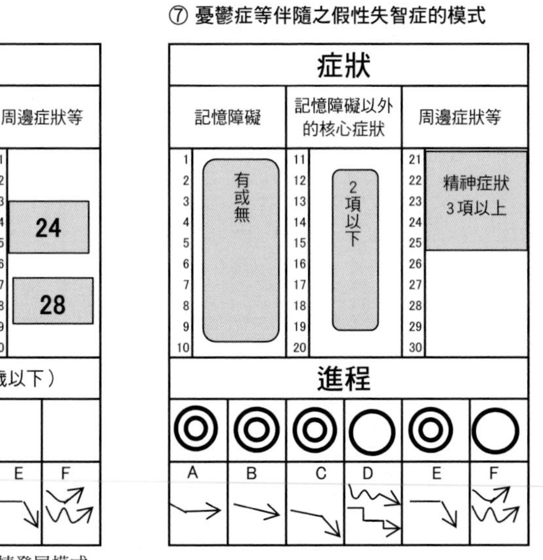

⑧ 急性失智的模式

症狀

記憶障礙　記憶障礙以外的核心症狀　周邊症狀等

輕度
中度
重度

有或無

有或無

進程

A B C D E F

註：◎為各代表性模式中發生頻率非常高的病情發展模式，○則表示頻率較高的病情發展模式。

（轉載自「地區醫學月刊」）

表3-4. 記憶障礙快速問診單與鑑別表的使用方法

1）快速問診單的內容概要	①確認症狀及病情進展模式	問診單主要由【1】症狀及【2】病情進展模式構成，由患者本人及其親屬（家人、照護員等）填寫。症狀確認部分包含左、中、右三個欄位。
	②失智症的核心症狀	【1】症狀確認部分左欄的第1～10項為失智症的主要核心症狀——記憶障礙，依其嚴重程度排列由上而下分別為輕度、中度、重度。 中間欄的第11～20項為記憶障礙以外的核心症狀（語言、行為、認知、執行功能、判斷力等症狀），第11、12項主要為左大腦半球相關症狀，第19、20項主要為右大腦半球相關症狀。
	③失智症行為與心理症狀（BPSD）	右欄的第21～30項為行為與心理症狀（精神症狀、行為上的障礙）及其他症狀。第24、28項與額顳葉型失智症有關，第25、30項則與路易氏體失智症有關。
	④病情進展模式	此部分圖示了六種病情進展模式，其中【A】為老化性記憶障礙，【B】及【C】為阿茲海默症、【D】為呈波浪或階梯狀惡化的類型，【E】為腦血管疾病或譫妄的急性期，【F】則為急性失智或譫妄的恢復期、短暫性全面腦失憶、重複惡化和緩解過程的類型。
2）利用快速鑑別表進行有效率的篩檢（八種代表性模式）	①老化性記憶障礙的模式	記憶障礙較輕微，最多只符合一項中度記憶障礙項目。病情發展模式為【A】或【B】。
	②輕度認知障礙的模式	較①（老化性記憶障礙模式）的嚴重度高，但尚未達③（阿茲海默症模式）的標準。
	③阿茲海默型失智症的模式	符合2項以上中度或1項以上重度記憶障礙項目，以及1項以上記憶障礙以外的核心症狀。病情進展模式為【B】或【C】。若屬本模式，且符合第1、5、8項，則可能為語意型失智症。此外，常壓性水腦症也多屬此類模式。
	④血管型失智症的模式	和③阿茲海默症的模式相同，且有腦血管疾病的病史。
	⑤路易氏體失智症的模式	和③阿茲海默症的模式相同，且符合第25項幻覺及第30項步行障礙之表現。此外，此類個案也常有第29項睡眠節律異常之主訴。 ★註1
	⑥額顳葉型失智症的模式	和③阿茲海默症的模式相同，且符合第24項性格改變及第28項重複性行為之表現。尤其若是在65歲以前發病，便很有可能是屬於此類型。★註2
	⑦憂鬱症等伴隨之假性失智症的模式	符合3項以上精神症狀項目、2項以下第11～20項的核心症狀。若是在65歲以前發病，便很可能屬此類型。病情發展模式為【A】~【F】的任一種皆有可能。
	⑧ 急性失智的模式	病情發展模式為【E】。
	⑨不符合上述任一類型	不符合上述任一種代表性模式。

★註1：阿茲海默症也可能呈現⑤的模式，因此若出現幻覺和步行障礙，應懷疑合併阿茲海默症和路易氏體失智症。
★註2：大腦皮質基底核退化症與進行性核上眼神經麻痺也可能呈現額顳葉型失智症的病情進展模式。若有性格改變和重複性行為這兩項症狀，且年齡在75歲以上，可能是阿茲海默症；而若未滿75歲，則可能為額顳葉型失智症或假性失智症。

表3-5. 記憶障礙FAST問診單

記憶障礙快速問診單 請於方格（□）內勾選符合之項目☑	填寫年月日： 20(　　　)年(　　　)月(　　　)日

患者姓名		填寫者 □本人　□配偶　□兒子　□女兒　□媳婦 □安養機構人員　□照護員　□其他______

階段	問診內容	回答 A	回答 B
stage 1（正常）	和5~10年前相比，工作和社交生活狀況是否維持正常？		□ 工作和社交生活皆正常。 □ 已退休，但社交生活維持正常。 □ 不算正常【↓：stage 2以下】
stage2（符合年紀）	是否有如右所述的健忘情形？	□ 無	□ 想不起人或物的名字。 □ 忘記東西放在哪裡。 □ 忘記和別人有約。
	您是否認為這樣的健忘是「符合年紀」的？		□ 是，這個年紀就是會這樣。 □ 覺得較同齡的人嚴重【↓：stage 3以下】。
stage 3（臨界）	若仍在工作：可順利完成工作嗎？	□ 是，沒什麼問題。	□ 有些障礙。 □ 之前都沒什麼問題，但這次是第一次失敗。
	是否曾忘記重要的約會？	□ 否	□ 是，曾忘記過（例：醫院的預約、會面）。 □ 這次是第一次忘記重要的約會。
	是否能夠一個人到陌生的地方旅行？	□ 是	□ 否，覺得有困難。
stage 4（輕度）	可完成步驟性或需要適時調整的工作嗎？（例：安排會議、資產/家計管理、準備晚餐）	□ 可適當完成	□ 有些障礙。（例：雖安排了會議卻發生問題） □ 資產/家計管理上有些障礙。 □ 晚餐菜單決定/採購/準備/烹調/分裝等出現錯誤。 □ 完全不可能完成這麼複雜的工作。【↓：stage 5以下】
	可自行完成購物嗎？	□ 可適當完成	□ 有些障礙。（例：買不需要的東西、無法點錢） □ 完全不可能自行購物。【↓：stage 5以下】
stage 5（中度）	駕照	□ 無　□ 有　□ 曾有駕照但已繳回	
	是否能夠安全駕駛汽車？	□ 是	□ 否（弄錯油門和煞車、不適當的速度、無視紅綠燈、容易擦撞；最近曾發生事故。）
	是否能自行外出至熟悉的地方？	□ 是	□ 有困難（無法自行乘坐公車/火車/計程車。） □ 外出後迷路。
	服裝的選擇適切嗎？	□ 適切	□ 服裝不合季節；和地點/狀況不搭。 □ 服裝搭配性（組合、配色）變差。
	家庭生活是否出現障礙？	□ 無	□ 看不懂時鐘；無法寫信；無法打電話。 □ 忘記自己已洗過澡；常忘記服藥。 □ 無法整理環境。 □ 情緒/行為/睡眠上的障礙（大叫、到處走動、日夜顛倒） □ 日常生活中需要各種協助/提醒/鼓勵/勸說

階段	問診內容	症狀	回答
stage 6（偏重度）	關於穿衣/衛生方面，請勾選符合的症狀。	6-a）穿衣/鞋/襪方式不確實	□ 穿衣方式不適切（例：穿著睡衣就套上外出衣物） □ 無法完成穿衣操作（鞋帶、領帶、鈕扣、拉鍊） □ 鞋襪穿著的方向（左右）或地點（家裡/外）不適當
		6-b）無法以正常方式洗澡	□ 無法適度調節熱水的溫度或量 □ 無法進出浴缸；無法自行沖洗/擦拭身體。 □ 害怕或不喜歡洗澡。
		6-c）如廁後無法收拾乾淨	□ 不知道如何使用馬桶沖水功能 □ 排便後忘記擦拭，或無法擦乾淨。 □ 如廁後沒有把衣物拉好。
		6-d）尿失禁	□ 尿失禁的次數太多。 □ 幾乎皆處於失禁狀態
		6-e）大便失禁	□ 大便失禁的次數太多。 □ 幾乎皆處於失禁狀態
stage 7（重度）	關於語言/步行/意識方面，請勾選符合的症狀。	7-a）語言功能退化	□ 發話量變少，說話斷斷續續。【↑：stage 4、5】 □ 無法說出完整的句子。【↑：stage 6】 □ 只能說出單字或簡短的詞語。使用的詞語數量約在6個以內（例：對、痛、謝謝、不可以、不要）
		7-b）語言功能喪失	□ 完全沒有或偶爾出現一次他人能理解的語句
		7-c）步行能力喪失	□ 無法獨立步行。
		7-d）坐定能力喪失	□ 坐姿不正時無法自行調整姿勢。
		7-e）發笑能力喪失	□ 完全或幾乎不笑。
		7-f）昏迷/昏睡（持續處於閉眼狀態）	□ 閉眼狀態。呼叫時有反應或睜開眼睛。 □ 閉眼狀態。呼叫時沒有反應，也不會睜開眼睛。

表3-6. 記憶障礙CDR問診單

記憶障礙 CDR 問診單 請於方格（□）內勾選符合之項目☑	填寫年月日： 20（　　　）年（　　）月（　　）日	SB 總分（0-18） （＿＿ ＿＿ . ＿＿）
患者姓名	填寫者 □本人　□配偶　□兒子　□女兒　□媳婦 □安養機構人員　□照護員　□其他＿＿＿	綜合判定分數 Global score（0-3） （　＿＿ . ＿＿）

	問題	CDR= 0（健康）	CDR= 0.5（疑似）	CDR= 1（輕度）	CDR= 2（中度）	CDR= 3（重度）
1. 記憶	是否有健忘的情形？（放置物品處、約會、預約看診等）	□ 否，或很少。	□ 是（輕微）。	□ 是（中度）。會忘記最近的事情。	□ 是（嚴重）。馬上忘記新近事物。	□ 是（相當嚴重）。連以前的事情都忘記了。
	日常生活是否有障礙？	□ 無障礙。		□ 有障礙。		
	本人是否也自覺健忘？		□ 本人有自覺。		□ 不覺得自己健忘。	
		0	*0.5*	*1*	*2*	*3*
2. 定向感	是否知道目前的時間（包括日期、時間、上/下午、季節）？	□ 是（正常）。	□ 曾經搞錯。	□ 時常搞錯。	□ 完全不知道。	
	是否知道自己身在何處？	□ 知道自己身在何處，且不會迷路。		□ 知道身在何處，但有時會迷路。	□ 有時候不知道自己身在何處。	□ 時常出現完全不知道的情況。
	認得他人嗎？	□ 認得。				□ 不認得。
		0	*0.5*	*1*	*2*	*3*
3. 判斷力與問題解決能力	判斷力：掌握目前狀況、判斷該如何應對的能力 問題解決能力：實際解決問題的能力 狀況舉例：買東西時判斷價錢是否合理；判斷電話內容是否可信；玻璃碎片灑落一地時該如何處理。					
	是否具判斷力？	□ 是（有適當的判斷力）。			□ 僅具低度判斷力。	□ 無判斷力。
	是否具問題解決能力？	□ 是，可實際解決問題。	□ 有時無法解決問題。	□ 僅具低度問題解決能力。	□ 完全無問題解決能力。	
	是否能完成垃圾分類、操作遙控器、整理/整頓等活動？	□ 是。	□ 常無法完成。	□ 無法完成的情況居多	□ 完全無法完成。	
		0	*0.5*	*1*	*2*	*3*
4. 區域性的社會活動	依您的觀察，是否能夠進行適當的社會活動？您認為在執行上應該沒問題嗎？	社會活動舉例：工作、購物、金錢管理、團體活動 □ 從他人的角度觀察，似乎可以完成，且能夠外出。				□ 一看就知道無法完成，且無法外出。
	實際上能夠完成嗎？	□ 是，沒有問題。	□ 有時無法完成。	□ 時常無法完成。	□ 完全無法完成。	
		0	*0.5*	*1*	*2*	*3*
5. 家事及興趣/嗜好	是否能夠完成家事（家庭範圍內的工作/事務/協助）？	□ 是，可以完成。	□ 可能有一些問題。	□ 無法完成複雜的家事（例：接電話、煮飯、操作電腦）。	□ 簡單的家事也無法順利完成（例：收納物品、收拾房間、清理浴室）。	□ 完全無法完成/協助家事。
	是否仍維持和以前相同的興趣/嗜好？	□ 是。	□ 興趣似乎有些降低。	□ 興趣明顯降低。	□ 只對限定的事物有興趣。	□ 完全失去興趣。
		0	*0.5*	*1*	*2*	*3*
6. 生活自理與照護需求	生活是否能自理（換衣服、洗澡、洗臉、排泄等）？	□ 生活完全能自理（不需他人照護）。		□ 有時需要提醒或督促。	□ 有時需要他人照護。	□ 時常需要相當程度的照護。 □ 偶爾有失禁的情形。
		0		*1*	*2*	*3*

表3-7. AD/MCI問診單

<table>
<tr><td colspan="2">AD/MCI 問診單 除了灰色網底部分（由醫師填寫）外，請於方格（□）內勾選符合之項目☑。</td><td>填寫年月日：
20（　　　）年（　　　）月（　　　）日</td></tr>
<tr><td>患者姓名</td><td></td><td>填寫者
□本人　□配偶　□兒子　□女兒　□媳婦
□安養機構人員　□照護員　□其他______</td></tr>
</table>

甲、確認是否為失智症（dementia）或輕度認知障礙（MCI）

<table>
<tr><td rowspan="12">失智症的診斷標準（無論原因）：右側core clinial criteria 1~5. 需全部符合。

【註】
MCI的core clinical criteria為 1.符合「一項以上」而非「兩項以上★」，2.「無障礙」而非「有障礙★」。3~5. 需全部符合。</td><td colspan="2">□ 1. 認知功能障礙【a】～【d】與行為障礙（【e】）中需符合兩項以上★。</td><td>判定欄</td></tr>
<tr><td>□【a】記憶功能障礙：
想不起來新近的記憶。</td><td>□ 重複相同問題或話語。
□ 忘記放在身邊的東西。
□ 忘記已發生或約定好的事情。
□ 在習慣的路線上迷路。</td><td>□ 失智症
□ MCI
□ 皆不符合</td></tr>
<tr><td>□【b】執行功能障礙：
無法一步一步完成或視情況調整複雜的工作。</td><td>□ 無法判斷安全或危險。
□ 無法管理家計。
□ 決策能力差。
□ 無法計畫複雜的連續性事務。</td><td rowspan="4">□ 阿茲海默症型失智症（AD dementia）
⇒
□ probable AD dementia
□ possible AD dementia
⇒subtype為：
□ amnestic AD dementia
□ non-a. AD d.</td></tr>
<tr><td>□【c】視覺空間功能障礙：
看到卻不知道是什麼東西（或其用途/用法）。</td><td>□ 看到別人臉孔時，認不出是誰。
□ 看到物品時，不知道是什麼。
□ 找不到要找的東西，或需要花很長的時間才找到。
□ 無法操作以前常用的設備/器具。
□ 無法穿好衣服。</td></tr>
<tr><td>□【d】語言功能障礙</td><td>□ 說話時詞不達意或結巴。
□ 說話/閱讀/寫字常出錯。</td></tr>
<tr><td colspan="2">以上【a】～【d】中，一開始最先出現的障礙是哪一個？
□【a】　□【b】　□【c】　□【d】</td></tr>
<tr><td>□【e】性格或態度改變</td><td>□ 情緒波動大　□ 動機降低
□ 避免人際接觸或社會參與，常躲在家中。
□ 對他人缺乏關心，無法展現同情或同理心。
□ 對特定事物有異常程度的堅持，非做不可。
□ 出現造成他人困擾、以社會常理來說不適當的行為。</td><td rowspan="5">□ MCI
⇒
□ MCI due to AD
⇒subtype為：
□ amnestic single
□ amnestic multi.
□ non-a. single
□ non-a. multi.</td></tr>
<tr><td colspan="2">□ 2. 上述【a】～【e】造成日常生活中的障礙★。</td></tr>
<tr><td colspan="2">□ 3. 認知功能及行動度皆較以前退步。</td></tr>
<tr><td colspan="2">□ 4. 並非由譫妄或重鬱症引起。</td></tr>
<tr><td colspan="2">□ 5. 上述【a】～【e】的評估與確認方法：詢問病史、進行客觀評估（MMSE等）：【注意】多數認知功能測試所計算出的分數若落在正常高齡者的－1～1.5的標準差範圍內，表示為MCI，而非使用門檻（cut off）分數的方式來決定。如MMSE分數在23或24左右表示有MCI。</td></tr>
</table>

乙、確認是否為阿茲海默症型失智症（AD dementia）、probable / possible AD dementia（probable的可能性較高，幾乎確診；possible為疑似，可能性較低）

<table>
<tr><td rowspan="6">probable AD的診斷標準：右側core clinial criteria A.~D. 需全部符合。

【註】
MCI due to AD的core clinial criteria 則是C.畫底線部分★除外。</td><td>□ A. 發病模式</td><td colspan="2">□ 幾個月間逐漸發展，不知不覺間發病。非突然發病。</td></tr>
<tr><td>□ B. 明顯惡化</td><td colspan="2">□ 認知功能顯著惡化（根據病歷報告及醫師觀察）。</td></tr>
<tr><td rowspan="2">□ C. 初次發病，且藉由最明顯的認知障礙為上述【a】【b】【c】【d】的哪一個來決定subtype。</td><td>□ 記憶障礙型（amnestic）最明顯的認知障礙為【a】。除此之外【b】、【c】、【d】、【e】至少符合一項★。</td><td>□ 記憶障礙型——單一方面（single domain）
□ 記憶障礙型——多方面（multiple d.）</td></tr>
<tr><td>□ 非記憶障礙型（nonamnestic）最顯免的認知障礙為【b】、【c】、【d】的其中一項。除此之外至少有一項障礙★。</td><td>□ 非記憶障礙型——單一方面（s. d.）
□ 非記憶障礙型——多方面（m. d.）</td></tr>
<tr><td colspan="3">□ D. 排除引起認知功能障礙的其他疾病/病理
□（甲）未罹患嚴重的腦血管疾病：例①與認知功能障礙的發生/惡化有關的中風、②多發性或大範圍的腦梗塞、③重度的大腦白質缺血性病變
□（乙）無DLB核心症狀：注意/覺醒狀態的變化、栩栩如生的幻視、巴金森氏失智症狀
□（丙）無行為異常型FTD之特徵：去抑制化的衝動行為、動機降低、同情/同理心喪失、刻板行為、飲食過量/攝食行為改變
□（丁）非語意型失智症、進行性非流暢型失語症。
□（戊）未合併其他神經疾病或非神經疾病，未使用影響認知功能的藥物。</td></tr>
<tr></tr>
<tr><td colspan="2" rowspan="2">possible AD dementia的診斷標準：符合右側core clinical criteria的任一項。</td><td colspan="2">□ 非典型的病情發展模式：①突然發病，或②尚無法完全確認認知功能降低的模式為進行性</td></tr>
<tr><td colspan="2">□ 混合存在其他原因：無法排除上述D.（甲）～（戊）的任一可能性</td></tr>
</table>

【註】目前尚未發展出明確針對90歲以上個案的認知功能障礙診斷標準。

表3-8. VaD/VaMCI問診單

VaD/VaMCI 問診單 除了灰色網底部分（由醫師填寫）外，請於方格（□）內勾選符合之項目☑。		填寫年月日： 20（　）年（　）月（　）日
患者姓名		填寫者 □本人　□配偶　□兒子　□女兒　□媳婦 □安養機構人員　□照護員　□其他______

甲、確認是否為失智症

			判定欄
失智症的診斷標準：右側core clinial criteria 1～4.需全部符合。 【註】MCI的診斷標準為1.符合「一項以上」而非「兩項以上★」，2.「無障礙」而非「有障礙★」。需符合3.和4.。	□ 1. 認知功能障礙（【a】-【d】）中需符合兩項以上★。		
	□【a】記憶功能障礙： 想不起來新近的記憶。	□ 重複相同問題或話語。 □ 忘記放在身邊的東西。 □ 忘記已發生或約定好的事情。 □ 在習慣的路線上迷路。	□ 失智症 □ MCI □ 皆不符合
	□【b】執行功能障礙： 無法一步一步完成或視情況調整複雜的工作。	□ 無法判斷安全或危險。 □ 無法管理家計。 □ 決策能力差。 □ 無法計畫複雜的連續性事務。	□ probable VaD □ possible VaD
	□【c】視空間處理能力障礙： 看到卻不知道是什麼東西（或其用途/用法）。	□ 看到別人臉孔時，認不出是誰。 □ 看到物品時，不知道是什麼。 □ 找不到要找的東西，或需要花很長的時間才找到。 □ 無法操作以前常用的設備/器具。 □ 無法穿好衣服。	□ VaMCI ⇒subtype為： □ amnestic □ a. plus other d. □ non-a. single d. □ non-a. multi. ⇒prob. or possib. □ probable VaMCI □ possible VaMCI
	□【d】語言功能障礙	□ 說話時詞不達意或結巴。 □ 說話/閱讀/寫字常出錯。	
	以上【a】～【d】中，一開始最先出現的障礙是哪一個？ □【a】　□【b】　□【c】　□【d】		
	□ 2. 上述【a】～【d】造成日常生活中的障礙★（注意：此障礙並非由運動/感覺功能病變所引起）。		
	□ 3. 認知功能較以前退步。		
	□ 4. 例外：需排除有譫妄、藥物/酒精濫用或成癮的患者。需三個月以上未使用成癮物質。		□ unstable VaD

乙、確認為probable VaD★或possibleVaD★： probable的可能性較高，幾乎確診；possible為疑似，可能性較低

probable VaD★的診斷標準：符合1.和2.。	□ 1. 有認知功能障礙，經影像檢查確認患有腦血管疾病（CVD）。符合右側a.或b.。	□ a. 中風和認知障礙的發生有明確的時間關係。 □ b. 認知障礙的嚴重度/模式與瀰漫性皮質下腦血管疾病的存在有顯著關係（例：CADASIL）。
	□ 2. 中風前後並無與非血管性神經退化疾病有關的緩慢進行性認知障礙。	
possible VaD★的診斷標準	□ 有認知功能障礙，影像檢查發現有CVD之證據，且符合以下任一項目：	
	□ 1. 血管病變（無症狀性腦梗塞、皮質下小血管病變等）與認知障礙之間未發現明確的關係（時間關係、嚴重度或認知障礙模式）。	
	□ 2. 資訊不足以確診為VaD★（例：有CVD的症狀表現，但影像檢查證據不充分）	
	□ 3. 有嚴重失語症，而無法進行適當的評估。不過若有個案罹患失語症前認知功能正常的證據，則判定為⇒probable VaD★較適當。	
	□ 4. 除了腦血管疾病外，有以下影響認知功能的可能性： □ a. 有其他神經退化疾病（巴金森氏失智症、進行性核上眼神經麻痹、路易氏體失智症等）的病史 □ b. 經生物標記或基因分析確認有阿茲海默症的生物學證據。 □ c. 有可能影響認知功能的活性癌、精神疾病或代謝疾病之病史。	

丙、確認是否為VaMCI

VaMCI的診斷標準	□ 平時需要使用設備/器具時，表現正常或只有輕微的困難，並不影響其日常生活。		
	進行【a】～【d】四大方面的評估，根據最明顯的障礙是否為【a】來決定subtype。	□【a】⇒	□ 健忘型（amnestic） □ 健忘型＋其他方面的障礙（a. plus other domains）
		□【b】⇒	□ 非健忘型—單一方面的障礙（nonamnestic single d.） □ 非健忘型—多方面的障礙（nonamnestic multiple d.）

丁、確認為probable VaMCI或possible VaMCI： probable的可能性較高，幾乎確診；possible為疑似，可能性較低

將上方乙欄的VaD★改為VaMCI★之診斷。 ⇒ □ probable VaMCI　□ possible VaMCi

戊、不穩定VaMCI之定義

□ 不穩定VaMCI（unstable VaMCI）：經診斷為VaMCI（probable或possible），但其後症狀消退而恢復正常。

表3-9. DLB問診單

DLB 問診單 除了灰色網底部分（由醫師填寫）外，請於方格（□）內勾選符合之項目☑。		**填寫年月日：** 20（　　）年（　　）月（　　）日
患者姓名		填寫者 □本人　□配偶　□兒子　□女兒　□媳婦 □安養機構人員　□照護員　□其他______

症狀	項目	細項	內容
1.必要（central）症狀	認知功能逐漸降低，造成社會生活和職業（工作）上的障礙 （記憶障礙在初期並不明顯）	CDR	□0　□0.5　□1　□2　□3
		注意力缺陷	□ 注意力/集中力降低
		執行功能障礙	□ 完成步驟性和需視情況調整的工作有困難。
		□ 看到卻不知道是什麼東西（或其用途/用法）	□ 看到別人臉孔時，認不出是誰。 □ 看到物品時，不知道是什麼。 □ 找不到要找的東西，或需要花很長的時間才找到。 □ 無法操作以前常用的設備/器具。 □ 無法穿好衣服。
			□ MMSE測驗仿畫五邊形有困難。
2.核心（core）症狀 必要＋核心2項⇒probable 必要＋核心1項＋次要1項⇒probable 必要＋核心1項⇒possible 必要＋核心0項＋次要1項⇒possible	（a）注意/覺醒程度有①好有②壞，呈波動變化	□ 曾出現右側「②壞」的情況	□ 白天精神不濟、懶洋洋地 □ 午覺睡了2小時以上 □ 長時間凝視某處發呆 □ 話語內容支離破碎
	（b）重複出現有具體內容、畫面清楚的幻視 （栩栩如生的幻視，常於傍晚至夜晚時分出現）	□ 與動物有關的幻視	□ 狗/貓　□ 老鼠/蛇　□ 蟲子　□ 其他
			□ 停在某處。　□ 在某處移動。
		□ 與人有關的幻視	□ 陌生人　□ 已死去的人　□ 小孩
			□ 進入某處　□ 和自己說話　□ 在移動。
		□ 與周圍環境有關的幻視	□ 地板積水　□ 某一面出現花田　□ 吸入某物 □ 光線射入。
		□ 異常感知、錯認、變形	□ 異常感知（覺得背後有人、被誰監視著）。 □ 錯認（將垃圾誤認為蟲，物品⇒動物，花紋⇒人臉）。 □ 覺得東西看起來變形（呈波浪狀、傾斜、扭曲）。
	（c）成因不清楚的巴金森氏失智症狀	巴金森氏失智症狀：四大症狀與其他症狀 （＊：DLB患者常見）	□ 靜止不動時手腳會顫抖。 □ 脖子和手腳肌肉僵硬、難以活動。 □ 動作緩慢，常僵住不動 □ 容易往前方或後方傾倒（＊）。
			□ 寫的字變小。　□ 聲音變小。 □ 表情空泛（＊），表現不出喜怒哀樂。 □ 步行障礙（＊）、拖步行走/小碎步/突然前進、彎腰駝背。
	【註】probable的可能性較高，幾乎確診；possible為疑似，可能性較低		
3.次要（suggestive）症狀	（a）REM睡眠行為障礙	□ 睡眠時做惡夢、大聲喊叫、憤怒。 □ 恍惚之間起身行走或外出。	
	（b）精神藥物引發的嚴重副作用	□ 精神藥物的副作用：幻視、妄想、巴金森氏失智症狀惡化、動不了、無法進食。 □ 服用市售胃腸藥或感冒藥後感覺更加不舒服。	
	（c）□ SPECT或PET：基底核的多巴胺轉運體攝取率降低		
4.附加（supportive）症狀	（a）多次跌倒、昏厥	□ 多次跌倒/昏厥　□ 叫救護車送醫。	
	（b）暫時性意識消失	□ 暫時失去意識　□ 叫救護車送醫。	
	（c）重度自律神經病變	□ 站起時（飯後）暈眩/頭昏眼花/昏厥　□ 便秘嚴重 □ 漏尿/尿失禁　□ 吞嚥困難　□ 勃起障礙 □ 排汗調節障礙（臉部出汗、手腳冰冷；多汗、盜汗）	
	（d）幻視以外的幻覺	□ 聽見不存在的聲音　□ 覺得地上有蛇而用腳踩踏。	
	（e）幻視發展為妄想	□ 看到陌生人進入家中⇒覺得東西被偷。 □ 看到男子坐在附近⇒覺得男子要來奪去財產。	**判定欄**
	（f）抑鬱狀態	□ 抑鬱狀態（情緒低落、悲觀而憂鬱） □ 全身無力、焦慮/焦躁、足不出戶　□ 失眠 □ 有「自己是沒用的人」、「想死」等念頭	□ probable DLB □ possible DLB □ 皆不符合
	（g）□ CT/MRI：顳葉內側構造相對來說仍保持完整		
	（h）□ SPECT/PET：枕葉出現顯著的大範圍低聚積度		
	（i）□ MIBG心肌閃爍圖：吸收度降低		
	（j）□ 腦波：多為徐波，可觀察到顳葉有暫時性的銳波		

表3-10. bvFTD問診單

bvFTD 問診單 除了灰色網底部分（由醫師填寫）外，請於方格（□）內勾選符合之項目 ☑。	填寫年月日：20（　　）年（　　）月（　　）日
患者姓名	
填寫者	□本人 □配偶 □兒子 □女兒 □媳婦 □安養機構人員 □照護員 □其他______

I. 神經退化疾病（必要項目）	從病情發展來看，其認知功能及/或行為逐漸惡化	CDR	□0 □0.5 □1 □2 □3
		上述認知功能障礙	□ 呈進行性的發展模式
		以下A～E的行為障礙	□ 呈進行性的發展模式
II. A～F中符合3大項以上⇒possible bvFTD（若A～E的1.2.（3.）中符合一項，此大項目即算符合；但F項需要符合1～3所有項目才算符合）註：A～D係指發病三年內出現的症狀。	A. 去抑制化行為（無法克制衝動或情緒）	□ A.1. 出現以社會常理來說不適切的行為（對他人造成困擾）	□ 面不改色地偷東西、排尿、放屁、赤裸。 □ 性騷擾、性方面不受控制的行為（如說猥褻的話、碰觸他人身體）。 □ 目中無人，想怎樣就怎樣（going-my-way behavior）。 □ 不認為自己生病了。
		□ A.2. 禮貌或規矩變差	□ 在不適當的場合大笑、唱歌、喊叫。 □ 出現失禮、下流或令人不悅的言語。 □ 不考慮狀況就直接離開現場。 □ 違反社會常規，如隨意插隊。
		□ A.3. 衝動而輕率的舉動	□ 不仔細考慮便行動。無法克制拿取他人物品（偷東西）的衝動 。 □ 危險駕駛、無所限制地賭博 / 花錢
	B. 動機降低（情感淡漠）、漠不關心	□ B.1. 動機降低	□ 動機降低、無法認真思考或組織事物。
		□ B.2. 漠不關心	□ 對自己的服裝或周圍的事物漠不關心。
	C. 無法展現同情或同理心	□ C.1. 無法理解他人的立場	□ 對他人的困難或重大的新聞事件沒有反應或沒有一絲同情。
		□ C.2. 缺乏為人著想的心或互相幫助的溫情	□ 說出毫不為他人著想的言論。 □ 喪失助人的溫情，變得冷漠。
	D. 重複相同行為	□ D.1. 重複進行單一動作	□ 持續無意義的拍手動作。 □ 持續摩擦膝蓋。
		□ D.2. 在固定時間做相同事情	□ 每天都到相同的地方散步或行駛相同路線（固定路線的漫遊） □ 在特定時間做特定行為（時刻表式的生活） □ 在特定時間吃特定的食物（刻板性攝食行為異常）
		□ D.3. 重複相同內容的話語	□ 對任何問題皆回答相同內容（言語遲滯） □ 重複相同內容的話語（咕咕鐘症狀） □ 重複對方的話語（鸚鵡式仿說）
	E. 飲食相關的行為改變	□ E.1. 嗜好改變（例：變得喜歡甜食或重口味的食物）	
		□ E.2. 飲食過量（□ 吃太多 □ 飲酒過量 □ 吸菸過量）	
		□ E.3. 手邊的物品，不管是什麼都會放進嘴裡（口唇傾向）	
	F. 神經心理學特徵 F.1～F.3需全部符合	□ F.1. 執行功能障礙	【問題】可完成步驟性和需視情況調整的工作嗎？ □ 可以 □ 有困難【⇒F.1.】
		□ F.2. 情節性記憶相對完整	【問題】記得經歷過的事情（例：多久之前到哪裡吃了什麼）嗎？ □ 記得【⇒F.2.】 □ 容易忘記
		□ F.3. 視空間處理能力相對完整	【問題】是否有以下症狀？ □ 無症狀【⇒F.3.】 □ 有症狀（勾選符合之項目） □ 看到別人臉孔時，認不出是誰。 □ 看到物品時，不知道是什麼。 □ 找不到要找的東西，或需要花很長的時間才找到。 □ 無法操作以前常用的設備/器具。 □ 無法穿好衣服。
III. probable bvFTD：需符合右側所有項目	□ 甲. 符合possible bvFTD之診斷標準（3項以上）		□A、□B、□C、□D、□E、□F）
	□ 乙. 因CDR而有顯著的功能減退（1分以上）		□0 □0.5 □1 □2 □3
	□ 丙. 符合右側1.或2.	丙.1. MRI或CT	□ 額葉/顳葉前側萎縮
		丙.2. PET或SPECT	□額葉及/或顳葉前側血流減少或代謝降低

判定欄
□ probable bvFTD □ possible bvFTD □ 皆不符合

bvFTD：行動異常型FTD（behavior variant FTD）；probable的可能性較高，幾乎確診；possible為疑似，可能性較低

● 文　献

1) 唐澤秀治，安間芳秀，宇田川雅彦，ほか：物忘れスピード問診票・鑑別表の信頼性と妥当性に関する研究. 月刊地域医学 28(6)：504-512，2014.
2) Reisberg B, Ferris SH, de Leon MJ：Senile dementia of the Alzheimer type；Diagnostic and differential diagnostic features with special reference to functional assessment staging. Senile dementia of the Alzheimer type, Traber J, Gispen WH(eds), pp18-37, Springer-Verlag, New York, 1985.
3) Hughes CP, Warren LB, Danziger L, et al：A new clinical scale for staging of dementia. Br J Psychiatry 140：566-572, 1982.
4) Morris JC：The clinical dementia rating(CDR)；current version and scoring rules. Neurology 43(11)：2412-2414, 1993.
5) McKhann GM, Knopman DS, Chertkow H, et al：The diagnosis of dementia due to Alzheimer's disease；Recommendations from the National Institute on Aging-Alzheimer's Association workgroups on diagnostic guidelines for Alzheimer's disease. Alzheimers Dement 7(3)：263-269, 2011.
6) Albert MS, DeKosky ST, Dickson D, et al：The diagnosis of mild cognitive impairment due to Alzheimer's disease；Recommendations from the National Institute on Aging-Alzheimer's Association workgroups on diagnostic guidelines for Alzheimer's disease. Alzheimers Dement 7(3)：270-279, 2011.
7) Gorelick PB, Scuteri A, Black SE, et al：Vascular contributions to cognitive impairment and dementia；A statement for healthcare professionals from the American Heart Association/American Stroke Association. Stroke 42(9)：2672-2713, 2011.
8) McKeith IG, Dickson DW, Lowe J, et al：Diagnosis and management of dementia with Lewy bodies, Third report of the DLB consortium. Neurology 65(12)：1863-1872, 2005.
9) Rascovsky K, Hodges JR, Knopman D, et al：Sensitivity of revised diagnostic criteria for the behavioural variant of frontotemporal dementia. Brain 134(Pt 9)：2456-2477, 2011.
10) 「認知症疾患治療ガイドライン」作成合同委員会：認知症疾患治療ガイドライン 2010. pp1-320, 医学書院，東京，2010.

CHAPTER 04 DEMENTIA

影像診斷所需之腦部解剖學

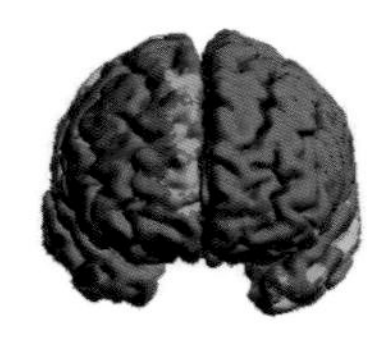

●前言

腦部構造性磁振造影（magnetic resonance imaging，MRI）和腦血流灌注單光子電腦斷層（single photon emission computed tomography，SPECT）對失智症診斷來說是不可或缺的工具。在這裡我們以各類失智症作為基礎，展示「知道名稱但無法立即定位」的腦區。此外，本章會將各腦區的MRI水平、矢狀及冠狀切面同時呈現，以便讀者應用於臨床。

1 海馬區

眾所周知，海馬區是記憶功能的關鍵腦區。海馬迴（hippocampus）位於顳葉內側，是在形成包含情節記憶和語意記憶的陳述性記憶（declarative memory）時不可或缺的腦部構造。海馬迴會將新取得的記憶逐步轉移至大腦新皮質，以保存記憶。不僅如此，目前也發現海馬迴具有搜索已儲存記憶的功能。海馬迴並非單獨運作，而是和海馬旁迴（parahippocampal cortex）協力發揮功能。海馬旁迴的一部分屬內嗅皮質（entorhinal 海馬迴cortex）。內嗅皮質相當於Brodmann第28區，是連結海馬迴和大腦皮質的橋樑。海馬迴的前方為杏仁核（amygdala），是與情緒有密切關係的腦區，和情緒記憶（emotional memory）也大有淵源。前述的陳述性記憶屬於有意識的外顯記憶，情緒記憶則為無意識的內隱記憶，兩者互為對比。**圖4-1**以不同的顏色呈現上述四個區域的MRI影像，其3D立體構造則呈現於**圖4-2**。海馬旁迴（藍）位於海馬迴（紅）內側，杏仁核（黃）位於海馬吻側，較杏仁核更偏吻側的是內嗅皮質（綠）。因內嗅皮質為海馬旁迴的一部分，故呈現出海馬旁迴及內嗅皮質從內側包覆海馬迴和杏仁核的樣貌。

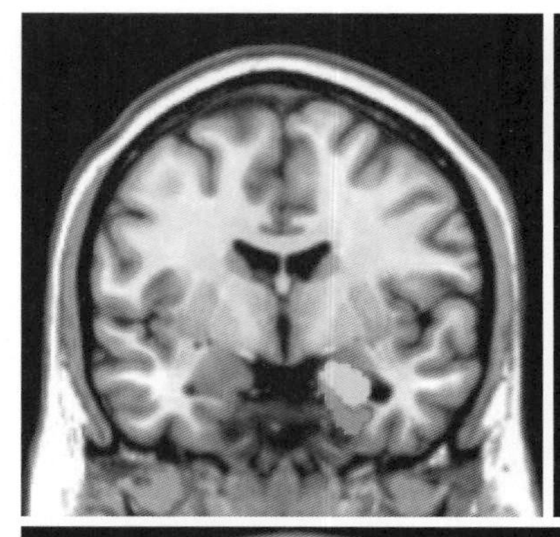

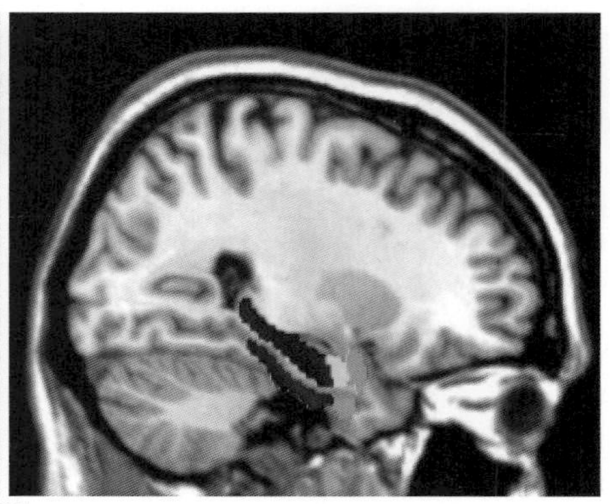

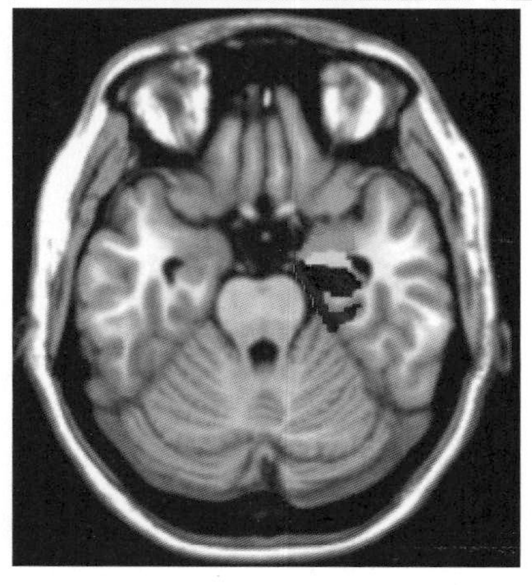

圖4-1. 海馬區的構造

上圖顯示了海馬迴（紅）、海馬旁迴（藍）、內嗅皮質（綠）和杏仁核（黃）的相對位置。

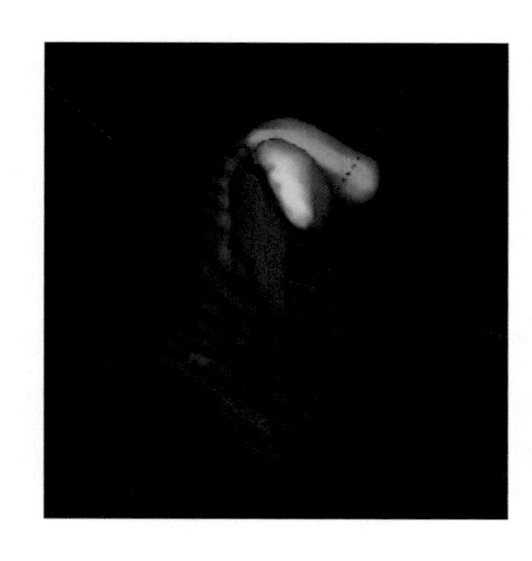

圖4-2. 海馬區的立體構造

將圖4-1.所示的區域以3D圖展示。因內嗅皮質為海馬旁迴的一部分，故呈現出海馬迴及杏仁核被海馬旁迴包覆的樣貌。

2 後扣帶迴及楔前葉

後扣帶迴（posterior cingulate cortex）及楔前葉（precuneus）為阿茲海默症（alzheimer AD）早期醣類代謝及血流減少的顯著部位，因此突然備受矚目。近年來有研究使用休息時腦功能MRI（resting-state fMRI），發現後扣帶迴為「預設模式網絡（default mode network, DMN）」的主要成員，在休息時較為活躍。目前已知在重現情節記憶和擬定未來計畫等情況下，後扣帶迴會變得非常活躍。初期AD患者的情節記憶重現與前瞻記憶（prospective memory）受損，此和其後扣帶迴功能降低的情形並無矛盾。此外，近年的研究也發現後扣帶迴與注意力功能有關。

楔前葉位於頂葉內側，與後扣帶迴相鄰。目前為止的研究顯示楔前葉在情節記憶重現和視空間認知方面扮演了非常重要的角色。不僅如此，楔前葉也和意識及自我監控（self-monitoring）有關。楔前葉和後扣帶迴一樣，也是前述預設模式網絡的重要成員。

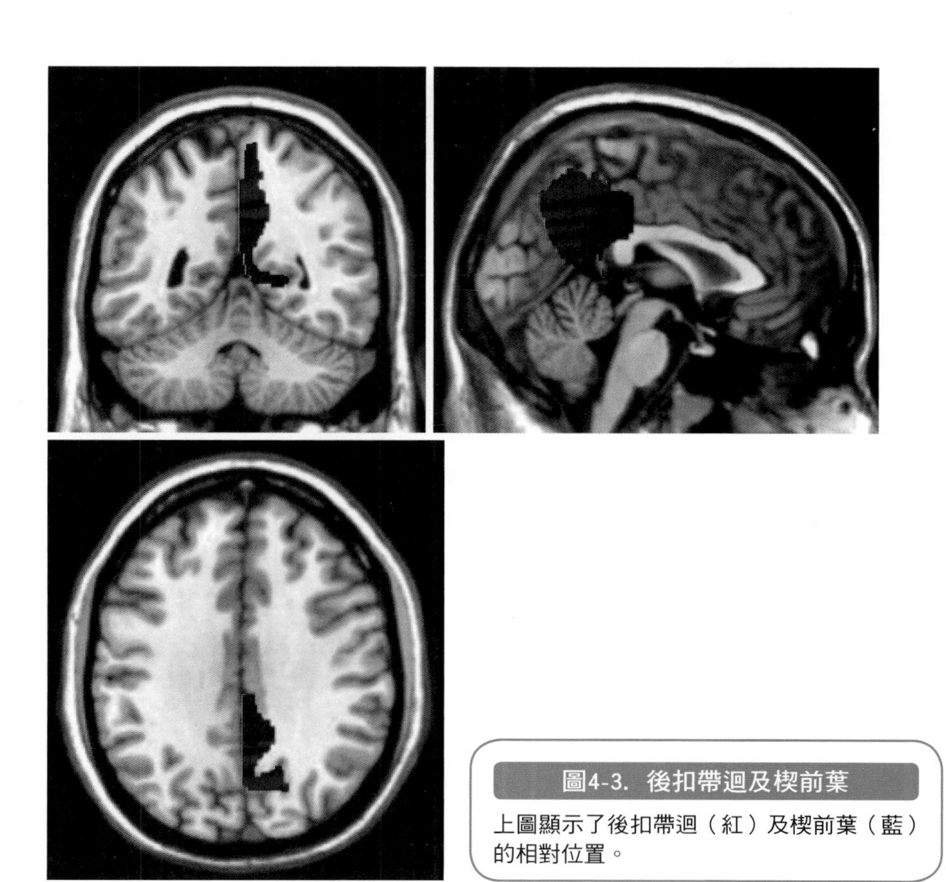

圖4-3. 後扣帶迴及楔前葉

上圖顯示了後扣帶迴（紅）及楔前葉（藍）的相對位置。

圖4-3可看到後扣帶迴與楔前葉，兩者彼此鄰接。從內側觀察枕葉，可發現此部分呈楔形，故枕葉內側又名楔狀核（cuneus），而楔前葉的位置就在「楔狀核」的前方，故得此名。

3 頂葉聯合區

頂葉聯合區是頂葉內除了初級體感覺區以外的區域。頂葉聯合區可大致分為頂上小葉（superior parietal lobule）和頂下小葉（inferior parietal lobule）。頂上小葉又可再細分為緣上迴（supramarginal gyrus）和角迴（angular gyrus）。頂葉聯合區是由許多具有不同功能的區域構成，這些區域和其功能介紹如下：

1. 頂上小葉

頂上小葉與空間定向感有相當密切的關係，頂上小葉損傷會引起半側空間忽略或觸覺失認（立體覺失認）。

2. 緣上迴

緣上迴和Brodmann 第40區有許多重疊之處，Wernicke區的一部分也位於緣上迴的範圍內。緣上迴和語言功能大有關係，若受損便會引發感覺性失語。

3. 角迴

角迴被認為和語言（閱讀文章、書寫和理解等複雜的語言功能）、計算、空間辨識、注意有關。角迴受損時，會出現Gerstmann症候群（失寫、失算、手指失認、左右失認）之表現。

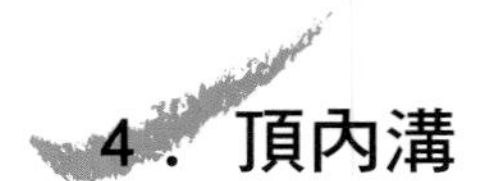

4. 頂內溝

頂內溝（intraparietal sulcus）並非只是頂上小葉和頂下小葉的分界線，其本身也有各式各樣的功能。主要的功能包括協調感覺和運動功能（例：轉動眼睛、將手伸往目標位置）與視覺性的注意功能。此外也有研究指出，頂內溝和視覺空間的工作記憶、他人意圖的讀取等能力有關。

頂葉聯合區原本就是容易隨著年齡增長而萎縮的區域；若是罹患AD或路易氏體失智症（DLB），便更加容易萎縮。因此，萎縮的程度越高，空間定向感受損的情形便越明顯。

圖4-4～7為頂葉聯合區的示意圖。**圖4-4**顯示了頂上小葉（綠）、緣上迴（藍）和角迴（紅）的相對位置。**圖4-5～7**分別以緣上迴、角迴、頂上小葉為重點，標示這些構造在MRI影像上位置。緣上迴一如其名，位於側腦溝（Sylvian fissure）的上緣；因此，如**圖4-5**所示，若從顳葉的顳上迴（superior temporal gyrus）上方觀察腦部的冠狀切面，便可發現緣上迴。角迴則位於緣上迴的後方。若觀察**圖4-6**的冠狀切面，可看到角迴的區域也能夠看到許多小腦構造，因此表示其位於相當後側的位置。而若比較**圖4-6**冠狀切面有著色部分的右側和未著色的左側，即可推測出頂內溝的位置。**圖4-7**的重點則為頂上小葉，頂上小葉位於頂葉內較高的位置。

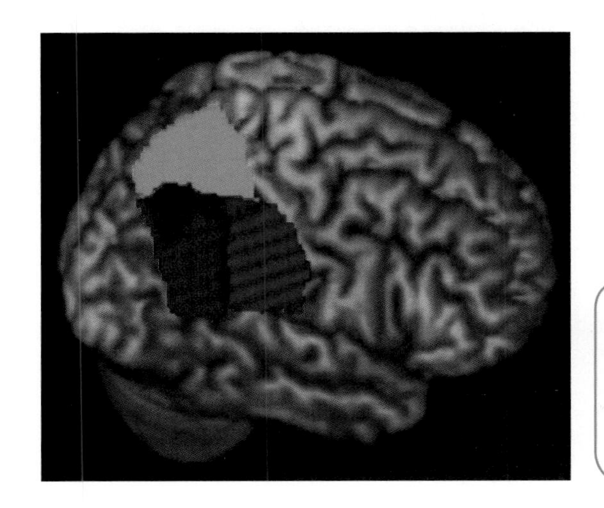

圖4-4.
頂上小葉、緣上迴、角迴的相對位置

左圖顯示了頂上小葉（綠）、緣上迴（藍）、角迴（紅）的相對位置。頂上小葉與緣上迴、角迴的交界為頂內溝。

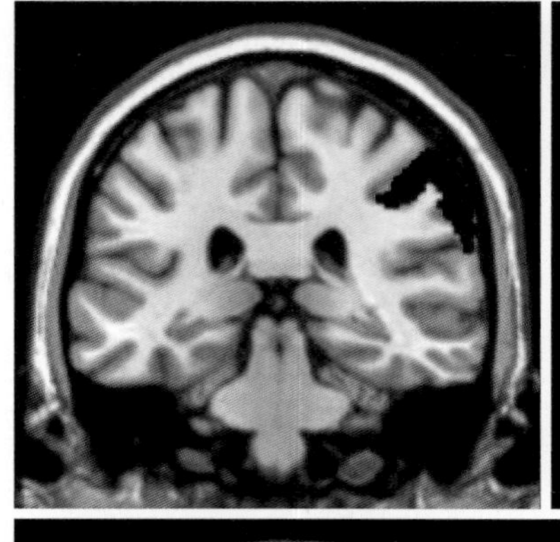
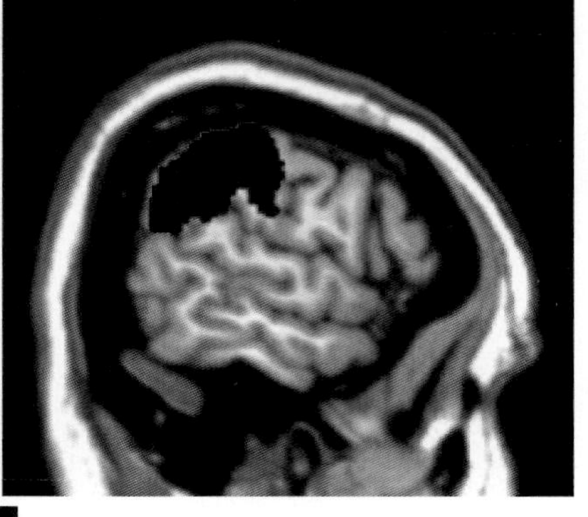
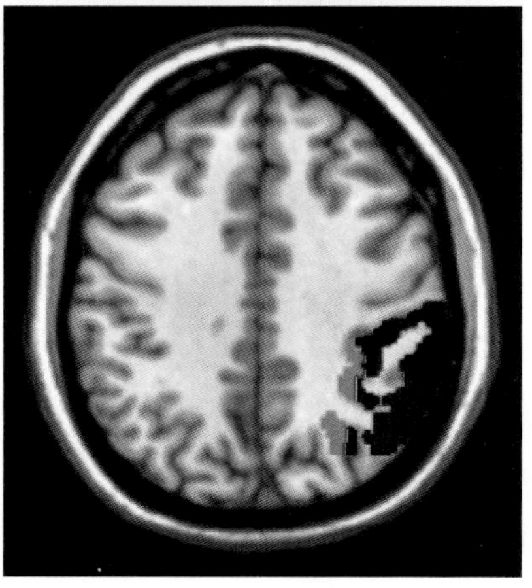

圖4-5. 緣上迴

緣上迴（藍）位於顳上迴上方，故在冠狀切面上可看到顳上迴。

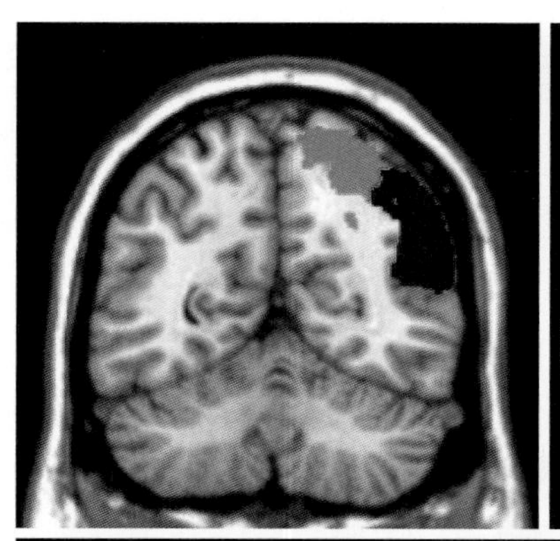
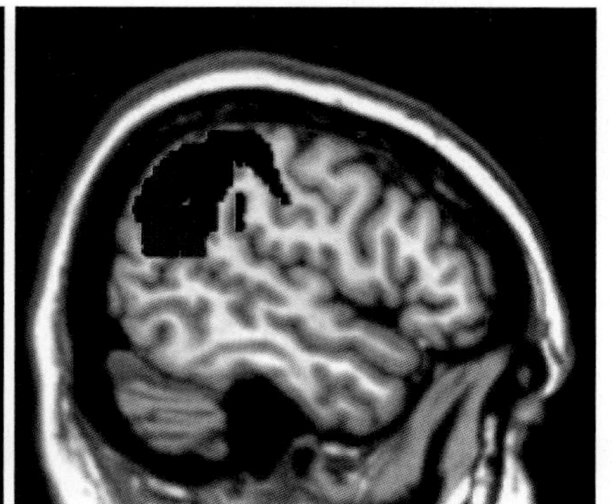
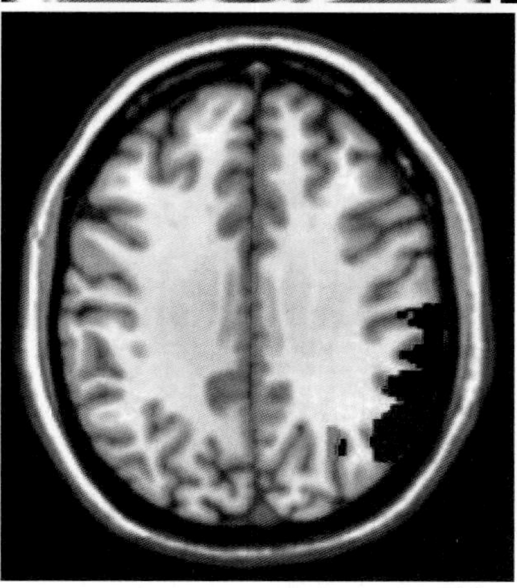

圖4-6. 角迴

角迴（紅）位於緣上迴後方，頂上小葉（綠）與角迴的交界為頂內溝。

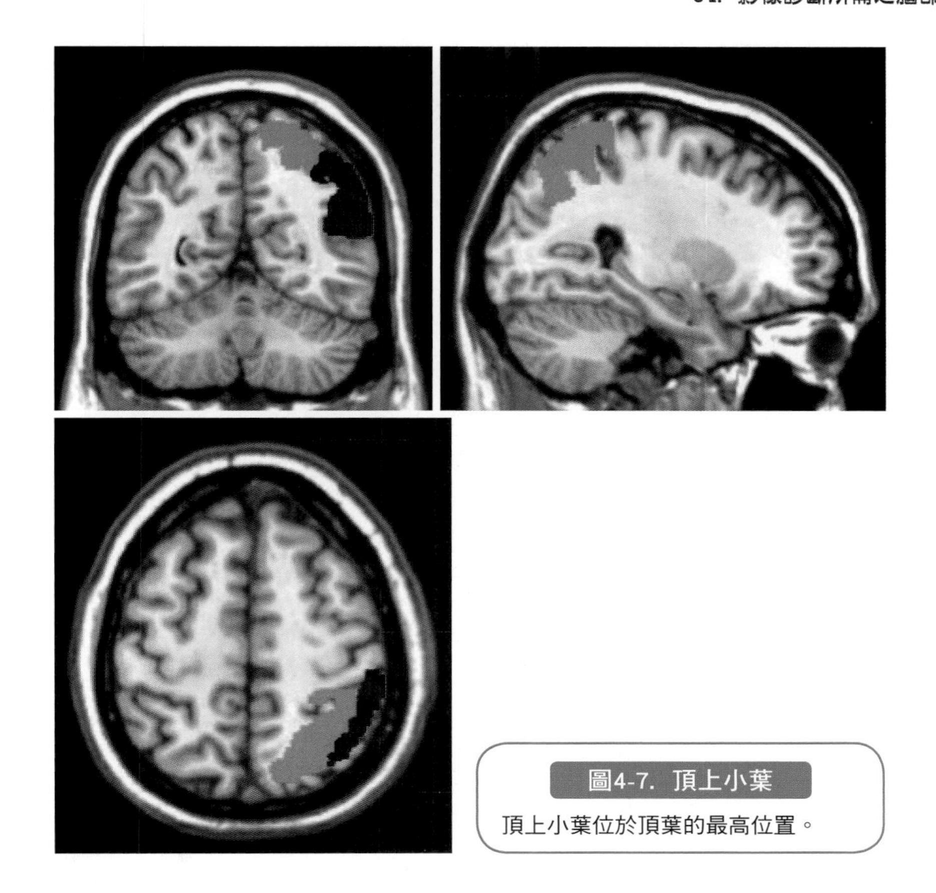

圖4-7. 頂上小葉

頂上小葉位於頂葉的最高位置。

4 中腦被蓋區

漸進性上眼神經核麻痺（Progressive Supranuclear Palsy, PSP）的患者必定會出現「中腦被蓋區萎縮」的病理表現，但很少人可以明確指出中腦被蓋區的實際位置。

從矢狀切面觀察中腦，可看到中腦水道將其分為兩部分。中腦水道的背側部分由上丘和下丘構成，看起來很像鍋蓋，故又被稱為「中腦蓋（tectum）」。而中腦水道的腹側部分則為鍋體，也就是被鍋蓋蓋住的部分，故稱為「中腦被蓋（tegmentum）」（**圖4-8**）。中腦被蓋包含黑質和腹側被蓋區等多巴胺路徑上的重要區域。

此外，PSP患者的中腦被蓋萎縮，其外形就像蜂鳥喙一樣，呈現「蜂鳥徵（hummingbird sign）」（**圖4-9**）。

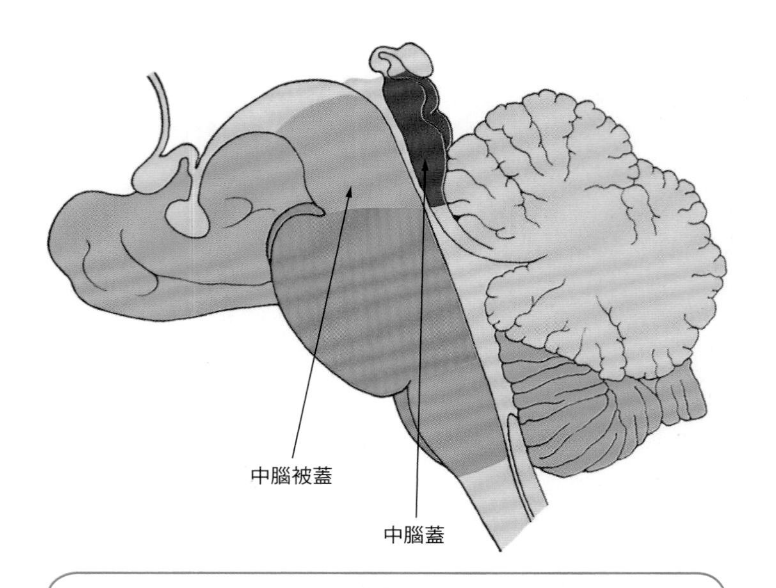

圖4-8. 中腦蓋與中腦被蓋的關係

中腦以中腦水道為分界，分為中腦蓋和中腦被蓋兩區。中腦被蓋包含黑質和腹側被蓋區等與多巴胺有關的腦區。

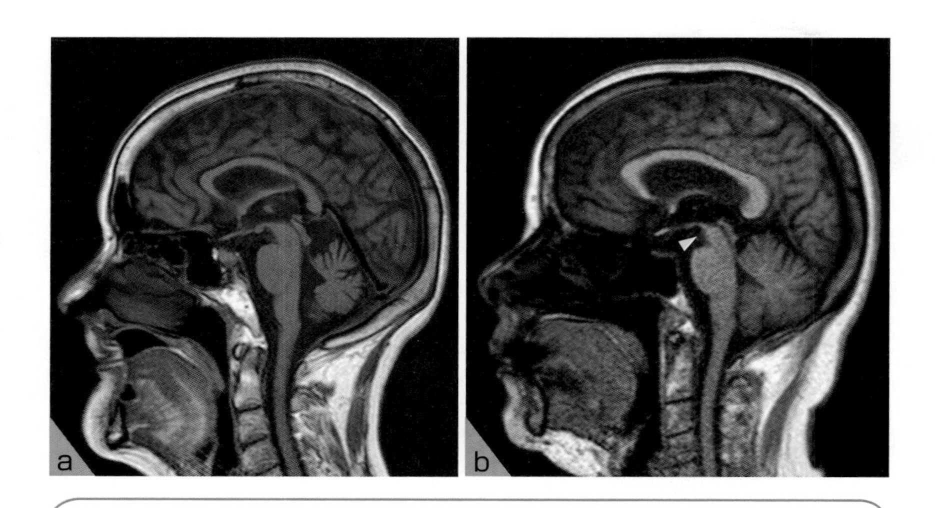

圖4-9. PSP案例

上圖為正常（a）與PSP（b）的案例對照。因PSP患者的中腦被蓋萎縮，矢狀切面上的中腦被蓋形如蜂鳥喙，此現象稱為「蜂鳥徵」。

5 環迴

近年來，嗜銀顆粒性失智症（dementia with grains, DG）備受矚目。DG除了磷酸化tau蛋白構成的嗜銀以外，並未發現其他造成失智症的因子，報告指出其盛行率僅次於AD和DLB。DG的臨床特徵為患者年紀較大且進程緩慢，記憶障礙雖然顯著，但新皮質部分保持完整，故相對來說仍維持一定的執行功能。此外也會伴隨易怒等常出現於額顳葉型失智症患者的性格改變，程度較輕微，但也有性格顯著改變的案例。DG的造影特徵為環迴（ambient gyrus）萎縮和血流減少，而環迴位於顳葉內側前方、海馬旁迴的吻側（**圖4-10**）。實際臨床上被判斷為DG的案例其MRI如**圖4-11**所示，可看到萎縮的部分恰好就是環迴，呈現側腦室下角深陷入顳葉內側的影像。

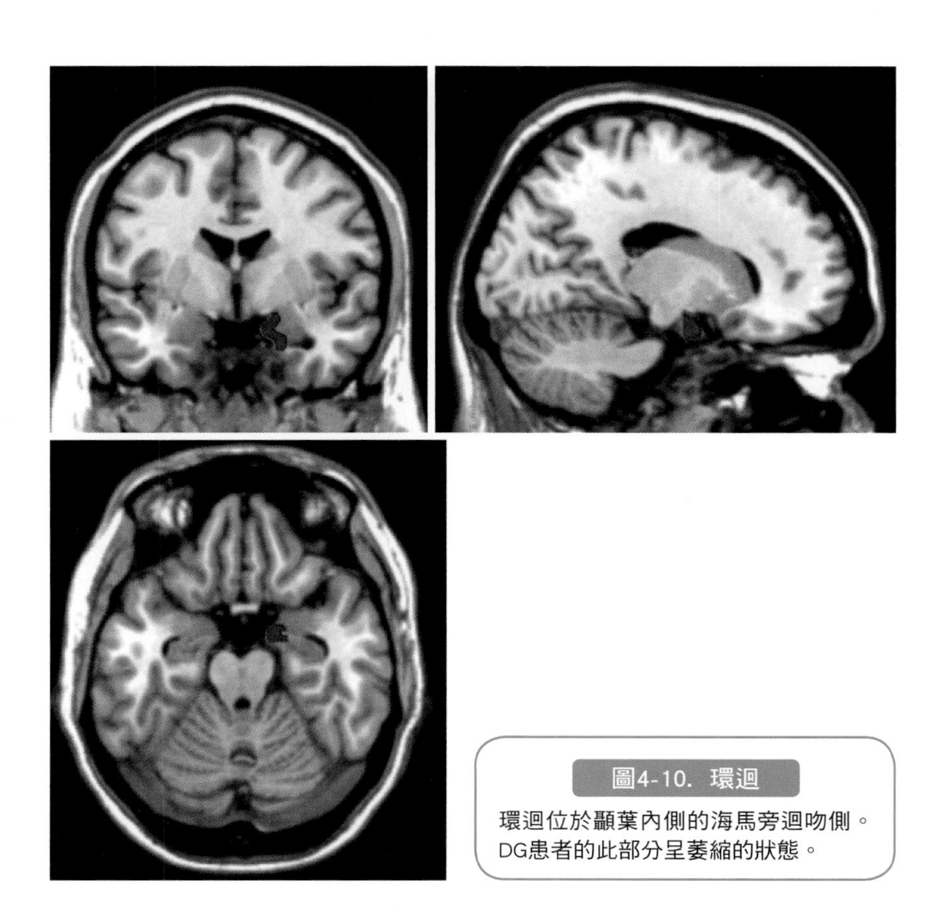

圖4-10. 環迴

環迴位於顳葉內側的海馬旁迴吻側。DG患者的此部分呈萎縮的狀態。

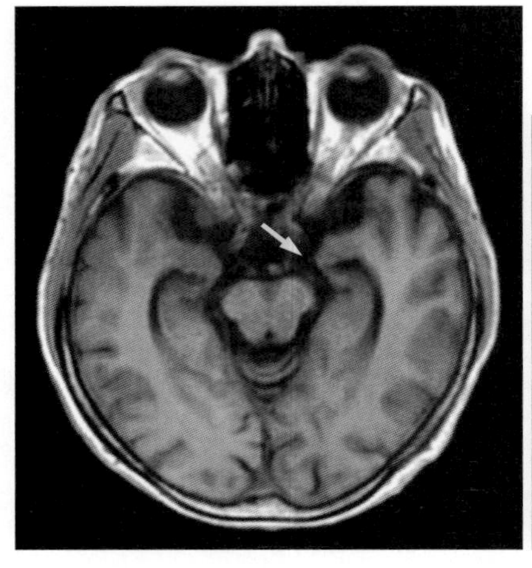

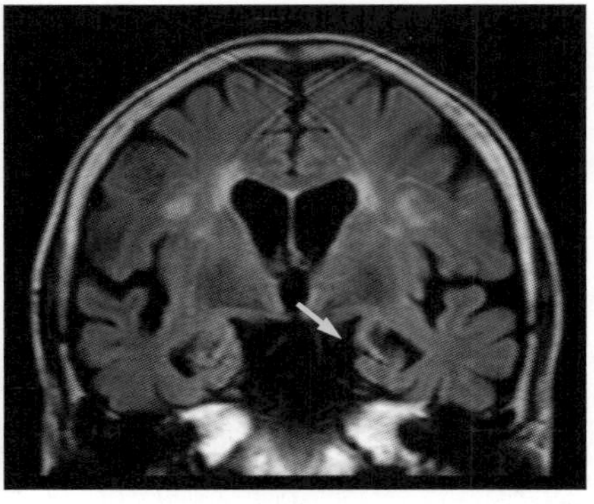

圖4-11. 被判定為DG之案例的MRI

因其環迴萎縮，故可觀察到側腦室下角深陷入顳葉內側的影像。

●結語

以上為讀者介紹了與失智症有關的腦區，在了解腦部解剖及其功能的基礎之上解讀腦影像，有助於將眼前患者的臨床症狀和腦影像連結起來，而加深對患者病狀的了解。失智症的腦影像不僅可用於鑑別診斷，也是能幫助臨床人員更深入了解患者病狀的工具。

（根本清貴）

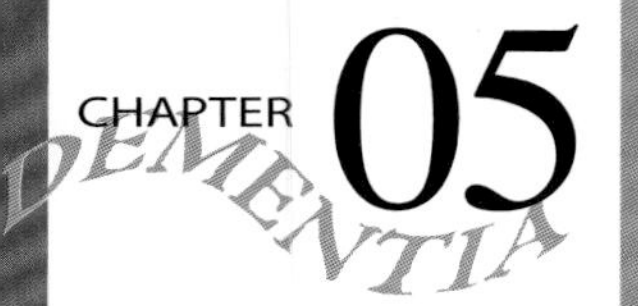

影像診斷

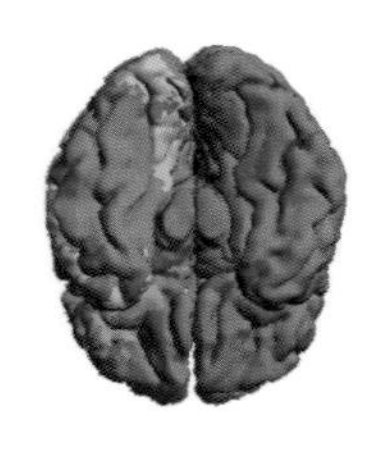

1 失智症的影像診斷流程及其個別特徵

1. 失智症影像診斷的流程（圖5-1）

進行失智症的影像診斷時，首先在初診時會進行電腦斷層掃描（computed tomography, CT），其主要目的為排除慢性硬膜下血腫和腦瘤等診斷，其引發之失智症狀在治療原發疾病後即可獲得改善。接著通常會安排功能性磁振造影（magnetic resonance imaging, MRI）和腦血流單光子放射斷層造影（single photon emission tomography, SPECT），於數天後進行。

MRI在失智症的影像診斷中是最重要的工具。評估腦萎縮程度的3D T1加權影像、評估梗塞和缺血性變化的T2加權影像和fluid attenuated inversion recovery（FLAIR）影像、評估微出血的T2*加權影像或susceptibility-weighted imaging（SWI），以及診斷急性期梗塞和庫賈氏症等的擴散加權影像（diffusion weighted imaging, DWI）皆依照標準進行造影。

腦血流SPECT有助退化性失智症的鑑別診斷。SPECT上呈現血流減少的部位常與MRI上的萎縮部位相異，故建議使用兩者的影像來提升診斷的精確度。正子斷層掃描（positron emission computed tomography, PET）在日本不受保險給付，故無法用於一般臨床。反映醣類代謝的^{18}F-fluorodeoxyglucose(FDG)-PET較腦血流SPECT更能忠實反映出腦部功能，且空間解析度也高，希望在未來能夠取得保險給付。類澱粉蛋白正子造影則能夠顯示阿茲海默症（AD）的主要病理表現——類澱粉斑塊。

疑似為路易氏體失智症（DLB）時，可追加之後將提到的多巴胺轉運體SPECT和3-iodobenzylguanidine（MIBG）閃爍造影，以增加診斷的準確性。

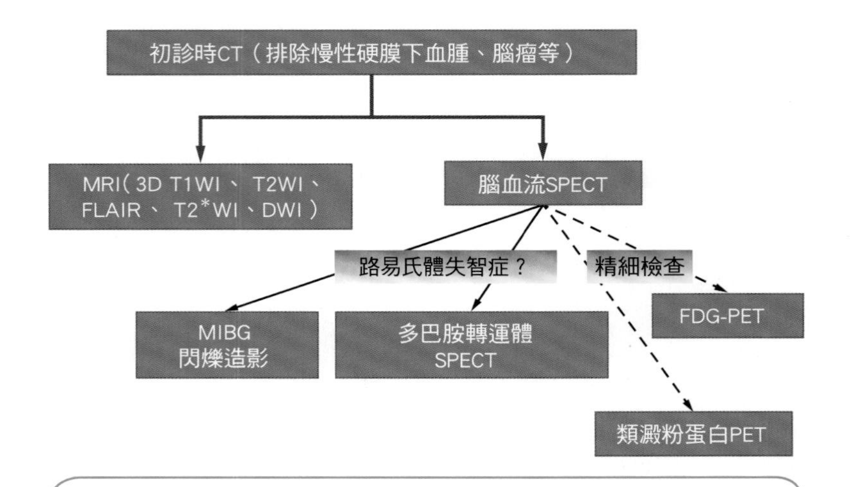

圖5-1. 失智症相關影像診斷的流程

初診時會進行CT以排除慢性硬膜下血腫和腦瘤等診斷，然後預約腦血流SPECT和MRI檢查。MRI是失智症影像診斷不可或缺的一環，3D T1加權影像、T2加權影像、FLAIR、T2*加權影像、擴散加權影像（DWI）等皆依照標準進行造影。根據臨床症狀及腦血流SPECT影像疑似為路易氏體失智症時，應進行MIBG閃爍造影或多巴胺轉運體SPECT檢查。PET在日本並未受保險給付，故無法用於一般臨床，而多用於以研究為目的之精細檢查。

2. 多巴胺轉運體SPECT

包含巴金森氏症（Parkinson's disease, PD）的巴金森氏症候群和DLB屬於黑質紋狀體多巴胺神經細胞變性的退化性疾病，目前已知存在於神經末梢的多巴胺轉運體密度呈現減少的狀態。N-ω-fluoropropyl-2β-carbomethoxy-3β-(4-^{123}I-iodophenyl)nortropane(^{123}I-FP-CIT, ioflupane)對於紋狀體多巴胺神經元的突觸具有高度親和性，注射此物質後3～6小時的短時間內即可獲得高品質的影像，故已被開發為SPECT檢查診斷用的放射性藥劑。雖然此藥劑也會和血清素轉運體結合，但對其親和性較低，約只有對多巴胺轉運體親和性的1/3。

在日本，Ioflupane SPECT的保險給付範圍為有突觸前多巴胺病變的巴金森氏症候群的早期診斷、與無突觸前多巴胺病變的巴金森氏症候群的鑑別，以及DLB和AD的鑑別。DLB的診斷標準中，Ioflupane SPECT顯示紋狀體聚積減少為較具代表性的特徵，具有較高的診斷力[1)]。

PD患者的非對稱性紋狀體聚積於後方的減少程度特別顯著，僅使用定性評估也能輕易檢測出異常。另一方面，DLB的紋狀體聚積度呈現全面性的減少，僅以定性評估難以和紋狀體聚積正常的AD加以鑑別。此外，老化造成的紋狀體聚積約以每年0.5～2.5%的速度減少，PD則以每年6～13％的速度減少，故時間縱貫性的定量評估也很重要。進行定量評估時，可計算顯示多巴胺轉運體特異性聚積的紋狀體和非特異性聚積的大腦皮質等的聚積比率－特異性結合比（specific binding ration, SBR）。

DLB患者不只多巴胺系統病變，連正腎上腺素和血清素系統也產生病變。如前所述，血清素轉運體對^{123}I-FP-CIT的親和性雖然較多巴胺轉運體低，但此類放射劑仍可結合至血清素轉運體上。因此有報告指出，觀察涵蓋血清素系統的起點－縫核的中腦聚積度是否降低，便可和AD加以鑑別[2)]。此外，選擇性血清素再吸收抑制劑（selective serotonin reuptake inhibitors, SSRI）會妨礙此放射藥劑與血清素轉運體結合，而使中腦的聚積度降低，因此建議檢查前應暫時停藥。

3. 心臟交感神經閃爍造影

屬於自律神經的交感神經其神經末梢可分泌神經傳導物質——正腎上腺素。MIBG具有和胍乙啶（guanethidine）類似的結構，為正腎上腺素的類似物（analogue），和正腎上腺素一樣會在突觸前交感神經末梢被吸收後，並貯存至突觸後囊泡，接著再從突觸囊泡的開口釋放而出。釋放後，MIBG不會和突觸後的交感神經受體結合，而未顯示生理活性。心臟密佈著交感神經，故可利用^{123}I-MIBG使心臟交感神經影像化。交感神經末梢以外的部分分佈於心臟的比例僅10%以下，故可獲取特異度相當高的影像。

罹患DLB時，造成神經變性的物質——路易氏體不僅分佈於腦內，從早期開始就已分佈於全身。除了腦內的多巴胺神經，包括心臟在內的全身交感神經也從早期就出現病變，近來已被視為「全身性疾病」。DLB患者的MIBG心肌聚積度顯著降低，有許多案例從早期開始就已呈現無聚積的狀態[3)]。DLB診斷標準中，MRI顯示顳葉內側萎縮不明顯、枕葉血流/代謝降低、以及MIBG心肌閃爍造影上聚積度減少都是DLB的支持性特徵。此外，DLB患者無論是否出現巴金森氏失智症狀，MIBG心肌聚積度皆呈減少狀態，但休息時的心臟功能卻沒有問題。失智症患者接受MIBG心肌閃爍造影的目的就是要利用上述特徵，以鑑別症狀和DLB類似的其他失智症疾患。例如多系統萎縮症的病程拉長時，MIBG的心肌聚積度可能會稍微降低。然而漸進性上眼神經核麻痺（PSP）、大腦皮質基底核退化症（CBD）、本態性顫抖、血管性巴金森氏症候群的個案幾乎都呈現正常的聚積度；AD、額顳葉型失智症（FTD）、血管型失智症（VaD）的MIBG心肌聚積亦為正常。

2 影像統計分析法的種類與特徵

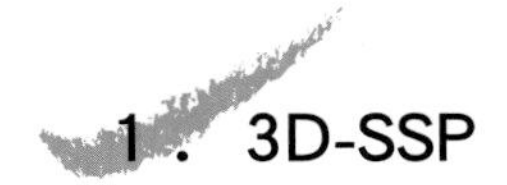

1. 3D-SSP

肉眼檢視SPECT影像進行評估之際，神經退化性疾病初期和精神疾病的腦血流通常只有些微的變化，因此確診率受到判讀者經驗的影響，即便是同一判讀者，其再現性也不穩定；此外，病變的立體定位也很難掌握。而代替此肉眼視察的方法為設定感興趣區（region of interest, ROI）並計算該區的count值，以進行定量性評估。然而感興趣區的設定不僅受到設定者技術的影響而相當主觀，一旦偏離感興趣區，即便有功能顯著異常的部位，也可能有無法檢測出來的風險。為了克服此缺點而能夠以客觀的方式搜索整個腦區，必須將形態各異的腦功能資訊進行解剖學標準化，以消弭腦形態的個別差異，在統計學上進行腦功能分析，而此方法不僅可用在研究上，也能夠應用於臨床實務上，有助於SPECT診斷的執行。其中一種分析法為Minoshima等開發的three dimensional stereotactic surface projection（3D-SSP）[4)]。

使用3D-SSP分析法時，首先會於重建的SPECT影像的各方向判定正中矢狀切面，並修正檢查時腦位置偏移之誤差。接著在相同切面上的四個基準點（額極、胼胝體前部下端、視丘下端、枕極）延伸出基準線，定位出前連合一後連合，並對照Talairach標準腦圖譜內的基準線位置以確認一致。下一步則是利用線性轉換和非線性轉換，進行詳細的解剖學修正，使個別案例的影像和Talairach標準腦圖譜一致。以3D-SSP分析法進行標準腦的形態轉換特徵，是使用主要神經纖維走向等解剖學資訊而發展出的演算法來轉換。因為3D-SSP的標準腦形態轉換是根據解剖學資訊，就不需使用依腦血流示蹤劑（tracer）種類而定的模板（template）。因此，3D-SSP雖然有內建的FDG-PET模板，但無論使用何種顯跡物，在MRI模板下也能進行標準腦形態轉換。使用3D-SSP分析法轉換為標準腦後，從腦表各像素往皮質內垂直方向6個像素（13.5mm）的深度進行count數的測量，將所得count數的最大值作為其對應腦表像素的count值，便能從腦表抽取出皮質聚積度。此提取手法可減少皮質垂直方向的解剖學誤差。因此3D-SSP可全面性地減少立體影像的解剖學誤差（皮質往內深度和腦迴方向的誤差）。對腦表的所有像素進行上述過程後，以某基準部位的count值為準，將抽取之腦表count值進行常態化（normalization），以取得最後的數據。可選擇視丘、小腦、橋腦或全腦平均等4個部位作為3D-SSP count數標準化的基準部位。最後抽取出的影像可從兩側外側面、兩側內側面、前面、後面、上面、下面等8個方向以及各切面來進行觀察。資料庫的建立及血流異常部位的評估過程如下。首先，將多個正常的對照腦影像以3D-SSP法處理，以建立正常對照之資料庫。接著將患者的腦影像用同樣方式進行解剖學標準化，使用所得之數據和常模資料庫的平均值與標準差，使用以下公式對全部的腦表像素進行計算出Z分數，便可得知和正常平均值相比，血流減少了多少標準差：

Z分數＝（正常組平均像素值－個案像素值）/（正常組標準差）

此外，3D-SSP是名為NEUROSTAT的一連串影像處理分析軟體的一部分，具有可進行組間比較的程式。利用此程式可分析疾病特有的腦血流模式。3D-SSP以iSSP作為軟體名稱而普及，內含N-isopropyl-p-[^{123}I] iodoamphetamine(^{123}I-IMP)的高齡者腦血流SPECT資料庫。

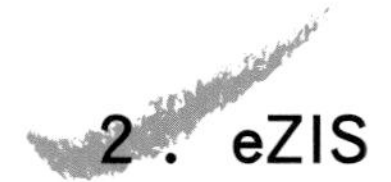

2. eZIS

其他腦血流SPECT的分析軟體還包括由Matsuda等人所開發的easy Z-score imaging system（eZIS）[5)]。eZIS最新版是使用statistical parametric mapping 2（SPM2）將個人的腦血流SPECT影像形態轉換為montreal neurological institute（MNI）的標準腦。完成解剖學標準化後，於半峰全寬（full width at half maximum, FWHM）的範圍內進行等方向12mm的平滑處理，使局部腦功能的個別差異降低，同時能提升訊號雜訊比，進而使影像的計數率分佈接近常態分佈。大多數由健康者的腦血流SPECT經上述處理製作而成的常模資料庫中，會將一定範圍之灰質區內進行遮罩（mask）處理的各正常影像數據的全部像素算出平均值，再計算大於此平均值1/8的像素平均值，或使用count值較高的小腦半球平均值來進行count值的標準化，算出各像素的平均值，並製作標準差影像。同樣地，對於患者的影像數據也是將其全腦平均count值或偏高的小腦半球平均count值常態化。接著再用與3S-SSP法相同的方式求出橫切面、矢狀切面、冠狀切面上各個像素的Z分數。以橫切面上算出的Z分數為基礎，從腦表往腦表面法線方向（包含腦表像素在內相鄰的27點像素所推測出的方向）延伸的14mm範圍內進行搜索，求出數值大於閾值Z分數的平均數，以作為腦表值。比較用於3D-SSP的解剖學標準化手法和SPM2的標準化手法，兩者在腦萎縮程度的評估上並無差異。

Z分數分佈圖可設定上限和下限值，且可藉由群集（cluster）大小的設定來隱藏小範圍異常的顯影。根據統計學的顯著性，顯示Z分數的下限值以2為標準。而群集的大小則是考慮SPECT的空間解析度，而將其標準設為300像素。

用來建立常模資料庫的健康對照組樣本數越多越好，且最好能夠涵蓋不同年齡及性別的樣本。健康者的判定標準中，並沒有「目測腦血流SPECT影像正常」這個項目，因此其中可能會有輕微血流左右側差異的案例，而使正常對照組數據的標準差增加。此為個體間的腦血流生理性變化，可能使敏感度降低，但可提高特異度的設定值。

在建立正常影像資料庫時，理想上各機構應根據全國一致的標準募集健康受試者，以製作各機構的資料庫。這是因為不同SPECT儀器機種所獲得的影像之間存在很大的差異，且各機構的影像處理方式也不相同，故無法直接沿用其他機構的影像資料庫。目前已有許多研究致力於促進正常影像資料庫的共享，但大多數的研究結果僅止於統一解析度的程度。eZIS在正常影像資料庫的通用化方面，設置了不同SPECT儀器間的影像轉換程式。因此使用與Hoffman腦假體相異的儀器，或在不同準直儀或處理條件下拍攝的影像結構皆可轉換為標準腦。在此不同條件下，可利用影像相減製成轉換分佈圖。將此轉換分佈圖與結構轉換後的實際患者腦部影像相乘，便可進行數據的換算；而無法進行換算的部位可藉由遮罩處理來免除計算。不同機種間的資料修正可使各常模資料庫共用，而能夠在不同機構或使用不同機種來追蹤失智症患者的病情發展。然而此修正法並非完美無缺，仍必須留意修正可能帶來的假影（artifact）問題。

eZIS最新版能夠將影像的統計分析結果同時顯示於受檢的患者腦部MRI和CT影像上。此外，也可顯示滑鼠游標放置處的Z分數分佈圖座標與Z分數，以及其解剖學部位。不僅如此，還可設定AD初期具特異性的血流降低區（specific VOI），而能夠顯示此區域的血流降低程度（severity）和範圍（extent），以及具特異性的血流降低範圍和全腦的血流降低範圍比率（ratio）（**圖5-2**）。此時建議使用與患者同一年齡層的健康者影像資料庫。

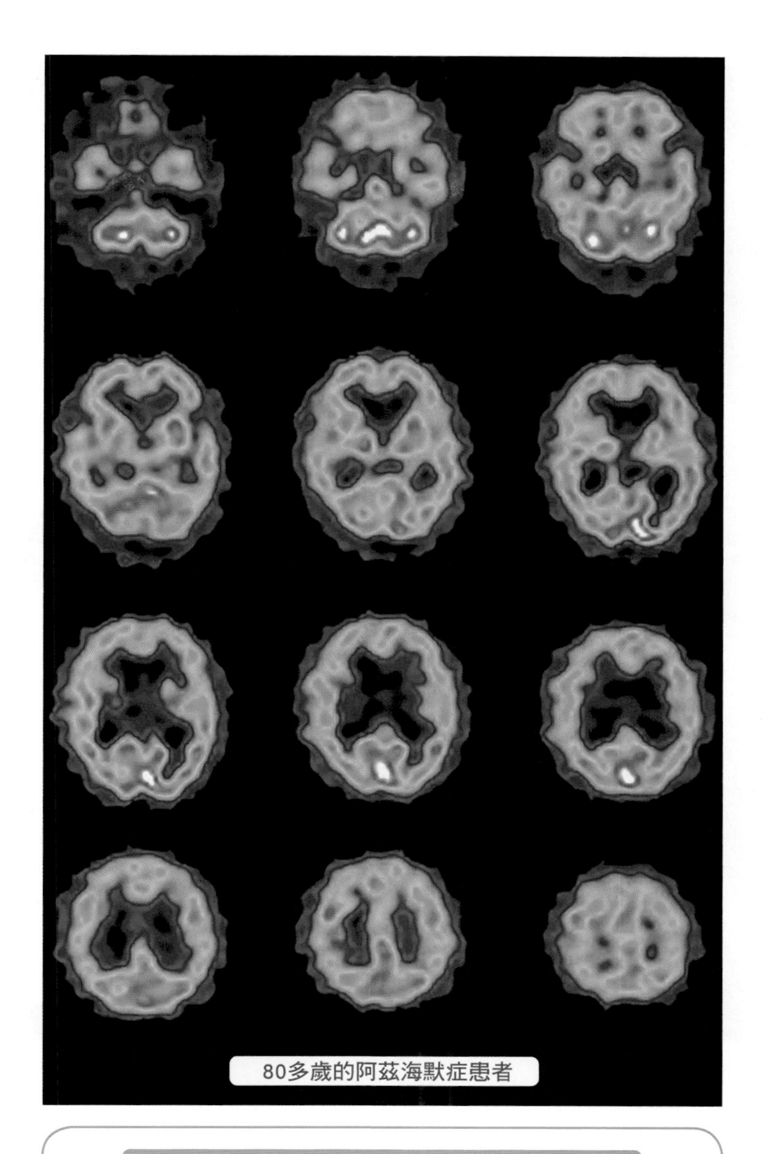

圖5-2. eZIS的資料庫選擇

以eZIS分析80多歲阿茲海默症患者的腦血流SPECT，並利用specific VOI analysis（SVA）計算出指標。和70歲以上的健康者影像資料庫相比，使用80歲以上健康者的影像資料庫更能提高檢測敏感度。

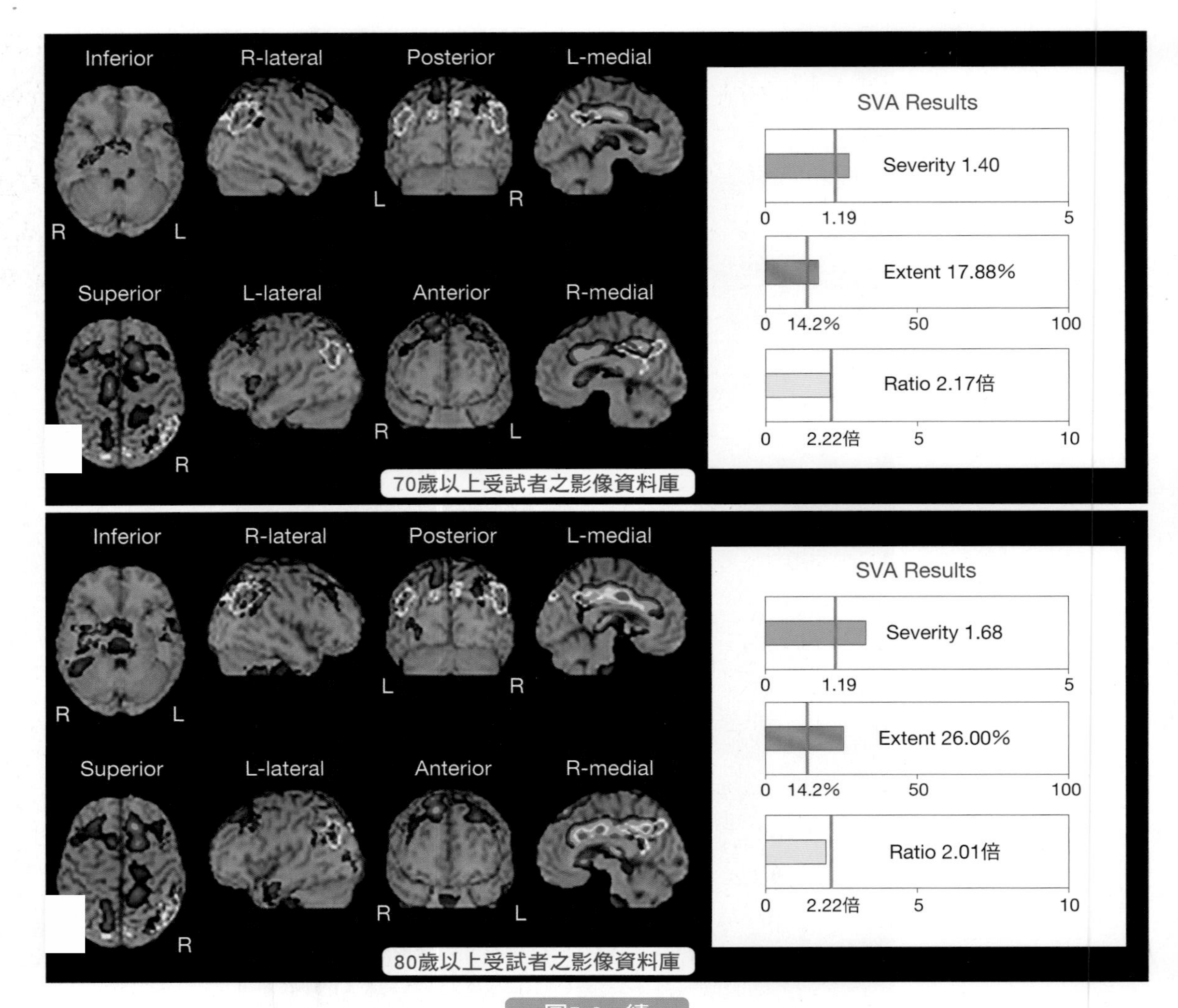

圖5-2. 續

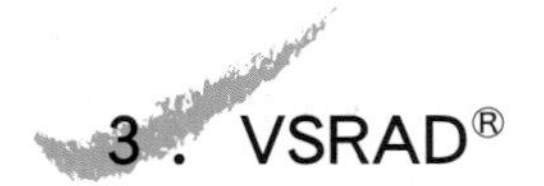

3. VSRAD®

活體精細腦構造的體積測量對於失智症等的早期診斷、鑑別診斷和病情評估來說，是相當重要的診斷方法。最常用於體積測量的影像為沒有縫隙、厚度僅1㎜宛如薄片的立體T1加權全腦MRI。欲使用此腦容積測量法必須熟知腦部解剖，並以徒手方式完成。另一方面，本世紀開始普及的電腦自動容積測量法可將不同個體的腦轉換為標準腦，此外還有以像素為單位進行統計學分析的voxel-based morphometry（VBM）。VBM的概念是由幾位使用SPM的英國研究者Ashburner等人[6]所提出的。VBM可將3D的T1加權全腦MRI影像分割成灰質、白質和腦脊髓液成分之影像。將這些影像轉化為標準腦（解剖學標準化）後進行平滑處理。平滑處理可吸收解剖學標準化過程中產生的些許錯位，提升訊號雜訊比，並且使濃度分佈趨向常態分佈。這一連串的處理使MRI的灰質和白質影像得以像PET和SPECT影像般進行統計學分析。

VBM處理的過程中，組織分割和解剖學標準化是特別重要的一環。進行組織分割時，根據T1加權影像的訊號值分佈，以及不同腦位置可能屬於灰質、白質或腦脊髓液組織等相關資訊所形成的事前機率分佈圖，可計算出各組織含有多少像素。事前機率分佈圖已事先定義於標準腦影像上，因此必須進行一些處理使分佈圖和受試者影像的形狀達到一致。在分割精密度方面會遭遇到的問題是，顱骨板障（diploe）、靜脈及白質低訊號區域等具有與灰質相似訊號值的組織很容易被誤認為是灰質。

進行SPM的解剖學標準化時，首先要利用線性轉換進行3D體積的修正。接著再經由非線性轉換進行曲面性的詳細解剖學修正。此非線性轉換的解剖學修正會用到數學上的基函數（basis function），對模板則使用離散餘弦轉換（discrete cosine transform）。然而最近一種稱為diffeomorphic anatomical registration through exponentiated Lie algebra（DARTEL）[7]的非線性轉換法也開始用於SPM，且能夠使解剖學標準化更為準確。DARTEL可將灰質和白質影像轉換為精確度佳的標準腦。經離散餘弦轉換後存在腦溝或腦室擴大等情形時，會使形態轉換為模板的過程不充分，灰質部分便容易被判定為萎縮，但DARTEL在此情況下仍可正確評估容積。此外，對於難以進行離散餘弦轉換的腦室擴大案例，DARTEL也能夠進行幾近正確的白質解剖學標準化。DARTEL能夠使解剖學構造上個別差異所帶來的影響降低，得以忠實呈現灰質和白質體積的原貌而利於比較。可進行一連串複雜DARTEL分析處理的SPM toolbox包括VBM8 toolbox（http://dbm.neuro.uni-jena.de/vbm/）。SPM8和DARTEL的VBM分析可將全腦灰質和白質體積設定在維持一定的模式。例如，使萎縮的海馬迴與模板完全相容時，會使萎縮的海馬迴增大至模板海馬迴的大小，但只要灰質的總量維持一定，海馬迴的像素值就會降低。

我們的團隊已獲得倫敦大學的許可，開發出不使用Matlab便可在Windows PC介面上單獨運作的VBM軟體——voxel-based specific regional analysis system for Alzheimer's disease（VSRAD®）。VSRAD®是一套與SPM相容的免費軟體，使用統計學方法比較健康高齡者的腦影像資料庫以評估個別患者的局部腦容積。目前日本國內已有超過2,000家機構使用本軟體，以提升萎縮診斷精確度。VSRAD®的最新版名為VSRAD® advance，結合了SPM8和DARTEL法[8]。完成解剖學標準化後，便進行等方性8mm的立方平滑處理。正常對照組影像資料庫的統計檢驗會使用影像資料庫的平均影像和標準差影像，得知患者每個腦局部區域偏離正常灰質和白質平均容積幾個標準差後，便可計算出Z分數。統計檢定的結果會以標準腦或受試者腦彩色比例分佈圖的形式呈現。

VSRAD® advance可藉由AD初期患者組和控制年齡的健康高齡者對照組SPM的組間分析結果，來判定內嗅皮質、杏仁核、海馬迴等顳葉內側的感興趣區域。這些感興趣區域和全腦相比會有選擇性萎縮的情形，因此可作為與其他失智症相關疾患的鑑別指標（**表5-1**）。

以VSRAD® advance進行評估時，通常會將灰質和白質容積的全腦平均值固定在特定數值以達到常態化。一般來說就算使用相同的MRI裝置，拍攝日不同的話還是會有測量誤差，而此常態化有助抑制此類因拍攝時間或裝置差異而產生的測量誤差。

表5-1. 感興趣區域計算出的4項指標

1．萎縮度	感興趣區域內的Z分數平均值。 VSRAD® advance中最標準的指標。
2．萎縮區域的比例	感興趣區域內Z分數2以上部分所佔的比例。
3．全腦萎縮區域的比例	全腦Z分數2以上部分所佔的比例。
4．萎縮比	感興趣區域的萎縮比例與全腦萎縮比例之比率。

3 影像診斷的進步

MRI使用的其他攝影法如顯示神經纖維連結的擴散磁振造影（diffuse tensor imaging, DTI）、顯示功能性連結的休息狀態功能性MRI，以及展現腦血流狀態的動脈標記法（arterial spin labeling, ASL）都是失智症研究可利用的工具。至於PET則有^{18}F標記的類澱粉蛋白PET顯影劑，不僅受到歐美國家認可，在美國已有其臨床使用指南。而在日本，^{18}F標記之類澱粉蛋白PET顯影劑的自動合成設備也已獲藥事法核准。此外，目前已開發出可顯示神經纖維纏結（neurofibrillary tangle, NFT）組成成分——異常磷酸化tau蛋白的PET示蹤劑，其相關研究也正進行中。以下本篇將針對接近一般臨床應用的類澱粉蛋白PET和ASL做更進一步的介紹。

1. 類澱粉蛋白PET

AD的基本病理特徵為老化斑塊（類澱粉斑塊）、NFT及神經細胞脫落。老化斑塊是由β-類澱粉（Aβ）蛋白所構成，是蛋白質分解酶從類澱粉前驅蛋白所切割出的物質。類澱粉蛋白連鎖假說（amyloid cascade hypothesis）認為Aβ蛋白沉積即是形成NFT並引發神經細胞脫落的元凶。Aβ蛋白在失智症發病前的15～20年便開始堆積於大腦皮質。

^{11}C-PiB是目前最受研究者矚目的類澱粉蛋白PET顯影劑，在日本已有許多機構實際使用[9]。陰性者可觀察到^{11}C-PiB在白質有非特異性的聚積。陽性者則於後扣帶迴至楔前葉、頂葉、前額葉皮質等大腦皮質區域及紋狀體有較多的^{11}C-PiB聚積；相反地，小腦皮質、中央溝周圍皮質、枕葉、顳葉內側的聚積度則較低。AD患者在輕度認知障礙（mild cognitive impairment；MCI）的階段其大腦皮質的^{11}C-PiB聚積幾乎已達到頂峰。記憶障礙型的MCI患者其Aβ蛋白沉積約達六至七成，出現蛋白沉積的案例有很高機率惡化為AD。不過即使是認知功能正常的健康高齡者，到了60多歲約有10%的人仍會出現顯著的蛋白聚積，70多歲約為25%，80多歲則為50%左右，是AD發病的危險因子。此外，也有較高比例的載脂蛋白E（apolipoprotein E, ApoE）ε4攜帶者出現Aβ蛋白沉積。

目前並無針對AD的治本藥物，因此實施類澱粉蛋白PET檢查的臨床目的如下：①增進藥物治療之適當性：對於類澱粉蛋白PET陽性者進行積極且適當的對症藥物治療，對於類澱粉蛋白PET陰性者則改為抗憂鬱藥等其他的藥物治療；②避免進行與類澱粉蛋白PET陽性疾病無關之影像檢查；③對於類澱粉蛋白PET陰性者進行有利於鑑別出類澱粉蛋白陰性型失智症疾患的檢查；④避免進行類澱粉蛋白PET陽性者診斷目的以外多餘的神經心理檢查等其他檢查。

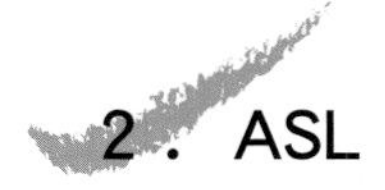

2. ASL

MRI搭配血流造影有利於腦功能的觀察，而ASL是一種將血液質子（proton）作為內生性造影劑的血流造影法。隨著可取得高訊號雜訊比的3 tesla (T)MRI裝置逐漸普及，ASL也開始備受矚目。ASL並不需要使用造影劑，完全無侵入性；此外，ASL和檢測活化腦區的blood oxygen level dependent（BOLD）不同，可將腦血流狀態直接影像化。另外，ASL也和利用核子醫學技術^{15}O標記水的PET和使用腦血流造影劑的SPECT不同，並無暴露於輻射之虞。此方法不僅安全，且能夠在幾分鐘之內就測量到腦血流，重複測量也很容易。ASL利用反轉脈衝標記動脈血中的質子，被標記的動脈血從動脈流動至微血管後，與腦實質的質子進行交換，而使腦組織血流顯影。被標記的動脈血越多，表示血流量越大。3T和1.5T相比之下，前者可獲得300msec左右的T1值，時間延長效果較佳，因此能夠得到較高的訊號雜訊比。

以無線電波脈衝標記（tag）血液的測量方法為Spin Tagging，從將近20年前開始就在腦等不同器官上進行試驗。以射頻脈波（RF pulse）標記動脈血時，就稱為ASL。ASL可大致分為continuous ASL（CASL）和pulsed ASL（PASL）。CASL可獲得較PASL更高的訊號雜訊比，但相對地因需要持續照射標記脈衝（照射時間較長），便容易受到熱吸收率上的限制。另一方面，CASL隨著被標記動脈血通過腦組織所需時間的不同，較PASL更容易產生血流影像上的差異。考量上述情況，近來在臨床上多使用照射單一波的PASL、重複照射單一波的pseudo-continuous或pulsed-continuous ASL（pCASL）。

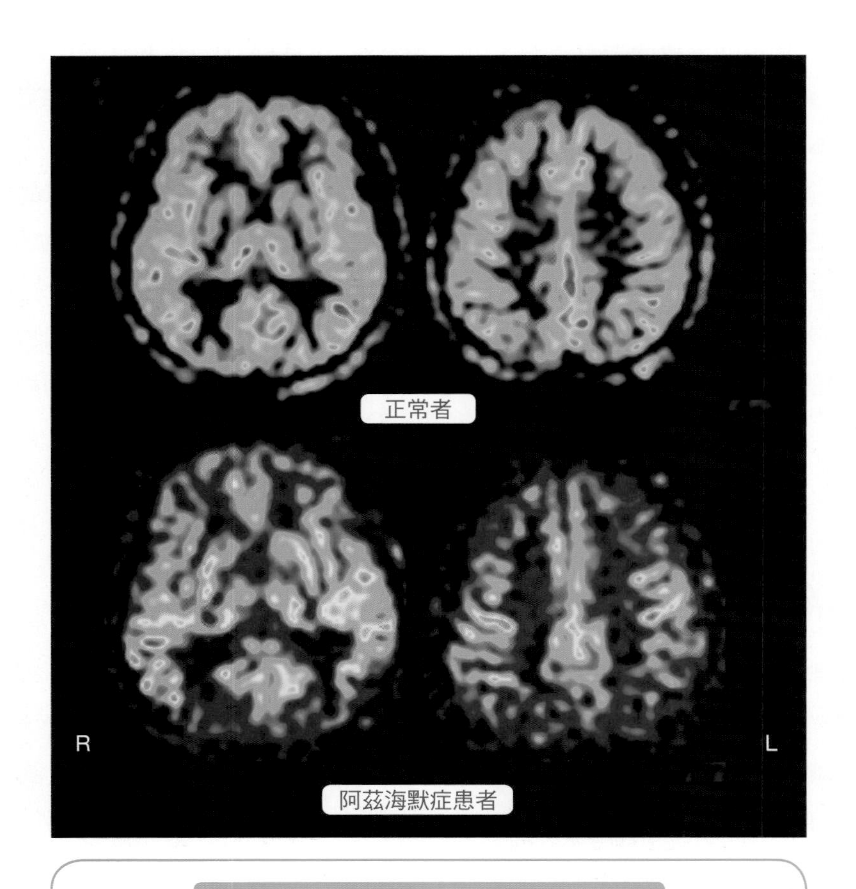

圖5-3. 使用3D ASL評估腦血流

和正常者相比，阿茲海默症患者的兩側頂葉及額葉都有血流降低的情形，同時中央溝周圍皮質仍維持一定血流，而顯示出阿茲海默症特有的血流模式。

ASL腦血流影像的優點在於其高解析度。不僅可生成2～4 mm^3像素的影像，且沒有核子醫學影像像素之間受點擴散函數（point spread function, PSF）影響的模糊問題。然而使用ASL時，隨著被標記動脈血通過腦局部時間的不同，便會生成與核子醫學影像不同的血流分佈。高齡者的血流通過時間通常比較長，在一般參數設定下被標記的血液會無法確實達到腦組織，便有可能無法取得良好的影像。此時無法通過組織內部的被標記血液滯留在血管內，反而會造成側腦溝（Sylvian fissure）周圍等部位呈現異常的高血流影像。

ASL在幾分鐘內便可完成攝影，故可作為MRI常規（routine）造影程序的一部分，而有利於失智症早期診斷、預後之預測，乃至鑑別診斷等[10)]。AD患者呈現的是以頂葉為主的特異性血流減少模式（**圖5-3**），可經由FDG-PET獲取同等的功能性影像。上述研究報告中所使用的ASL都和腦血流SPECT/PET一樣，在解剖學標準化後與正常對照組的影像資料庫進行統計學上的比較，可於後扣帶迴到楔前葉等部位觀察到AD特有的血流降低現象。

（松田博史）

參考文獻

1) McCleery J, Morgan S, Bradley KM, et al：Dopamine transporter imaging for the diagnosis of dementia with Lewy bodies. Cochrane Database Syst Rev 1：CD010633.doi:10.1002/14651858.CD010633.pub2.2015.
2) Roselli F, Pisciotta NM, Pennelli M, et al：Midbrain SERT in degenerative parkinsonisms；a ^{123}I-FP-CIT SPECT study. Mov Disord 25(12)：1853-1859, 2010.
3) Treglia G, Cason E：Diagnostic performance of myocardial innervation imaging using MIBG scintigraphy in differential diagnosis between dementia with lewy bodies and other dementias；a systematic review and a meta-analysis. J Neuroimaging 22(2)：111-117, 2012.
4) Minoshima S, Frey KA, Koeppe RA, et al：A diagnostic approach in Alzheimer's disease using three-dimensional stereotactic surface projections of fluorine-18-FDG PET. J Nucl Med 36(7)：1238-1248, 1995.
5) Matsuda H, Mizumura S, Nagao T, et al：Automated discrimination between very early Alzheimer disease and controls using an easy Z-score imaging system for multicenter brain perfusion single-photon emission tomography. AJNR Am J Neuroradiol 28(4)：731-736, 2007.
6) Ashburner J, Friston KJ：Voxel-based morphometry；the methods. Neuroimage 11(6 Pt 1)：805-821, 2000.
7) Ashburner J：A fast diffeomorphic image registration algorithm. Neuroimage 38(1)：95-113, 2007.
8) Matsuda H, Mizumura S, Nemoto K, et al：Automatic voxel-based morphometry of structural MRI by SPM8 plus diffeomorphic anatomic registration through exponentiated lie algebra improves the diagnosis of probable Alzheimer Disease. AJNR Am J Neuroradiol 33(6)：1109-1114, 2012.
9) Jack CR Jr, Albert MS, Knopman DS, et al：Introduction to the recommendations from the National Institute on Aging-Alzheimer's Association workgroups on diagnostic guidelines for Alzheimer's disease. Alzheimers Dement 7(3)：257-262, 2011.
10) Wierenga CE, Hays CC, Zlatar ZZ：Cerebral blood flow measured by arterial spin labeling MRI as a preclinical marker of Alzheimer's disease. J Alzheimers Dis 42(Suppl 4)：S411-S419, 2014.

memo

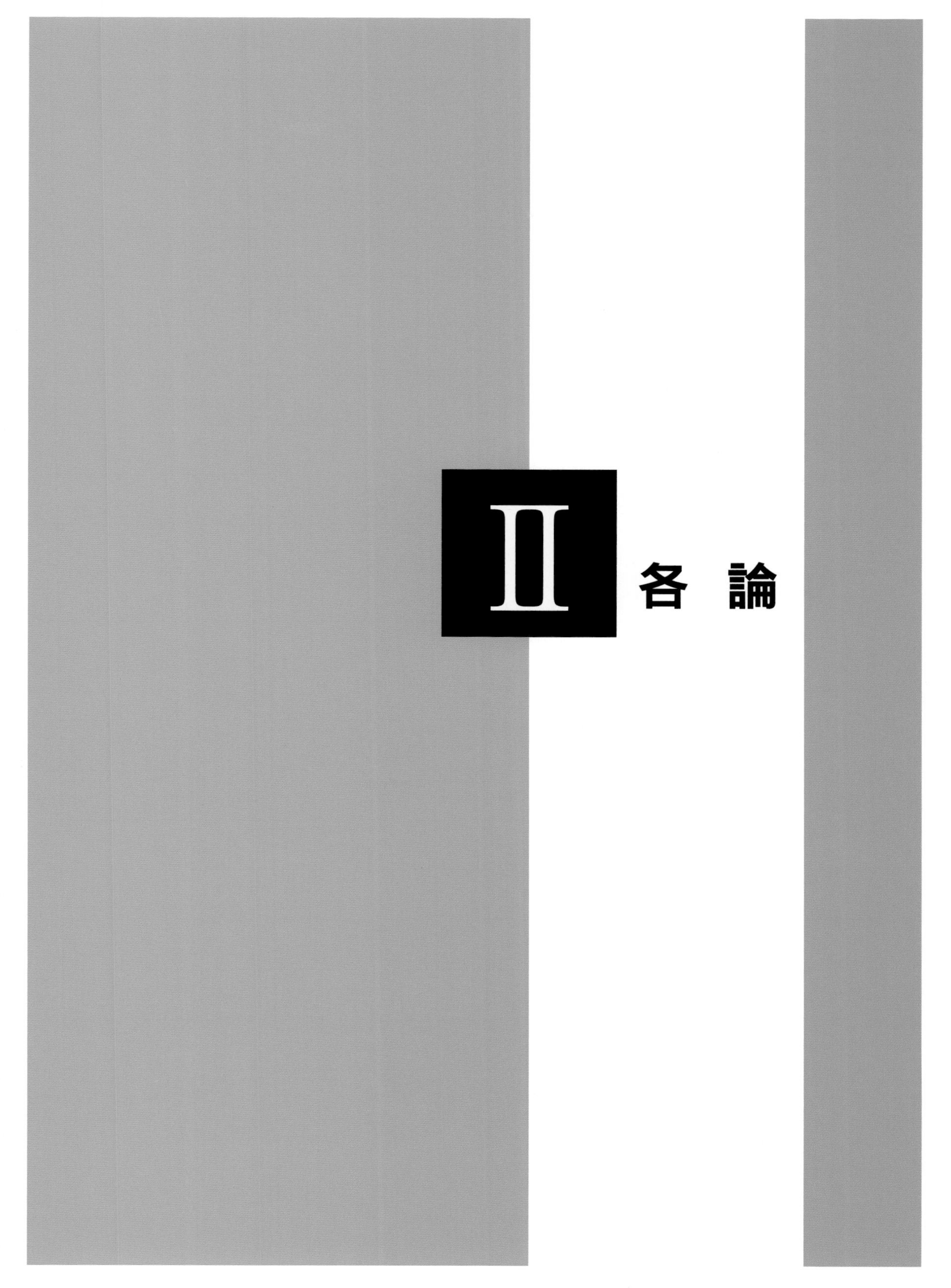

Ⅱ 各論

memo

CHAPTER 01 DEMENTIA

阿茲海默症
Alzheimer's disease(AD)

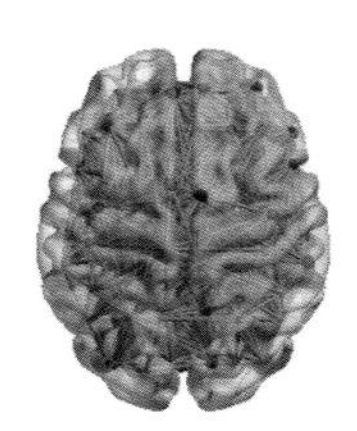

1 原發疾病的概念與症狀特徵、病程和治療

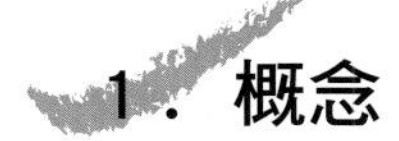

1．概念

世界衛生組織（World Health Organization, WHO）頒布的國際疾病分類第10版（ICD-10）中，對於阿茲海默症（Alzheimer's disease, AD）的概念有非常好的整理：

> 阿茲海默症為原因不明的非可逆性腦部退化性疾病，伴隨著具特徵性的神經病理學及神經化學表現。其發病一般為潛伏性，病程緩慢，病況會在幾年內逐漸惡化，短則2～3年，有時也可能拖得相當久。65～70歲以前發病的案例多具有類似的失智症家族史，病程較急遽，且顳葉或頂葉受損所引發之症狀（如不完全失語或失用）通常相當顯著。發病時間較晚的案例在病情發展上則多較緩慢，特徵為較易出現更全面性的高階腦皮質功能障礙。

2．病理與發病機制

目前阿茲海默症的發病機制尚未完全釐清，而「類澱粉蛋白連鎖假說」是受到普遍支持的可能解釋。此假說認為β-類澱粉（Aβ）蛋白堆積而形成澱粉斑塊（老年斑），接著與神經元軸突微管穩定性有關的tau蛋白離開微管，並出現異常磷酸化和凝集/纖維化，而產生神經纖維纏結（neurofibrillary tangle, NFT）。神經纖維纏結會造成神經細胞死亡，而引發神經變性，呈現Aβ堆積→tau蛋白凝集→神經變性的連鎖反應。然而目前對於此連鎖反應的詳細機制尚未完全了解，仍有許多不明之處。

3．症狀與臨床病程

AD的腦部病變始於包含海馬迴在內的顳葉內側，接著逐漸蔓延至顳頂聯合區和前額聯合區。在病變發展的過程中可觀察到各種症狀。

a． 定向力障礙（disorientation）

AD患者的定向感會依照時間→地點→人物的順序出現障礙。因為時間隨時在變化，故時間定向感在輕度記憶障礙的階段就可能出現問題。隨著病變波及與視空間認知功能有關的頂葉聯合區，會影響到空間辨識能力，而造成地點的定向力障礙。當病變蔓延至顳葉聯合區時，便會引起人物的定向力障礙。位於顳葉聯合區後方的梭狀回（fusiform gyrus）具有人臉辨識的功能，而重度AD患者的梭狀回可能也受到影響。大致上來說，時間、地點、人物的定向力障礙相當於AD輕度、中度、重度之臨床表現，因此可作為臨床上評估嚴重度的簡易方法之一。

b． 記憶障礙

記憶障礙為AD的核心症狀之一。各種記憶功能中，情節性記憶(episodic memory)是最容易出現障礙的。海馬迴和內嗅皮質是情節性記憶的重要相關構造，內嗅皮質是海馬迴和大腦新皮質的橋樑，記憶從海馬迴經過嗅內皮質後，儲存於大腦皮質。然而AD患者從早期開始內嗅皮質就出現病變，而無法將記憶儲存於大腦皮質。此外，目前也已知AD患者的後扣帶迴和楔前葉功能呈降低的狀態。後扣帶迴和楔前葉對於情節性記憶的重現十分重要，故這些構造受損會使「回想」變得困難。因此，AD患者會有記憶存取與提取的障礙，且又以情節性記憶中的「近期記憶」最先受到影響。早期則會出現「完全忘記計畫要做的事」、「想不起昨天三餐吃了什麼」、「需要較長時間回想」等臨床症狀。

c． 結構性失用、穿衣失用、視空間失認

AD的另一個核心症狀為頂葉聯合區的相關症狀，此部分腦區和視空間認知和語言等重要功能有關。因此，一旦病變擴散至頂葉聯合區，患者的空間認知功能便會受到影響，而出現無法正確仿畫圖形、適當穿好衣服等因無法正確辨識空間而導致的失用和失認。

d． 語言障礙

AD患者的語言功能也會受到影響。患者使用的語彙減少，轉而使用「這個、那個」等指示代名詞。此外，患者「換句話說」的能力也減退，而呈現詞句的回想障礙。

e. 失智症行為與心理症狀（BPSD）

相對於上述的AD核心症狀，次級症狀包括了各種精神症狀和照護上相當困難的行為問題，總稱為行為與心理症狀（behavioral and psychological symptoms of dementia, BPSD），例如被偷妄想、情緒不穩、徘徊等。BPSD對照護者帶來的心理負擔較核心症狀來得更大，因此BPSD症狀的控制格外重要。

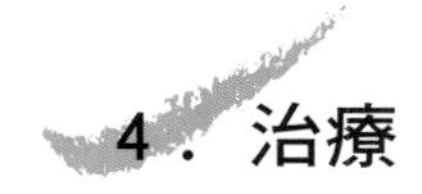

4. 治療

a. 針對核心症狀的藥物治療

用於AD核心症狀治療的藥物治療有膽鹼酯酶抑制劑Donepezil、Galantamine、Rivastigmine，以及麩胺酸（glutamine）受體拮抗劑Memantine。AD患者的乙醯膽鹼有減少的傾向，故應使用膽鹼酯酶抑制劑來抑制可分解乙醯膽鹼的膽鹼酯酶，以維持腦內乙醯膽鹼的濃度。另一方面，麩胺酸和其受體之一的AMPA受體結合時，可使神經細胞興奮；然而神經細胞過度興奮會引發神經細胞死亡，此時可利用麩胺酸受體拮抗劑，其對於AMPA受體的拮抗作用有助抑制神經細胞死亡。可用於AD治療的膽鹼酯酶抑制劑有三種，Galantamine和Rivastigmine適用於輕度至中度患者，Donepezil適用於輕度至重度所有階段的患者，屬於麩胺酸受體拮抗劑的Memantine則適用於中度以上的患者。具體使用方法請參閱各藥物附帶之說明書。

b. 針對BPSD的藥物治療

BPSD會大幅降低患者及其照護者的生活品質（QOL），故其症狀控制相當重要。臨床上患者可能會有失眠、情緒不穩、攻擊性等問題，對此可投予少量的丙戊酸（valproic acid）和非典型抗精神病藥物（Risperidone、Quetiapine、Perospirone）等，但這些藥物皆為仿單標示外使用（off-label use）的藥物，因此處方時應確實告知病患和家屬。此外，最近也有使用中藥的抑肝散來治療BPSD的案例，其藥效已獲得隨機對照試驗（RCT）的實證。不過抑肝散含有甘草，長期服用容易引起低鉀血症，故服用者應進行定期抽血，以測量體內鉀濃度。

（根本清貴）

● 文 獻

1）田平　武(編)：アルツハイマー型認知症．改訂第 2 版，最新医学社，大阪，2014.

2 影像所見的特徵與判讀方式

於早期階段進行AD患者的腦影像診斷時，應觀察以下三個腦區是否出現具特徵性的腦萎縮及血流/代謝降低[1)]。

1．顳葉內側

罹患AD時，由海馬迴、海馬旁迴、杏仁核等所構成的顳葉內側較其他腦區更早出現神經細胞脫落的情形，且脫落程度會隨著病情的惡化而加速。因此，觀察此部位是否出現選擇性萎縮可做為AD的早期診斷及惡化程度的評估。顳葉內側構造中，位於海馬旁迴最前部的內嗅皮質NFT的程度相當明顯，是最先出現神經細胞脫落而觀察到萎縮的部位。內嗅皮質相當於腹側Brodmann 28區與背側34區，其體積在兩側正常的情況下約為2ml左右，且其皮質正常厚度也未達4mm。因此，對內嗅皮質輕度萎縮進行視覺評估幾乎是不可能的。較內嗅皮質晚出現萎縮的海馬迴在正常情況下兩側體積接近8ml，故可進行視覺評估；不過，進行視覺評估時，通常會觀察是否有伴隨海馬迴萎縮的側腦室下角擴大等次級變化。此外，以視覺評估來比較海馬迴萎縮和其他全腦區萎縮是較為困難的。上述情形皆說明了AD早期的病態性萎縮與伴隨老化的生理性萎縮難以用視覺評估的方式加以鑑別。另一方面，使用電腦進行判讀的voxel-based specific regional analysis system for Alzheimer's disease（VSRAD®）可捕捉到輕度的顳葉內側選擇性萎縮，故對AD早期診斷及惡化程度的評估相當有用（**圖1-1**）。

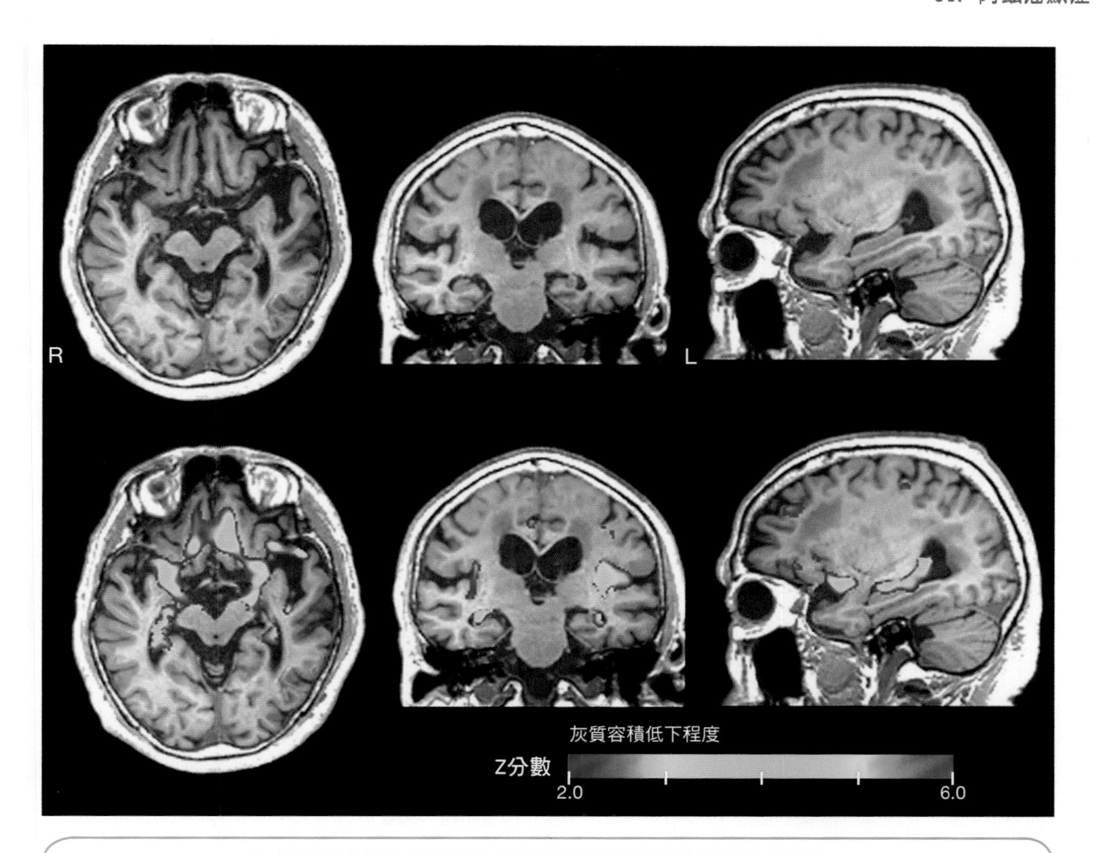

圖1-1. 阿茲海默症患者腦部的MRI與VSRAD®分析

70多歲後半的男性。MMSE為21分。MRI的T1加權影像（上排）顯示以海馬迴為主的兩側顳葉內側萎縮。VSRAD®（下排）可於相同部位觀察到表示顯著萎縮的Z分數顏色分佈。其表示萎縮度的Z分數為1.8。

AD患者早期的顳葉內側血流及代謝減少的程度相較萎縮來說程度較低。此相對性的程度維持是有代償機制作用之故。然而，隨著顳葉內側萎縮的持續惡化以及部分容積效應的影響，仍會觀察到血流和代謝降低的情形。

2. 後扣帶迴至楔前葉一帶

此區域是AD一開始血流或代謝即降低的部位，其降低程度較萎縮的程度更強。後扣帶迴至楔前葉一帶在清醒休息時是血流和代謝活躍的大腦皮質區。僅以視覺評估較難判斷輕微的降低，此時便可利用easy Z-score imaging system（eZIS）等影像統計分析法（**圖1-2**）。此區域和顳葉內側、前額葉內側、頂葉聯合區皮質合稱為default mode network（DMN），

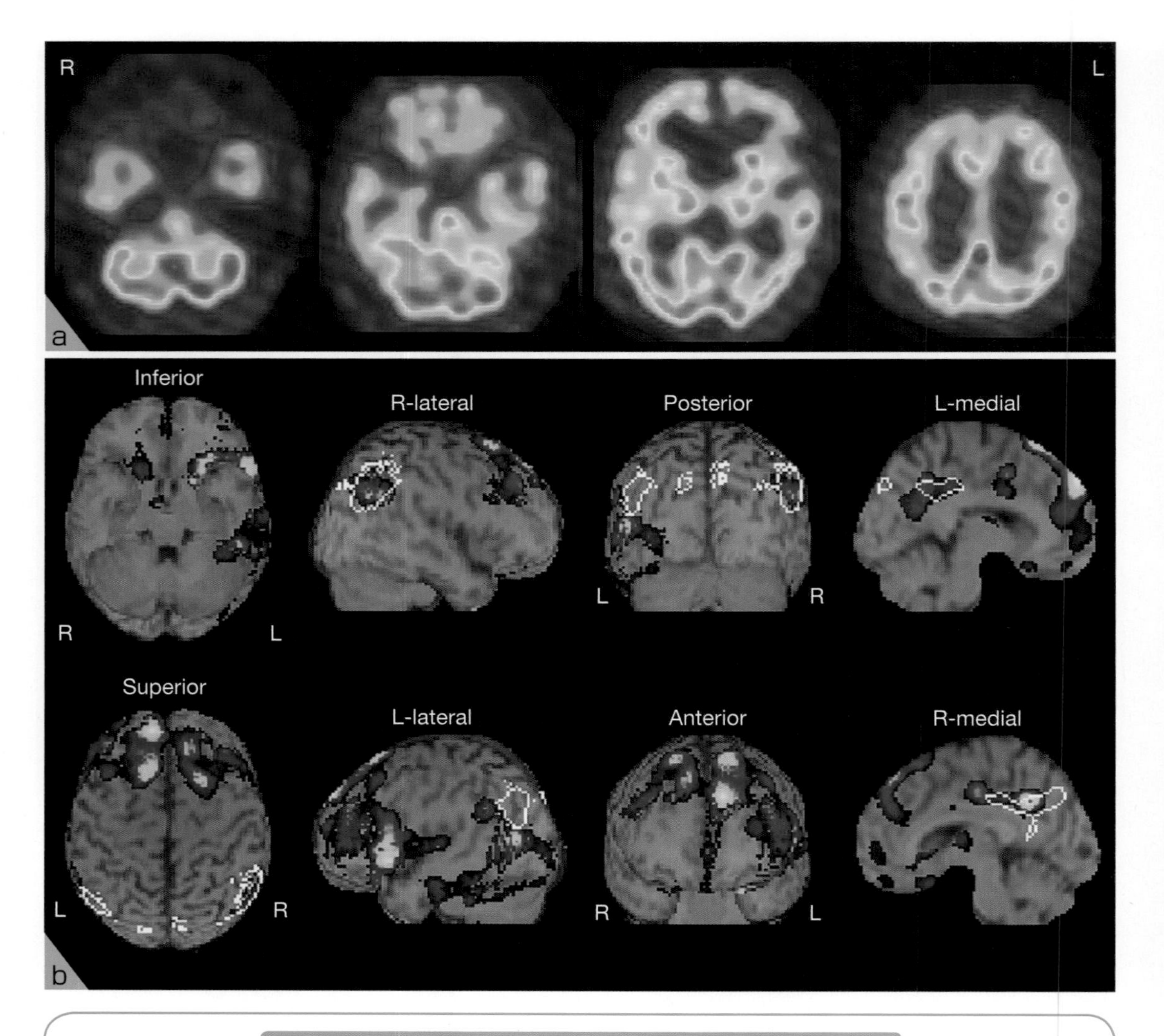

圖1-2. 與圖1-1 相同案例的腦血流SPECT（^{99m}Tc-ECD）

a：可觀察到兩側頂葉及額葉血流降低。

b：eZIS分析顯示後扣帶迴至楔前葉、兩側頂葉（右側較顯著），以及兩側額葉有血流降低的情形。AD初期特異性血流降低區域的Z分數為1.8。

此網絡與自我相關的思考有關，因而受到矚目。執行目標性或任務性活動時，DMN的血流或代謝反而會降低，因此進行single photon emission computed tomography（SPECT）或^{18}F-fluorodeoxyglucose positron emission computed tomography（FDG-PET）而需注入示蹤劑時，注入前後應避免指示個案執行任務。此外，此區域也是AD患者Aβ蛋白沉積量最多的部分（**圖1-3**）。

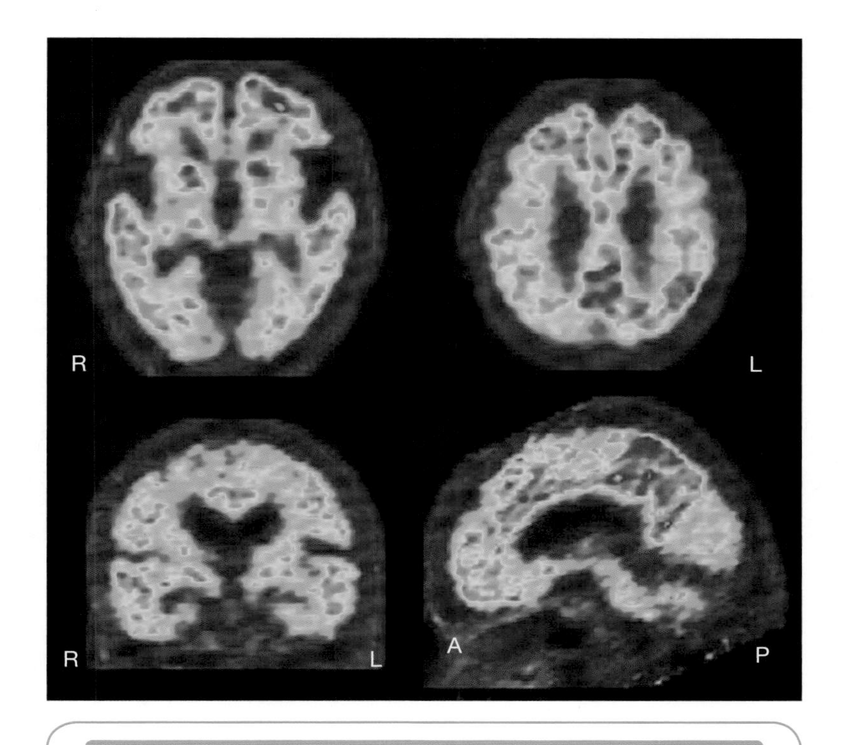

圖1-3. 和圖1-1相同案例進行^{11}C-PiB的類澱粉蛋白PET

可觀察到後扣帶迴至楔前葉、兩側顳葉/頂葉/額葉皮質及紋狀體等區域出現類澱粉蛋白沉積。

後扣帶迴相當於Brodmann區腹側23區和背側31區，而楔前葉相當於頂葉內側的7區，位置在楔葉前上方、扣帶迴上方、旁中央小葉（paracentral lobule）的後方。

扣帶迴、顳葉內側、丘腦前核（anterior thalamic nucleus）、乳頭體等構成與記憶有關的Papez迴路。屬於聯合纖維（association fiber）的胼胝體連接起內嗅皮質與後扣帶迴和胼胝體後壓部。此外，後扣帶迴和胼胝體後壓部可觀察到楔前葉和頂下小葉的連接處。此部位的血流和代謝降低程度較萎縮程度來得更加顯著，其可能原因為內嗅皮質的神經細胞脫落經由胼胝體波及相連的遠隔部位（如後扣帶迴），造成其功能降低；另一說法為此部位的類澱粉蛋白沉積造成功能降低。

3. 頂葉聯合區

AD初期即出現血流和代謝降低的大腦皮質聯合區是由頂葉聯合區的緣上迴（Brodmann 39區）、角迴（40區）所構成的頂下小葉。幾乎一定會出現輕微的左右差異，但並不一定是左側或右側較明顯（**圖1-2-a**），且血流和代謝降低程度較萎縮的程度更高。此部位的血流左右差異和側葉內部萎縮的左右差異與側化性一致，即使從頂葉聯合區、顳葉聯合區，一路惡化至前額葉聯合區，仍能維持一定的側化性。

3 治療期間不可忽視的影像所見、檢查重點與影像判讀技巧

除了上述具AD特異性的血流和代謝降低部位外，即便病情惡化，也必須對這些區域以外（仍維持一定血流/代謝程度）的部位進行影像判讀。這些維持區域包括中央溝周圍的主要體感覺區/運動區、枕葉內側的主要視覺區、顳葉上部的主要聽覺區、基底核、視丘、小腦等。其中主要體感覺/運動區的血流和代謝維持影像對於頂葉聯合區皮質的評估特別有用。

用於AD治療的膽鹼酯酶抑制劑在投藥後可能會影響腦血流和代謝的分佈。有報告指出，Donepezil的投藥會抑制額葉和頂顳葉皮質血流降低的程度[2]。然而輕微的的變化較難以視覺評估的方式發現，而必須仰賴影像統計分析技術。

AD患者的類澱粉蛋白PET影像顯示在後扣帶迴到楔前葉、頂葉、前額葉等大腦皮質及紋狀體等部位的聚積度偏高[3]；相反地，小腦皮質、中央溝周圍皮質、枕葉、顳葉內側的聚積度較低。基本上無法單以類澱粉蛋白PET結果來判定嚴重度。此外，認知功能正常的案例中，約10%的60多歲者、約25%的70多歲者，以及約50%的80多歲者其大腦皮質會出現顯著的類澱粉蛋白聚積，在檢查時需特別注意。

（松田博史）

● 文獻

1) Matsuda H：Role of neuroimaging in Alzheimer's disease, with emphasis on brain perfusion SPECT. J Nucl Med 48(8)：1289-1300, 2007.
2) Nakano S, Asada T, Matsuda H, et al：Donepezil hydrochloride preserves regional cerebral blood flow in patients with Alzheimer's disease. J Nucl Med 42(10)：1441-1445, 2001.
3) Matsuda H, Imabayashi E：Molecular neuroimaging in Alzheimer's disease. Neuroimaging Clin N Am 22(1)：57-65, 2012.

CHAPTER 02 DEMENTIA

晚發性與早發性阿茲海默症特徵之比較

1 原發疾病的概念與症狀特徵、病程和治療

1. 疾病的概念

1907年，德國精神病理學家Alzheimer A.最初報告的阿茲海默症（Alzheimer's disease, AD）患者為一55歲女性，故原本是屬於早發性型的。之後發現其腦部病理等表現與晚發型案例沒有很大的差異，於是把早發型和晚發性阿茲海默症皆統稱為阿茲海默型失智症，但未滿65歲即發病的案例會再冠上「早發型（early-onset）」或「老年前期（presenile）」等用語。目前有進一步的研究顯示，早發性案例中的家族性AD患者會以體染色體顯性遺傳的形式，於類澱粉前驅蛋白（amyloid precursor protein, APP）、presenilin 1（*PSEN1*）或presenilin 2（*PSEN2*）等基因產生變異。唐氏症若在有APP基因的第21對染色體出現三體變異（trisomy），若存活至中年便有AD發病的情形。雖然上述遺傳變異在DSM-IV被列在排除診斷標準中，但在DSM-5中卻作為「AD引發之失智症」的確診標準之一，已加上「根據家族史或基因檢查結果，有基因變異引發AD之證據」這項標準[1)]。換句話說，「經由基因檢查或體染色體顯性家族史和活體檢驗確認，或是已發病之家人的基因檢查證實有引發AD的基因時，即可確定AD之診斷」。DSM-5有提到「高齡族群容易罹患影響病情發展與管理的許多醫學疾患合併症。若合併之疾病與AD患者的神經認知障礙有關，應將其診斷為多個病因引發之神經認知障礙」，推測今後被診斷為AD者，其為早發性AD的比例將持續增加。載脂蛋白E4（APOE4）多基因型案例中，尤其是同基因型組合（homozygous）者的發病年齡降低，可作為遺傳敏感性的危險因子，但無法作為診斷標記。

根據流行病學相關調查之結果，早發性AD的盛行率並無顯著的性別差異。朝田等人於2006～2008年的調查[2)]指出，日本人口每10萬人中，約有47.6位早發性失智症患者，其中約有39.8%的患者其原發疾病為血管型失智症（vascular dementia, VaD），其次為AD，約佔25.4%。然而，大多數歐美及全年齡層的研究報告皆顯示失智症最常見的原發疾病為AD；造成此差異的原因推測是日本這個年齡層的男性腦中風發病率偏高所致。

2. 症狀的特徵

由於基因異常等因素，早發性AD的症狀具有多樣性。雖然早發性AD的核心症狀也是近期記憶障礙，但晚發性AD惡化期會出現的失語和書寫障礙等病灶性症狀、被害妄想和抑鬱等精神症狀，以及癲癇和肌躍症（myoclonus）等神經症狀也可能在早發性AD的初期就出現。早發性的患者通常會較難接受自身的變化，而感到不安，此外運動功能也尚未衰退，故較可能因焦慮或興奮而引發徘徊或暴力等問題行為。另外也需注意患者引發交通事故的危險性。

3. 病情發展

晚發性AD通常都是伴隨老化而發展，先影響近期記憶，再經過一定的病情發展模式，最後因合併其他疾病而死亡。相對地，早發性AD一般來說病情進展較快速，死亡率也較晚發性AD高，不過遺傳因子的影響使其病情發展模式較具多樣性。

4. 治療

針對早發性AD核心症狀的藥物治療和晚發性AD沒有太大的差異，且其藥效也獲得證實。對於前述症狀特徵部分提及的精神症狀、神經症狀、問題行為，可對症下藥，因此也可以說早發性AD的主要治療方式是以非藥物治療為主。

被診斷為早發性失智症的患者大多都還正值壯年，因此罹病對其人生規劃勢必為一大打擊，面對如此轉變所受到的精神壓力更是令人難以想像。此外，若出現問題行為會使照護的負擔增加，在經濟上也會對家人造成很大的影響。朝田等人針對早發性失智症患者的家屬調查其生活狀態[2)]，結果顯示約有6成的照護家屬有憂鬱的情形，大多數的照護者在經濟上有困難，故需要加強專門針對早發性失智症的社會福利相關照護服務與專門人員的培訓。根據此調查結果，日本厚生勞動省於2009年3月發佈促進早發性失智症相關對策之計畫。此外，2009年10月開始「早發性失智症電話諮詢中心」諮詢的工作服務，2012年度的厚生勞動省老人保健健康促進等專案則製作了「早發性失智症手冊」。

對患者本人進行心理社會治療、復健、環境改造等介入時，早發性失智症中也可能會有AD病況緩慢進行的案例，故必須視個人情況和變化以提供概括性同時具變化彈性的服務。基本上對病患家屬的心理社會支持比對病患本身的支持更為重要，除了相關衛教外，也應設置諮詢窗口或家屬團體，以因應今後基因遺傳疾病相關諮詢的需要。此外也應建議病患家屬積極利用現有的社會資源和社會制度，以減少負擔。例如對傷病津貼、失業保險、自立支援制度、精神保健福利手冊、身心障礙年金、身心障礙者自立支援法訓練等的給付和照護給付、照護保險、地方福利權利保護業務、成年監護制度等。

（今井公文）

參考文獻

1）American Psychiatric Association：Major or mild neurocognitive disorder due to Alzheimer's disease. Diagnostic and statistical manual of mental disorders, fifth edition. American Psychiatric Publishing, Arlington, 2013.
2）朝田　隆：若年性認知症の実態と対応の基盤整備に関する研究．厚生労働科学研究費補助金(長寿科学総合研究事業)総合研究報告書，2009.
3）中村重信：アルツハイマー病；初老期発症型と老年期発症型の相違．精神科治療学 25(10)：1293-1298，2010.

2 影像所見的特徵與判讀方式

早發性AD（early-onset Alzheimer's disease, EOAD）中，可與晚發性AD（late-onset Alzheimer's disease, LOAD）相抗衡的是無法確定遺傳原因，也就是非屬家族性AD的EOAD類型。臨床上EOAD和LOAD尚無明確的分界閾值，研究上則通常是將發病年齡未滿65歲的歸類於早發性，65歲以上發病則歸類於晚發性。關於EOAD患者的血流和代謝，通常會於初期AD患者的後扣帶迴到楔前葉部分觀察到血流和代謝低下的情形。相反地，LOAD患者較常觀察到顳葉內側萎縮，早發性案例則比較少觀察到。某項研究[1]實際比較EOAD和LOAD的^{18}F-FDG-PET檢查結果，EOAD的後扣帶迴醣類代謝較正常對照組低，LOAD和正常對照組之間則沒有顯著差異。另外一項研究[2]則指出，EOAD和LOAD相比，前者的顳葉內側萎縮程度較低。EOAD的大腦皮質萎縮程度較正常對照組高，後扣帶迴等內側萎縮尤其顯著，相對地顳葉內側萎縮則維持一定的體積，而從絕對萎縮量來看，EOAD的萎縮量較LOAD少。上述這些研究結果都和與AD發病有關的類澱粉蛋白假說和病理學發展過程等時間變化一致。換句話說，類澱粉蛋白堆積後會產生神經纖維病變，伴隨著血流和代謝降低，病情若持續惡化便會觀察到萎縮，而推測這樣的病理發展與伴隨發病年齡產生的變化呈現了一致的模式。

除了上述基本的病理發展過程外，近來也有一些腦部功能與影像相關性的研究結果。Gour N等人[3)]發現EOAD和LOAD患者的default mode network的活動都有偏低的情形，認為可能和類澱粉蛋白堆積有關。另一方面，他們也發現EOAD的antero-medial temporal network（ATN）連結增強、LOAD的連結減弱；而EOAD的dorso-lateral prefrontal network（DLPFN）的連結減弱、LOAD的連結增強，但這樣的情形可能只出現於局部腦區。ATN被認為和記憶有關的高階腦功能障礙有關，DLPFN被認為和記憶以外的高階腦功能障礙有關，這和EOAD患者記憶功能以外的障礙較明顯、LOAD患者記憶障礙較顯著的臨床表現是一致的。

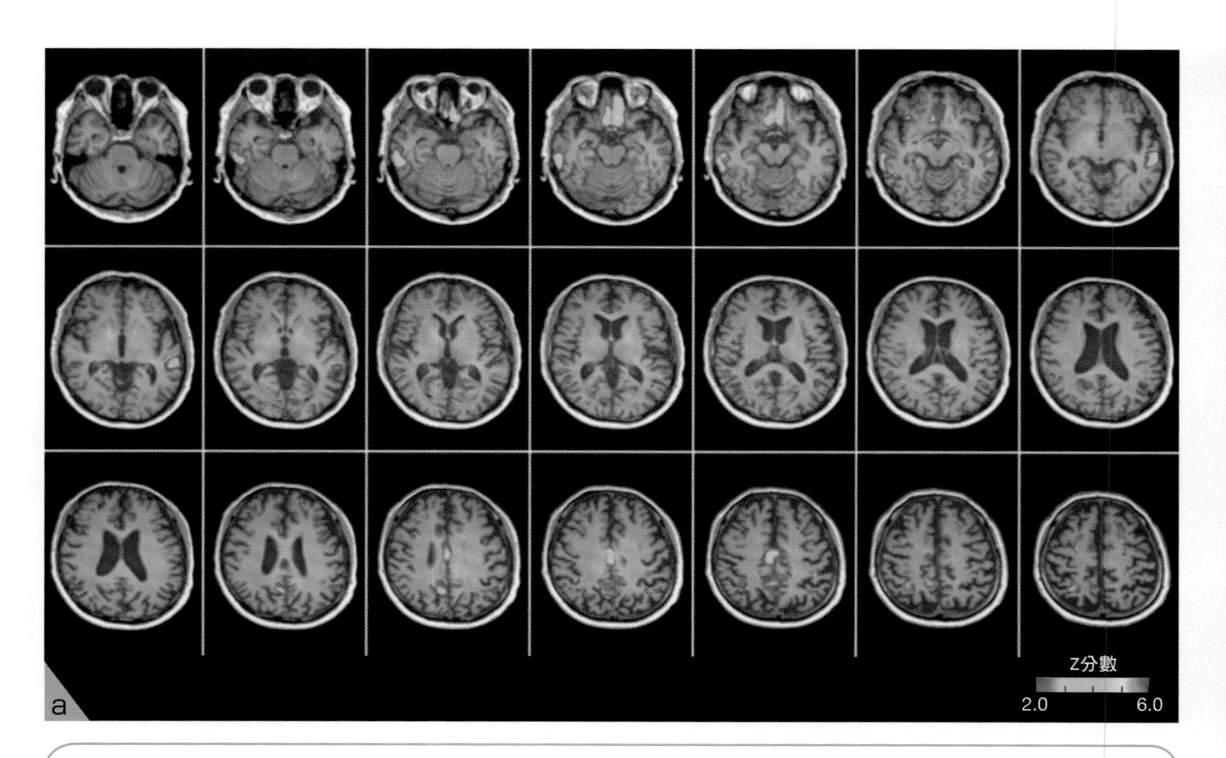

圖2-1. 60歲男性：Probable AD（類澱粉蛋白PET陽性）

a：受檢者的MRI T1加權影像和Z分數2以上萎縮區域的Z分數重疊之後所呈現的影像。右顳葉內側幾乎觀察不到萎縮。頂葉部分（尤其是楔前葉和後扣帶迴）則可檢驗觀察到較為顯著的萎縮。

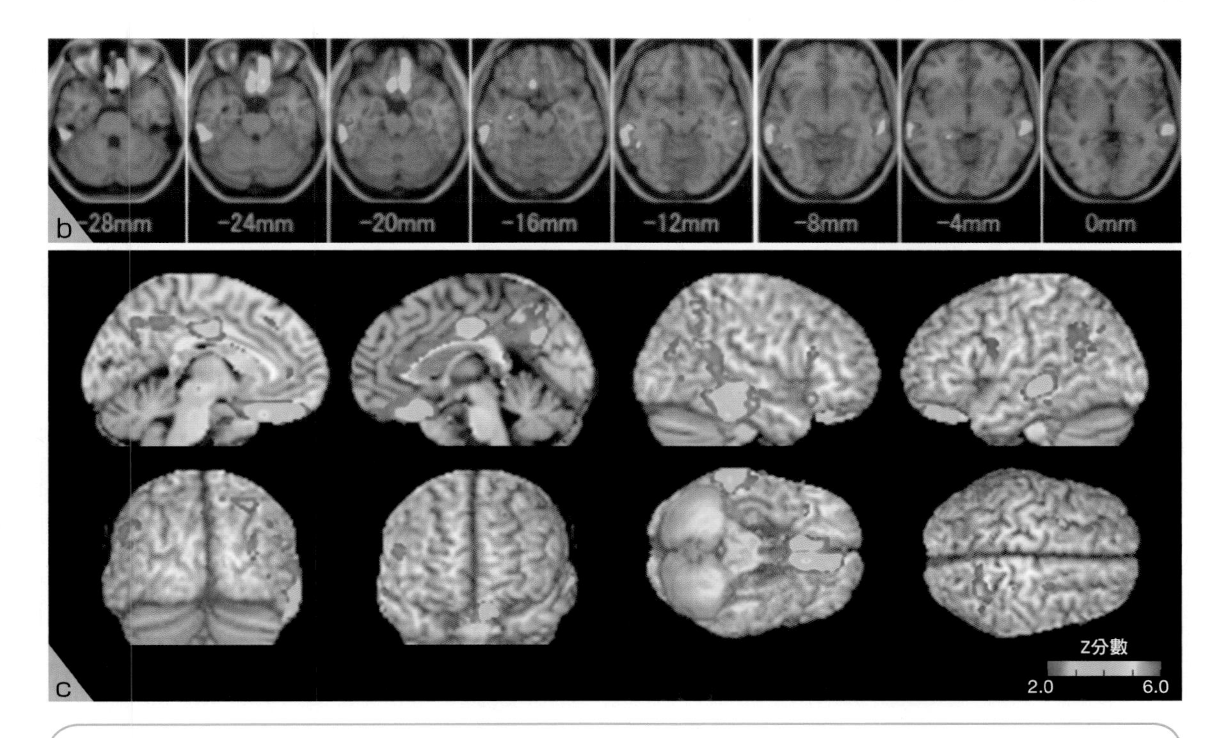

圖2-1.（續）

於標準腦加上Z分數後的影像，以及顳葉內側感興趣區（ROI）內的Z分數分析結果。

b：橫切面影像。紫色線條表示對AD患者所設定之感興趣區域（ROI）中可觀察到顯著萎縮的部分。感興趣區內的Z分數平均值較低，其中超過0的Z分數平均值為1.12（全腦灰質內Z分數2以上的區域比例為4.91%，感興趣區內Z分數2以上的區域比例為5.39%）。但無法單從數值就判定為AD。

c：腦表影像。於標準腦加上Z分數後的影像。

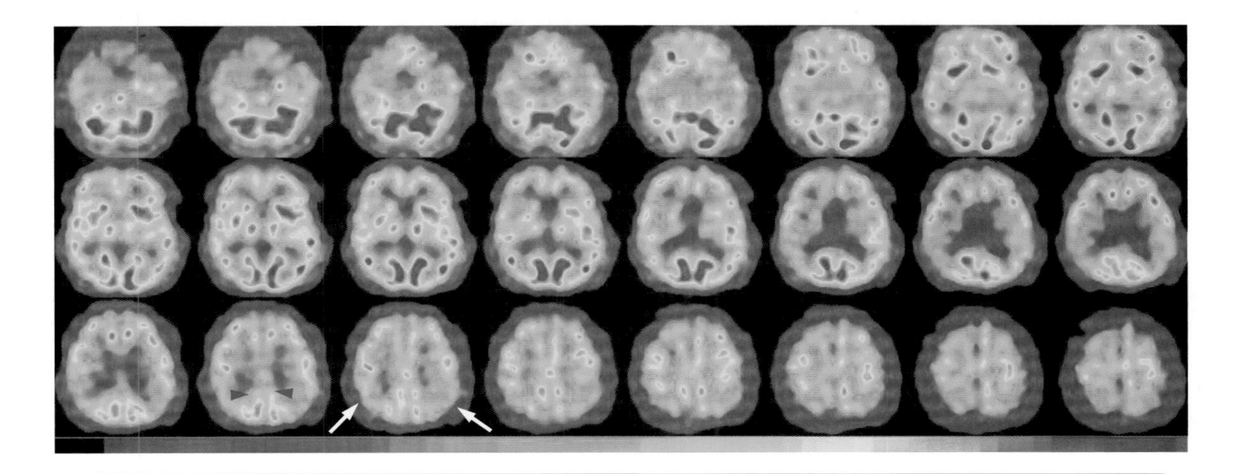

圖2-2. 腦血流SPECT的橫切面影像

雖然頂葉和後扣帶迴血流降低可用視覺評估的方式來判定，但視覺上看起來會與額葉降低的程度差不多，且降低範圍的分區也很難界定。

Z 分數分析結果（自動計算）

(1) 疾病特異區域內血流降低的程度（Severity）
[解說] 疾病特異區域內血流降低程度的指標　**4.55**

松田等人比較健康對照組 40 人與阿茲海默症患者 40 人在 MCI 階段的 ^{99m}Tc-ECD SPECT，發現將閾值設在 1.19 時，辨識兩組的確診率為 85%。

（參考）0 ～ 1：疾病特異區域內幾乎觀察不到血流降低
1 ～ 2：疾病特異區域內觀察到些微的血流降低
2 ～ 3：疾病特異區域內觀察到一定程度的血流降低
3 ～：疾病特異區域內觀察到相當大程度的血流降低

(2) 疾病特異區域內血流降低區域的比例（Extent）
（Z 分數超過 2.0 的像素比例）　**96.72** %
[解說] 疾病特異區域內血流降低擴散的指標
松田等人比較健康對照組 40 人與阿茲海默症患者 40 人在 MCI 階段的 ^{99m}Tc-ECD SPECT，發現將閾值設在 14.2% 時，辨識兩組的確診率為 86%。

(3) 疾病特異區域內與全腦血流降低區域比例之比值（Ratio）
（將全腦血流降低設為 1 時的比例）　**4.69** 倍
[解說] 疾病特異區域內選擇性血流降低的指標
松田等人比較健康對照組 40 人與阿茲海默症患者 40 人在 MCI 階段的 ^{99m}Tc-ECD SPECT，發現將閾值設在 2.22 倍時，辨識兩組的確診率為 80%。

※ 請確認全腦**血流降低**的程度。以下顯示 Z 分數超過 **2.0** 的血流降低區域（白線包圍的區域為感興趣區）。

2.0　3.0　4.0　5.0　6　相對血流降低程度

DB 組：武藏醫院 DB
正常對照 DB：60 ～ 69 歲男（18 人）

Axial（標準腦）　※ 背景的 MRI 影像為標準腦，並非受試者的腦部影像。

右　左

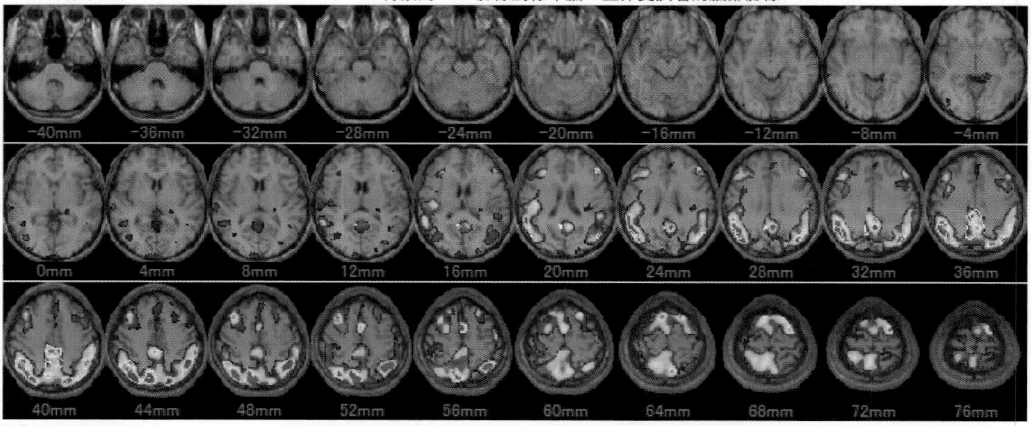

-40mm　-36mm　-32mm　-28mm　-24mm　-20mm　-16mm　-12mm　-8mm　-4mm

0mm　4mm　8mm　12mm　16mm　20mm　24mm　28mm　32mm　36mm

40mm　44mm　48mm　52mm　56mm　60mm　64mm　68mm　72mm　76mm

腦表顯示（標準腦）　※ 背景的 MRI 影像為標準腦，並非受試者的腦部影像。

L-medial（左內側）　R-medial（右內側）　R-lateral（右外側）　L-lateral（左外側）

Posterior（後）　Anterior（前）　Inferior（下）　Superior（上）

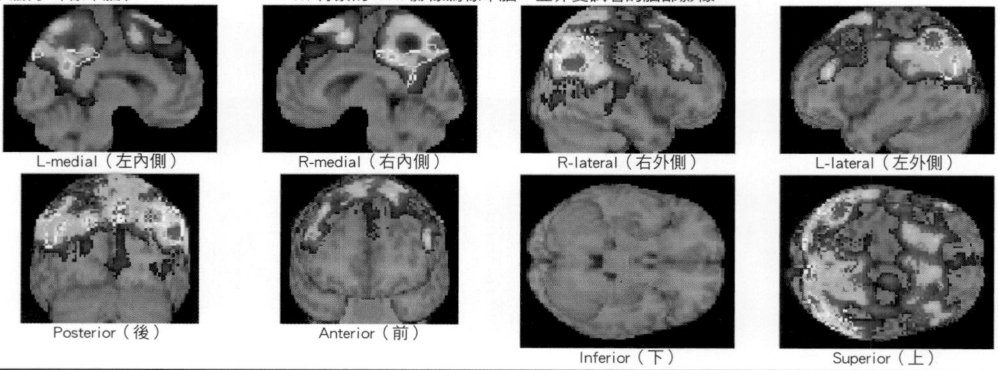

圖2-3. 腦血流SPECT檢查的結果

將和圖2-2相同患者的腦血流SPECT影像與同年齡層的健康者相比後，所製作而成的Z分數影像分佈圖。和同年齡層健康者相比，患者的額葉血流降低程度並沒有太高。頂葉和後扣帶迴有顯著的血流降低，且可在EOAD血流降低的感興趣區內觀察到Z分數顯著偏高。

3 治療期間不可忽視的影像所見、檢查重點與影像判讀技巧

圖2-1～3為一60歲發病的EOAD個案，其臨床表現疑似為AD，且類澱粉蛋白PET結果也呈陽性。首先，**圖2-1**顯示了使用VSRAD®的voxel-based morphometry（VBM）結果。EOAD患者的內嗅皮質、海馬迴、杏仁核容積相對來說維持原樣，故常和此案例一樣，難以檢查出顳葉內側萎縮，反而頂葉看起來萎縮的程度更高。因此，進行評估時不要忘記EOAD患者的MRI VBM上顳葉內側萎縮呈陰性的可能性，並且在考慮患者年齡的前提下盡可能搭配腦血流SPECT檢查。至於EOAD患者的腦血流與代謝，與LOAD相比之下，反而較常呈現如**圖2-2**、**2-3**所示的典型腦影像。

（今林悅子）

文 獻

1）Salmon E, Collette F, Degueldre C, et al：Voxel-based analysis of confounding effects of age and dementia severity on cerebral metabolism in Alzheimer's disease. Hum Brain Mapp 10(1)：39-48, 2000.
2）Matsuda H, Mizumura S, Nemoto K, et al：Automatic voxel-based morphometry of structural MRI by SPM8 plus diffeomorphic anatomic registration through exponentiated lie algebra improves the diagnosis of probable Alzheimer Disease. AJNR Am J Neuroradiol 33(6)：1109-1114, 2012.
3）Gour N, Felician O, Didic M, et al：Functional connectivity changes differ in early and late-onset Alzheimer's disease. Hum Brain Mapp 35(7)：2978-2994, 2014.

CHAPTER 03 DEMENTIA

阿茲海默症引起的輕度認知障礙

mild cognitive impairment(MCI)

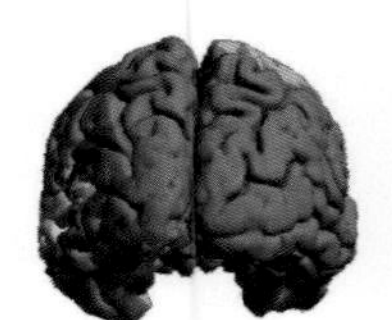

1 原發疾病的概念與症狀特徵、病程和治療

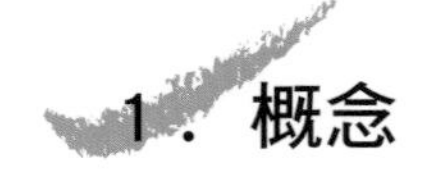

1. 概念

輕度認知障礙（mild cognitive impairment, MCI）是指個案本人或家屬發覺個案有健忘的情形，而日常生活能力方面仍為獨立或輕微障礙的程度，也就是功能表現大約介於正常健康者和失智症患者之間。MCI主要可分成健忘型MCI和非健忘型MCI兩種，健忘型MCI的症狀主要以記憶障礙為主，非健忘型MCI則是以記憶障礙以外的認知功能，也就是執行功能、語言功能、視空間認知等的障礙為主[1)]。MCI中當然有直接惡化為失智症的案例，但其中也有症狀由阿茲海默症（AD）引起失智症的案例，而本篇將針對此AD發病過程中以MCI形式表現的前驅狀態進行解說。

2. 症狀的特徵與發展經過

關於以MCI形式表現的AD前驅狀態，美國國立老化研究所/阿茲海默症協會的工作小組已發展出一套診斷標準，內容如**表3-1**和**表3-2**所示[2)]。**表3-1**根據前述的MCI定義，列出了相關的臨床症狀、病程與認知功能評估方式。有較多健忘型MCI的案例轉為AD，非健忘型MCI則通常是轉為額顳葉型失智症（FTD）或路易氏體型失智症（DLB）[3)]，因此典型AD引起的MCI個案雖然也會出現記憶障礙，但也不能排除其他認知功能方面的障礙。此外，必須視情況利用影像檢查、血液檢查、神經心理檢查等來排除因腦血管性、外傷性、憂鬱症性、生理疾患性等AD以外的原因而引起MCI的可能性。另外也應進一步追蹤時間縱軸上持續的變化。另一方面，目前已知與引起家族性AD有關的基因（APP、PS1、PS2）以及被認為是危險因子的基因（APOE），故也應詢問個案之家族病史等資訊。

表3-1. 針對AD引起之MCI的臨床及認知功能評估標準

臨床及認知功能之評估標準
1．患者本人或提供資訊者、臨床醫師報告認知功能緩慢降低的情形。
2．確認在一個以上的認知功能領域出現客觀的障礙（典型為記憶障礙）。
3．仍維持日常生活能力的獨立性。
4．並非失智症。

與AD病態生理學發展過程一致的MCI病因檢查
1．盡可能排除腦血管性、外傷性、生理疾病引起認知功能降低的可能性。
2．可能的話，確認有認知功能隨著時間縱軸而降低的情形。
3．詢問是否有AD相關之遺傳因子。

（改編自文獻3)）

表3-2. 與AD有關之生物標記

Aβ沉積之生物標記
1．腦脊髓液的Aβ_{42}降低
2．類澱粉蛋白PET造影

神經損傷之生物標記
1．腦脊髓液的總tau蛋白/磷酸化tau蛋白上升
2．海馬回或內側顳葉萎縮
3．腦萎縮的速度
4．FDG-PET呈現與AD一致的造影特徵
5．腦SPECT檢查呈現與AD一致的造影特徵

相關的生化學變化
1．發炎生物標記（cytokine）
2．氧化壓力（isoprostane）
3．顯示突觸病變或細胞死亡等神經變性的其他生物標記

（改編自文獻3)）

表3-2列出了有助AD診斷的生物標記，可分為三種：β-類澱粉蛋白（Aβ）沉積、神經損傷以及其他類型的生物標記。其中作為神經損傷生物標記的腦脊髓液磷酸化tau蛋白檢查若是以失智症診斷為目的，那麼可以獲得每位患者僅限一次的保險給付（註：此段落之給付，為日本相關規定）；此外，有較多機構設置提供頭部MRI等影像檢查的儀器，因此有較高的可行度。另一方面，Aβ沉積生物標記之一的腦脊髓液的Aβ42目前並無保險給付，且可執行類澱粉蛋白PET造影檢查的機構也不多，是今後有待改善的課題。此外，神經損傷生物標記在AD以外有神經/突觸變性的疾病也會顯示異常值，應特別注意。

在前述的診斷標準下，實際臨床上將MCI視為AD發病過程中前驅狀態的診斷流程是根據**表3-1**的臨床及認知功能評估結果顯示為MCI後，再利用**表3-2**的生物標記來確認AD前驅症狀表現的可信度。Aβ生物標記和神經變性生物標記皆呈陰性時，MCI是由AD所引起的可能性便降低（MCI unlikely due to AD）；任一方呈陽性時，表示MCI由AD所引起的可能性為中度（MCI due to AD-intermediate likelihood）；兩方皆呈陽性時，則表示MCI由AD所引起的可能性較高（MCI due to AD-high likelihood），可作為診斷時的參考[3)]。

3．治療

推斷引起MCI的原因為AD發病過程的一部分時，雖然理所當然地會預期藥物治療對AD產生療效，但根據到目前為止所進行過的試驗結果來看，並非完全支持此預設[4)]。導致此非一致結果的原因可能是參加試驗的患者其MCI並非一定由AD所引起，對此仍有待今後進一步的研究。另一方面，有研究顯示對於MCI施以運動治療等非藥物性介入有助認知功能的改善[4)]。然而目前並不清楚若僅限定由AD引起的MCI患者參與試驗，是否仍會出現此改善認知功能或預防惡化的效果，對此筆者認為有進一步確認的必要性。

（東　晋二）

● 文　獻

1) Petersen RC：Mild cognitive impairment as a diagnostic entity. J Intern Med 256(3)：183-194, 2004.
2) Albert MS, DeKosky ST, Dickson D, et al：The diagnosis of mild cognitive impairment due to Alzheimer's disease；Recommendations from the National Institute on Aging-Alzheimer's Association working group. Alzheimers Dement 7(3)：270-279, 2011.
3) Petersen RC：Mild cognitive impairment. N Engl J Med 364(23)：2227-2234, 2011.
4) Vega JN, Newhouse PA：Mild cognitive impairment；diagnosis, longitudinal course, and emerging treatments. Curr Psychiatry Rep 16(10)：490, 2014.

2 影像所見的特徵與判讀方式

根據類澱粉蛋白假說的AD病理變化時程中，MCI期的類澱粉蛋白堆積已達到高峰不再變化，而tau蛋白引起的神經纖維變化則持續進行。實際上此時腦部影像中已出現血流/代謝變化，也可觀察到伴隨神經脫落的萎縮情形。初期的血流・代謝變化降低可於後扣帶迴～楔前葉觀察到，但健康者的此部分腦區原本就是代謝・血流較旺盛的區域，因此若未得知相對的減少量便難以進行正確的評估。即使可用肉眼觀察的方式來評估獲取之影像，還是必須使用總論中介紹的影像統計分析技術，尤其是在MCI期較難得知代謝/血流降低量的情況下[1)]。臨床上欲得知患者個別影像與健康者分佈的差異時，可利用Z分數分析法。無論是結構性影像還是功能性影像，皆可利用與健康對照組比較的Z分數分析來進行影像的評估。

1. 結構性影像

一般來說是使用從MRI擷取出的皮質影像來進行容積的Z分數分析。使用SPM12（statistical parametric mapping 12）（http://www.fil.ion.ucl.ac.uk/spm/software/spm12/）進行組織分割，同時使用DARTEL（diffeomorphic anatomical registration through exponentiated Lie algebra）轉換為標準腦，並根據Z分數影像來進行與健康對照組的比較時，若將感興趣區設定在內嗅皮質、海馬迴、杏仁核等AD顯著的萎縮區域，其判別能力的指標──敏感度、特異度及確診率分別為97.5%、86.4%和91.6%[2)]。萎縮程度會隨著時間有所變化，同時感興趣區內呈正值的Z分數平均值會增加。使用過去的分析方式較難檢測出早發性案例（發病年齡未滿65歲）的顳葉內側輕微萎縮，但隨著組織分割精密度上升，並搭配使用DARTEL以進行標準腦轉換，目前已可檢測出數值相較於高齡發病案例有低的顯著萎縮。無論發病年齡為何，用肉眼較難觀察到MCI期的萎縮程度，因此必須搭配Z分數分析才能增加評估的客觀性（**圖3-1**）。

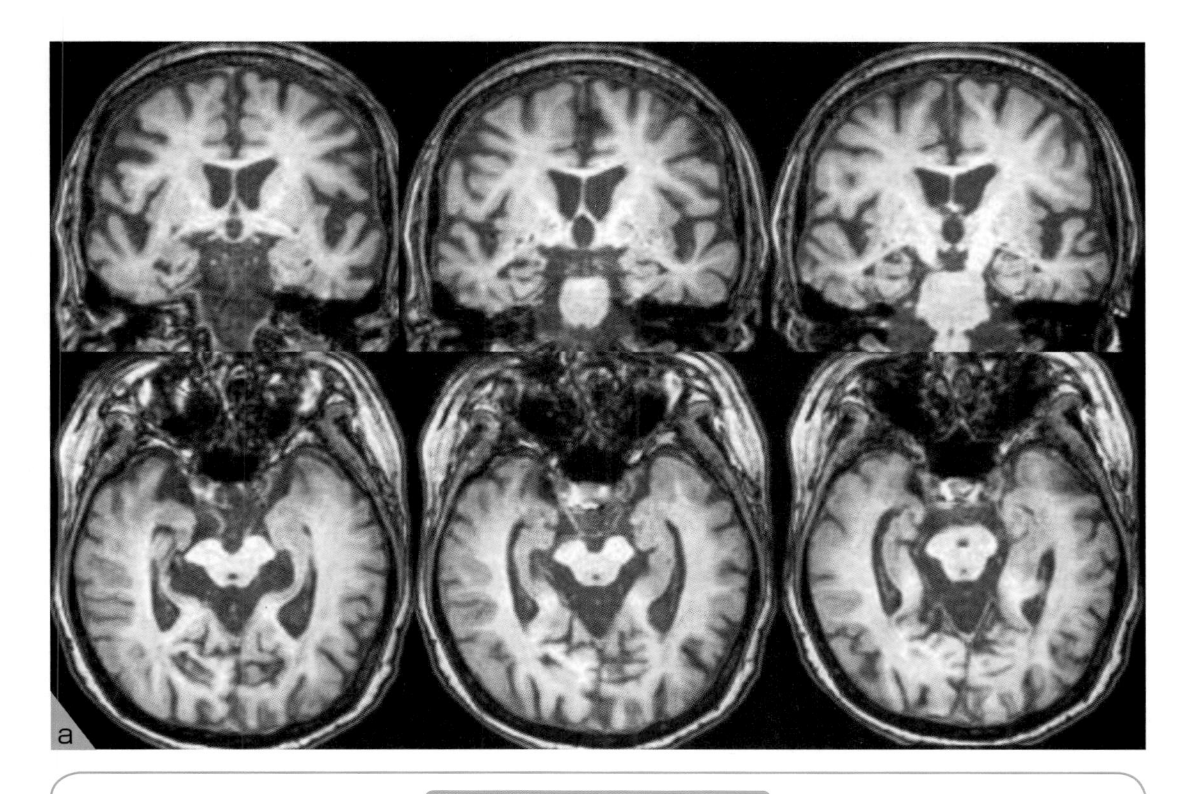

圖3-1. 案例：82歲的女性

個案開始發覺自己有健忘的情形後約一年就診。就診時已有輕度的定向感障礙和視空間建構能力缺損。MMSE為24分。

a：腦部MRI（上排：冠狀切面；下段：橫切面），可觀察到右側海馬迴和海馬旁迴有萎縮的情形。

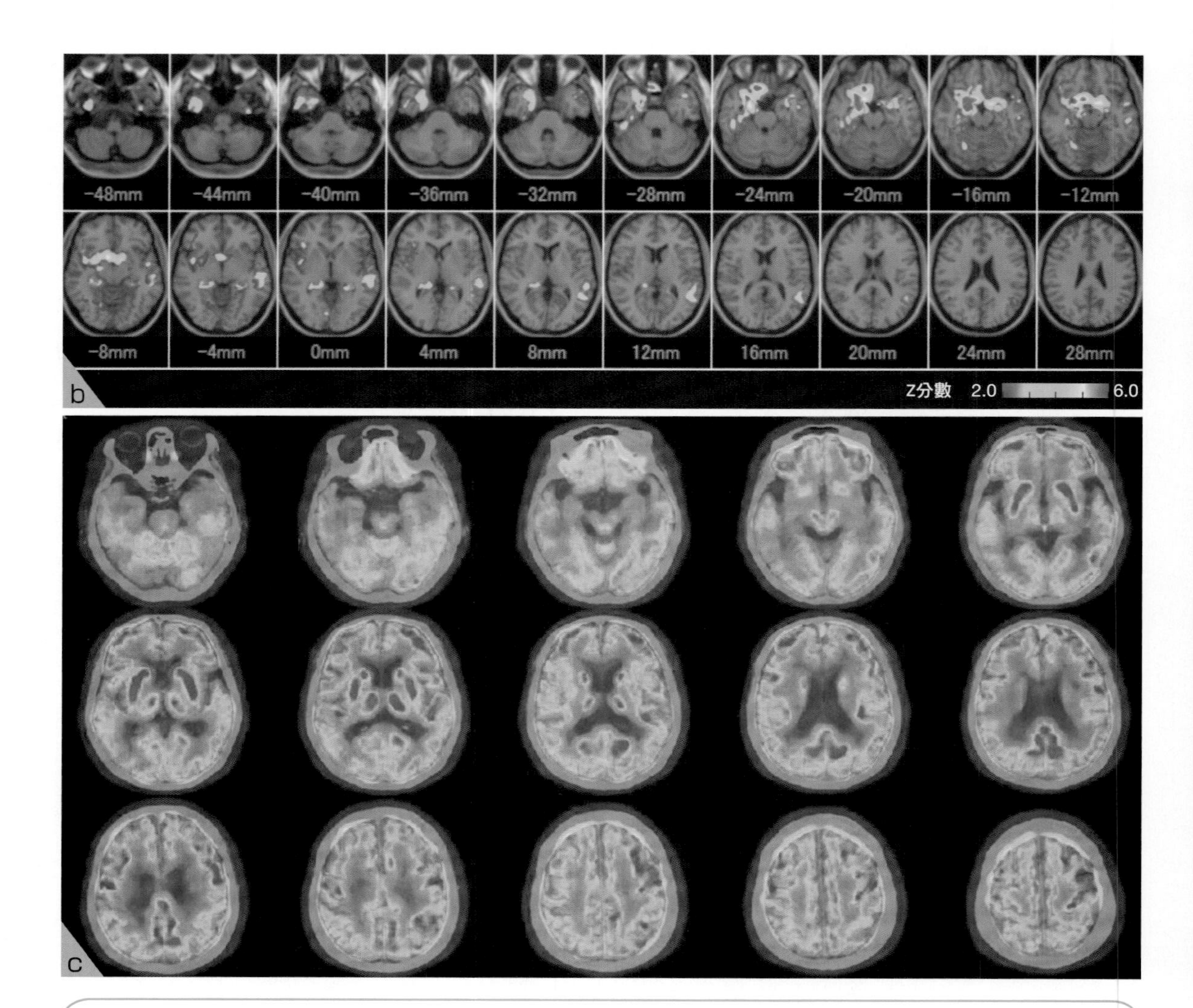

圖3-1.（續）

b：相對於a影像使用VSRAD® advance進行分析的結果。標準腦上彩色的部分表示個別像素萎縮的程度為標準差的幾倍（Z分數），可以看到右海馬迴～海馬旁迴部分的萎縮非常嚴重。可觀察到AD患者特有的顯著萎縮的區域為感興趣區，以紫色標示。在此感興趣區內的平均Z分數偏高（3.09），全腦灰質區域中Z分數達2以上的區域比例並不高，只有7.42，表示全腦的萎縮程度為輕度。Z分數影像分佈圖上顳葉內側以外的萎縮區域僅限於左側顳上～中迴的極少一部分。感興趣區內Z分數2以上的像素所佔比例相當高，達70.8%。

c：^{18}F-FDG-PET/CT檢查（融合影像橫切面像）。可觀察到包含內側部分的頂葉～顳葉有醣類代謝偏低的情形。右側偏低的程度較為顯著，表示受到海馬迴萎縮和側化的影響。

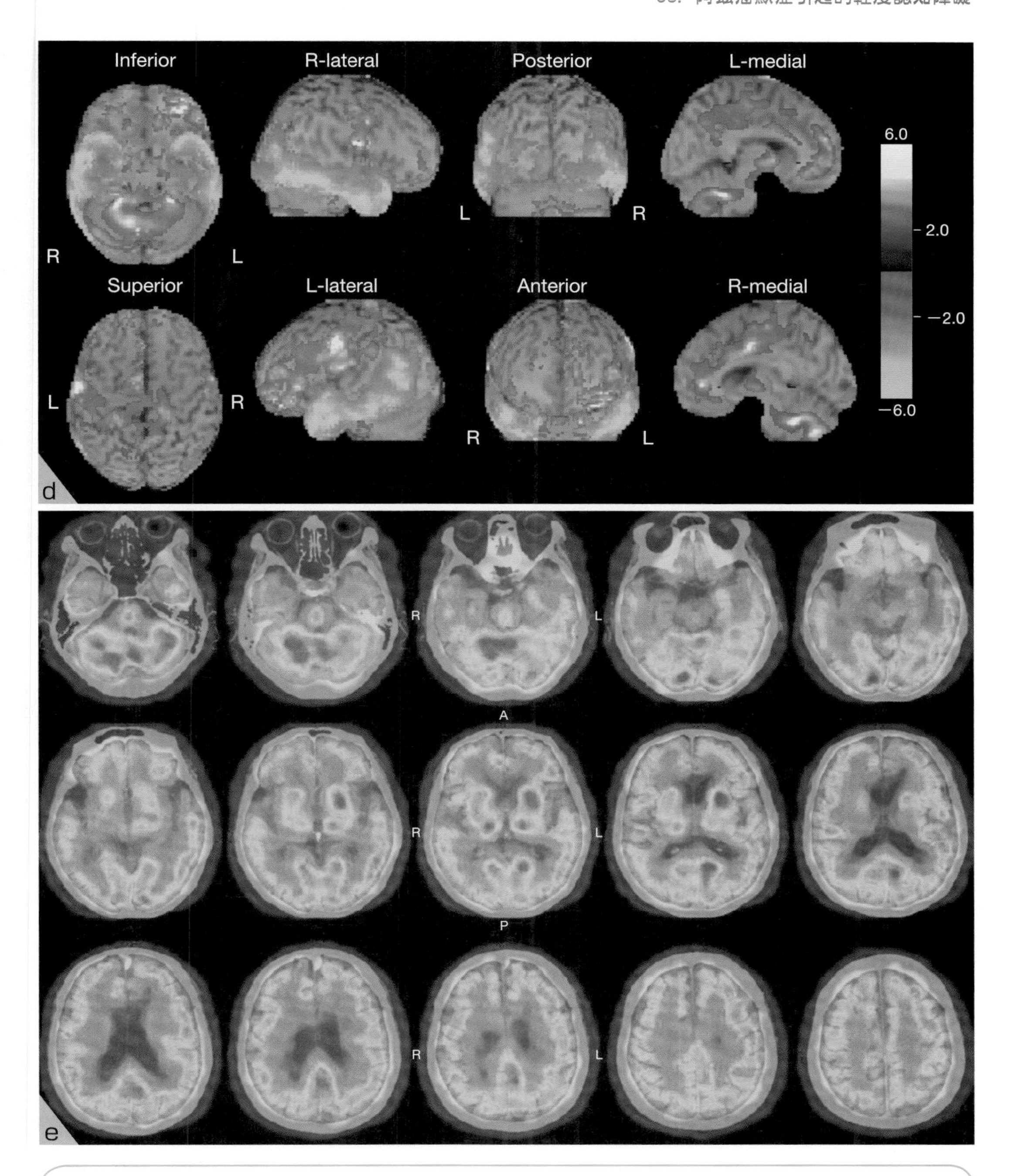

圖3-1.（續）

d：呈現^{18}F-FDG-PET影像Z分數分析結果之影像。可觀察到頂葉～顳葉部分醣類代謝偏低，但並非呈現FTD而是AD的模式，且幾乎看不到初期AD典型的後扣帶迴～楔前葉Z分數偏高（2以上）區域。若為高齡發病，即使像這樣在MRI上呈現典型的萎縮領域分佈，也常會出現非典型的血流／代謝分佈。

e：^{99m}Tc-ECD腦血流SPECT/CT影像（融合影像橫切面像）。和^{18}F-FDG-PET/CT檢查與頂葉/顳葉的分佈類似，然而額葉血流較醣類代謝要低，左側頂葉內側血流則有維持的傾向。

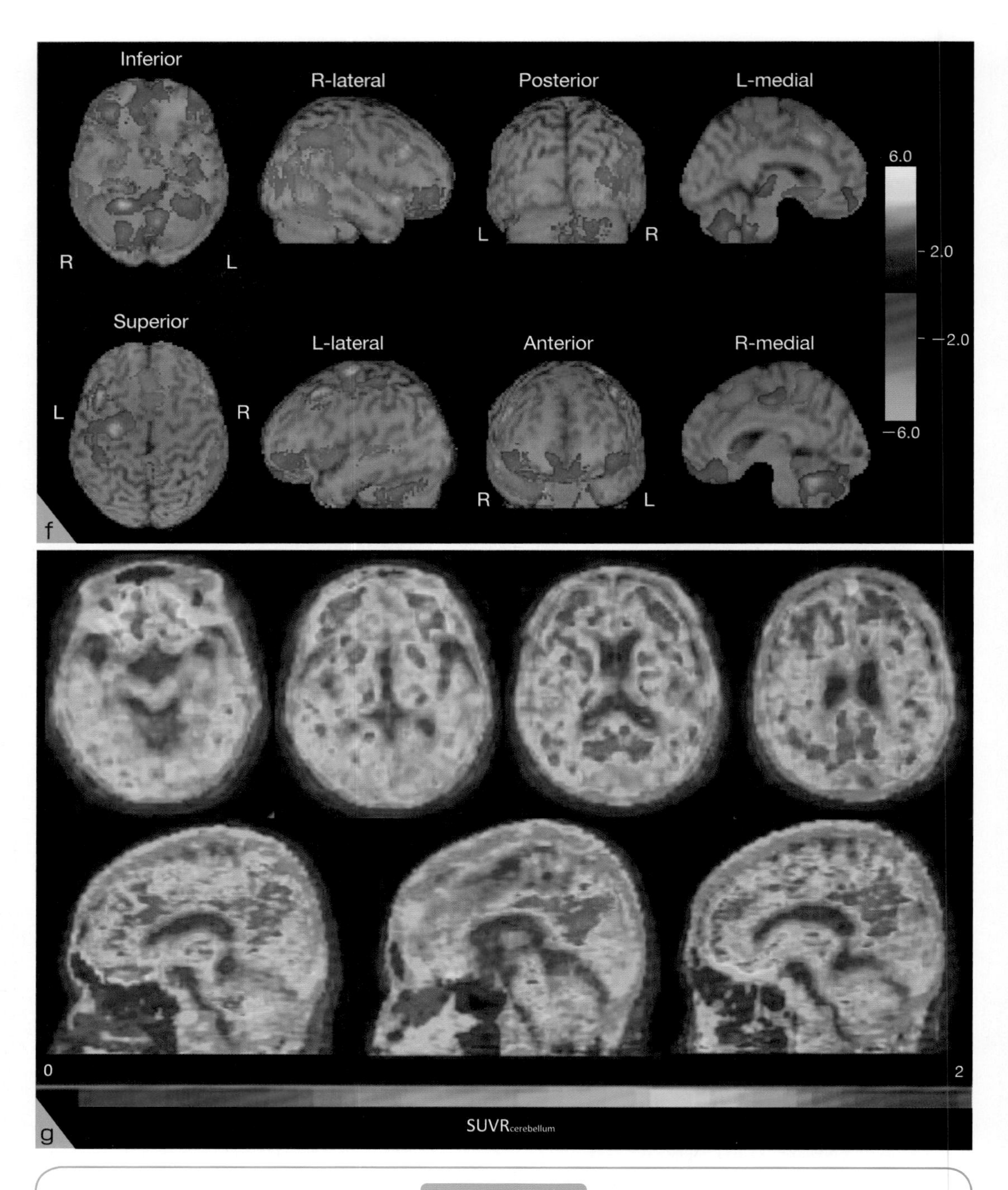

圖3-1.（續）

f：對e圖中的腦血流SPECT影像進行Z分數分析，將其結果重疊於標準腦上的影像。可觀察到頂葉～顳葉右側血流顯著降低。本案例的後扣帶迴和楔前葉的血流降低程度並不顯著，並未呈現初期AD典型的血流分佈模式。MRI萎縮區域則呈現典型高齡發病AD患者常觀察到的狀態。

g：^{11}C-PiB PET/CT影像。可觀察到大腦皮質有顯著增加的異常聚積。枕葉和顳葉內側的聚積並不明顯，而呈現AD常見的類澱粉蛋白聚積部位與典型區域的異常聚積分佈。

2. 腦血流SPECT影像及^{18}F-FDG-PET影像

報告指出MCI due to AD案例的血流和代謝降低區域為後扣帶迴～楔前葉。這些區域原本為血流和代謝偏高的區域，較難以肉眼觀察到降低的情形，尤其對腦血流SPECT影像必須使用Z分數分析，才能達到高精確度的評估。著眼於這些區域的血流和代謝時，以使用^{99m}Tc-ECD的腦血流SPECT檢查辨識AD和其他失智症的準確度達70～80%[1]，^{18}F-FDC-PET檢查的準確度更達80～90%[3]。典型的MCI due to AD的醣類代謝影像如**圖3-2**所示。此外，隨著病

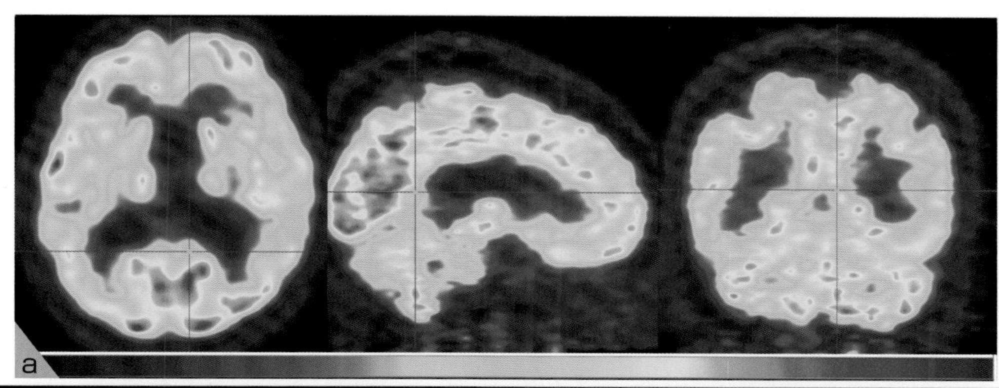

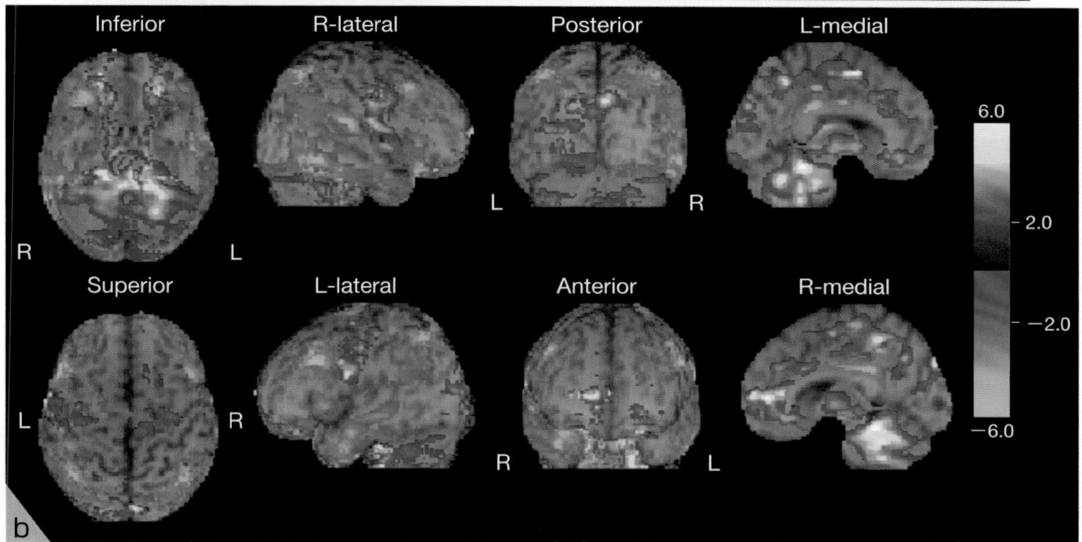

圖3-2. 案例：77歲的女性

a：分別為^{18}F-FDG-PET橫切面、矢狀切面、冠狀切面影像。影像中可觀察到後扣帶迴～楔前葉的醣類代謝呈現與周圍皮質差不多至偏低的程度，較難判定出有異常降低的情形。MMSE為25分。

b：與健康對照組相比之Z分數影像。後扣帶迴部分檢測出醣類代謝顯著降低的情形。此外以額葉及頂葉、顳葉為主的聯合區部分也呈現醣類代謝降低。中央溝周圍、顳葉內側的醣類代謝則維持原狀。

情的惡化，其他區域的血流和代謝程度也會降低，因此上述區域在惡化期會變得相對不明顯。相對來說MCI due to AD的顳葉內側則維持一定的血流和代謝程度。與內嗅皮質和海馬迴萎縮有關的血流和代謝降低區域為頂下迴。

^{18}F-FDC-PET影像檢查在失智症診斷方面的應用在日本尚未獲得保險給付，而美國食品藥物管理局目前已核准使用^{18}F-FDC-PET影像來判別AD和FTD。

3. 分子造影

關於MCI患者中類澱粉蛋白PET造影呈陽性表現的比例，有報告指出60多歲者佔了40%，70多歲者佔了55%，80歲以上則約佔了60%[4)]。類澱粉蛋白PET造影呈陰性表現時，罹患AD的可能性便大幅下降。呈現陽性表現時，臨床上若無法清楚分辨是否為MCI due to AD，應追加^{18}F-FDG-PET檢查和腦血流PET檢查，以確認血流/代謝分佈情況是否與AD的模式一致。而目前已知AD以外的DLB和FTD患者，其類澱粉蛋白PET結果有很大的可能性呈現陽性。此外，健康者的類澱粉蛋白PET陽性率也可能隨著年齡增長而增加。類澱粉蛋白PET造影呈陽性表現，且功能性檢查結果也疑似是MCI due to AD時，患者在2年以內會有較高的可能性惡化為AD。然而多久之後才惡化為AD有很大的個別差異，因此患者有可能過了很久以後才發展為AD。在目前尚未開發出根治療法的情況下，對MCI患者進行類澱粉蛋白PET造影檢查的臨床意義有許多不確定性，故需要搭配其他MCI相關檢查來輔助診斷。

在不久的將來，tau蛋白PET造影可望促進MCI早期或發病前的病程診斷。另外，此造影方法與認知功能的相關性已獲得確認，預期今後有可能取代^{18}F-FDG-PET檢查和腦血流SPECT檢查。

3 治療期間不可忽視的影像所見、檢查重點與影像判讀技巧

推測是否可能由MCI發展為失智症與之後的治療方針和照護計畫有關，故在臨床上具有相當高的重要性。目前日常診療中最廣為使用的檢查為加入Z分數分析的腦血流SPECT檢查，以及加入VBM容積測量及Z分數分析的MRI檢查。

若利用MRI檢查發現顳葉內側有萎縮的情形，除了可能是AD以外，也有可能是嗜銀顆粒性失智症（dementia with grains, DG），因此必須使用搭配SPECT檢查，以提升僅根據影像所見進行診斷的效能。相反地，若顳葉內側萎縮並不明顯，而腦血流SPECT檢查顯示AD的血流/代謝分佈模式時，便有助與DLB的鑑別。

即便MCI患者的類澱粉蛋白PET檢查結果呈陽性，仍無法立即確診為MCI due to AD。除

了FTD和DLB以外，也有不少正常高齡者的類澱粉蛋白PET結果呈陽性。在實現根治療法之前，必須充分考量倫理方面的議題，委託有合格證照的醫師執行類澱粉蛋白PET檢查，從檢查的實施、影像的評估到結果的通知等每個環節都應考慮周全。

（今林悅子）

● 文 獻

1) Imabayashi E, Matsuda H, Asada T, et al：Superiority of 3-dimensional stereotactic surface projection analysis over visual inspection in discrimination of patients with very early Alzheimer's disease from controls using brain perfusion SPECT. J Nucl Med 45(9)：1450-1457, 2004.
2) Matsuda H, Mizumura S, Nemoto K, et al：Automatic voxel-based morphometry of structural MRI by SPM8 plus diffeomorphic anatomic registration through exponentiated lie algebra improves the diagnosis of probable Alzheimer Disease. AJNR Am J Neuroradiol 33(6)：1109-1114, 2012.
3) Kawachi T, Ishii K, Sakamoto S, et al：Comparison of the diagnostic performance of FDG-PET and VBM-MRI in very mild Alzheimer's disease. Eur J Nucl Med Mol Imaging 33(7)：801-809, 2006.
4) Jansen WJ, Ossenkoppele R, Knol DL, et al：Prevalence of cerebral amyloid pathology in persons without dementia；a meta-analysis. JAMA 313(19)：1924-1938, 2015.

CHAPTER 04 DEMENTIA

大腦類澱粉血管病變
cerebral amyloid angiopathy(CAA)

1 原發疾病的概念與症狀特徵、病程和治療

1. 概念

腦部小・微動靜脈、微血管的微小病變所引起的血管性疾患群稱為腦小血管疾病（small vessel disease, SVD）。Pantoni根據血管病理對SVD進行分類，其中主要較常見的類型為第一型和第二型SVD[1)]。第一型SVD容易由老化、高血壓、高脂血症、糖尿病等全身性動脈硬化的危險因子所引發。其主要特徵為穿通枝區域中有嗜伊紅性物質堆積和中膜平滑肌細胞脫落，以及血管壁增厚、內腔狹窄等血管病理表現，呈現腔隙性腦梗塞、微出血、微小血管白質回流減少等白質腦病，皮質下血管型失智症和Binswanger型血管型失智症等的病理成因皆屬於第一型SVD[1)]。另一方面，大腦類澱粉血管病變（cerebral amyloid angiography, CAA）屬於第二型SVD，是因類澱粉蛋白沉積於蜘蛛膜下腔和大腦皮質血管所引起。類澱粉蛋白為纖維性不溶性蛋白質的凝集體，可利用硫磺素S（thioflavin S）染色使其發出螢光的方式來檢測。CAA可根據形成類澱粉蛋白的種類加以分類，其中出現於高齡者或阿茲海默症（AD）患者的β-類澱粉蛋白（Aβ）所引起的CAA是最常見的。另外還有胱蛋白C（cystain C）、轉甲狀腺素蛋白（transthyretin, TTR）、凝溶膠蛋白（gelsolin）、BRI2等類澱粉蛋白沉積的遺傳性CAA。

2. 症狀的特徵與發展經過

AD患者的大腦小血管有相當高的頻率會併發CAA，此外也會出現於AD未發病的高齡者。基本上其發生率會隨著年齡而增加，90多歲的族群中約有50%的人會發生CAA[1)]。由一些遺傳性疾病引起的CAA較少見，例如Aβ生成過多的唐氏症、類澱粉前驅蛋白基因突變或重複

的家族性AD等。

臨床症狀方面，通常會因為腦內出血和認知功能減退而察覺罹患CAA，其中腦內出血是被診斷為CAA最常見的契機。這裡的腦內出血和高血壓性腦出血不同，是出現於皮質或皮質下的腦出血，尤其最容易發生於枕葉。5～10%的腦出血案例屬於CAA。CAA的腦出血通常是週期性的，高齡者反複發生腦出血的情形時，應懷疑有罹患CAA的可能性。**表4-1**列出了與CAA有關的出血診斷標準[2)]。此外病患腦部也可能出現微型梗塞，若高齡者的腦皮質出現微型梗塞而需考慮抗凝血治療時，應先排除CAA的可能性。

此外，CAA持續發展至中度到重度時，就會引發認知功能障礙。失智症患者的CAA出現率較高，若AD患者合併CAA，認知功能便會進一步惡化[3)]。另外，CAA會引起CAA相關性發炎（CAA-related inflammation, CAA-I），可能引發急性或亞急性的認知功能減退、行為異常、痙攣、頭痛、局部神經症狀等，而此類病患適合接受免疫抑制治療[4)]。

表4-1. 與CAA相關之出血的診斷標準

確定CAA	死後確實進行檢查後有如下情形： ・腦葉、皮質、皮質下出血 ・伴隨血管病變的重度CAA ・缺乏其他診斷的病變
具有輔助性病理表現的Probable CAA	臨床所見與病理組織（血腫去除與皮質活檢）顯示如下情形： ・腦葉、皮質、皮質下出血 ・標本中可發現一定程度的CAA ・缺乏其他診斷的病變
Probable CAA	臨床所見與MRI/CT如下所示： ・腦葉、皮質、皮質下特定區域的多發性出血（包括小腦出血） ・55歲以上 ・缺乏出血的其他原因
Possible CAA	臨床所見與MRI/CT如下所示： ・單發性的腦葉、皮質、皮質下出血 ・55歲以上 ・缺乏出血的其他原因

（部分改編自文獻2））

3．治療

目前並無抑制CAA血管病變惡化的根治療法，腦出血時通常進行全身醫療照護或腦外科手術等介入。若存在高血壓、糖尿病等動脈硬化的危險因子，便須對其加以治療。此外，也有報告指出副腎上腺皮質激素(類固醇)治療或免疫抑制治療可有效改善CAA-I。

（東　晋二）

● 文　獻

1) Pantoni L：Cerebral small vessel disease；from pathogenesis and clinical characteristics to therapeutic challenges. Lancet Neurol 9(7)：689-701, 2010.
2) Knudsen KA, Rosand J, Karluk D, et al：Clinical diagnosis of cerebral amyloid angiopathy；validation of the Boston criteria. Neurology 56(4)：537-539, 2001.
3) Pfeifer LA, White LR, Ross GW, et al：Cerebral amyloid angiopathy and cognitive function；the HAAS autopsy study. Neurology 58(11)：1629-1634, 2002.
4) Chung KK, Anderson NE, Hutchinson D, et al：Cerebral amyloid angiopathy related inflammation；three case reports and a review. J Neurol Neurosurg Psychiatry 82(1)：20-26, 2011.

2 影像所見的特徵與判讀方式

1．基本的影像所見—出血性病變的檢測—

CAA為腦小血管病變，其特徵為Aβ沉積於大腦皮質、皮質下和腦膜的中小血管，其最大的危險因子為老化。CAA的發生率為60～70多歲33%、90多歲則是75%，隨著年齡增長而顯著增加。此外，失智症個案發生CAA的頻率偏高，尤其合併AD時，發生頻率更高達90%。Aβ多沉積於大腦枕葉等後方部分，小腦也可觀察到堆積的情形，但基底核、視丘、腦幹、大腦深部白質則維持正常。

CAA除了皮質下出血、微出血（microbleeds）、侷限於大腦凸面的蜘蛛膜下腔出血及大腦表層的沉積等出血性病變外，也和微型梗塞、包括CAA相關發炎（CAA-I）的白質病變、腦萎縮等非出血性病變與各式各樣的病理表現有關。雖然CAA容易呈現多樣的臨床變化，但診斷時最關鍵的是要檢查出皮質下出血、微型出血等出血性病變，特別是這些病變的分佈情形。

CT是可在短時間內執行的影像檢查，適合用來篩檢呈現急性神經症狀的案例。急性期間的出血部分為高吸收區，較容易掌握異常所見，而能夠評估較大範圍的的皮質下出血和蜘蛛膜下腔出血。此外，使用造影劑的3D CT angiography可用來排除動脈瘤、血管畸形等其他血管病變。另一方面，因其對比解析度受限，微出血和少量的蜘蛛膜下腔出血、大腦表層含鐵血黃素沉積和微型梗塞等的評估效能較MRI來得差。MRI的對比解析度較高，不僅可用來評估CAA的出血性病變，也適合用來評估非出血性病變。然而，評估時應選擇適於病理的適當順序。微出血和大腦表層沉積等伴隨而產生的病變在評估時不可缺少T2*加權影像。此外，檢出視磁場強度而定，高磁場的MRI機種性能較佳（**圖4-1-b**）。若使用磁化率

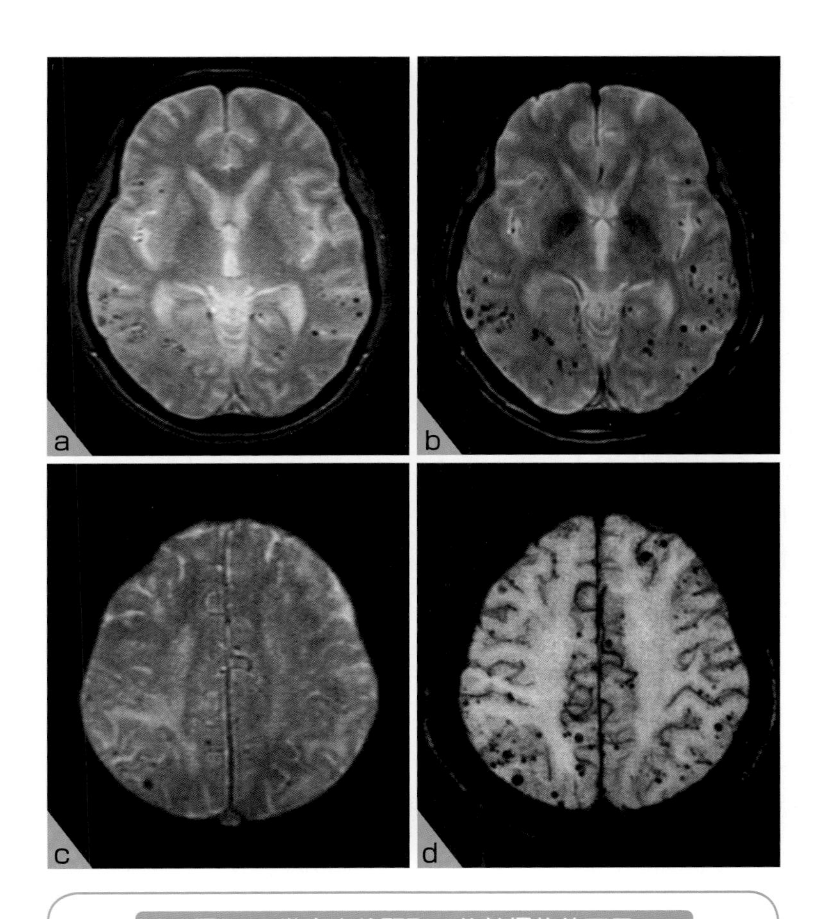

圖4-1. 微出血的顯影：依拍攝條件而異

a、b：50多歲男性；c、d：70多歲男性。與1.5 tesla MRI的T2*加權影像（a）相比，3 tesla MRI的T2*加權影像（b）可更清楚地顯示出兩側顳枕葉的多發性微出血。此外，與1.5 tesla MRI的T2*加權影像（c）相比，1.5 tesla MRI的磁化率加權影像（d）也能更清楚地顯示出明顯分佈於頂葉的兩側大腦多發性微出血。

加權影像，用一般的T2*加權影像也可檢測出較難評估的微出血（**圖4-1-d**）。蜘蛛膜下腔出血和白質病變的評估可使用FLAIR影像，微型梗塞的評估則可使用擴散加權影像和double inversion recovery法（**圖4-2**）。

CAA的代表性異常所見一皮質下出血的最大特徵為多分佈於以枕葉、頂葉為主的大腦後方皮質和皮質下。此皮質下出血會多次復發，在時間和空間上都呈現多發性（**圖4-3**）。利用CT很容易就可評估急性期的病變，而老舊病變的評估則必須使用T2*加權影像。微出血同樣也大多分佈於大腦後方的皮質和皮質下。一般來說利用gradient echo 法多可檢測出5～10mm以下的病變，然而其大小和檢測性能會隨著攝影參數而變化。這些出血所見在CAA的診斷標準—Boston criteria中備受重視。

蜘蛛膜下腔出血及大腦表層沉積僅局部分佈於以中央溝等所形成的大腦凸面，對於動脈瘤破裂的鑑別相當重要（**圖4-4**）。有報告指出CAA的大腦表層沉積較微出血的敏感度更高，是診斷時應多加重視的病理所見。

2. 其他影像所見—非出血性病變的檢測—

目前已知CAA會伴隨著和leukoaraiosis類似的大腦白質病變。此白質病變在T2加權影像、FLAIR影像中呈現高訊號，可觀察到病變分佈於以側腦室周圍為主的深部白質，屬於非特異性所見。另一方面，CAA-I是以包含U-fiber的皮質下白質為主體，有時呈現擴及皮質的非對稱性分佈之水腫性病變。擴散加權影像及表觀擴散係數（apparent diffusion coefficient, ADC）map適合用來評估CAA-I引起的血管性腦水腫，以及由散佈在內部的微型梗塞所引起的細胞毒性腦水腫（**圖4-2**）。微型梗塞在高度CAA的案例中並不少見，報告指出約有37～100%的屍檢案例、15%使用MRI檢查的案例出現微型梗塞。

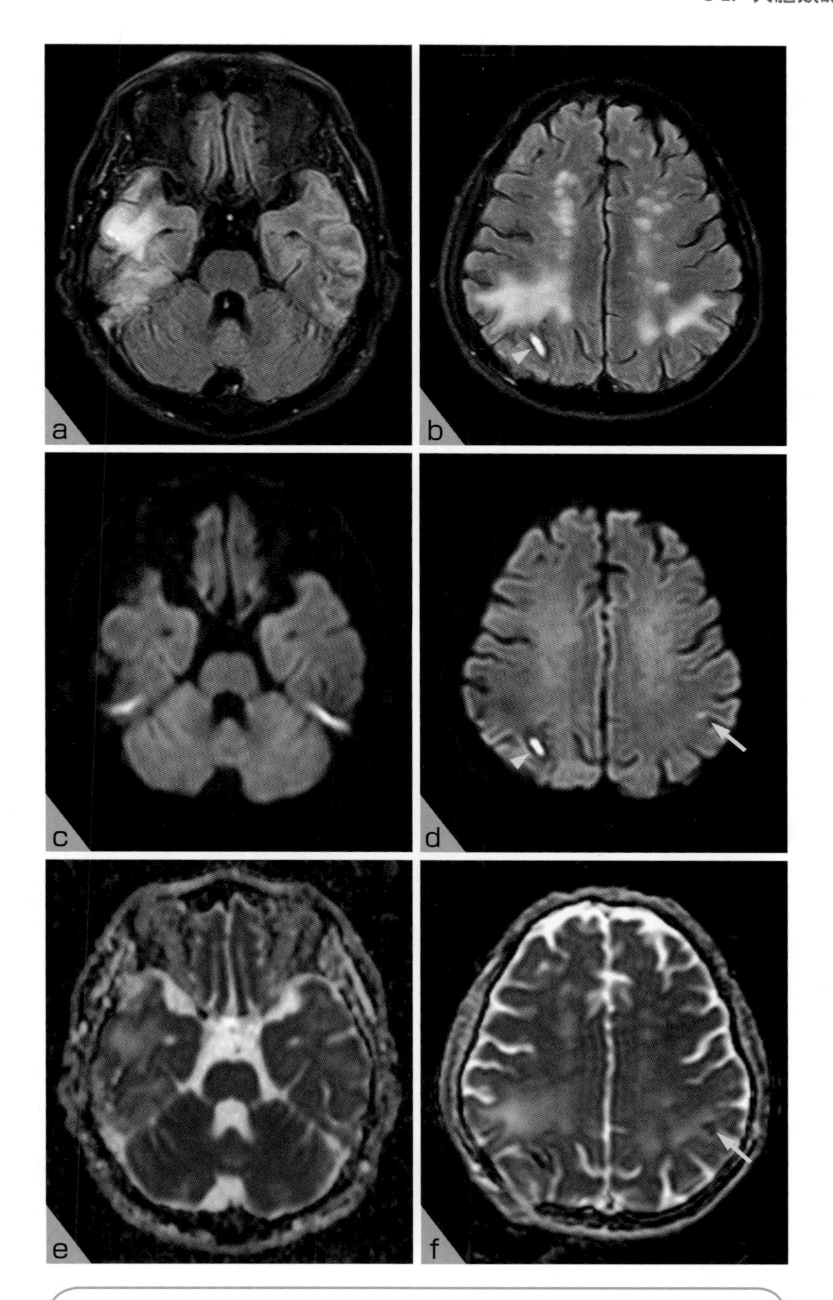

圖4-2. 50多歲男性，伴隨有皮質下出血與微型梗塞的CAA相關發炎

FLAIR影像（a、b）中可觀察到明顯分佈於兩側顳葉、頂葉及皮質下白質的高訊號區。擴散加權影像（c、d）中訊號並未上升，但ADC map（e、f）中的擴散係數上升，因此可將白質病變視為反映血管性腦水腫的所見。另一方面，擴散加權影像（d）顯示左頂葉皮質下有顆粒狀的高訊號，ADC map（f）中則呈現擴散係數偏低的區域，這些所見都與微型梗塞一致。有顯著白質病變的案例較難以FLAIR影像評估，故擴散強調影像是必要的診斷工具。右頂葉皮質下的高訊號區域（箭頭處）為亞急性期的血腫。

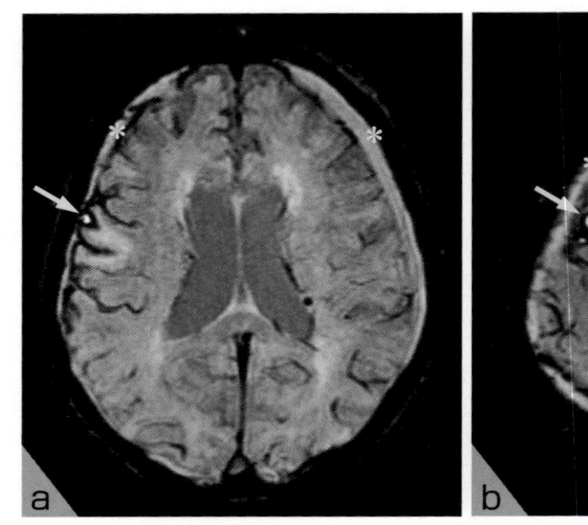

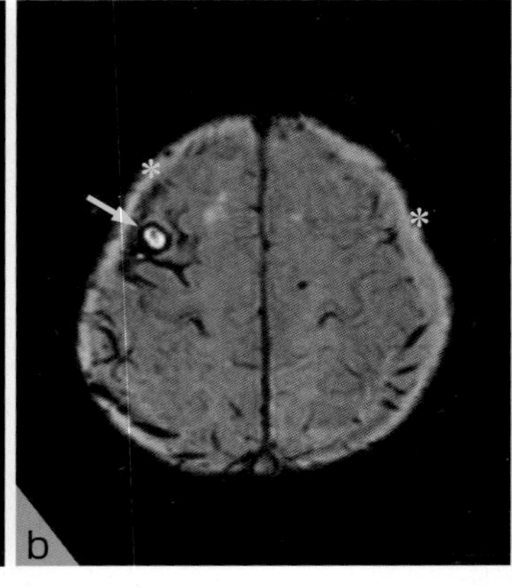

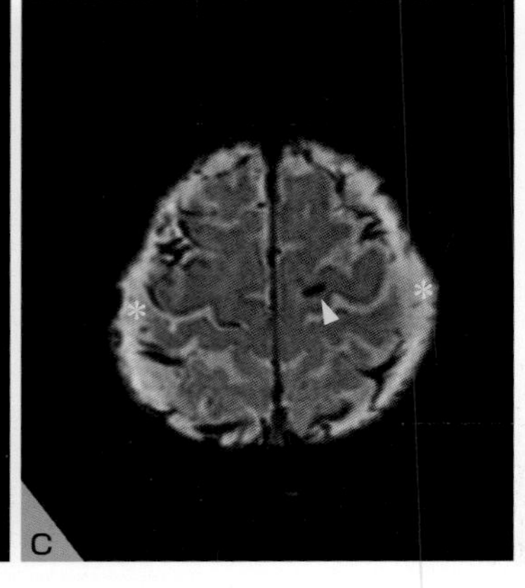

圖4-3. 80多歲男性，出現多發性皮質下出血及大腦表層沉積

磁化率加權影像（a～c）中，右額葉出現以高鐵血紅蛋白為主的高訊號血腫（箭頭），左額葉皮質下則有低訊號血腫（箭頭）。另一方面，以右額頂葉為中心沿著腦溝可觀察到低訊號區，表示有沉積的情形。此外，兩側額頂葉周圍有少量的慢性硬膜下血腫（＊）。

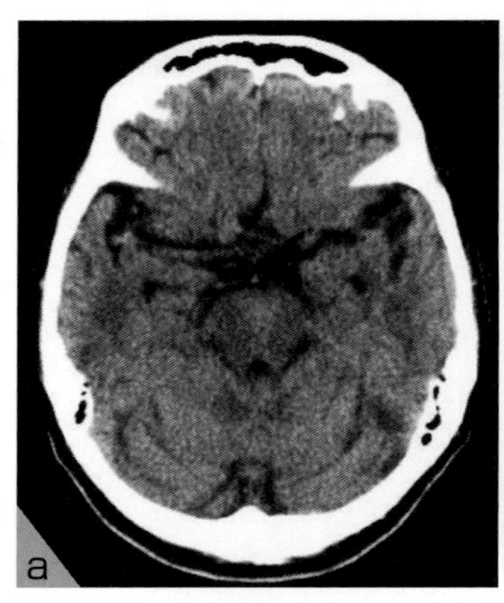

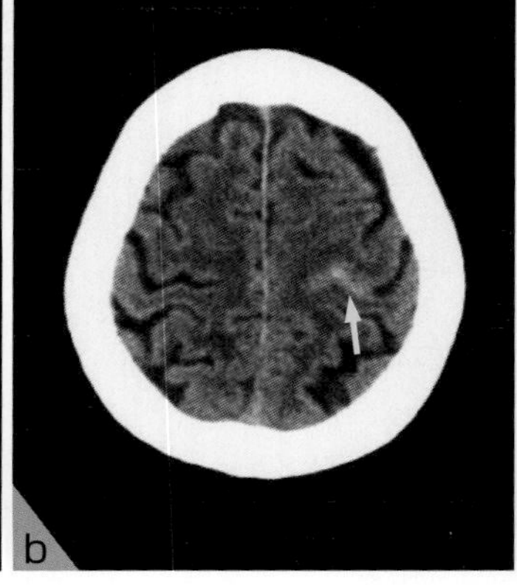

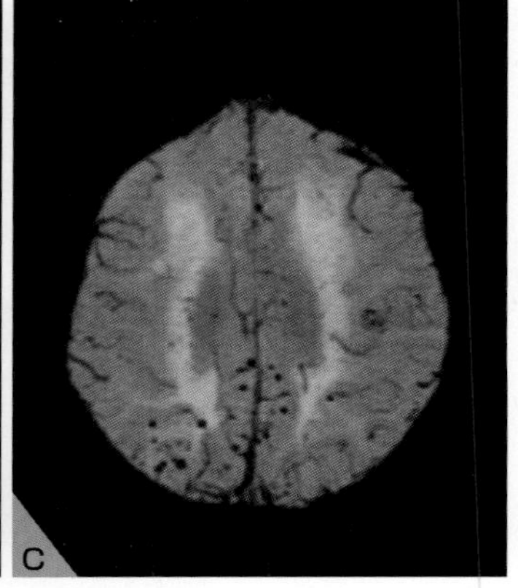

圖4-4. 70多歲女性，出現侷限於大腦凸面的蜘蛛膜下腔出血及多發性微出血

CT（a、b）中可看到侷限於左中央溝的蜘蛛膜下腔出血（箭頭），蝶鞍上區域和側腦溝等則無異常。磁化率加權影像（c）中，可於兩側頂葉觀察到多發性微出血，且明顯聚集在右側。

3 治療期間不可忽視的影像所見、檢查重點與影像判讀技巧

CAA常合併各式各樣的出血性病變，程度上也具多樣性，故評估時必須採取適當的順序。一般的T2*加權影像也可能檢查出微出血，但若考量敏感度，則建議使用磁化率加權影像來評估較為合適。CAA也可能合併無症狀性蜘蛛膜下腔出血或微型梗塞，因此FLAIR影像和擴散加權影像也不可或缺。

高齡者普遍有小動脈硬化所引起的出血性病變或白質病變，因此與CAA的鑑別格外重要。一般來說，若殼核、視丘、腦幹等高血壓性腦出血的好發部位存在微出血等出血性病變，其原因便可能是小血管病變。然而CAA和小血管病變是常見於高齡族群的病理表現，故兩者也可能合併發生，此時可使用^{11}C-PiB等類澱粉蛋白PET來評估是否合併CAA。

CAA的影像所見常有許多缺乏特異性的表現，在血管畸形、血管炎、靜脈血栓、頭部外傷等各類個案的影像所見中也可能看到。因此，在鑑別時除了最顯著的特徵性病變的分佈外，也必須確認多種影像所見的綜合結果以及個案的病歷（年齡、外傷病史等）。

（櫻井圭太）

● 參考文獻

1) Sakurai K, Tokumaru AM, Nakatsuka T, et al：Imaging spectrum of sporadic cerebral amyloid angiopathy;multifaceted features of a single pathological condition. Insights Imaging 5(3):375-385, 2014.
2) Linn J, Halpin A, Demaerel P, et al：Prevalence of superficial siderosis in patients with cerebral amyloid angiopathy. Neurology 74(17)：1346-1350, 2010.
3) Kinnecom C, Lev MH, Wendell L, et al：Course of cerebral amyloid angiopathy-related inflammation. Neurology 68(17)：1411-1416, 2007.
4) Charidimou A, Gang Q, Werring DJ：Sporadic cerebral amyloid angiopathy revisited；recent insights into pathophysiology and clinical spectrum. J Neurol Neurosurg Psychiatry 83(2)：124-137, 2012.
5) Kimberly WT, Gilson A, Rost NS, et al：Silent ischemic infarcts are associated with hemorrhage burden in cerebral amyloid angiopathy. Neurology 72(14)：1230-1235, 2009.

CHAPTER 05 DEMENTIA

遺傳性彌漫性白質腦病合併軸索球樣變

hereditary diffuse leukoencephalopathy with spheroids（HDLS）

1 原發疾病的概念與症狀特徵、病程和治療

1．概念與症狀的特徵、病程

遺傳性彌漫性白質腦病合併軸索球樣變（hereditary diffuse leukoencephalopathy with spheroids, HDLS）是以出現軸索腫大（軸索球樣變）和膠細胞（巨噬細胞）等神經病理學表現的白質腦病[1)]。1984年瑞典Axelsson的大型家系多代研究是第一篇針對此症的報告[1)]。2011年底鑑定出此症的致病基因為集落刺激因子1受體（colony stimulating factor 1 receptor, *CSF1R*）[2)]，使得過去較不可能做到的產前診斷變得容易。此外，此症也被認為是早發性失智症的原發疾病而備受矚目[3)]。過去在臨床上、神經病理學上有類似表現的pigmentary orthochromatic leukodystrophy（POLD）的部分患者便已鑑定出*CSF1R*變異，故也有學者提倡將兩者合稱為adult-onset leukoencephalopathy with axonal sphreoids and pigmented glia（ALSP）[4)5)]。

a．病理學上的考察

出現軸突（軸索）、髓鞘變性/脫落、軸索球樣變和膠細胞（巨噬細胞）等病理表現，也可觀察到微膠細胞（microglia）活化和反應性星狀膠細胞（reactive astrocyte）增生。

b．HDLS的臨床症候與所見

HDLS的發病年齡為8～78歲，擴及範圍相當大[4)5)]，不過大部分的患者是在青壯年期（20～50歲）發病。有報告指出，經CSF1R基因檢查確診為HDLS的55名患者的平均發病年齡為45.2歲[3)]。

基本上我們可將HDLS視為急速發展的早發性失智症。如前所述，HDLS的發定年齡範圍相當廣，而大部分的患者是在青壯年期（20～50歲）發病。初始症狀多為記憶力減退、行為異常（執行功能障礙）、抑鬱、失去興趣、漠不關心、自發性降低、感情麻木等精神症狀。因此面對HDLS患者，並無法排除將其視為失智症或精神疾患加以診斷治療的可能性。有些個案的初始症狀可能也為語言障礙、吞嚥障礙、步行障礙等運動症狀，但發生頻率上較失智或精神症狀來得少。不過即使其初始症狀屬於運動症狀，在此之前也可能已出現認知功能障礙或精神症狀。

HDLS患者必定會出現認知功能減退、精神症狀、人格改變的神經學表現。此外也常出現強迫性抓握、原始反射陽性等額葉徵候、失用等高階腦功能障礙、發話、動作緩慢等巴金森氏症狀、錐體路徵候、小腦共濟失調等症狀[4)5)]。惡化期間也可能有痙攣發作的情形。

最初發現*CSF1R*基因時，是將HDLS定位為微膠細胞疾病，因此今後應針對微膠細胞的功能異常、軸突變性、脫髓鞘的機制等進行進一步的釐清[3)]。

c. 診斷HDLS時的注意事項

屍體或活體檢驗等病理學檢查、CSF1R基因檢查是HDLS確診不可或缺的一環。包含Binswanger病在內的血管行失智症（VaD）、遺傳性腦動脈病（CADASIL、CARASIL）、單次進行型多發性硬化症在臨床表現或影像所見上較難與HDLS加以鑑別。不過相對來說，多發性硬化症患者病變頻率相當高的脊髓和小腦在HDLS患者則較少受到影響。

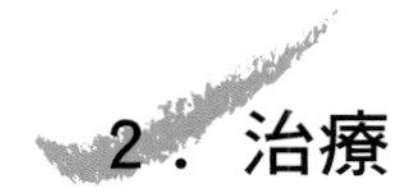

2. 治療

目前尚無針對HDLS的有效治療方法，發病後的病程進展快速，患者通常在發病後幾年就不再說話或行動，日常生活上完全仰賴他人照護。整個病程約為5～10年[4)5)]。根據吉田等人的報告，27名確診案例的平均死亡年齡為54.5歲，平均罹病期間為6.4年[3)]。

（高橋　晶）

文 獻

1) Axelsson R, Röyttä M, Sourander P, et al：Hereditary diffuse leucoencephalopathy with spheroids. Acta Psychiatr Scand Suppl 314：1-65, 1984.

2) Rademakers R, Baker M, Nicholson AM, et al：Mutations in the colony stimulating factor 1 receptor

(CSF1R) gene cause hereditary diffuse leukoencephalopathy with spheroids. Nat Genet 44(2)：200-205, 2011.
3) 吉田邦広，池田修一：Hereditary diffuse leukoencephalopathy with spheroids(HDLS). 最新医学 69(3)：148-152, 2014.
4) Wider C, Van Gerpen JA, DeArmond S, et al：Leukoencephalopathy with spheroids (HDLS) and pigmentary leukodystrophy(POLD)；a single entity? Neurology 72(22)：1953-1959, 2009.
5) Nicholson AM, Baker MC, Finch NA, et al：CSF1R mutations link POLD and HDLS as a single disease entity. Neurology 80(11)：1033-1040, 2013.
6) 小柳清光，木下通亨：白質ジストロフィー，白質脳症とスフェロイド；HDLS と Nasu-Hakola 病における観察と考察. 神経内科 78(4)：378-387, 2013.

2 影像所見的特徵與判讀方式

由HDLS患者的影像所見，MRI的T2加權影像/FLAIR影像顯示大腦白質出現多發性的高訊號區，分類上屬於白質腦症。白質病變在額葉有呈現非對稱性擴張的傾向，頂葉也有白質病變和萎縮的情形。疾病初期在局部腦區會出現異常訊號，隨著病情惡化則有癒合傾向，病變範圍擴及整體白質[1)]。病變可能局部分佈於大腦深部白質或皮質下白質，而和其他大多數的白質腦症一樣，HDLS患者的U-fiber仍相對保持完整。此疾患較常出現病變的部位為胼胝體及錐體路徑，胼胝體及錐體路徑的T2加權影像/FLAIR影像會出現典型的高訊號[1)]，且胼胝體萎縮程度相當明顯[2)3)]。目前尚未有報告指出出現活動性病變且有增強效果的案例。在CT可觀察到額葉病變部位伴隨鈣化的案例[4)]。

過去多認為HDLS的影像所見為非特異性白質病變，近年來則發現擴散加權影像上可觀察到對診斷相當有用的特徵。評估患者的擴散加權影像時，必須將表觀擴散係數（ADC）納入考量。HDLS的擴散加權影像尚可觀察到和大腦白質、胼胝體、錐體路徑病變部位一致的高訊號和低ADC區域；且病變會隨時間增加或遷徙[4)5)]。關於ADC值的變化，在進行中的病變邊緣部位ADC值降低，而在完全病變的部位則增加[6)]；然而整體來說，長期持續的擴散加權影像異常訊號和ADC值降低，仍是此疾患較具特異性的特徵。

HDLS案例的腦影像如**圖5-1**、**5-2**所示：

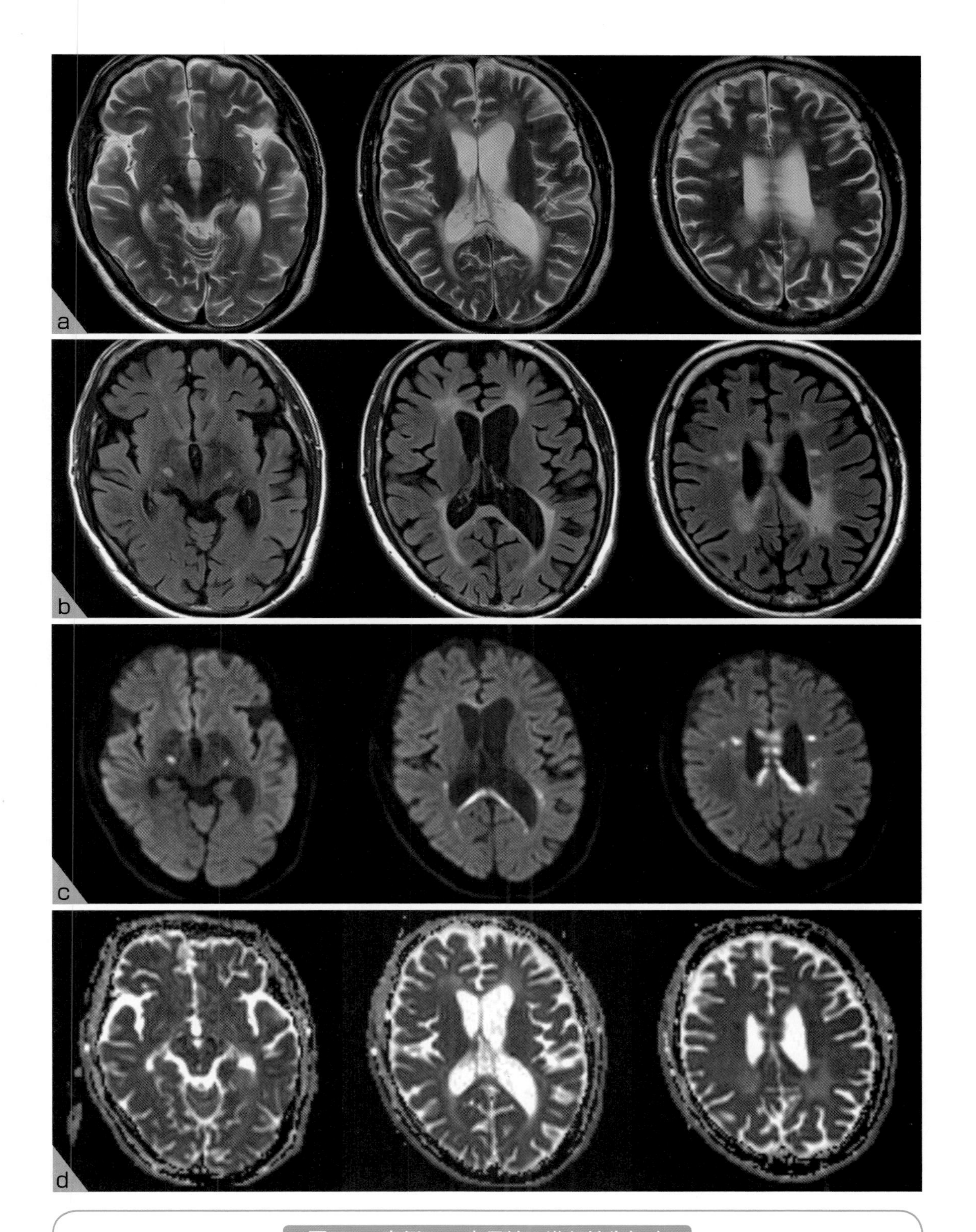

圖5-1. 案例：28歲男性，進行性失智症

T2加權影像上可觀察到大腦白質有大片呈斑狀～癒合狀的高訊號區，胼胝體和大腦錐體路徑也出現異常訊號（a）。FLAIR影像和T2加權影像一樣，也出現高訊號區（b）。擴散強調影像中，大腦深部白質及胼胝體、兩側錐體路徑皆呈現異常訊號（c）。和三個月前於其他院所拍攝的影像（未顯示於上圖）相比，其病變有遷徙的情況。ADC map中可看到ADC值偏低（d）。

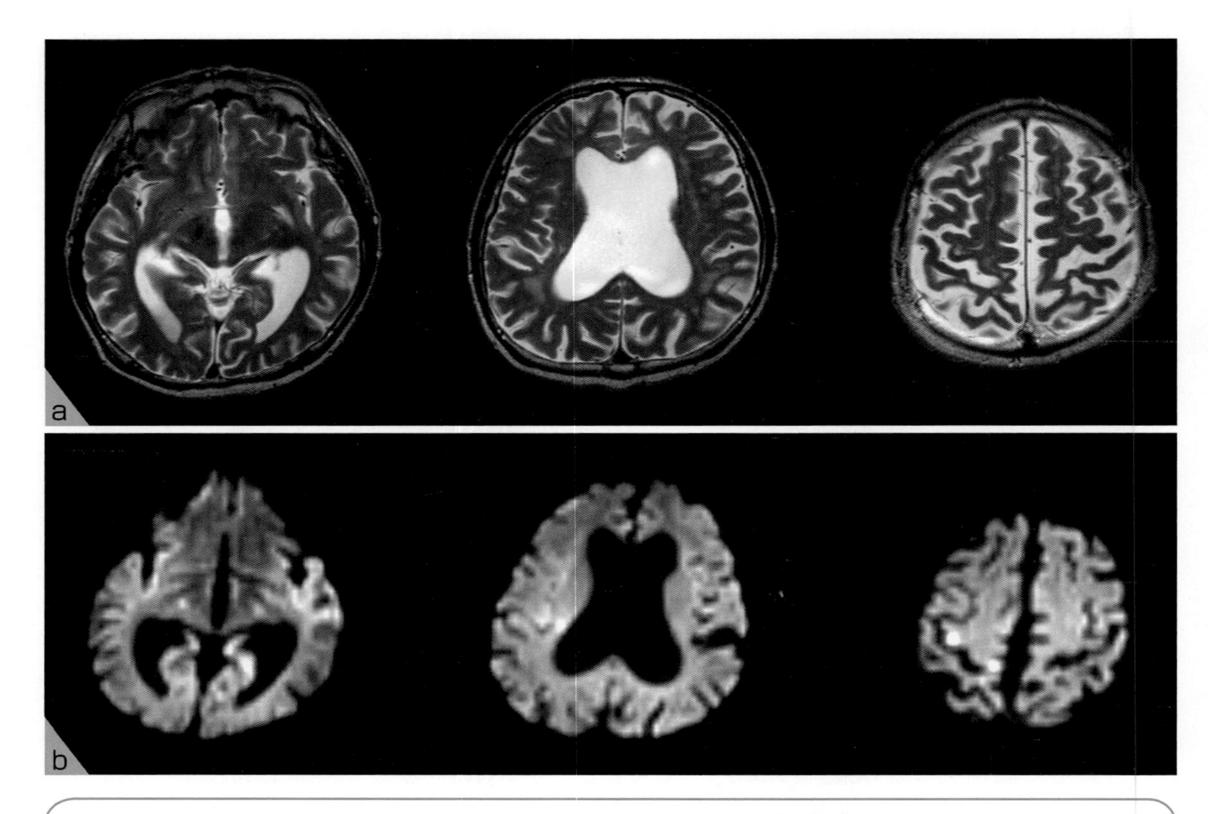

圖5-2. 案例：44歲男性，進行性失智症

此案例皮質下白質的T2加權影像可觀察到高訊號病變，以及顯著的大腦萎縮（a）。和圖5-1案例一樣，擴散強調影像顯示其大腦白質和大腦錐體路徑呈高訊號（b），但胼胝體並未出現病變。

3 治療期間不可忽視的影像所見、檢查重點與影像判讀技巧

進行影像鑑別時，應注意患者情況屬於一開始呈現局部病變、最終演變為癒合之白質病變的多發性硬化症，還是血管疾病等其他病變。出現缺血性變化時，除了大腦白質外，基底核、視丘、腦幹等部位也可能觀察到病變，有時也會伴隨微出血。而在單次進行性多發性硬化症患者身上也有研究發現類似的表現[7)8)]。多發性硬化症也會伴隨胼胝體病變，但較典型的型態為從胼胝體下方突出的septal intercallosal lesion，和HDLS整體呈現異常型態並不相同。此外，多發性硬化症患者的擴散加權影像很少顯示持續的異常。若有脊髓病變，表示應為多發性硬化症。擴散加權影像上若呈現限制性擴散的高訊號病變，則有可能是庫賈氏症（Creutzfeldt－Jakob disease, CJD）、神經元核內包涵體疾病（neuronal intranuclear hyaline inclusion disease, NIHID）或進行性多灶性白質腦症病（progressive multifocal leukoencephalopathy, PML），應加以鑑別[9)-11)]。賈庫氏症患者的皮質及基底核會出現異常，後兩者的皮質則會觀察到U-fiber等異常，故可從其分布來進行鑑別。血管內淋巴瘤的影像也

可能呈現類似的異常訊號，但並與亞急性期梗塞類似，在ADC無顯著降低的傾向[12)13)]。

而另一方面，如同X連鎖遺傳性腎上腺腦白質失養症（X-linked adrenoleukodystrophy）的Loes分數，Sundal等人也提出HDLS影像重症度分數，可用來作為診斷時的參考[1)]。

（住田　薰、佐藤典子）

文獻

1）Sundal C, Van Gerpen JA, Wider C, et al：MRI characteristics and scoring in HDLS due to CSF1R gene mutations. Neurology 79(6)：566-574, 2012.

2）Kinoshita M, Kondo Y, Yoshida K, et al：Corpus callosum atrophy in patients with hereditary diffuse leukoencephalopathy with neuroaxonal spheroids；an MRI-based study. Internal Medicine 53：21-27, 2014.

3）Kondo Y, Kinoshita M, Fukushima K, et al：Early involvement of the corpus callosum in a patient with hereditary diffuse leukoencephalopathy with spheroids carrying the *de novo* K793T mutation of CSF1R. Internal Medicine 52：503-506, 2013.

4）Terasawa Y, Osaki Y, Kawarai T, et al：Increasing and persistent DWI changes in a patient with hereditary diffuse leukoencephalopathy with spheroids. J Neurol Sci 335(1-2)：213-215, 2013.

5）Kitani-Morii F, Kasai T, Tomonaga K, et al：Hereditary diffuse leukoencephalopathy with spheroids characterized by spastic hemiplegia preceding mental impairment. Internal Medicine 53：1377-1380, 2014.

6）Sundal C, Jonsson L, Ljungberg M, et al：Different stages of white matter changes in the original HDLS family revealed by advanced MRI techiniques. J Neuroimaging 25：444-452, 2014.

7）Saitoh B, Yamasaki R, Hayashi S, et al：A case of hereditary diffuse leukoencephalopathy with axonal spheroids caused by a *de novo* mutation in CSF1R masquerading as primary progressive multiple sclerosis. Multi Scler J 19：1367-1370, 2013.

8）Inui T, Kawarai T, Fujita K, et al：A new CSF1R mutation presenting with extensive white matter lesion mimicking primary progressive multiple sclerosis. J Neurol Sci 334(1-2)：192-195, 2013.

9）Shiga Y, Miyazawa K, Sato S, et al：Diffusion-weighted MRI abnormalities as an early diagnostic marker for Creutzfeldt-Jakob disease. Neurology 63(3)：443-449, 2004.

10）Sone J, Kitagawa N, Sugawara E, et al：Neuronal intranuclear inclusion disease cases with leukoencephalopathy diagnosed via skin biopsy. J Neurol Neurosurg Psychiatry 85(3)：354-356, 2014.

11）Buckle C, Castillo M：Use of diffusion-weighted imaging to evaluate the initial response of progressive multifocal leukoencephalopathy to highly active antiretroviral therapy；early experience. AJNR Am J Neuroradiol 31(6)：1031-1035, 2010.

12）Baehring JM, Henchcliffe C, Ledezma CJ, et al：Intravascular lymphoma；magnetic resonance imaging correlates of disease dynamics within the central nervous system. J Neurol Neurosurg Psychiatry 76(4)：540-544, 2005.

13）Kinoshita T, Sugihara S, Matusue E, et al：Intravascular malignant lymphomatosis；diffusion-weighted magnetic resonance imaging characteristics. Acta Radiol 46(3)：246-249, 2005.

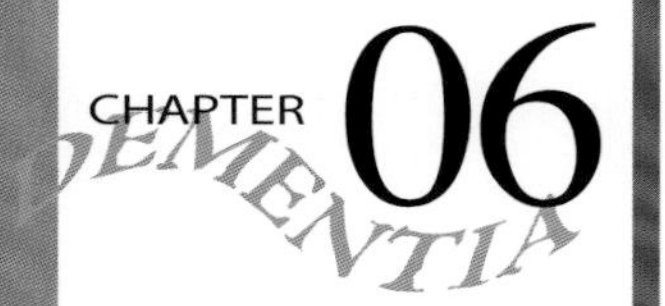

神經元核內包涵體病/嗜伊紅核內包涵體病

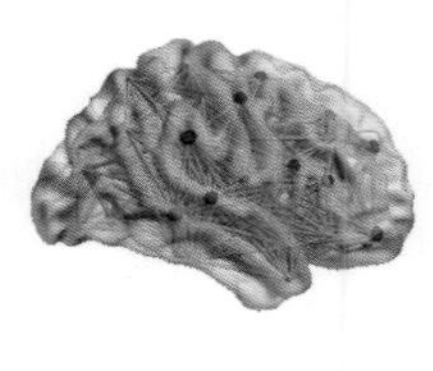

neuronal intranuclear hyaline inclusion disease(NIHID)

1 原發疾病的概念與症狀特徵、病程和治療

神經元核內包涵體病/嗜伊紅核內包涵體病（neuronal intranuclear hyaline inclusion disease, NIHID）是一種罕見疾病，其特徵為神經細胞及膠細胞的細胞核內出現嗜伊紅酸性玻璃樣包涵體[1)]。此疾病大多為偶發性，但也有家族性案例的報告。NIHID是以神經細胞核內嗜酸性包涵體之形成為特徵之神經退化性疾病群的總稱。在全身的內臟器官大多能發現到核內包涵體的蹤跡，其臨床表現依發病年齡的不同，可分為幼兒型、少年型和成人型[2)]。因其臨床症狀之多樣性，故過去較難在產前加以診斷。然而近年來有越來越多的報告提及以白質腦病合併失智為核心症狀的成人型案例。特殊的MRI表現，以及皮膚和直腸等部位的切片檢驗，都是此疾病的診斷關鍵，並且有利於產前診斷[3)]。NIHID可能為偶發性或家族性，目前已有以體染色體顯性遺傳家譜[4)]、同卵雙胞胎[5)]、手足[6)]等為對象的相關研究，但尚未鑑定出致病基因。

幼兒型NIHID的臨床特徵，為5歲以前即出現四肢協調障礙和構音障礙等小腦性運動失調之表現。舞蹈手足徐動症和震顫等不隨意運動也是很重要的特徵，其中也有不少案例的病程超過10年之久。

少年型NIHID的症狀表現較幼兒型更為多樣，其中性格改變和學習障礙是從一開始就相當明顯的症狀。隨著病程的進行，會出現錐體路徵候或巴金森氏症狀，而許多個案皆呈現進行性的多系統退化狀態。發病後10～20年間會因反複發生肺炎，最終導致死亡。

成人型NIHID則和前述的兩種類型不同，會先出現記憶障礙、認知功能障礙、定向感障礙等，也可能呈現巴金森氏症狀、不隨意運動、深部反射能力降低、小腦徵候、自律神經功能障礙等情形。成人型NIHID和其他類型NIHID相異的地方在於進行性失智[7)]，因此從一開始就有必要和失智症加以鑑別。NIHID患者頭部MRI的擴散加權影像(DWI)的特徵為侷限於腦部皮髓交界的高訊號區，進而考量其臨床症狀，若符合上述症狀表現，便可懷疑其罹患此症。有報告提及，尚未達到產前確診為NIHID時，也有患者被診斷為多系統萎縮症（multiple system atrophy; MSA）、皮克氏病（Pick's disease）、亨丁頓氏舞蹈症、甲狀腺相關腦病等的案例。此外也有不少經歷階段性惡化病程的個案[8)]。

病理診斷方面，NIHID的產前診斷較為困難，有少數以直腸活體切片檢查[9)]、腓腸神經活體切片檢查[4)]進行產前診斷的報告，而近來則有利用皮膚活體切片檢查進行產前診斷的案例。用H&E染色可觀察到真皮汗腺和毛囊細胞核內2～3 μm的嗜酸性包涵體。但沒有核異型（nuclear atypia）、血管炎或血管內淋巴瘤等病理表現。免疫組織學上則使用抗ubiquitin抗體和抗p62抗體的免疫染色，來觀察真皮汗腺、毛囊細胞和皮下脂肪細胞核內的陽性結構物。

神經元核內包涵體在整個腦部都可觀察到，但神經變性退化只侷限於小腦、錐體外路徑、自律神經等特定部位。其分佈與神經脫落的程度呈負相關。雖然也可觀察到膠細胞內包涵體，但其出現頻率因人而異。在需要與失智症加以鑑別的成人型NIHID，會在膠細胞觀察到比神經細胞更多的核內包涵體，大腦白質髓鞘纖維脫落的程度約在中度到高度。神經元核內包涵體不僅會在中樞神經出現，也可於末梢神經或內臟神經觀察到。此外也可能於腸肌神經叢(myenteric plexus)的神經節細胞和腎上腺髓質的實質細胞發現其蹤跡[1)]。

NIHID的病理型態尚有許多不明之處，今後仍需持續累積病患案例，並嘗試釐清核內包涵體形成的分子結構等[10)]，而其治療也將是未來相關研究的重要課題。

（高橋　晶）

● 文 獻

1) 和泉唯信, 大崎祐亮, 藤田浩司, ほか：臨床医のための神経病理；神経核内封入体病. Clinical Neuroscience 31(12)：1356-1357, 2013.
2) Takahashi-Fujigasaki J：Neuronal intranuclear hyaline inclusion disease. Neuropathology 23(4)：351-359, 2003.
3) Sone J, Tanaka F, Koike H, et al：Skin biopsy is useful for the antemortem diagnosis of neuronal intranuclear inclusion disease. Neurology 76(16)：1372-1376, 2011.
4) Sone J, Hishikawa N, Koike H, et al：Neuronal intranuclear hyaline inclusion disease showing motor-sensory and autonomic neuropathy. Neurology 65(10)：1538-1543, 2005.
5) Haltia M, Somer H, Palo J, et al：Neuronal intranuclear inclusion disease in identical twins. Ann Neurol 15(4)：316-321, 1984.
6) Schuffler MD, Bird TD, Sumi SM, et al：A familial neuronal disease presenting as intestinal pseudoobstruction. Gastroenterology 75(5)：889-898, 1978.
7) 藤ヶ崎純子：臨床医のための神経病理；Neuronal intranuclear hyaline inclusion disease. Clinical Neuroscience 22(6)：642-643, 2004.
8) 青木茂樹, 相田典子, 井田正博, ほか(編著)：変性疾患とその類縁疾患；核内封入体病. 画像診断別冊；よくわかる脳MRI, 第3版, pp640-641, 学研メディカル秀潤社, 東京, 2012.
9) Kulikova-Schupak R, Knupp KG, Pascual JM, et al：Rectal biopsy in the diagnosis of neuronal intranuclear hyaline inclusion disease. J Child Neurol 19(1)：59-62, 2004.
10) 曽根　淳, 菱川　望, 田中章景, ほか：Neuronal intranuclear hyaline inclusion disease. Annual Review 神経 2007, pp175-182, 中外医学社, 東京, 2007.

2 影像所見的特徵與判讀方式

①MRI為必要檢查項目。

②擴散加權影像(DWI)中於皮質正下方觀察到高訊號時，對鑑別來說相當重要[1)-4)]。此擴散加權影像的訊號異常範圍有可能在外形上產生變化，但基本上較常發生遷移的現象。皮質正下方的擴散加權影像中的高訊號在病理學上為海綿狀變化顯著的部位[1)5)6)]。

③T2加權影像、FLAIR影像中於皮質下會呈現加權之瀰漫性高訊號，且會持續發展、遷移。

④訊號異常程度的增加表示腦萎縮正持續進行。

⑤可能於腦幹、小腦、中小腦腳發現特徵所見。

⑥以目前的技術來說，腦血流SPECT的影像所見並無特異性。

相關案例如**圖6-1～3**所示：

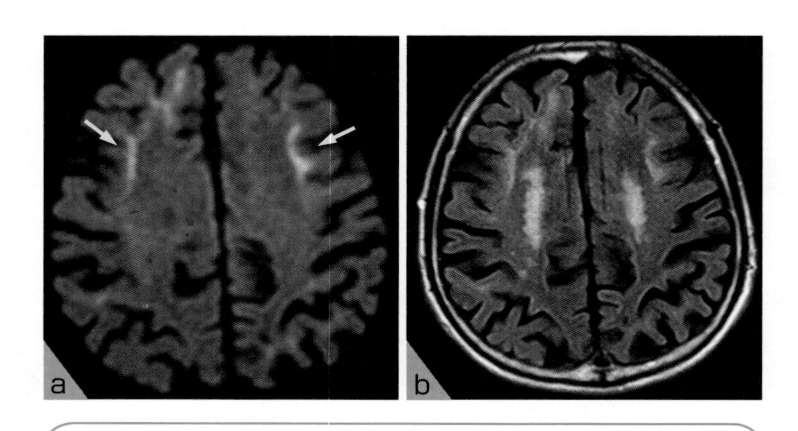

圖6-1. 案例：50多歲男性

左上肢麻痺，發病時間不明。

a：可觀察到擴散加權影像中，皮質正下方高訊號遍及兩側（箭頭處）。

b：可觀察到FLAIR軸向剖面中，皮質正下方有加權之高訊號，此時只有輕微的瀰漫性變化。

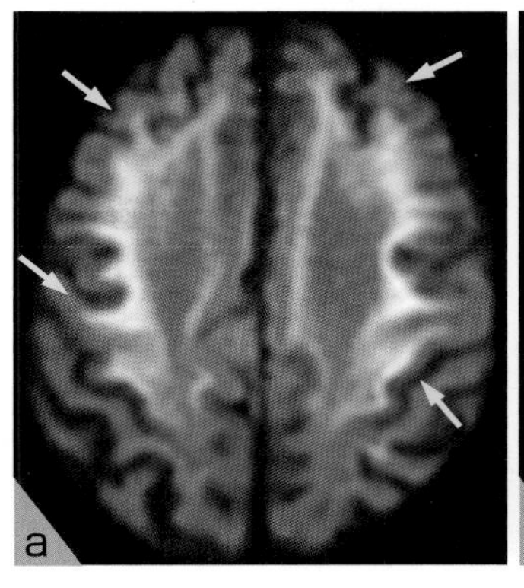

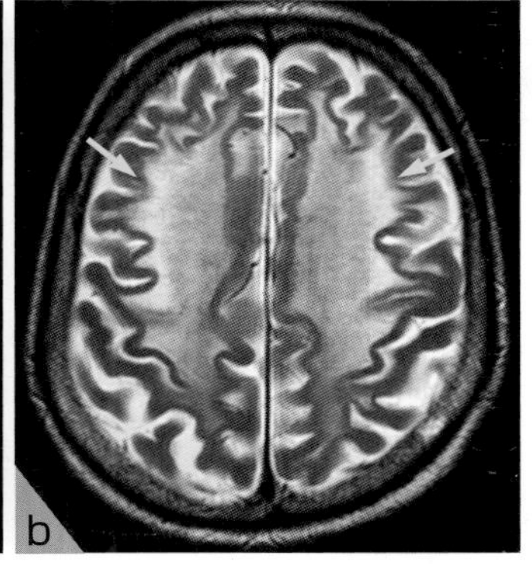

圖6-2. 案例：70多歲男性

主訴為認知功能障礙。

a：擴散加權影像中，可於兩側大腦皮質下觀察到大範圍的高訊號（箭頭處）。

b：T2加權影像中，可觀察到瀰漫性白質高訊號。皮質正下方有加權之高訊號（箭頭處）。

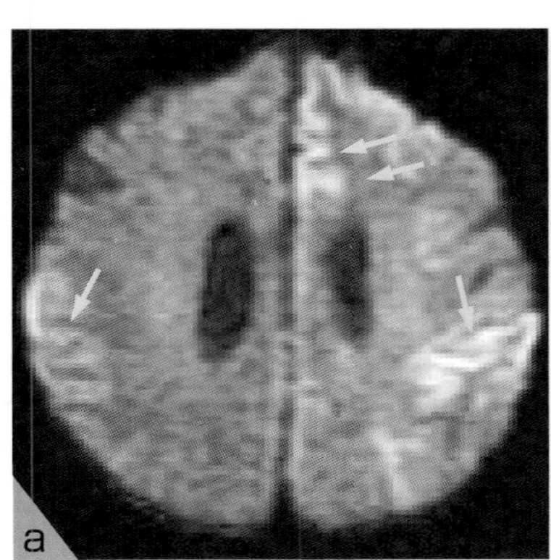

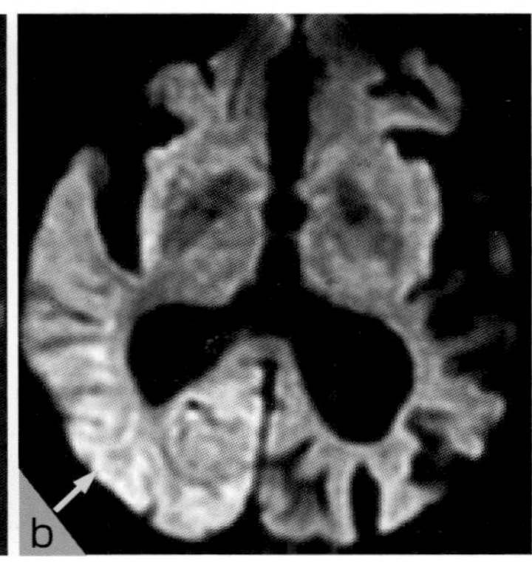

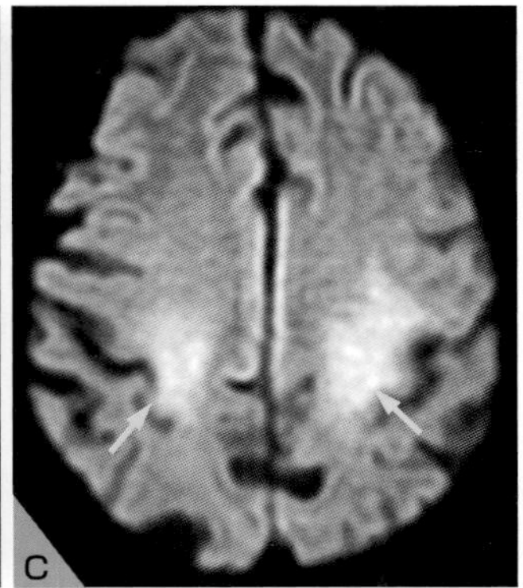

圖6-3. 鑑別（擴散加權影像）

a、b中可看到加權於皮質的擴散加權影像中出現高訊號（箭頭處），分別為痙攣後腦病（a）和庫賈氏症（b）。c則為70多歲意識障礙的患者，其擴散加權影像中可觀察到皮質正下方有不均勻的瀰漫性高訊號（箭頭處），正處於低血糖腦病的急性期。

3 治療期間不可忽視的影像所見、檢查重點與影像判讀技巧

1. 不可忽視的影像所見、檢查重點時期

①初期可能在擴散加權影像中於皮質正下方觀察到高訊號。此時的臨床症狀相當輕微，若在MRI發現異常，應謹慎地持續追蹤臨床症狀及影像所見。

②大多數案例的擴散加權影像中的訊號變化可視為診斷的關鍵，少數案例的擴散加權影像中的訊號變化不太明顯，這有可能是因為先出現了瀰漫性白質病變。

③隨著病程的進行，不僅擴散加權影像中會有訊號異常，還會伴隨持續的瀰漫性白質病變及萎縮。基本上很難定出明確的後續追蹤時期，但若僅於擴散加權影像中發現異常，便可同時進行與其他疾患的鑑別，一個月後追蹤，若無變化則三個月後追蹤，之後再視病情發展進行MRI的後續追蹤。

④然而臨床症狀急速惡化、發生疑似癲癇或腦血管疾病的情況時，應配合病程進展追加MRI檢查，以作為準緊急（quasi-emergency）檢查。

2. 影像判讀、影像診斷的技巧

①影像檢查會在疾病初期進行，或欲深入確認已持續發展的失智的原因時，也會利用影像檢查來掌握臨床病程，以作為診斷之參考。預期將可利用皮膚、脂肪、神經肌肉活體切片檢查確診，而與臨床主治醫師的緊密合作也不可或缺。

②影像所見可能因病期而異，應特別注意。

③MRI為優先選擇。若選擇CT作為初次檢查，而懷疑有瀰漫性白質吸收偏低，也就是所謂的「腦白質稀疏（leukoaraiosis）」時，為求謹慎，應確認皮質正下方吸收偏低的部分是否加權。

④MRI擴散加權影像中，皮質正下方的高訊號可作為與NIHID鑑別之依據。

⑤發生皮質病變時，應謹慎確認是否毫無疑義為NIHID所引起的病變，以及是否合併痙攣後腦病或其他腦病、腦炎等。

⑥擴散加權影像中，白質內有高訊號遷移的腦病包括遺傳性彌漫性白質腦病合併軸索球樣變（hereditary diffuse leukoencephalopathy with spheroids, HDLS），需和NIHID加以鑑別[7)8)]。相對於擴散加權影像中，NIHID的皮質正下方有加權之訊號變化，HDLS較常見擴散係數

偏低之斑狀病灶。瀰漫性白質變化顯著時，也可能需要和Binswanger病加以鑑別。產生瀰漫性的訊號變化時，也有必要確認有訊號變化加權的部位。

⑦診斷時，NIHID需要和普利昂蛋白疾病（prion disease）、痙攣後腦病、粒線體腦病、伴隨高氨血症之腦病、SLE腦病、Wilson病（肝豆核狀變性）、引發白質病變的低血糖腦病、橋本氏腦病、進行性多灶性白質腦病（progressive multifocal leukoencephalopathy）等加以鑑別。 一氧化碳中毒和痙攣後腦病的患者可能會出現Grinker's myelinopathy，而於亞急性至慢性期出現晚發性脫髓、白質破壞的情形，但臨床病程和實驗數據的探討分析，以及對皮質正下方訊號變化的仔細觀察，皆有助於和NIHID的鑑別。

（德丸阿耶、村山繁雄、齊藤祐子）

● 文 獻

1）Sone J, Tanaka F, Koike H, et al：Skin biopsy is usefulfor the antemortem diagnosis of neuronal intranuclear inclusion disease. Neurology 76(16)：1372-1376, 2011.

2）初田裕幸, 村山繁雄, 徳丸阿耶, ほか：寛解増悪を繰り返したエオジン好性核内封入体病の 69 歳男性剖検例. 臨床神経学 51：373, 2011.

3）徳丸阿耶：核内封入体病. よくわかる脳 MRI, 第 3 版, 青木茂樹, ほか(編), p640, 秀潤社, 東京, 2013.

4）森　墾：拡散強調画像で遷延する白質高信号；エオジン好性核内封入体病. 連想　脳・脊髄の画像診断；画像に見えないものを診る, p108, メジカルビュー社, 東京, 2013.

5）Yokoi S, Yasui K, Hasegawa Y, et al：An autopsy case of intranuclear inclusion body disease with leukoencephalopathy. Neuropathology 31(4)：333, 2011.

6）Takahashi-Fujigasaki J：Neuronal intranuclear hyaline inclusion disease. Neuropathology 23(4)：351-359, 2003.

7）Kinoshita M, Yoshida K, Oyanagi K, et al：Hereditary diffuse leukoencephalopathy with axonal spheroids caused by R782H mutation in CSF1R；Case report. J Neurol Sci 318(1-2)：115-118, 2012.

8）Terasawa Y, Osaki Y, Kawarai T, et al：Increasing and persistent DWI changes in a patient with hereditary diffuse leukoencephalopathy with spheroids. J Neurol Sci 335(1-2)：213-215, 2013.

CHAPTER 07 DEMENTIA

後皮質萎縮症

posterior cortical atrophy(PCA)

1 原發疾病的概念與症狀特徵、病程和治療

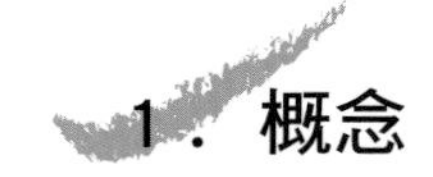

1. 概念

阿茲海默症（AD）發病時呈現典型的記憶障礙，隨著病程的進行，會開始出現語言功能、視空間認知功能等方面的障礙。然而並非所有AD患者的病程經過都是如此，有部分患者可能呈現輕度的記憶障礙，而視覺功能卻有選擇性的顯著障礙，其腦部影像可觀察到頂葉到枕葉部分有明顯的萎縮。Benson等人於1988年發表的五位個案報告中，提及患者出現緩慢進行的視覺失認、閱讀障礙等大腦後部相關之高階腦功能障礙，在病程後期仍保有一定程度的病識感、記憶力、判斷力，而提出後部皮質萎縮（posterior cortical atrophy, PCA）的概念[1)]。PCA屬於臨床概念，具有多樣的病理學背景，其中最常見的原發疾病為AD，但也有報告提到路易氏體失智症（DLB）、大腦皮質基底核退化症（CBD），以及庫賈氏症等案例[2)]。目前已知約有5%的AD案例被認為是PCA，而又被稱為視覺變異型AD。Tang-Wai等人的報告[3)]指出，9名進行屍檢的案例中有7名的病理學診斷為AD。另外有趣的是，海馬迴的神經纖維變化密度較典型的AD來得低，主要視覺區和視覺聯合區則較高。

2. 症狀與臨床經過

2004年Tang-Wai等人以被診斷為PCA的40名案例為對象，提出由核心症狀、輔助性特徵、神經心理學和神經影像檢查構成之診斷標準[3)]，如**表7-1**所示。

這些個案的核心症狀在發病上較為和緩，但會持續發展，其他特徵包括會出現眼部疾病以外的視覺症狀、相對來說病程早期仍維持一定的記憶力和病識感、整個病程都會存在視

表7-1. 後部皮質萎縮的診斷標準

核心特徵	・發病起初不明顯，病情緩慢發展。 ・即便無眼科異常，仍有眼部異常之主訴。 ・相對來說仍維持順行性記憶。 ・整個病程皆呈現視空間能力缺損。 ・無腦梗塞或腦瘤。 ・無巴金森氏症狀或幻覺。 ・出現以下任一症狀： 同時性失認、建構力受損、視野缺損、 地點定向力障礙、Gerstmann症候群之任一核心症狀。
輔助性特徵	・閱讀障礙 ・老年早期發病 ・概念性運動失用 ・穿衣失用 ・相貌失認
神經心理檢查/腦神經影像	頂枕葉功能異常

（出處於文獻3並由筆者翻譯）

覺功能障礙、但無梗塞或腫瘤、早期未出現巴金森氏症狀或幻覺，且可能出現同時性失認和建構力受損、視野缺損、地點定向力障礙、Gerstmann症候群的部分症狀等，這些特徵都是在診斷上需要考量的重點。輔助性特徵則包括書寫障礙、發病年齡早、概念性運動失用或穿衣失用、相貌失認等。此外，檢視神經心理學評估結果、神經影像所見是否反映頂枕葉功能異常也不可或缺。

以下介紹的是筆者曾接觸過的PCA案例，為保護患者隱私，已修正部分病歷資訊。

▶案例◀

個案為61歲的女性，有AD之家族史（母親）。約59歲開始出現「放空」、「一用腦就頭痛，什麼事也不想做」的主訴。同一年年底，個案在準備每年例行的賀年卡時，覺得無法把字寫好，故連一張賀卡也沒完成。大約從這時候開始，也開始無法執行從前拿手的心算。約60歲開始，個案抱怨「右眼深處有沉重感」、「腦袋沉重」，而至附近的眼科就診。經醫師評估疑似右眼視野缺損，而轉介至A醫院的神經內科，但並未觀察到引起視力障礙的神經所見。之後61歲開始，家人發現個案有「無法寫字」、「無法正確理解文章」、「看不懂時鐘」等情形，而至本院就診。個案無法仿畫MMSE的圖形，也無法正確寫出住家地址，顯示有書寫障礙的情況（圖7-1）。

MRI影像顯示其頂枕葉有輕度的萎縮，腦血流SPECT則可觀察到頂枕葉區域的血流顯著下降（圖7-2）。

根據個案的臨床經過及腦影像所見，最後確診為PCA。開始用Donepezil 5mg後，接下來的5年內未出現顯著的記憶障礙，而視空間認知功能則逐漸降低。

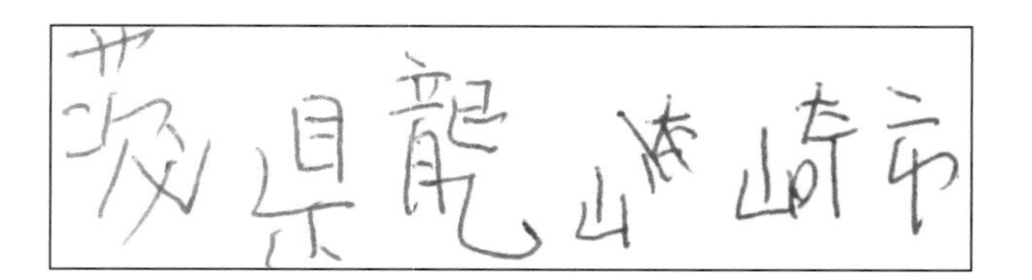

圖7-1. 後部皮質萎縮症個案的書寫障礙表現

個案欲寫下「茨城縣龍崎市」，但可觀察到其文字結構並不完整。

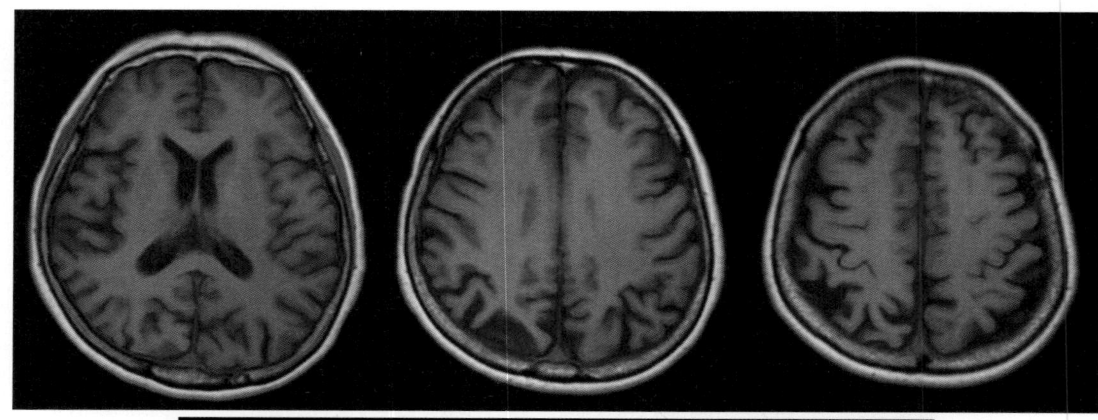

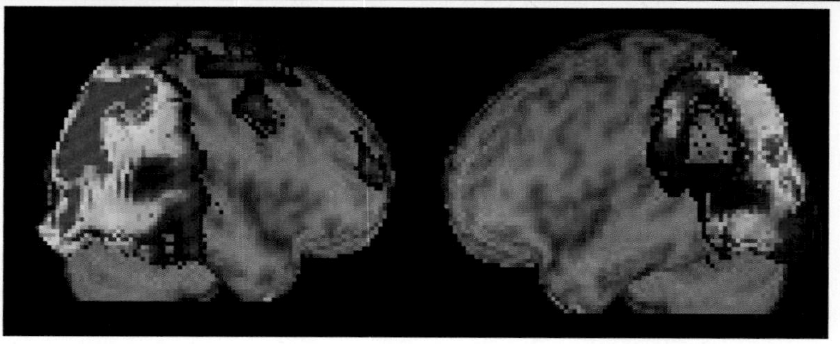

圖7-2. 後部皮質萎縮症個案的MRI及腦血流SPECT

從MRI僅看到其頭頂部有輕度的萎縮，然而腦血流SPECT中頂枕葉區域的血流卻顯著降低。

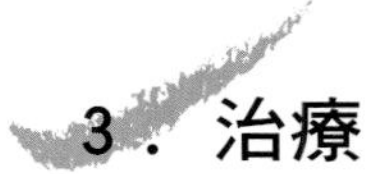

3．治療

目前並無針對PCA本身的有效療法，不過仍可利用物理治療和職能治療來改善患者惡化的ADL及QOL。

至於藥物治療，因部分的PCA病理背景與AD有關，故有些研究者認為膽鹼酯酶抑制劑可能發揮一定的效果。此外，PCA患者因症狀影響而有憂鬱、不安、焦慮、自尊心降低的情形，對此抗憂鬱藥物可發揮一定程度的效果。

（根本清貴）

● 文 獻

1) Benson DF, Davis RJ, Snyder BD：Posterior cortical atrophy. Arch Neurol 45(7)：789-793, 1988.
2) Crutch SJ, Lehmann M, Schott JM, et al：Posterior cortical atrophy. Lancet Neurol 11(2)：170-178, 2012.
3) Tang-Wai DF, Graff-Radford NR, Boeve BF, et al：Clinical, genetic, and neuropathologic characteristics of posterior cortical atrophy. Neurology 63(7)：1168-1174, 2004.

2 影像所見的特徵與判讀方式

PCA在臨床上的早期診斷較為困難，故大多數案例在接受影像診斷的同時，其病程已發展至一定程度。因此，在MRI和CT等的結構影像上常可觀察到具特徵性的表現。典型案例在結構影像上會觀察到頂葉至枕葉有萎縮的情形，顳葉內側則未出現病變。非典型案例可能缺乏萎縮的病理表現，或呈現瀰漫性萎縮，分佈上並無特徵。若臨床表現疑似PCA，但在MRI上未顯示典型的萎縮分佈時，建議使用腦血流SPECT或^{18}F-FDG-PET來做進一步的檢查。若為PCA，那麼在上述的功能性影像中便可於後方腦區觀察到血流和代謝降低的情形。

1．MRI所見

PCA屬於病情隨著時間而進展的疾病。某項研究[1]以健康者為對象進行MRI檢查，5年多後追蹤發展為PCA的個案，發現始於頂上回和顳下回的萎縮在1年後擴及頂下回至枕葉，再一年後則擴及顳葉內側。

PCA和晚發性AD之間有許多共通點。PCA初期的枕葉顯著萎縮，AD則是顳葉內側萎縮較顯著，較容易利用MRI鑑別兩者。隨著病程的進行，逐漸變得較難以MRI進行鑑別。Lehmann等人[2]比較發病後5年時PCA和AD的影像所見，兩者皆有全腦萎縮的情形。兩著的萎縮速度和健康者相比皆高達年齡變化量的5倍。遺傳因子方面，目前已知APOE ε 4會提高罹病風險[3]。雖然PCA的病理表現和早發性AD不同[4]，但也有報告發現*precenilin1*基因異常的情形，Stiek等人[5]提出的結論是*precenilin1*基因的I211M缺損為PCA的表現型。此外，也有研究者推測PCA和家族性AD有關。雖然80%以上的PCA患者具有AD的病理表現，但型態相當多樣，其主要共通點為兩者皆為持續進行的退化性疾病[6]。

關於症狀和萎縮之間的關係，半側空間忽略的側化性雖然可能發生於左側或右側，但腦部萎縮和血流降低的程度為右側較明顯[7]。此外，也有報告指出患者的頂顳葉區和前額葉有萎縮和血流降低的情形。研究指出視空間認知障礙（背側皮質視覺路徑受損）者的枕葉至頂葉皮質容積會減少，視知覺功能障礙（腹側皮質視覺路徑障礙）者則為枕葉至顳葉皮質容積減少，但兩者在影像判別上並不容易。

2．腦血流SPECT所見

Kas等人[8]以39名PCA患者、24名典型AD患者和24名健康者為對象，探究其腦血流SPECT影像，發現PCA患者的血流降低始於頂葉背側，並擴及枕葉至顳葉。與典型的AD患者相比，PCA患者的枕葉、頂葉、顳葉後方的血流降低程度更為顯著。此外，也有報告指出前額眼動區（frontal eye field）血流降低與眼球運動失用有關[8][9]，以及單側視空間認知功能障礙與對側頂葉血流減少和左右差異有關[7]。

3．F-FDG-PET檢查所見

PCA和AD患者一樣，出現顳葉至頂葉區域醣類代謝減少的情形，但有報告指出PCA患者的代謝減少區域擴及腦部後方，且其枕葉至頂葉區下方代謝降低的程度較AD和健康者更加顯著。關於症狀和醣類代謝之間的相關性，研究認為視覺性失認與後扣帶迴有關，視覺共濟失調與左側枕葉有關，眼球運動失用與左頂葉和後扣帶迴有關，醣類代謝降低則與頂葉內側有關[10]。雖然上述情況會隨時間而有所變化，但若在發病後屆滿4年時將個案分為「4年內」和「4年之後」醣類代謝降低的兩組，可發現兩組醣類代謝降低的區域幾乎沒有差異，只有枕葉出現稍微惡化的情況[10]。

4. 類澱粉蛋白PET所見

使用^{11}C-PiB的研究發現，PCA的類澱粉蛋白分佈範圍及聚積程度和AD相同，且主要感覺／運動區、主要視覺區、海馬迴並無堆積的傾向[11)]。此外，也有研究發現，使用^{18}F-florbetapir時，其分佈範圍也和AD相同，在腦血流SPECT和^{18}F-FDG-PET上並未觀察到左右差異[12)]。

5. Tau蛋白PET所見

根據左同側偏盲、腹側及背側皮質視覺路徑病變的個案報告，利用^{18}F-FDG-PET檢查觀察到右側枕葉醣類代謝顯著降低，而在tau蛋白PET（^{18}F-AV1451）影像中則是呈現聚積增加的情形。雖然為單一個案報告，但研究者比較不同造影檢查的結果，發現^{18}F-FDG-PET和澱粉蛋白PET的分佈並無相關性，和tau PET的分佈則呈負相關[13)]。

PCA案例如**圖7-3～6**所示。

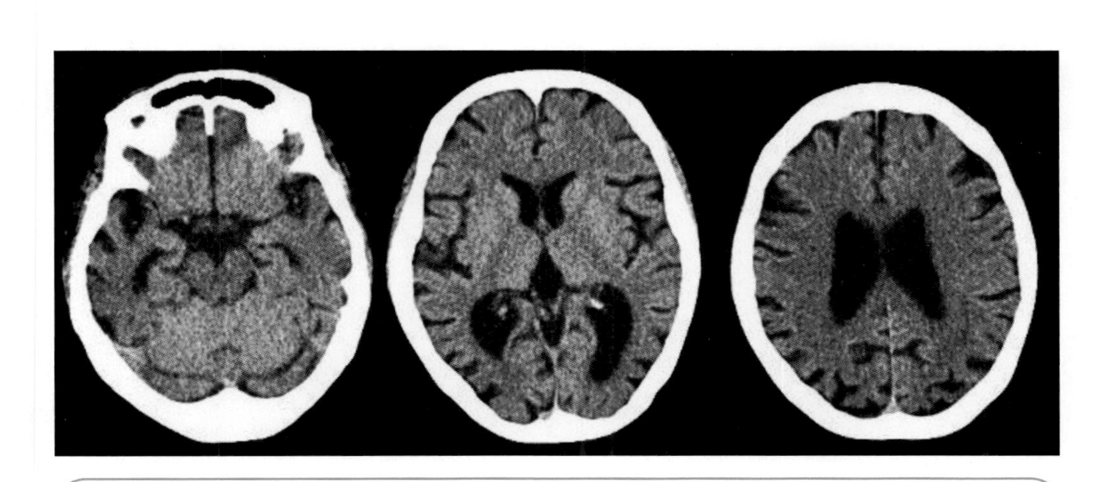

圖7-3. CT影像（橫切面）

50多歲的女性。有視覺性失認、計算能力缺損，但並無顯著之記憶障礙，延遲回想能力也正常。影像中可觀察到枕葉有顯著的萎縮。頂葉和顳葉部分也有萎縮，顳葉內側則是右側顯著萎縮。

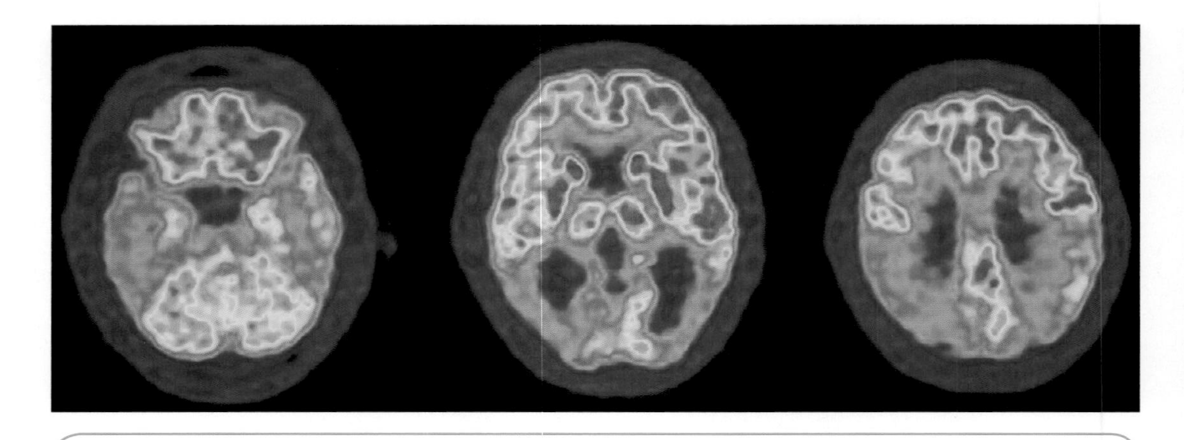

圖7-4. ¹⁸F-FDG-PET影像（橫切面）

頂葉～顳葉～枕葉的醣類代謝降低，顳葉內側則相對維持原狀。

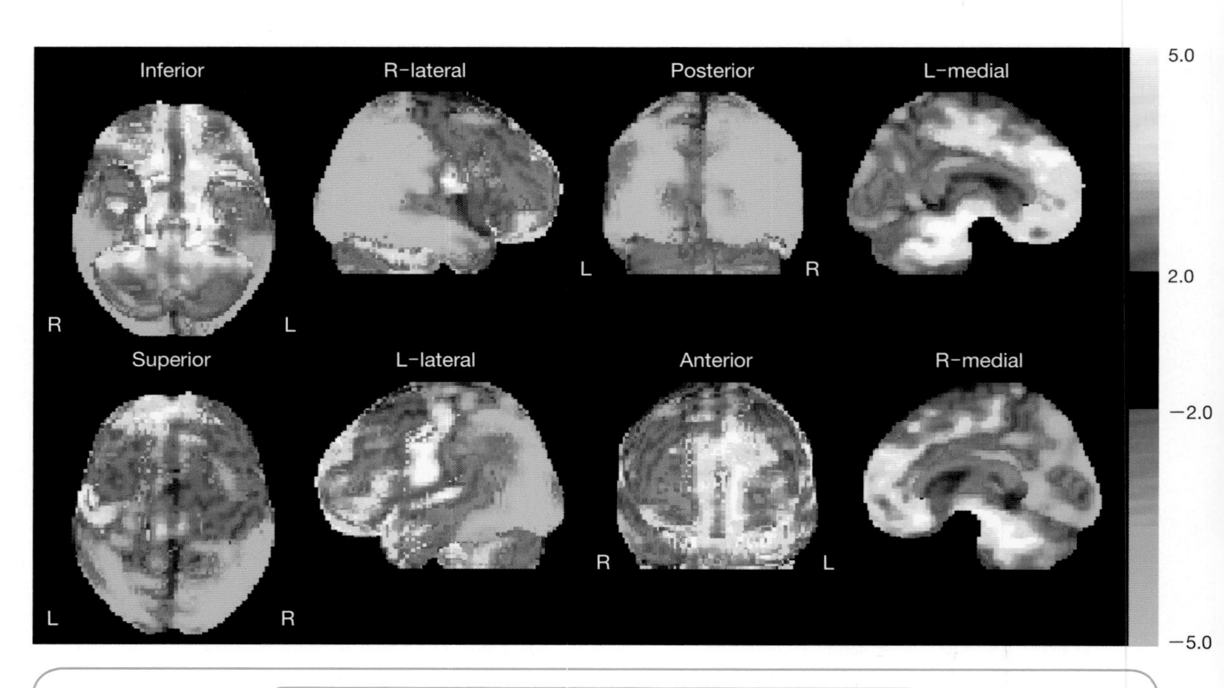

圖7-5. 於標準腦上顯示腦表^{18}F-FDG-PET Z分數影像

頂葉～顳葉～枕葉的醣類代謝降低，顳葉內側則相對維持原狀。

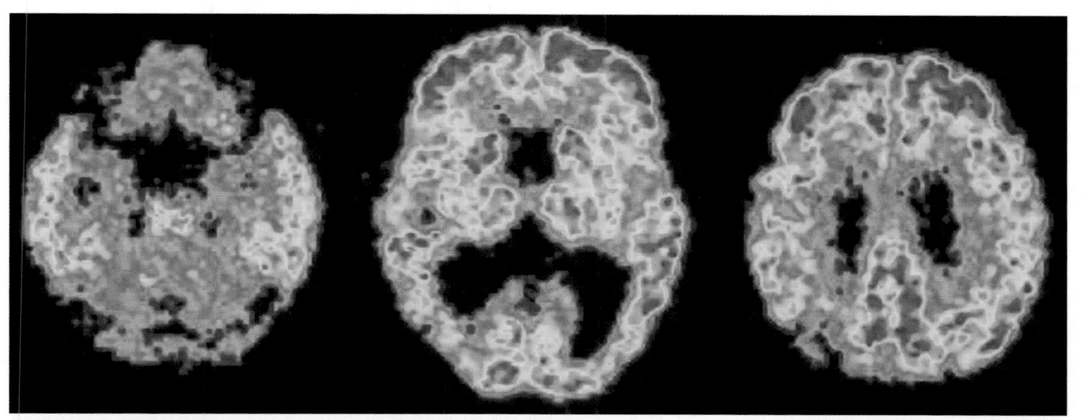

圖7-6. ^{11}C-PiB-PET（類澱粉蛋白PET）影像

上圖所示為相對於小腦之分佈容積比（distribution volume ratio, DVR）。在包含枕葉在內的大腦皮質可觀察到類澱粉蛋白沉積，表示有異常聚積增加的情形。而主要感覺/運動區和顳葉內側缺乏聚積的特點與AD相似。

3 治療期間不可忽視的特徵、檢查重點與影像判讀技巧

典型特徵為結構影像中頂葉～枕葉萎縮，初期顳葉內側則維持正常。^{18}F-FDG-PET和腦血流SPECT影像中，內側及外側頂葉～枕葉可觀察到醣類代謝/血流減少的情況。

80%的PCA患者其病理表現屬於AD，其他還有瀰漫性路易氏體病、普利昂蛋白疾病等案例之報告，整體來說尚有許多不明之處。目前的主流是將PCA視為未伴隨健忘的AD亞型，根據近年的報告，PCA患者類澱粉蛋白PET影像中的分佈情形和AD一樣，有不少陽性案例的報告。

（今林悅子）

● 文 獻

1) Kennedy J, Lehmann M, Sokolska MJ, et al：Visualizing the emergence of posterior cortical atrophy. Neurocase 18(3)：248-257, 2012.

2) Lehmann M, Barnes J, Ridgway GR, et al：Global gray matter changes in posterior cortical atrophy；a serial imaging study. Alzheimer's & dementia：the journal of the Alzheimer's Association 8(6)：502-512, 2012.

3) Carrasquillo MM, Khan Q, Murray ME, et al：Late-onset Alzheimer disease genetic variants in posterior cortical atrophy and posterior AD. Neurology 82(16)：1455-1462, 2014.
4) Tsai PH, Teng E, Liu C, et al：Posterior cortical atrophy；evidence for discrete syndromes of early-onset Alzheimer's disease. Am J Alzheimers Dis Other Dement 26(5)：413-418, 2011.
5) Sitek EJ, Narozanska E, Peplonska B, et al：A patient with posterior cortical atrophy possesses a novel mutation in the presenilin 1 gene. PloS one 8(4)：e61074, 2013.
6) Borruat FX：Posterior cortical atrophy；review of the recent literature. Curr Neurol Neurosci Rep 13(12)：406, 2013.
7) Andrade K, Kas A, Samri D, et al：Visuospatial deficits and hemispheric perfusion asymmetries in posterior cortical atrophy. Cortex 49(4)：940-947, 2013.
8) Kas A, de Souza LC, Samri D, et al：Neural correlates of cognitive impairment in posterior cortical atrophy. Brain 134(Pt 5)：1464-1478, 2011.
9) Nestor PJ, Caine D, Fryer TD, et al：The topography of metabolic deficits in posterior cortical atrophy (the visual variant of Alzheimer's disease) with FDG-PET. J Neurol Neurosurg Psychiatry 74(11)：1521-1529, 2003.
10) Singh TD, Josephs KA, Machulda MM, et al：Clinical, FDG and amyloid PET imaging in posterior cortical atrophy. J Neurol 262(6)：1483-1492, 2015.
11) Rosenbloom MH, Alkalay A, Agarwal N, et al：Distinct clinical and metabolic deficits in PCA and AD are not related to amyloid distribution. Neurology 76(21)：1789-1796, 2011.
12) Beaufils E, Ribeiro MJ, Vierron E, et al：The pattern of brain amyloid load in posterior cortical atrophy using (18)F-AV45；Is amyloid the principal actor in the disease? Dement Geriatr Cogn Dis Extra 4(3)：431-441, 2014.
13) Ossenkoppele R, Schonhaut DR, Baker SL, et al：Tau, amyloid, and hypometabolism in a patient with posterior cortical atrophy. Ann Neurol 77(2)：338-342, 2015.

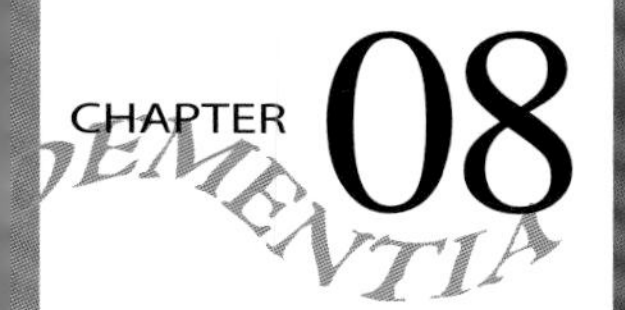

08 血管性失智症
vascular dementia(VaD)

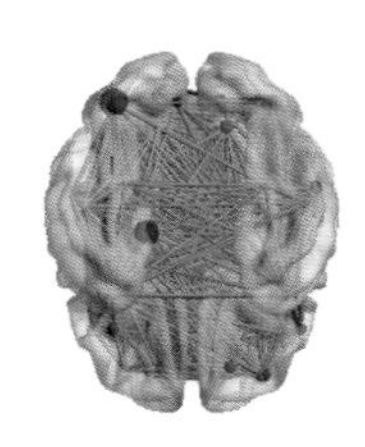

1 原發疾病的概念與症狀特徵、病程和治療

1. 疾病的概念與診斷

血管性失智症（vascular dementia, VaD）約佔所有類型失智症的兩成，是僅次於阿茲海默症（AD）最常見的失智症類型之一。VaD是以腦血管疾病（cerebrovascular diseasem CVD）為原發疾病的失智症類型總稱，因其基礎病理形式多樣，包括腦梗塞、腦出血、蜘蛛膜下腔出血等，故屬於非均一性的病理分類。此外，若從早期階段即行介入，可抑制發病或病

表8-1. NINDS-AIREN的probable VaD診斷標準概要

A. 出現失智症狀。
- a. 出現記憶障礙及以下兩項以上的認知功能障礙：定向感、注意力、語言、視覺空間能力、執行功能、運動控制、行為能力。
- b. 建議進行臨床診察與神經心理學檢查以雙重確認。
- c. 出現功能障礙，即造成日常生活不便的嚴重失能。然而此標準中並不包含腦中風生理功能障礙所引起之失能。

【排除標準】
- a. 無妨礙神經心理檢查進行之意識障礙、譫妄、精神疾病、嚴重失語、顯著的感覺運動障礙。
- b. 無影響記憶等認知功能的全身性疾病或其他腦部疾病。

B. 有腦血管疾病（CVD）。
- a. 利用神經學檢查觀察到腦中風時引起的局部神經徵候（偏癱、下顏面神經痲痹、Babinski徵候、感覺功能缺損、偏盲、構音障礙）。
- b. 腦部影像（CT、MRI）中觀察到顯著的多發性大梗塞、重要腦區的單發性梗塞、多發性基底核至白質部分的小梗塞等，或大範圍的腦室周圍白質病變。

C. 可觀察到上述兩者之間的相關性，即符合以下a、b兩項的其中一項時。
- a. 發生顯著的腦血管疾病後3個月內發生失智症狀。
- b. 認知功能急遽退化，或認知功能呈不穩定或階段性的惡化。

（根據文獻2)）

情的惡化。

腦血管疾病容易在影像上檢查出來，若影像上出現腦血管疾病，過去有一半的案例會順理成章地診斷為VaD，但概念上來說不可單純將其視為「認知功能障礙＋CVD=VaD」，而必須判斷血管病變和白質病變是否真的位於與認知功能相關的腦區。

VaD的疾病概念和稱呼在歷史上經歷了多次的變遷，其臨床分類、病灶部位、發病經過、症狀、神經心理徵候和影像所見也相當多元，因此很難建立嚴密的定義和診斷標準。NINDS-AIREN（National Institute of Neurological Disorders and Stroke-Association Internationale pour la Recherché et l'Enseignement en Neurosciences）的診斷標準（**表8-1**）[1)2)]是目前最廣泛使用也最嚴密的標準。然而此診斷標準是以記憶障礙的出現為前提，故容易忽略起因於無症狀性腦梗塞、白質病變的失智症、記憶障礙不明顯的早期VaD案例，而有錯失治療和預防良機的風險。

近年來從治療優先的立場來看，較提倡更廣泛的「疾病光譜（spectrum）」的概念，而非肇因於CVD的認知功能障礙，而2011年AHA / ASA（the American Heart Association/ American Stroke Association）[3)]便提出血管性認知障礙（vascular cognitive impairment, VCI）的診斷分類。VCI的定義為「經由臨床表現或影像所見證明CVD的存在，且至少出現一種認知功能領域障礙之症候群」。認知功能領域包括① 執行功能/注意力、②記憶、③語言、④視空間認知等四種功能，此定義並非像失智症之定義將記憶障礙列為必要項目，而是基於涵蓋個別功能領域障礙的光譜概念。

臨床病理學研究顯示，AD和VaD常同時並存[4)]，而近年來已確認高血壓、糖尿病、高血脂症、肥胖等皆為AD發病的危險因子[5)]，兩者並存會對認知功能障礙造成加乘的影響。因此，目前已發展出伴隨有CVD的AD（AD with CVD）以及合併AD與VaD的混合型失智症（mixed dementia）的概念（**圖8-1**）。此外，想簡單從臨床徵候來鑑別AD和VaD時，不妨使用Hachinski缺血量表（**表8-2**）[6)]。

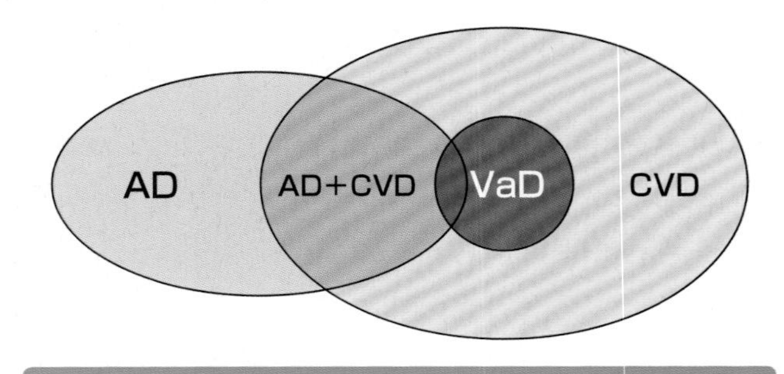

圖8-1. 包涵AD和VcD的診斷標準概念

（日本神經學會審訂、「失智症疾患治療指南」編輯小組委員會製作：失智症疾患指南2010年版，p.267，醫學書院，東京，2010年）

圖8-2. Hachinski缺血量表

特徵	分數
急遽發病	2
階段性惡化	1
病情發展不穩定	2
夜間譫妄	1
人格相對維持原狀	1
憂鬱症狀	1
抱怨身體症狀	1
情緒失控	1
高血壓病史	1
腦中風病史	2
有合併動脈粥狀硬化的證據	1
局部神經症狀	2
局部神經徵候	2

總分4分以下時為AD，7分以上時則有較大可能為VaD。

（根據文獻2)）

2. 血管性失智症的臨床分類（特徵、病程）

NINDS-AIREN[1]將VaD細分為六種臨床分類（**表8-3**）。這些分類的共同臨床特徵為從輕度記憶障礙逐步發展為執行功能障礙、啟動困難、思考緩慢等代表性的額葉功能降低的症狀，以及顯著的夜間譫妄和抑鬱症狀。

a. 多發性梗塞失智症（multi-infarct dementia, MID）

起因為涵蓋大腦皮質、白質的皮質分支區出現多發性的動脈粥狀栓塞、心源性栓塞，和皮質型血管性失智症的含義幾乎相同。通常呈現急性發病後階段性惡化的模式，可觀察到與失語、失用、失認、視空間能力缺損、建構力受損、麻痺等梗塞病灶一致的局部症狀，以及失語、失用、失認、視空間能力缺損、建構力受損、執行功能障礙等高階腦功能障礙。

b. 腦小血管性失智症（small vessel disease with dementia）

腔隙性梗塞、白質病變等腦小血管病變多發而引起的失智症。此類型最為常見，幾乎佔了VaD案例的一半，又稱為皮質下血管型失智症（subcortical ischemic vascular dementia, SIVD）。SIVD包含了多發性腔隙性梗塞失智症、Binswanger型血管性失智等。多發性腔隙性梗塞失智症會在基底核、視丘、橋腦等部位呈現多發病灶，且容易合併偏癱或假性球麻痺（構音、吞嚥障礙）等。另一方面，Binswanger型血管性失智症會在大腦白質產生大範圍的瀰漫性白質病變。此類型失智症和皮質型血管性失智症不同的地方在於其局部症狀（病灶症狀）不明顯，較容易呈現緩慢進行的病程，而非典型的階段性惡化。此類患者的記憶力雖不受影響，但容易伴隨執行功能障礙、思考緩慢、憂鬱、情緒失控、假性球麻痺、巴金森氏症狀、膀胱過度活動（頻尿、尿失禁）等表現。

表8-3. 血管性失智症的分類（NINDS-AIREN診斷標準）

1．多發性梗塞失智症
2．腦小血管性失智症
  a．多發性腔隙性梗塞失智症
  b．Binswanger型血管性失智症
3．關鍵性單一腦梗塞引起之血管性失智症
4．低灌流性失智症
5．腦出血性失智症
6．其他：遺傳性血管性失智症等

c．關鍵性單一腦梗塞引起之血管性失智症（strategic single infarct dementia）

影響認知功能的重要部位發生局部性病變時所引起的失智症。責任病變包括海馬迴、扣帶迴、視丘、角迴、前大腦動脈區、後大腦動脈區等。其中視丘病變又名為視丘性失智症，其特徵為急性期間有嗜睡傾向，且呈現記憶障礙、注意力缺損、啟動困難等症狀。前大腦動脈區梗塞時，會引起啟動困難、注意力不集中等情況；後大腦動脈區梗塞時則出現記憶障礙、動機和自發性降低、注意力缺損、視覺認知功能障礙等症狀。

d．低灌流性失智症（hypoperfusion leading to dementia）

此為心臟停止或血壓大幅降低時全身血液循環衰竭的後遺症，也可能由主動脈狹窄或阻塞等而引發。

e．腦出血性失智症（hemorrhagic dementia）

腦內血腫、腦內出血、蜘蛛膜下腔出血、慢性硬膜下血腫、類澱粉血管病變造成多發性皮質下出血等，進而引發失智症。

f．其他：遺傳性血管性失智症等

其他還包括遺傳性類澱粉血管病變、cerebral autosomal dominant arteriopathy with subcortical infarcts and leukoencephalopathy（CADASIL）、ceberal autosomal recessive arteriopathy with subcortical infarcts and leukoencephalopathy（CARASIL）、法布瑞氏症（Fabry disease）等。

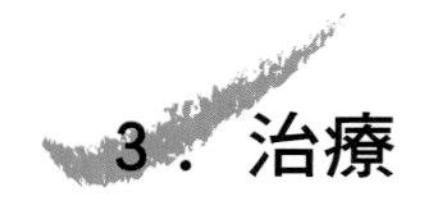

3．治療

VaD的治療主要包括「對CVD的治療和預防」及「對VaD的治療」兩大重點。

CVD的危險因子有高血壓、糖尿病、高血脂症、心房顫動等，而最重要的就是要做好血壓管理，建議將血壓控制在未滿140／90 mmHg的目標範圍內[7)]。而糖尿病也是CVDCVD的危險因子，但若僅控制血糖，並無法有效抑制CVD復發，因此必須和高血壓等合併治療。此外，若欲防止腦梗塞復發，應採用適合不同類型的抗血小板藥或抗凝血治療。

有報告指出VaD患者的膽鹼神經系統功能降低[8)]，而乙醯膽鹼抑制劑和NMDA受體抑制劑可有效改善病情[9)]，但這些藥物在日本國內尚未獲得保險給付。

（塚田惠鯉子）

● 文 獻

1) Román GC, Tatemichi TK, Erkinjuntti T, et al：Vascular dementia；diagnostic criteria for research studies；Report of the NINDS-AIREN International Workshop. Neurology 43(2)：250-260, 1993.
2) 日本神経学会(監),「認知症疾患治療ガイドライン」作成合同委員会(編)：認知症疾患治療ガイドライン 2010. pp251-294, 医学書院, 東京, 2010.
3) Gorelick PB, Scuteri A, Black SE, et al：American Heart Association Stroke Council, Council on Cardiovascular Nursing, Council on Cardiovascular Radiology and Intervention, and Council on Cardiovascular Surgery and Anesthesia：Vascular contributions to cognitive impairment and dementia；a statement for healthcare professionals from the american heart association/american stroke association. Stroke 42(9)：2672-2713, 2011.
4) Petrovitch H, Ross GW, Steinhorn SC, et al：AD lesions and infarcts in demented and non-demented Japanese-American men. Ann Neurol 57(1)：98-103, 2005.
5) Kivipelto M, Ngandu T, Laatikainen T, et al：Risk score for the prediction of dementia risk in 20 years among middle aged people；a longitudinal, population-based study. Lancet Neurol 5(9)：735-741, 2006.
6) Hachinski V, Oveisgharan S, Romney AK, et al：Optimizing the Hachinski Ischemic Scale. Arch Neurol 69(2)：169-175, 2012.
7) 日本脳卒中学会：脳卒中治療ガイドライン 2009(http://www.jsts.gr.jp/jss08.html).
8) Gottfries CG, Blennow K, Karlsson I, et al：The neurochemistry of vascular dementia. Dementia 5(3-4)：163-167, 1994.
9) Baskys A, Cheng JX：Pharmacological prevention and treatment of vascular dementia；approaches and perspectives. Exp Gerontol 47(11)：887-891, 2012.

2 影像所見的特徵與判讀方式

VaD在診斷上常混合了多個標準，這些診斷標準對於證明VaD的元兇CVD的存在不可或缺[1)2)]，負責影像診斷的醫師應確認是否有和VaD相關的CVD。一般門診中有非常多伴隨CVD的失智症患者，但較難只從影像判斷個別患者的血管病變影響認知功能達多大程度。患者的臨床病程和血管障礙相關表現必須能充分解釋症狀時，才能診斷為VaD。此外若疑似有VaD合併退化性失智症的可能性時，更應積極指出相關病變。

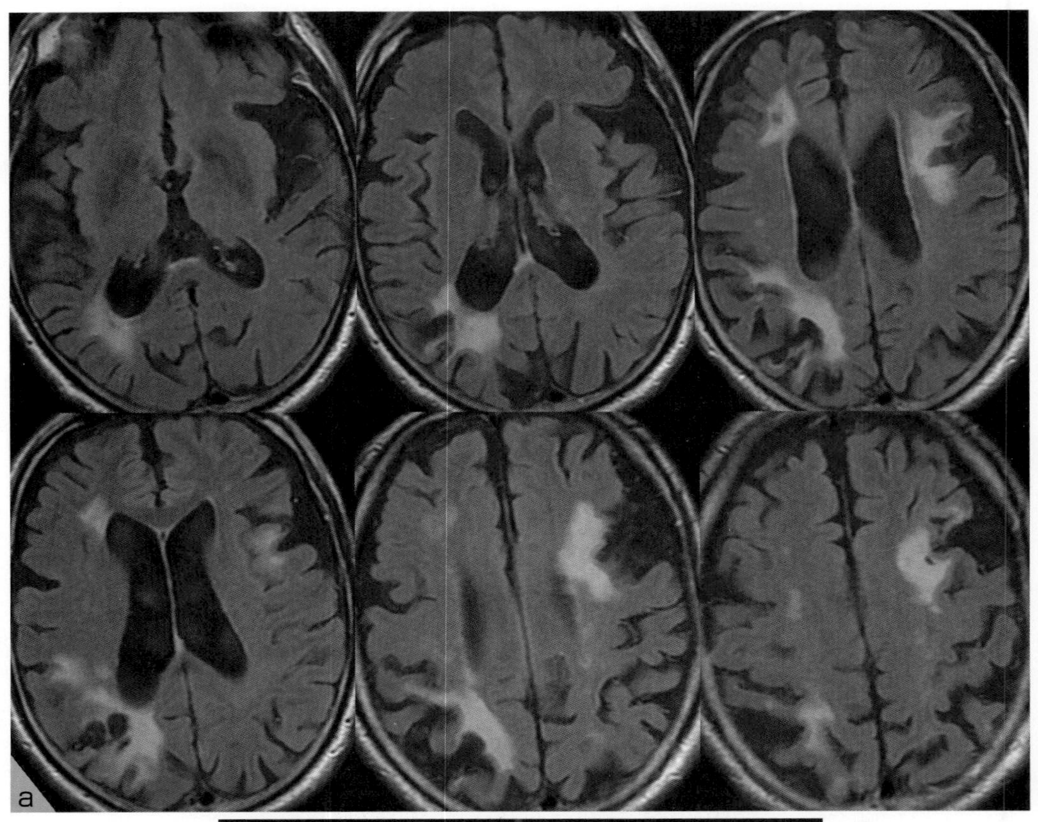

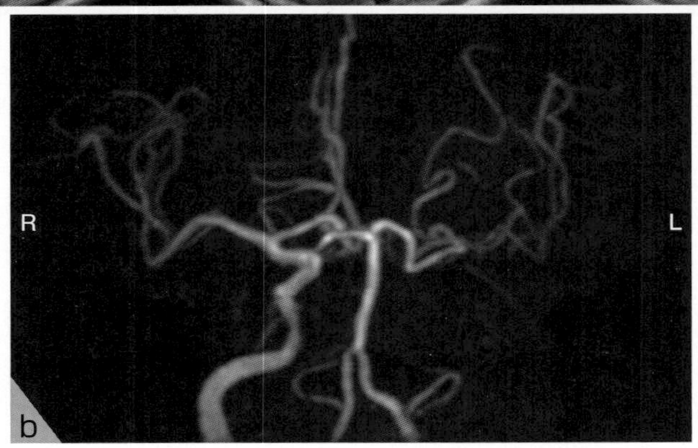

圖8-1. 皮質性VaD：80多歲男性

個案變得不再看喜歡的電視節目，且說出要去已離職的公司上班等異常話語。就診的一週前症狀急遽惡化。MMSE 20分、HDS-R 23分。個案有內頸動脈阻塞和狹窄的情形，推測腦血流灌流減少也可能造成影響。

a：FLAIR影像。於左右中大腦動脈灌流區域和分水嶺區域可觀察到多發性梗塞。

b：MRA（頭部MIP）。觀察不到左內頸動脈的顯影。

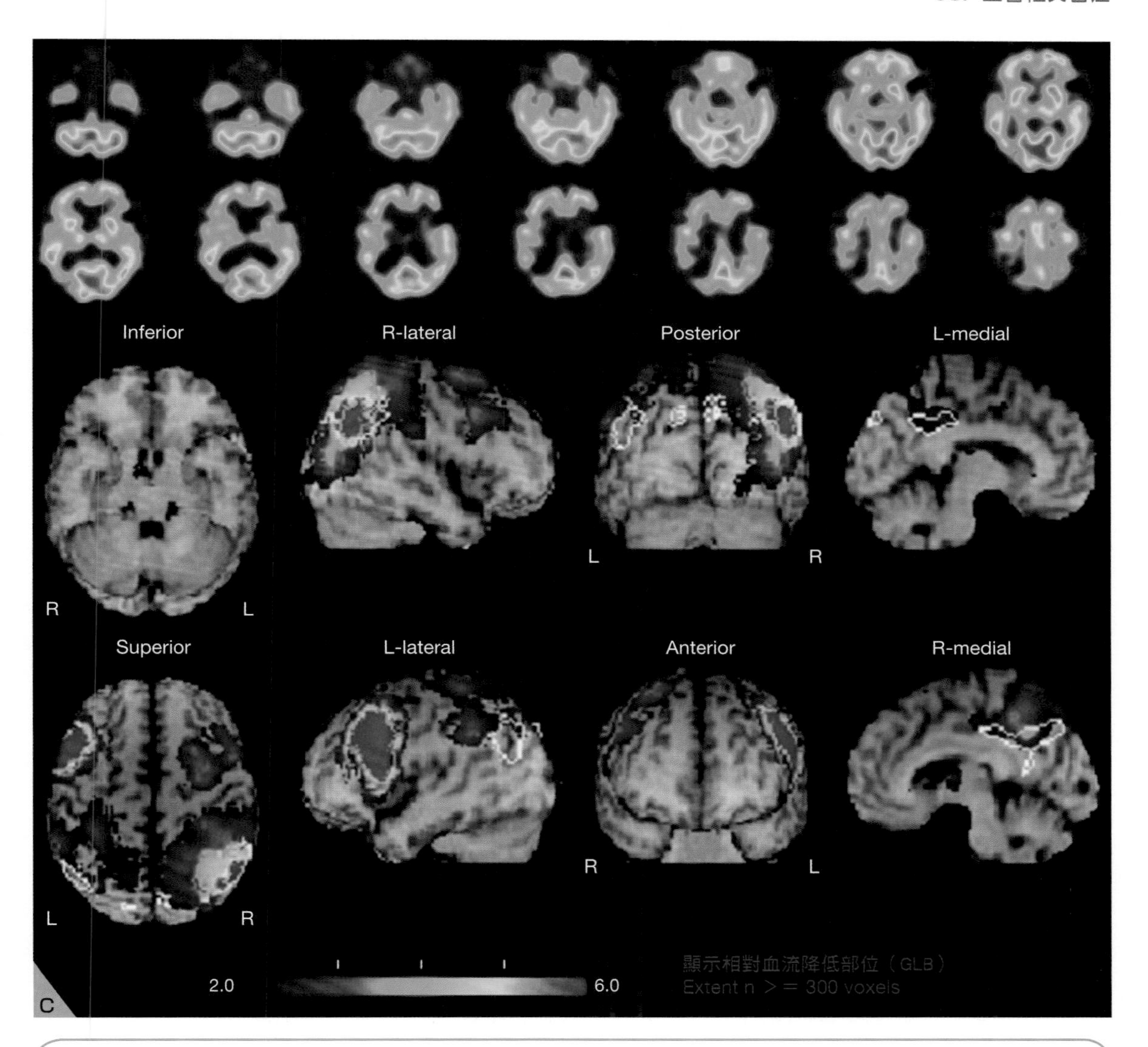

圖8-1.（續）

c：SPECT影像（ECD）與eZIS。可於相應的梗塞病灶觀察到顯著的「聚積缺損」（梗塞處無聚積）。

進行VaD診斷時最有用的影像檢查為MRI，其次為CT。MRI可顯示擴散加權影像（DWI）、MR angiography（MRA）・T2*・加權影像等，而能夠檢測出病變的發病時期、腦血管狹窄、微出血等。另一方面，腦血流SPECT和FDG-PET等功能性影像可觀察到與病灶部位一致的代謝降低以及離病灶較遠的降低區域。此外，也有報告指出有大範圍多發性梗塞的失智症患者其額葉代謝偏低。一般來說，VaD包含了多種分類，故較不容易呈現具特徵性的功能性影像。

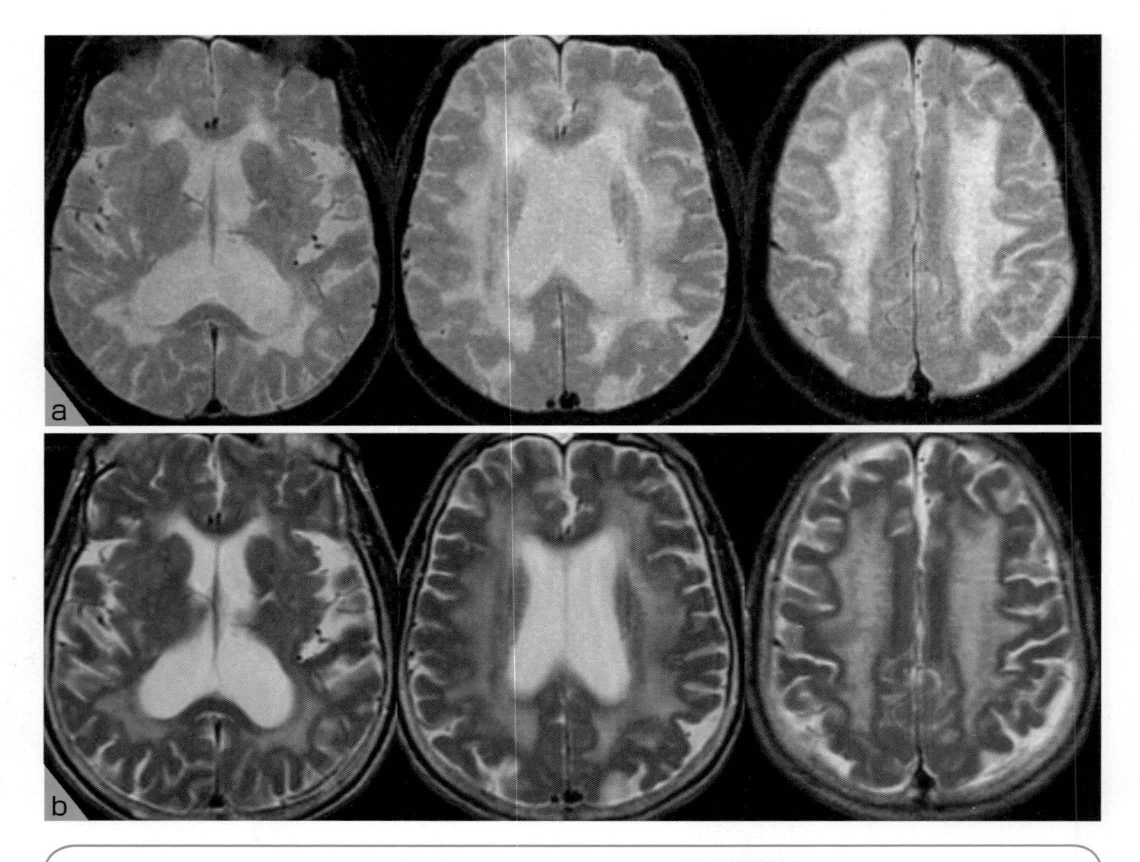

圖8-2. 皮質下VaD：90多歲女性

因高血壓而接受治療中，當時為獨居狀態。出現小碎步和構音障礙，且多次跌倒。因個案表示理解力逐漸退化，而進行影像檢查。MMSE為25分。

a：T2*加權影像。無出血情形。

b：T2加權影像。皮質下有大範圍的高訊號區域，U-fiber未受影響。

較具代表性的VaD類型有皮質性VaD（**圖8-1**）、皮質下VaD（**圖8-2**）、關鍵性部位單一病變引起的VaD（**圖8-3～5**）、低灌流性VaD、腦出血性VaD和上述多種合併的VaD（**圖8-6**）等。然而實際臨床上很少單獨診斷出上述分類的個別病灶，而通常是概括性地診斷為VaD。皮質下VaD有時又可細分為多發性腔隙性梗塞引起的VaD和Binswagner型VaD，而其研究用定義有針對病灶的大小和數量進行定義[3)]。診斷時必須排除粗大血管梗塞、腦出血、常壓性水腦等的可能性。一般來說臨床上很少有單純皮質下VaD的案例；根據T2*和susceptibility-weighted imaging（SWI）的結果，有些原本被認為是單純皮質下VaD的案例其實有微出血的情形（**圖8-6**）。隨著出血檢測率的增加，傳統VaD診斷標準和分類的適用性正逐漸降低。因此臨床診斷上要求完全符合嚴密的VaD診斷標準並不實際。實務上除了考慮

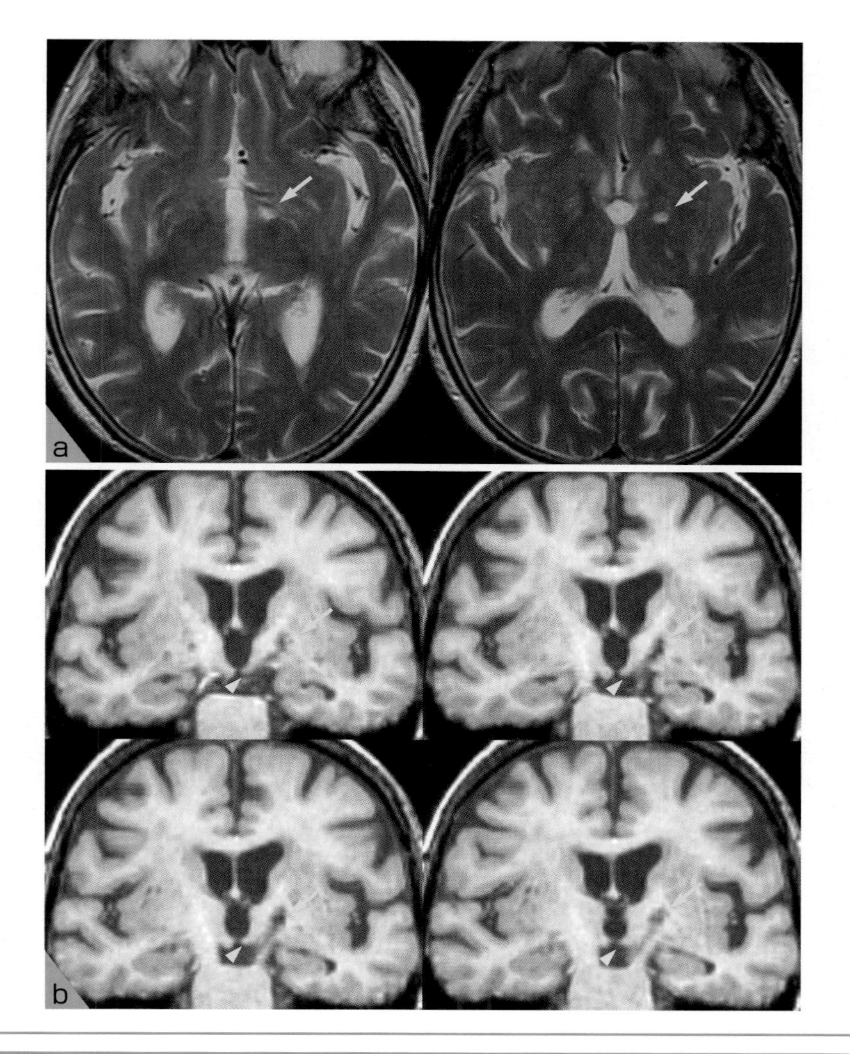

圖8-3. 關鍵性部位單一病變引起的VaD（視丘前內核）：70多歲女性

初診8天前開始有失神的情形並持續臥床，而初診5天前家人發現個案說話雞同鴨講。初診時MRI顯示有腦梗塞。之後逐漸無法完成家事和烹飪，忘記服藥的頻率也增加。個案有有糖尿病和高血壓。MMSE 21分，HDS-R 22分。

：T2加權影像。可於左視丘前內核觀察到陳舊性梗塞（箭頭處）。

：T1加權影像冠狀切面。沿著視丘乳頭路徑的支配區域可觀察到陳舊性梗塞（箭頭處）及左乳頭體萎縮（三角形處）。

梗塞和　　程度和數量外，也應根據可充分解釋臨床症狀的影像所見來進行VaD的確診。

然而　　性部位單一病變引起的VaD則屬例外，因為負責影像診斷的醫師必須利用結構性影像診　　類VaD，是相當重要的一種類型。尤其左視丘前內核病變引發VaD的頻率很高，即使是　　病變也可能引起顯著的認知功能減退。若引起症狀的原因為腔隙性梗塞等，較

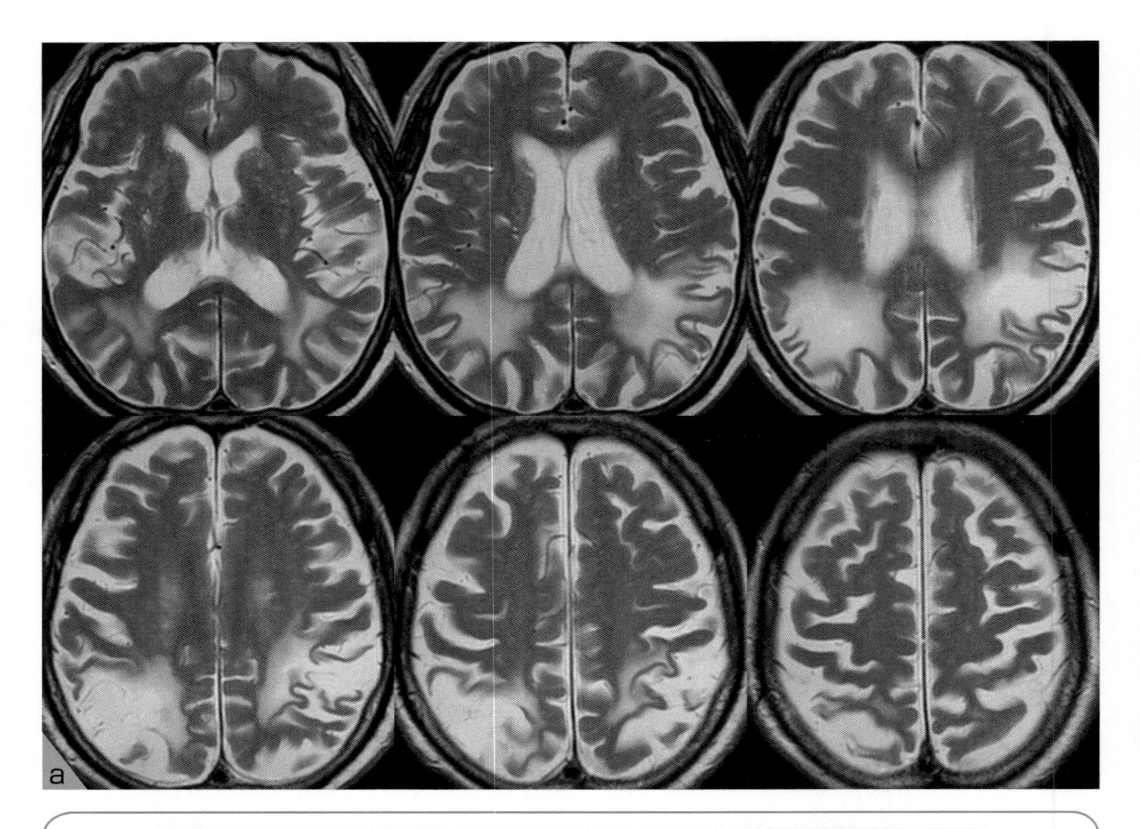

圖8-4. 關鍵性部位單一病變引起之VaD（角迴症候群）：80多歲男性

個案在腦梗塞後出現Gerstmann症候群之症狀，且有輕度命名障礙、缺乏時間和地點之定向感、注意力/工作記憶缺損、抽象思考或視覺空間能力受損、精神運動緩慢。MMSE 16分、HDS-R 15分。

a：T2加權影像。可於包含角迴在內的兩側頂葉觀察到陳舊性梗塞。

容易受到忽略，因此在判讀影像時需特別注意。此病理表現和形成部分優勢半球Papez迴路的乳頭視丘路徑有關，且容易引發同側乳頭體和海馬等部位的萎縮（**圖8-3**）。此外，角迴、後大腦動脈區域、中大腦動脈區域的皮質梗塞也容易成為關鍵性部位，而這些部位的梗塞範圍較大，故較容易辨識。而基底前腦、海馬迴、扣帶迴、尾狀核、蒼白球內膝狀體/前腳等的血管病變也是常見的責任病變。這些部位都可能出現小出血，故必須利用T2*和SWI進行評估（**圖8-5**）。

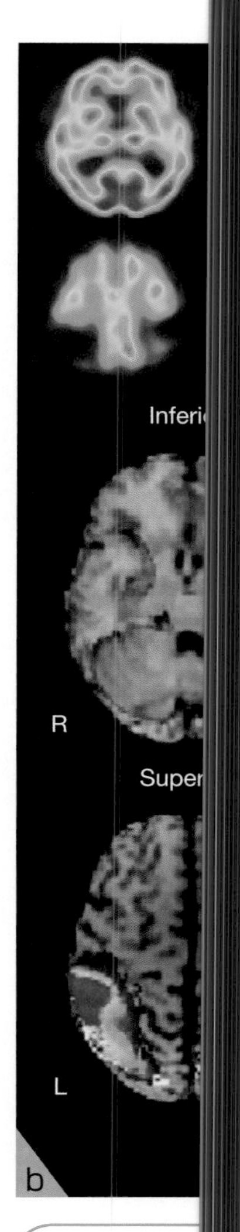

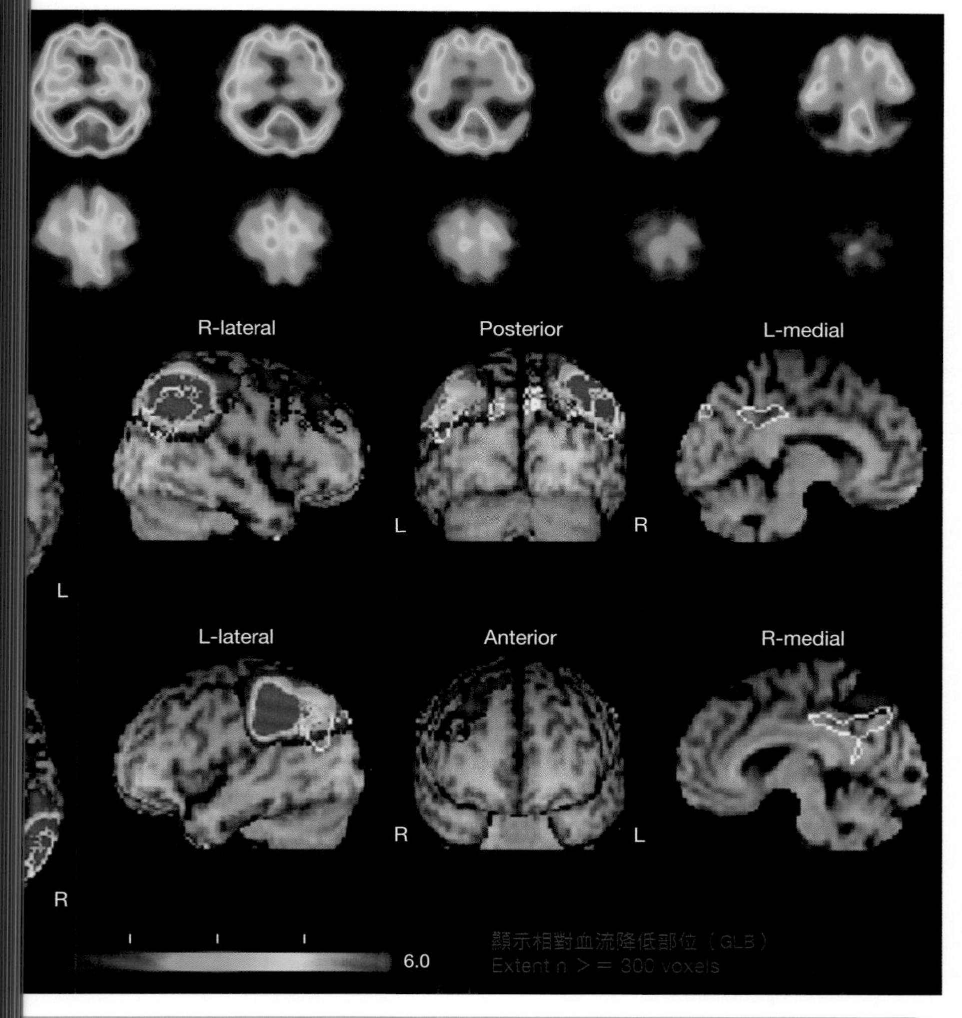

圖8-4.（續）

b：腦血流SPE[illegible]像（ECD）與eZIS。可於相應的梗塞病灶觀察到顯著的「聚積缺損」（梗塞處無聚積）。

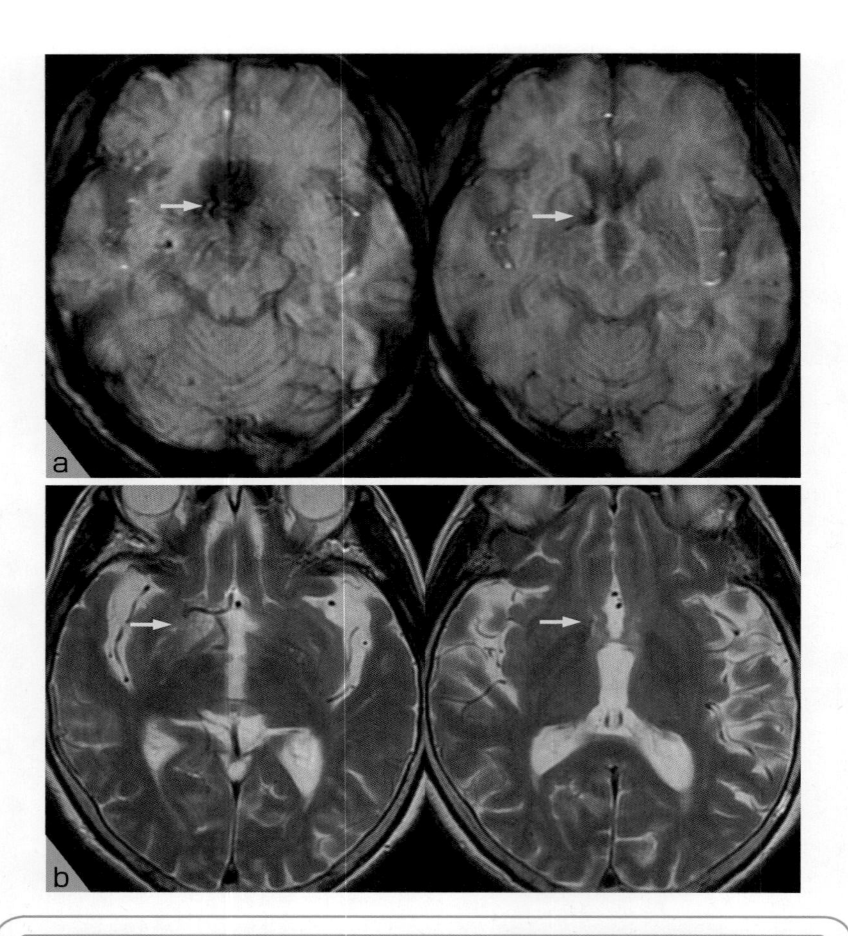

圖8-5. 關鍵性部位單一病變引起之VaD（尾狀核出血）：70多歲女性

個案因右尾狀核出血而住院。之後出現不清楚今天日期為何、買東西時只使用鈔票，且常忘記關火等症狀。MMSE 17分，HDS-R 18分。

a：T2*加權影像。可於右尾狀核觀察到出血後的低訊號區（箭頭處）。

b：T2加權影像。右尾狀核出血不明顯。雖可觀察到高訊號區，但和T2*加權影像所見相比在診斷上較為困難（箭頭處）。

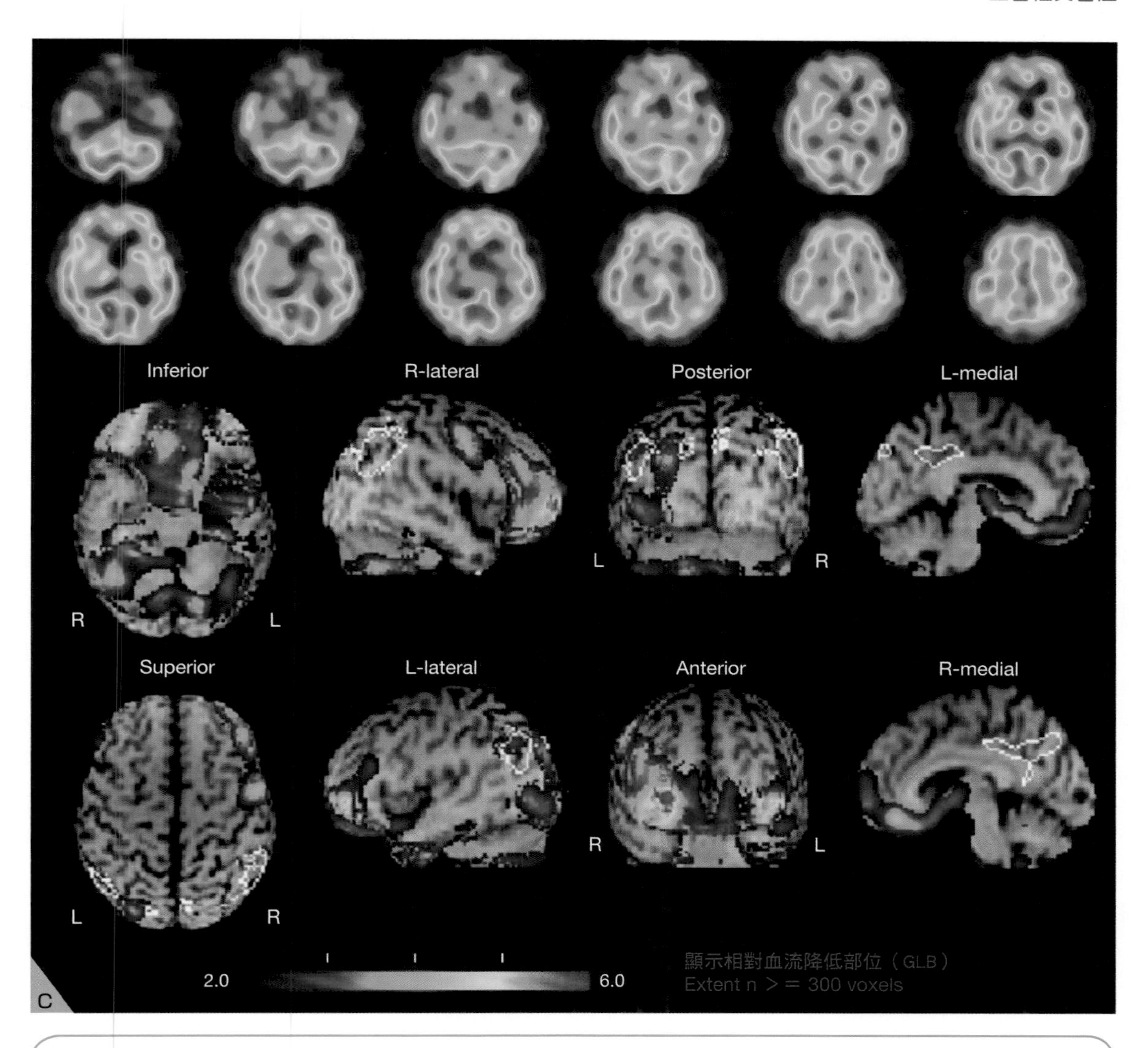

圖8-5.（續）

c：腦血流SPECT影像（ECD）與eZIS。除了右尾狀核外，兩側額葉和左枕葉外側等部位也有血流低下的情形。並未於尾狀核以外的部位觀察到高度的血管病變，推測是受到遠程效應的影響。

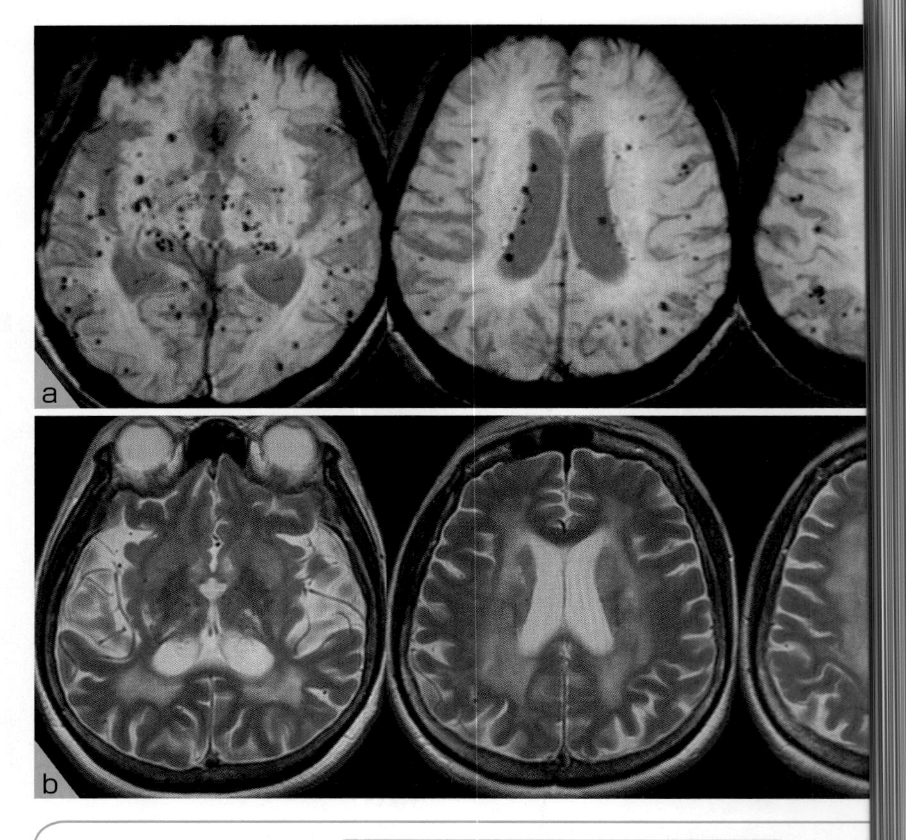
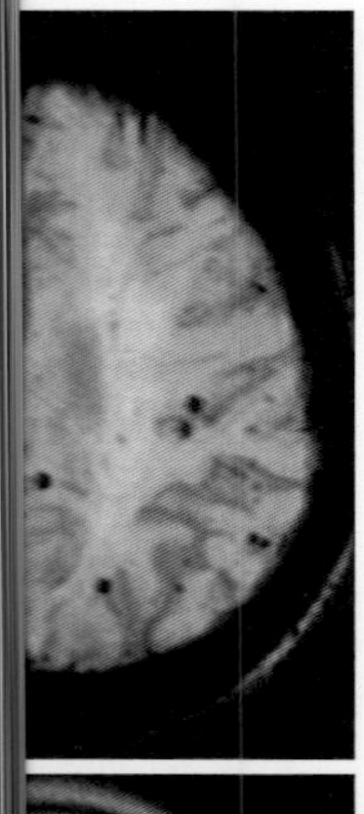
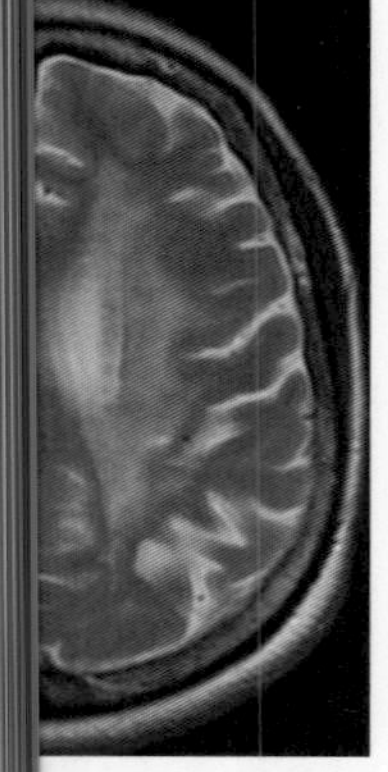

圖8-6. 混合型VaD：50多歲女性

因高血壓和脂質代謝異常而接受治療中。個案變得懶得做家事，覺得上廁所太麻[illegible]用紙尿布。類澱粉蛋白PET結果為陰性。除了發現有腎上腺瘤外，也有次發性高血壓引起動脈硬[illegible]變化及微出血的情形。MMSE 19分，HDS-R 14分。

a：T2*加權影像。遍及皮質、皮質下、腦室周圍、視丘等大範圍的小出血。

b：T2加權影像。皮質下有大範圍的高訊號區。U-fiber仍保持原狀，但外表看起來[illegible]Binswanger型VaD的影像所見。

3 治療期間不可忽視的所見、檢查重點與影像判[illegible]技巧

VaD有時會合併其他的退化性失智症，而被診斷為混合型失智症[4]。尤[illegible]一般門診中常見到AD合併VaD的案例，故必須藉由腦血流SPECT等功能性影像進行評估，[illegible]細觀察楔前葉、頂葉是否有血流降低等情形。有研究發現，AD患者最常見的腦部結構[illegible]—海馬迴萎縮也可在類澱粉蛋白PET呈陰性的皮質下VaD患者腦部觀察到[5]。因此，可[illegible]僅以海馬迴萎縮來評估兩者是否合併或鑑別兩者是有其限制的。此時可對照功能性影[illegible]中頂葉和楔前葉

是否有代謝降低等情形。此外，MRI和腦血流SPECT所使用的影像統計分析軟體會受到大範圍腦血管疾病的影響，而難以使影像標準化。面對這類案例應先進行利用視覺之檢查和診斷。不過一般功能性影像的顯示方法皆使用相對性評估，故難以檢測出整體血流減少的案例。有鑑於此，建議加入Patlak plot等侵入性較低的簡易量性評估，才能有效避免絕對值評估引起之異常。

（伊藤公輝）

● 文獻

1) 長田　乾：脳血管障害による認知症. 見て診て学ぶ認知症の画像診断, 改訂第 2 版, 松田博史, 朝田　隆(編), pp190-234, 永井書店, 大阪, 2010.
2) 北村　伸：脳血管性認知症. 臨床放射線 55(11)：1445-1453, 2010.
3) Erkinjuntti T, Inzitari D, Pantoni L, et al：Research criteria for subcortical vascular dementia in clinical trials. J Neural Transm(Suppl) 59：23-30, 2000.
4) Victoroff J, Mack WJ, Lyness SA, et al：Multicenter clinicopathological correlation in dementia. Am J Psychiatry 152(10)：1476-1484, 1995.
5) Kim GH, Lee JH, Seo SW, et al：Hippocampal volume and shape in pure subcortical vascular dementia. Neurobiol Aging 36(1)：485-491, 2015.
6) Takeuchi R, Matsuda H, Yonekura Y, et al：Noninvasive quantitative measurements of regional cerebral blood flow using technetium-99m-L, L-ECD SPECT activated with acetazolamide；quantification analysis by equal-volume-split 99mTc-ECD consecutive SPECT method. J Cereb Blood Flow Metab 17(10)：1020-1032, 1997.

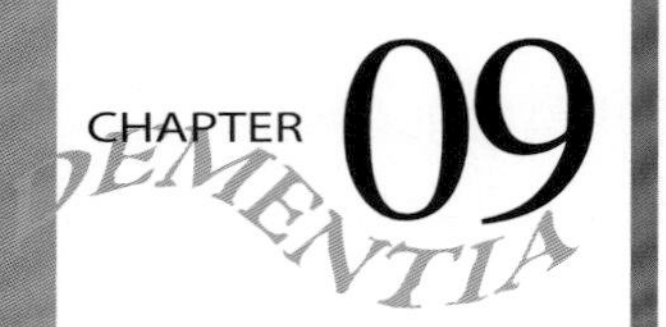

路易氏體失智症、伴隨失智之巴金森氏失智症
dementia with Lewy bodies(DLB) Parkinson's disease with dementia(PDD)

1 原發疾病的概念與症狀特徵、病程和治療

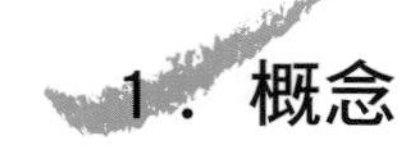

1．概念

近年來備受矚目的失智症疾患之一為路易氏體失智症（dementia with Lewy bodies, DLB）。DLB和阿茲海默症（AD）、血管性失智症（VaD）被認為是三大失智症，目前DLB為盛行率僅次於AD的退化性失智症。

從流行病學上來看，根據日本厚生勞動省朝田班的報告，推測65歲以上高齡者中約有15%的失智症患者，其中DLB約佔了4.3%[1]。另一項研究[2]則發現約有高達41.4%的屍檢案例患有失智症，可見隨著高齡化程度的增加，患者數量也有增加的傾向。

此外，若算入失智症發病之前的階段，罹患DLB的年齡範圍相當廣，從老年前期到高齡期都有可能。

除了高齡發病的失智症，最近老年前期發病的失智症也備受矚目，其對應方式等社會需求正逐漸提高。根據2009年日本一項流行病學調查的結果，未滿65歲發病的早發性失智症中約有6.2%屬於DLB，且多由VaD、AD或頭部外傷而引發[3]。

DLB被視為難以確診的一種疾病，這類患者可能會被誤診為AD，或是其他失智症類疾病、精神疾病等。

2．病理表現

DLB是被歸類在和巴金森氏病（Parkinson's disease, PD）相同疾病系列中的失智症類型。經屍檢確認，可於PD患者腦幹中觀察到的路易氏體（Lewy body, LB）也會在DLB患者的大腦皮質中大量出現。除了會在大腦、腦幹等大範圍腦區內觀察到LB外，DLB患者腦內也會出現與PD相同的黑質、藍斑核、迷走神經背側核神經元脫落的情形。許多案例的大腦內會伴隨老人斑（類澱粉斑塊）或神經纖維病變等AD的病理表現[4)]。

3. 臨床徵候、診斷

DLB患者除了有認知功能減退的情形外，早期也常見幻視或運動性症狀（巴金森氏失智症候），且認知功能會時有變化。目前較提倡重視臨床症狀的臨床標準（**表9-1**）[5)]，但有特異度高、敏感度低的問題，故有許多未達診斷標準而錯失的DLB案例[4)]。

DLB一開始的認知功能障礙並不明顯，偶爾會有幻覺、妄想、憂鬱等精神異常狀態出現，因此在初期如上述的前驅狀態下較難確診為DLB，一旦觀察到中高齡者有精神障礙的狀況，應審慎評估罹患DLB之可能性。此外，患者也容易出現意識狀態改變、對抗精神病藥物的過敏而引發姿勢性低血壓等自律神經障礙的情形。

表9-1. DLB的診斷標準

1. 存在造成社會生活障礙之進行性失智症狀
   - 在初期記憶障礙並不顯著，隨著病程的進行越加明顯。
   - 注意力、額葉執行功能、視空間認知功能上出現顯著障礙。
2. 以下三項核心症狀中符合兩項屬probable DLB，若符合一項則屬possible DLB。
   ① 伴隨注意和覺醒程度顯著起伏之認知功能受損
   ② 重複出現感覺真實且內容詳細的幻視
   ③ 出現巴金森氏症候
3. 表示可能患有DLB之症狀
   ① 快速動眼期睡眠行為障礙
   ② 對抗精神藥物嚴重過敏
   ③ PET、SPECT影像上顯示基底核多巴胺轉運體的吸收度減少
4. 支持DLB確診之症狀
   ① 重複跌倒和昏厥
   ② 暫時性意識障礙
   ③ 嚴重的自律神經障礙
   ④ 幻視以外的幻覺
   ⑤ 系統化之妄想
   ⑥ 憂鬱
   ⑦ CT、MRI影像上顯示顳葉內側未受顯著影響
   ⑧ SPECT、PET影像上顯示枕葉的腦血流代謝減少
   ⑨ MIBG心肌閃爍造影上顯示心臟的吸收度降低
   ⑩ 腦波圖中出現徐波，且顳葉部分出現暫時性銳波

（改編自文獻5)）

PD病程過後出現的失智稱為「伴隨失智症之巴金森氏病（Parkinson's disease with dementia, PDD）」。第一屆國際DLB工作坊中達到的共識是，巴金森氏失智症候在失智症發病前一年以上即存在時判定為PDD，巴金森氏症候發病前或發病後一年內即出現失智症狀時則判定為DLB，也就是所謂的「一年條款（one year rule）」。第三屆DLB工作坊（2005）中也延續了這項記載。

不過也有研究指出，若從基本的病理學概念來考量PDD，會發現其落在路易氏體病（LBD）的病理系列中。

4. 檢查

若僅使用測量認知功能的MMSE，在病程初期可能會測不出認知功能降低的情形。利用NPI（Neuropsychiatric Inventory）等評估精神症狀，並觀察失智症行為與心理症狀（BPSD）時，便可能從BPSD的特徵中找出屬於DLB的蛛絲馬跡。有報告指出圖形仿畫、班德視覺完形測驗、複雜圖形、幻想性視錯覺（Pareidolia）等檢查具DLB特異性，可有效輔助診斷。其他輔助性特徵還包括影像檢查（頭部MRI）顯示顳葉內側相對維持原狀等[5)]。腦血流SPECT影像中則可能出現包括主要視覺區在內枕葉血流偏低的情形[6)]。此外，MIBG心肌閃爍造影可顯示心臟交感神經變性、脫髓鞘等使心臟MIBG聚積減少之表現，可用來有效鑑別DLB與其他類型的巴金森氏失智症候和失智症。

5. 治療

針對認知功能障礙，乙醯膽鹼釋放中心—Meynert基底核等處會出現LB，若膽鹼性神經元脫落達到AD以上的程度，表示大腦皮質中膽鹼-乙醯膽鹼轉運體的活性已降低至甚於AD的程度，由此可推知膽鹼酯酶抑制劑能夠有效改善DLB[7)]，目前已在2014年確認Donepezil（Aricept®）對DLB的適用性。

DLB患者除了持續退化的認知障礙外，也會出現認知功能變化、幻視、巴金森氏症候（身體僵直等）等特有的症狀，因此被認為較難確診為失智症。

目前普遍認為Donepezil可有效抑制DLB失智症狀的惡化。

治療BPSD時，基本上會先進行非藥物治療；若較難執行非藥物治療，則考慮藥物治療。DLB患者會對抗精神藥物過敏，故應特別注意；一般來說可考慮投予Donepezil、抑肝散等藥物，在不得已的情況下則投予極少量的抗精神藥物。對於巴金森氏症候可考慮投予L-dopa

等，但應注意幻覺等副作用。進行藥物治療時必須細部調整投藥量，並詳閱成分說明書[8)]。

關於治療上的注意事項，投藥時基本上應從少量開始投予。評估生理症狀時，心電圖、血液、生化學檢查、自律神經系統功能檢查等皆相當重要。

DLB有可能被誤診為其他疾病，因此診斷時應將DLB的診斷特徵放在心上，在檢查過程中若有疑似DLB之可能性，便可考慮將診斷改為DLB，並進一步調整因應方式，才是對患者有益的作法。

（高橋　晶）

● 文 獻

1) 朝田　隆：都市部における認知症有病率と認知症の生活機能障害への対応. 厚生労働科学研究費補助金認知症対策総合研究事業, 平成 23～24 年度総合研究報告書, 2013.
2) Wakisaka Y, Furuta A, Tanizaki Y, et al：Age-associated prevalence and risk factors of Lewy body pathology in a general population；the Hisayama study. Acta Neuropathol 106(4)：374-382, 2003.
3) Ikejima C, Yasuno F, Mizukami K, et al：Prevalence and causes of early-onset dementia in Japan；a population-based study. Stroke 40(8)：2709-2714, 2009.
4) 水野美邦(編)：Lewy 小体型認知症. 神経内科ハンドブック；鑑別診断と治療, 改訂第 4 版, pp928-930, 医学書院, 東京, 2010.
5) McKeith IG, Dickson DW, Lowe J, et al：Diagnosis and management of dementia with Lewy bodies (DLB). Neurology 65(12)：1863-1872, 2005.
6) 織茂智之：画像検査. レビー小体型認知症の診断と治療, 小阪憲司(編), pp59-75, harunosora, 神奈川, 2014.
7) 森　悦郎：認知機能障害の治療. レビー小体型認知症の診断と治療, 小阪憲司(編), pp110-127, harunosora, 神奈川, 2014.
8) 池田　学：認知機能障害の治療. レビー小体型認知症の診断と治療, 小阪憲司(編), pp128-149, harunosora, 神奈川, 2014.

2 影像所見的特徵與判讀方式

對DLB與PDD診斷大有貢獻的影像檢查包括使用^{123}I-MIBG（meta-iodobenzylguanidine）的心臟交感神經閃爍造影檢查與多巴胺轉運體閃爍造影。而利用MRI、腦血流SPECT、

^{18}F-FDG-PET檢查所取得的結果則因研究而異，不過基本上都有發現具特徵性的模式，可用來鑑別DLB和AD。關於PD和PDD的鑑別，PD患者是否出現認知功能障礙是重要的鑑別特點，故具臨床上確診之可能性。比較PD和PDD的影像研究發現，PDD患者頂葉的血流、代謝減少程度和類澱粉蛋白PET的聚積程度皆有增加的傾向。

1. ^{123}I-MIBG心臟交感神經閃爍造影檢查

^{123}I-MIBG為正腎上腺素的生理類似物，過去多用於評估心衰竭患者心臟交感神經功能亢進所引起的washout rate增加、功能降低（聚積減少），然而近年來也開始被用來評估伴隨神經退化性疾病的自律神經病變，也就是利用心臟和縱膈（背景）的聚積比進行評估。退化性疾病引發的巴金森氏失智症候群中，PD和DLB的聚積度會降低，但多系統退化症（MSA）、進行性核上眼神經麻痹（PSP）、大腦皮質基底核退化症（CBD）並無降低的情形。至於PD和MSA、PSP、CBD的鑑別，有研究利用結合分析（meta-analysis）發現早期腦部影像的敏感度和特異度分別為82.6%和89.2%，後期影像則為89.7%和82.6%[1)]。將PD初期和退化期的影像相比，可發現前者聚積降低的程度較不明顯，病程處於Hoehn-Yahr分級I～II時，其敏感度和特異度為94.1%和80.2%。

診斷失智症時常需要進行DLB和AD等不同類型之間的鑑別，而必須進行各項評估檢查，有研究指出其敏感度和特異度可達98%和94%[2)]。

2. 多巴胺轉運體造影

使用^{123}I-ioflupane（^{123}I-FP-CIT）的SPECT造影，在日本是保險給付範圍內的一項檢查。位於大腦紋狀體內的黑質紋狀體多巴胺神經元末端可發現大量的多巴胺轉運體，而^{123}I-ioflupane對其具有高度的親和性。黑質紋狀體變性的程度越強，聚積的程度就越低；DLB患者腦內便可觀察到顯著的聚積偏低。然而其他有黑質紋狀體變性的疾病，也就是出現巴金森氏症候的許多變性退化疾病也可能觀察到聚積減少的情形，因此，造影方式的敏感度雖然高，但較難鑑別出DLB和巴金森氏失智症候相關疾病，有研究指出其特異度可低至21%[3)]。關於DLB和其他失智症的鑑別，大多數情況下較需要和AD進行鑑別，故使用^{123}I-ioflupane的影像檢查也能帶來較高的特異度，以視覺評估時的敏感度和特異度分別為86%和83%，量性評估則兩者皆可高達100%[4)]。

3. 腦血流SPECT檢查或^{18}F-FDG-PET檢查

除了可於AD病患腦部觀察到的血流分布外，也有報告指出DLB患者也會出現枕葉血流和代謝偏低的情形，近年來將^{123}I-ioflupane檢查作為黃金標準的一項研究指出，只有28%左右的DLB患者出現枕葉血流偏低的現象，且DLB以外的失智症患者中也只有31%的比例觀察到此情形[5)]，因此無法將枕葉血流和代謝偏低視為具特異性的影像所見。相對地，近年來有許多報告指出DLB患者的後扣帶迴仍維持一定程度的代謝，使此具特徵性的「cingulate island sign」備受矚目[6)]。此外也有研究發現，DLB患者大腦皮質全腦血流量的量化數值較AD來得低[7)]。

4. MRI的VBM分析法

有研究指出與病理學背景一致的影像所見為中腦萎縮[8)]。而實際上若針對AD和DLB患者的3D T1加權影像，將感興趣區設定為中腦容積顯著減少的區域以鑑別兩者時，其敏感度、特異度、確診率約為80%、64%和72%。

5. 類澱粉蛋白PET造影

有報告指出，DLB患者類澱粉蛋白PET影像的陽性率高達68%，PDD患者則為34%[9)]，因此影像所見呈陽性時便無法否定DLB的可能性。若DLB及PDD患者現階段的類澱粉蛋白造影結果呈陰性，就表示缺乏類澱粉蛋白的病理表現，而可視為缺乏臨床意義。

圖9-1所示為DLB之案例：

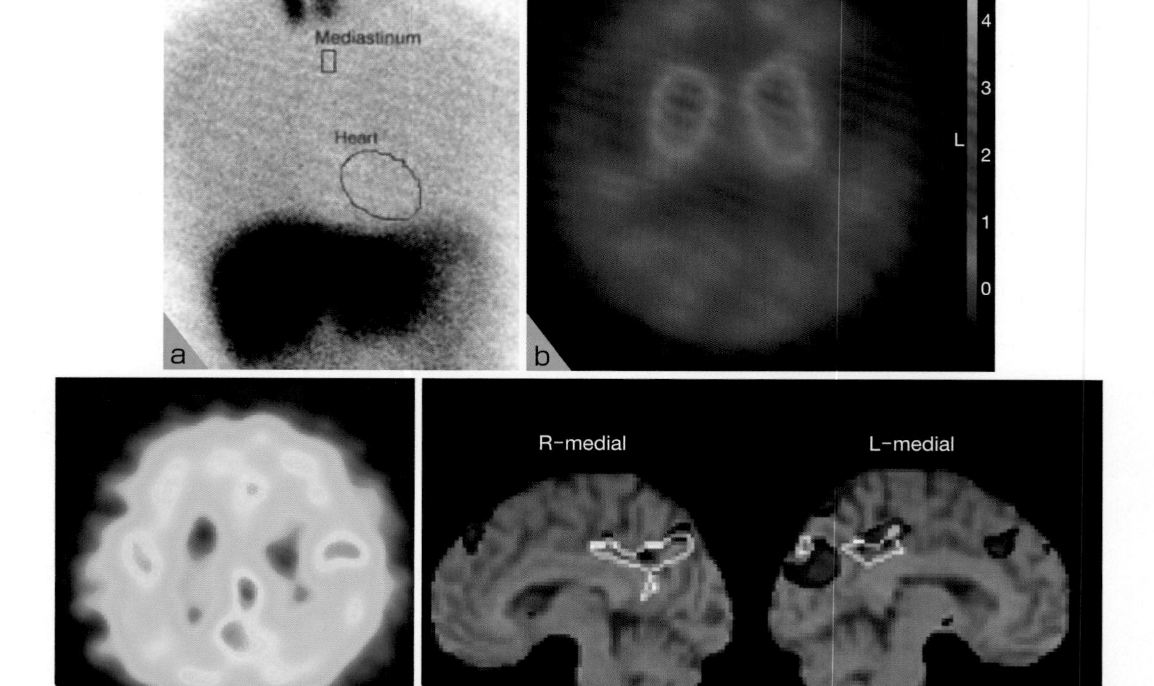

圖9-1. 73歲女性：臨床診斷為probable DLB

a：123I-MIBG心臟交感神經閃爍造影檢查。靜脈注射後3小時的病程後期影像中，心臟縱膈比為1.07。早期影像的心臟縱膈比為1.67，故後期的數值較低。

b：圖中所示為多巴胺轉運體造影Dat View的DaTscan影像。兩側紋狀體的聚積度呈現瀰漫性的減少，反映出黑質紋狀體變性引起的多巴胺轉運體減少。此為DLB患者腦部的典型影像。特異性結合比（specific binding ration, SBR）為右側1.02，左側1.49，數值上呈現顯著的偏低。

c：腦血流SPECT影像中的cingulate island sign。後扣帶迴仍維持一定的血流。

d：Z分數影像中的cingulate island sign。圖c腦血流SPECT的Z分數影像。將AD血流偏低區域（兩側大腦半球內側）設為感興趣區時，可看到楔前葉血流偏低，後扣帶迴的血流減少則不明顯。

3 治療期間不可忽視的所見、檢查重點與影像判讀技巧

治療DLB和PDD時，必須特別注意抗精神病藥物所引起的錐體外症候群惡化，因此與AD的鑑別格外重要。123I-MIBG檢查顯示的心臟聚積度降低也可以視覺觀察的方式來評估，然而大部分的情況下較難用肉眼觀察直接估測聚積度降低的程度。利用心臟和縱膈（背景）的聚積比進行量性評估時，若使用手動方式評估，會受到機種間差異的影響，故必須設定

機構各自的正常值，也必須考量ROI製作上的個別差異。若使用像「SmartMIBG Heart®」（Fujifilm RI Pharma Co., Ltd）這類具機構間／機種間矯正功能的半自動分析軟體，則可避免受到不同設施或裝置的影響，而得到較高的測量穩定度。

^{123}I-ioflupane SPECT影像中顯示的紋狀體聚積偏低在DLB患者腦部多呈現瀰漫性的分佈，因此較常出現不將背景設為定值再進行量性評估便難以診斷的情況。目前安裝使用上較為便利的有日本Medi-Physics公司所研發的「Dat View」量性分析軟體。

腦血流SPECT的檢查結果可能和AD不同，也可能大同小異，尤其枕葉血流偏低的敏感度和特異度皆較低。和楔前葉相比，後扣帶迴仍維持一定的血流，而這項特徵較能有效鑑別AD和DLB。此外，MRI的VBM分析也可能檢測出中腦萎縮的情形。

（今林悅子）

● 文 獻

1) Orimo S, Suzuki M, Inaba A, et al：^{123}I-MIBG myocardial scintigraphy for differentiating Parkinson's disease from other neurodegenerative parkinsonism；a systematic review and meta-analysis. Parkinsonism Relat Disord 18(5)：494-500, 2012.
2) Treglia G, Cason E：Diagnostic performance of myocardial innervation imaging using MIBG scintigraphy in differential diagnosis between dementia with lewy bodies and other dementias；a systematic review and a meta-analysis. J Neuroimaging 22(2)：111-117, 2012.
3) Treglia G, Cason E, Cortelli P, et al：Iodine-123 metaiodobenzylguanidine scintigraphy and iodine-123 ioflupane single photon emission computed tomography in Lewy body diseases；complementary or alternative techniques? J Neuroimaging 24(2)：149-154, 2014.
4) McCleery J, Morgan S, Bradley KM, et al：Dopamine transporter imaging for the diagnosis of dementia with Lewy bodies. The Cochrane database of systematic reviews 1：CD010633, 2015.
5) Kemp PM, Hoffmann SA, Tossici-Bolt L, et al：Limitations of the HMPAO SPECT appearances of occipital lobe perfusion in the differential diagnosis of dementia with Lewy bodies. Nucl Med Commun 28(6)：451-456, 2007.
6) Graff-Radford J, Murray ME, Lowe VJ, et al：Dementia with Lewy bodies；basis of cingulate island sign. Neurology 83(9)：801-809, 2014.
7) Ishii K, Imamura T, Sasaki M, et al：Regional cerebral glucose metabolism in dementia with Lewy bodies and Alzheimer's disease. Neurology 51(1)：125-130, 1998.
8) Whitwell JL, Weigand SD, Shiung MM, et al：Focal atrophy in dementia with Lewy bodies on MRI；a distinct pattern from Alzheimer's disease. Brain 130(Pt 3)：708-719, 2007.
9) Petrou M, Dwamena BA, Foerster BR, et al：Amyloid deposition in Parkinson's disease and cognitive impairment；A systematic review. Mov Disord 30(7)：928-935, 2015.

CHAPTER 10 DEMENTIA

額顳葉型失智症

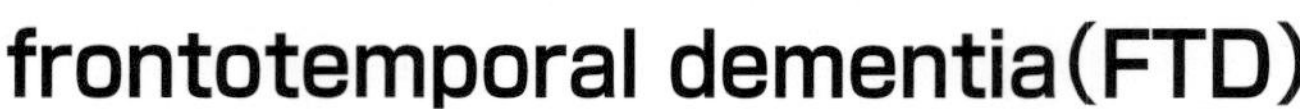

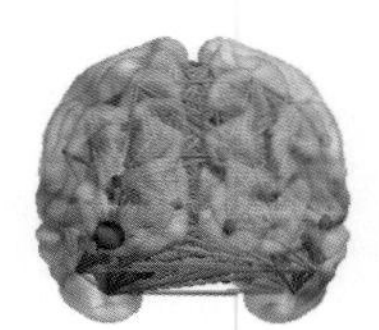

1 原發疾病的概念與症狀特徵、病程和治療

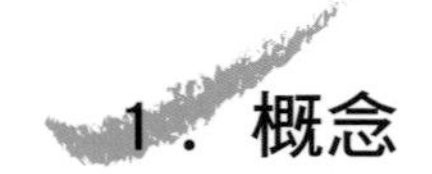

1. 概念

額顳葉型失智症（frontotemporal dementia, FTD）的概念隨著近年研究的進步而有顯著的變遷。首先，根據提出此概念的Manchester研究團隊的原著所述，此類患者會呈現局限於額葉和顳葉的進行性退化，以行為和語言障礙為主要症狀的患者群即總稱為額顳葉型失智症（frontotemporal lobar degeneration, FTLD），旗下包括FTD、語意型失智症（semantic dementia, SD）和進行性非流暢型失語（progressive non-fluent aphasia, PNFA）三種次分類[1)]。另一方面，近年來（尤其是北美國家）基於「變性／退化（degeneration）」主要是用來描述病理變化的用語，故僅在進行病理分類時使用FTLD這個名稱，其他情況下則以FTD取代總稱三種臨床次分類的FTLD，而原本附屬於FTLD的FTD改稱為bvFTD（behavioral variant frontotemporal dementia）。此用法的優勢在於可將臨床和病理概念作一區分，故逐漸蔚為主流。本書則依據Manchester團隊原著的用語，採用具FTLD次分類概念的FTD（等同於bvFTD）。

關於 FTD的流行病學研究並不多，大多的歐美研究發現FTD在早發性失智症中所佔的比例為第二或第三多，在日本則是次於血管性失智症（VaD）、阿茲海默症（AD）、頭部外傷後遺症，名列第四（3.7%）[2)]。

從病理學的角度來看，大部分FTLD案例的神經元或膠細胞內會有特定的蛋白質凝集，形成包涵體。目前鑑定出其主要構成蛋白為tau、TARDNA-binding protein of 43kD（TDP-43）[3)]、fused in sarcoma（FUS），形成FTLD-tau、FTLD-TDP、FTLD-FUS等三種主要的病理分群[4)]。

歐美國家的FTD案例中約有四成屬於家族性，目前已鑑定出其致病基因有tau（*MAPT*）、granulin（*GRN*）、valosin-containing protein（*VCP*）、charged multivesicular body protein 2B、chromosome 9 open reading frame 72（*C9ORF72*）等。相對地，日本的FTD則大多為單發性，家族性的案例相當稀少。

2. 症狀與病程

FTD的臨床診斷是採用1998年Neary等人制定的標準，並於2011年加以修訂（**表10-1**）[5)6)]。FTD的症狀包括額葉功能減退引起的病狀（淡漠、失去主動性(失去活力)），以及額葉到枕葉聯合區、邊緣系統、基底核系統不受抑制，使得相關行為功能「過度」表現，而有去抑制化、固著行為、容易受外來刺激影響等情形[7)]。

初始症狀有淡漠、失去主動性(失去活力)、去抑制化、固著行為等[8)]。心悸、動機/興趣喪失、自發性減退、不再從事工作或與嗜好有關的活動，甚至會出現按照本能行動、公然行竊、做出失禮的行為或說出不入流的言語卻毫不在意、危險駕駛等異常行為，且也較容易出現每天走固定的路線或吃一樣的東西等固著的生活習慣。此外，患者也會因同理心降低而對他人展現冷淡或無所謂的態度。飲食行為異常和同理心降低這兩項特徵可用來鑑別FTD和AD。

表10-1. International Behavioral Variant FTD Criteria Consortium（FTDC）制訂的國際臨床標準

[確診之必要項目]
根據目前症狀或病史，確認其行為及/或認知功能上有進行性的惡化

possible bvFTD：以下A～F的症狀中有3項持續或時常出現
- A. 從早期便出現行為的去抑制化（不符合社會一般標準的行為、缺乏禮儀或行為規範、衝動、注意力短暫或缺乏）
- B. 從早期便有情感淡漠（apathy）或失去活力的情形
- C. 從早期便缺乏同理心或情感轉移的表現（對他人要求或情緒的反應減少）
- D. 從早期便有持續性、固著性或強迫性／儀式性的行為（單純的重複性動作、複雜的強迫性或儀式性行為、對話一成不變）
- E. 將看到的東西放入嘴中（hyperorality）、飲食行為改變（食物喜好改變、飲食過量、飲酒／吸菸量增加、口部過度活動、異食症）
- F. 神經心理學的相關功能異常（執行功能缺損、情節性記憶及視空間認知功能相對較完整）

probable bvFTD：符合以下A～C所有項目
- A. 符合possible bvFTD的診斷標準
- B. 存在顯著的功能障礙（根據照護者的報告、Clinical Dementia Rating scale、Functional Activities Questionnaire scores等的結果）
- C. 影像所見與bvFTD一致
  - C1. MRI或CT：額葉及/或顳葉前方萎縮
  - C2. SPECT或PET：額葉及/或顳葉前側血流或代謝減少

（改編自文獻 5)6)）

到了末期，精神頹廢的情況會相當明顯，出現沉默、髒亂、攣縮、原始反射等，最後甚至惡化為去皮質症候群（apallic syndrome）。FTD的病程約為6～9年[9]。

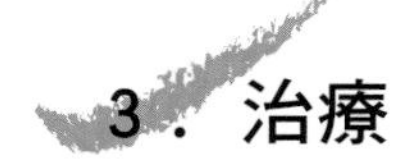

3．治療

目前尚無可改善FTD認知功能障礙的藥物。關於FTD行為病變的治療原則，非藥物介入效果不彰時，可首度嘗試以藥物介入。非藥物治療方面，池田等人利用患者仍保有步驟性記憶和固著性的特徵，將手工、烹飪、編織等活動安排至日程中，此「常規化治療」之效果已獲證實[7]。

關於藥物治療，去抑制化、自發性降低、飲食行為異常、固著行為、焦躁、興奮等症狀可利用選擇性血清素再吸收抑制劑（Fluvoxamine、Sertraline等），目前已有研究驗證其療效。此外，也有研究發現抑肝散能夠改善上述症狀。若上述藥物未能見效，則可考慮使用抗精神病藥物（Risperdal、Quetiapine、Olanzapine、Chlorpromazine等），但必須留意其副作用，盡可能使投藥量降到最低，切勿隨意中斷投藥。

（新井哲明）

● 文 獻

1) Neary D, Snowden JS, Gustafson L, et al：Frontotemporal lobar degeneration；a consensus on clinical diagnostic criteria. Neurology 51(6)：1546-1554, 1998.
2) 朝田　隆：若年性認知症の実態と対応の基盤整備に関する研究．厚生労働省科学研究費補助金長寿科学総合研究事業，平成 18～20 年度総合研究報告書，pp3-9，2009.
3) Arai T：Significance and limitation of the pathological classification of TDP-43 proteinopathy. Neuropathology 34(6)：578-588, 2014.
4) 新井哲明：認知症性疾患の病理・分子対応．Cognition and Dementia 12(1)：48-55，2013.
5) Rascovsky K, Hodges JR, Knopman D, et al：Sensitivity of revised diagnostic criteria for the behavioral variant of frontotemporal dementia. Brain 134(Pt 9)：2456-2477, 2011.
6) 尾籠晃司，飯田仁志：前頭側頭葉変性症の鑑別診断．最新医学 68(4)：810-819，2013.
7) 池田　学：前頭側頭型認知症の臨床．Dementia Japan 20：17-26，2006.
8) Shinagawa S, Ikeda M, Fukuhara R, et al：Initial symptoms in frontotemporal dementia and semantic dementia compared with Alzheimer's disease. Dement Geriatr Cogn Disord 21(2)：74-80, 2006.
9) Irwin DJ, McMillan CT, Suh E, et al：Myelin oligodendrocyte basic protein and prognosis in behavioral-variant frontotemporal dementia. Neurology 83(6)：502-509, 2014.

2 影像所見的特徵與判讀方式

1. 基本的影像所見：額顳葉異常

FTLD是因部分腦區變性退化而引起的疾患群，其背後的病理機制與從典型的皮克氏病（Pick's disease）發展而成的進行性核上眼神經麻痹（PSP）、大腦皮質基底核退化症（CBD），可說是相當多樣。FTLD有各種分類，如前所述，臨床上分為以社會行為或人格異常為主要表現的額顳葉型失智症（FTD）、缺乏言語表達和理解所需基礎概念的語意型失

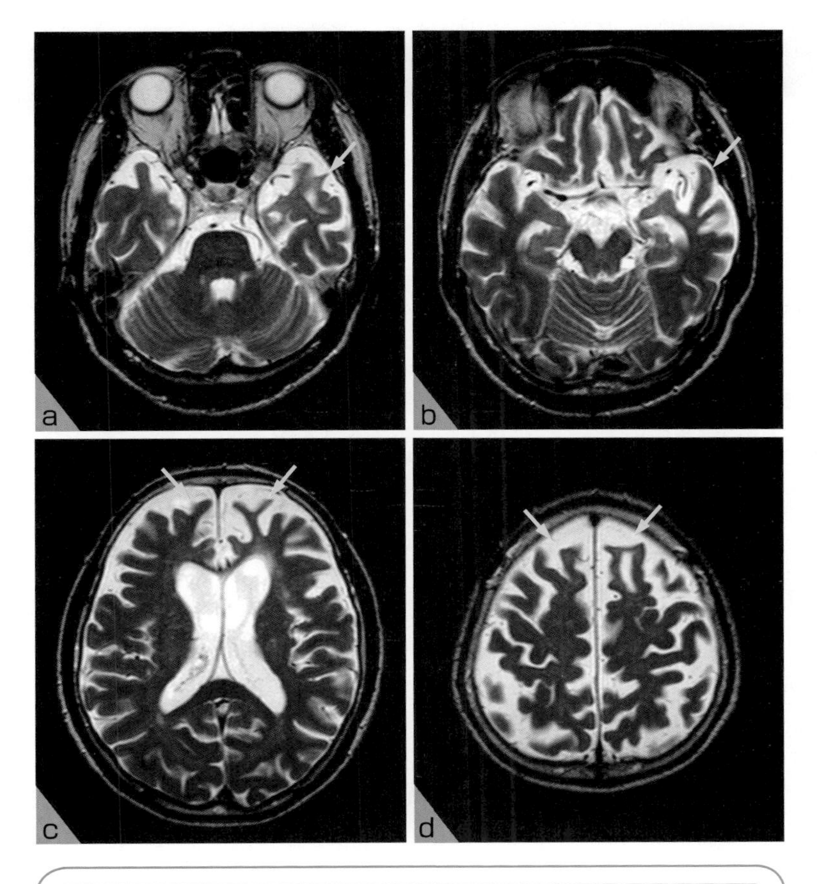

圖10-1. 呈現動機降低、固著行為等症狀的60多歲男性的影像所見

T2加權影像中可看到其額葉和顳葉出現前側和左側較明顯的非對稱性萎縮（a～d：箭頭處），以及典型的knife blade atrophy狀態。此外，兩側額葉和左側顳葉處也可觀察到皮質下白質有些微的訊號增加。

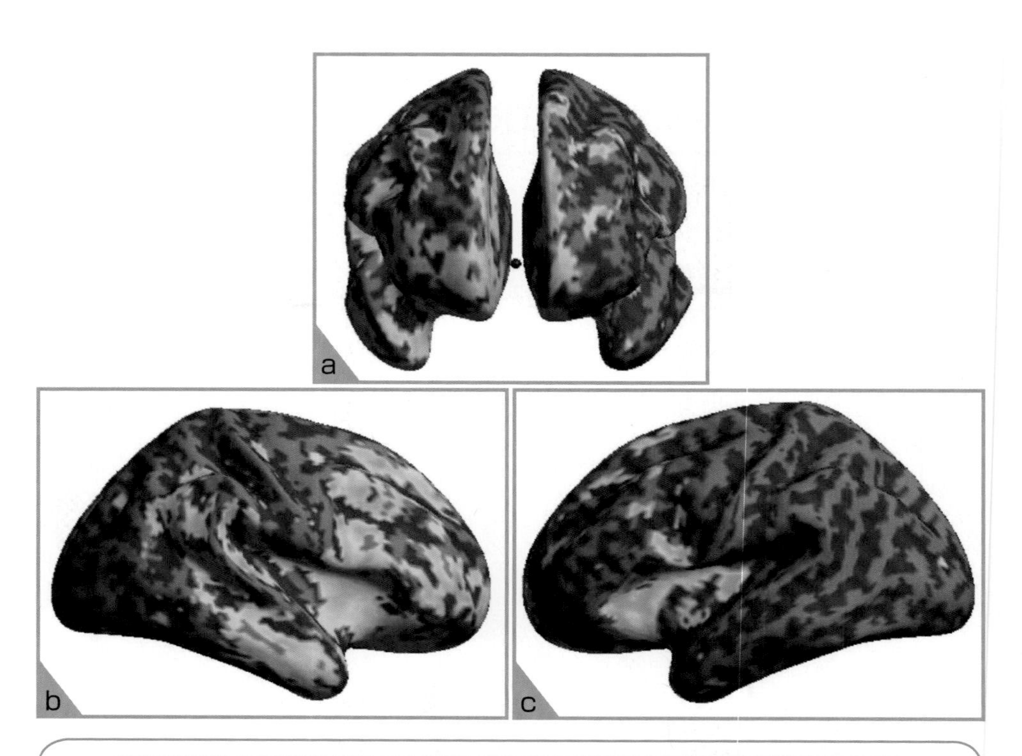

圖10-2. 額顳葉退化案例的萎縮模式：右側萎縮較顯著

Statistical parametric mapping上顯示萎縮的模式（a：正面、b：右側、c：左側）。

智症（SD）、呈現顯著音韻障礙的進行性非流暢性失語（PNFA）等三種類型。這些類型都有各自特有的萎縮分佈模式，且與臨床症狀有關。因此，評估萎縮分佈區域是影像診斷中最重要的一環。雖然也可利用CT來評估萎縮持續進行的案例，但若需要評估白質病變或進行VBM分析等，MRI仍是最有用的影像檢查法。

評估的重點是額葉、顳葉前方特別顯著的萎縮。萎縮的分佈因臨床分類而異，FTD的患者呈現額葉及顳葉前方的局部性萎縮（**圖10-1**）。此外除了呈現相對對稱性萎縮的案例外，也有呈現左側或右側較顯著的非對稱性萎縮的個案（**圖10-2**）。

以額顳葉為主的萎縮會隨著時間而更加明顯，典型案例會呈現具特徵性的knife blade atrophy，腦迴顯著窄化。此外也有萎縮程度較輕微且緩慢惡化的案例，由此可知萎縮程度因人而異（**圖10-3、4**）。萎縮持續進行的案例也會呈現尾狀核萎縮及側腦室、側腦溝（Sylvian fissure）擴大的情形。此變化在FUS陽性、具有細胞內包涵體的FTLD-FUS個案尤其顯著。利用可反映出大腦白質退化的T2加權影像和質子密度加權影像等能夠觀察到訊號增加或萎縮的情形，是值得重視的造影方法（**圖10-1**）。

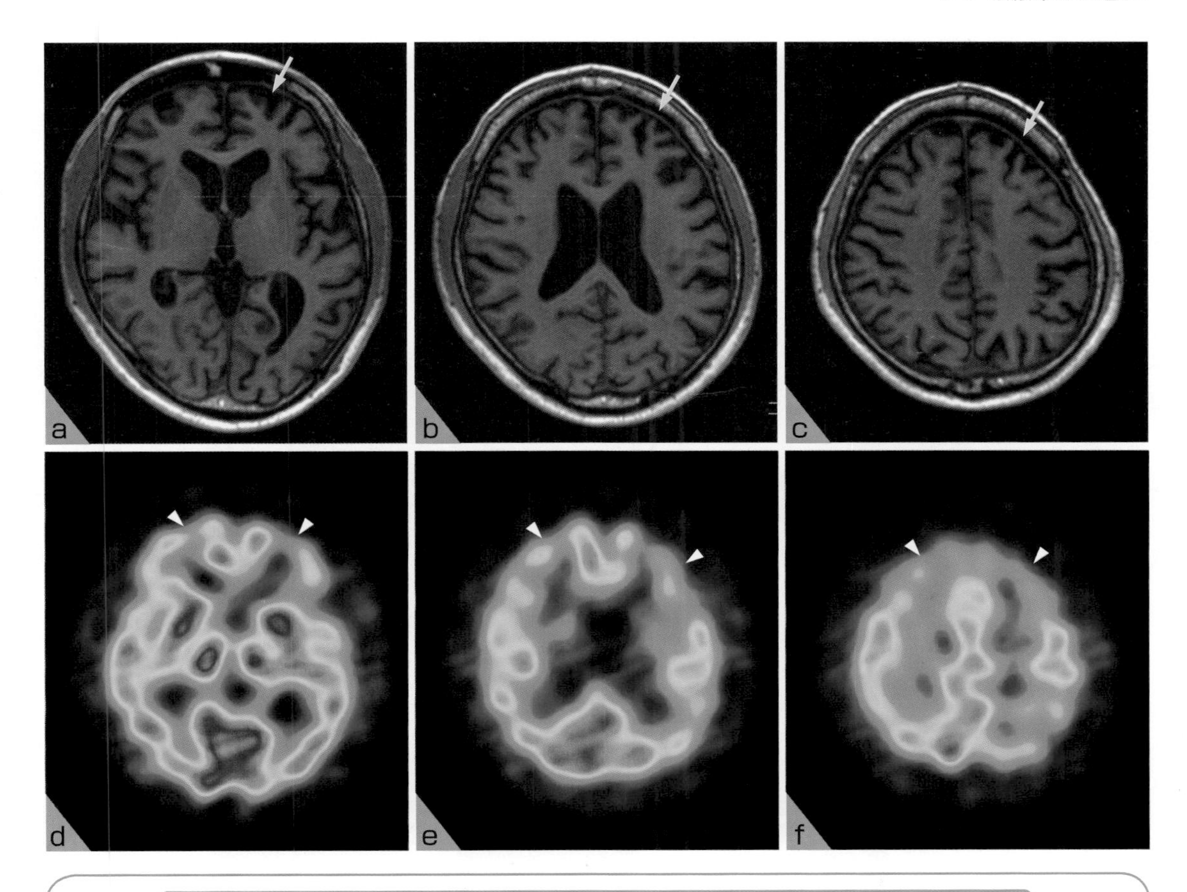

圖10-3. 出現定向力障礙、說話頻率減少等情形之60多歲男性的影像所見

3D T1加權影像中可看到左額葉出現較對側範圍更明顯的腦迴輕度萎縮和腦溝擴張（a～c：箭頭處）。另一方面，^{99m}Tc-ECD的腦血流SPECT中，也可清楚觀察到左側血流減少的程度較顯著（d～f：三角形處）。

2. 功能性影像的效能

屬於功能性影像的SPECT和PET中可觀察到的血流、醣類代謝減少之特性與結構性影像一樣，皆可發現額葉及顳葉前方的異常。不過一般來說，前者的敏感度較結構性影像中顯示的萎縮來得更高（**圖10-3**）。雖然頂葉也可能出現異常，但程度仍較額葉和顳葉輕微。有研究發現，對不同的案例進行病理學診斷時，功能性影像對於MRI上無特徵性異常而未達診斷標準的個案來說更有用。而血流、醣類代謝減少的案例在程度上則較分歧，可利用影像統計分析更仔細地評估血流和代謝減少區域的分佈情形。

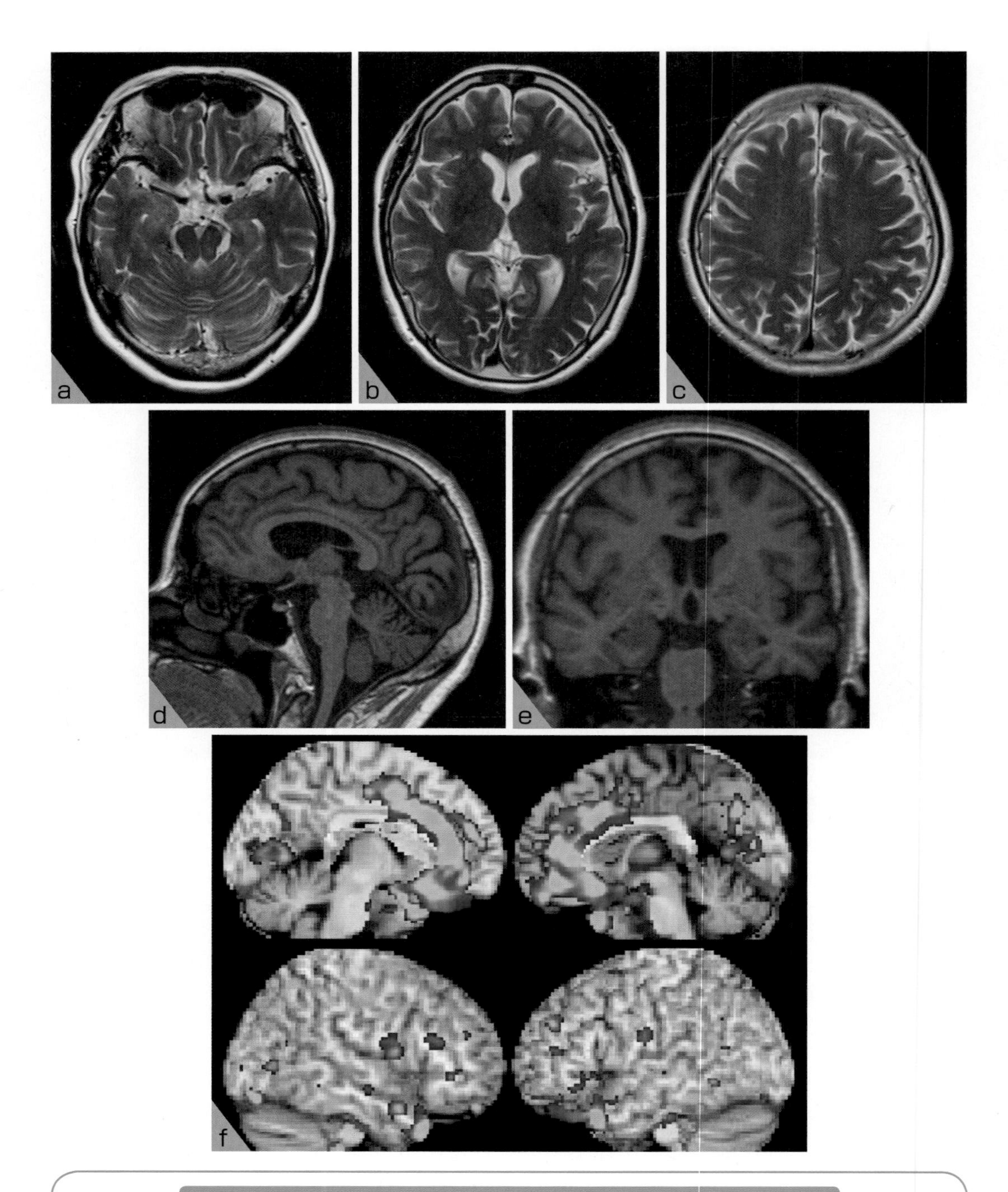

圖10-4. 出現缺乏一般常識等症狀之60多歲女性的影像所見

T2加權影像及3D T1加權影像中並未發現特異性的訊號變化和萎縮（a〜e）。另一方面，VSRAD®分析（f）可清楚反映以前扣帶迴到底部為主的額葉和顳極萎縮。

3 治療期間不可忽視的所見、檢查重點與影像判讀技巧

典型的案例可利用額顳葉顯著萎縮之特點來確診。然而knife blade atrophy持續進行的CBD和AD、神經類結節病（sarcoidosis）等其他疾病也可能出現此特徵，故應注意此特徵對FTD來說並不具特異性。萎縮相當輕微時，較難在結構性影像中發現異常，因此診斷時必須搭配SPECT或PET等功能性影像。此外，也可利用VBM分析來評估肉眼較難觀察到的萎縮（**圖10-4**）。

臨床上的一大重點為如何鑑別FTD和出現頻率最高的退化性失智症──AD。FTD患者也可能呈現類似AD的海馬迴萎縮和失憶症狀，因此必須確認是否出現額葉和楔前葉

等其他部位的異常。若較難以臨床症狀和MRI影像來鑑別，則可用PET確認是否有類澱粉蛋白沉積的情形。此外PSP和CBD也可能呈現類似FTD的症狀。這些疾病皆容易出現中腦被蓋區或上小腦腳萎縮，故可作為與FTD鑑別的重點。

（櫻井圭太）

● 文獻

1) Lindberg O, Ostberg P, Zandbelt BB, et al：Cortical morphometric subclassification of frontotemporal lobar degeneration. AJNR Am J Neuroradiol 30(6)：1233-1239, 2009.
2) Knopman DS, Boeve BF, Parisi JE, et al：Antemortem diagnosis of frontotemporal lobar degeneration. Ann Neurol 57(4)：480-488, 2005.
3) Davies RR, Kipps CM, Mitchell J,et al：Progression in frontotemporal dementia；identifying a benign behavioral variant by magnetic resonance imaging. Arch Neurol 63(11)：1627-1631, 2006.
4) Kitagaki H, Mori E, Hirono N, et al：Alteration of white matter MR signal intensity in frontotemporal dementia. AJNR Am J Neuroradiol 18(2)：367-378, 1997.
5) Graham A, Davies R, Xuereb J, et al：Pathologically proven frontotemporal dementia presenting with severe amnesia. Brain 128(Pt 3)：597-605, 2005.
6) Du AT, Schuff N, Kramer JH, et al：Different regional patterns of cortical thinning in Alzheimer's disease and frontotemporal dementia. Brain 130(Pt 4)：1159-1166, 2007.

CHAPTER 11 DEMENTIA

伴隨失智症的肌萎縮側索硬化症

ALS with dementia(ALS-D)

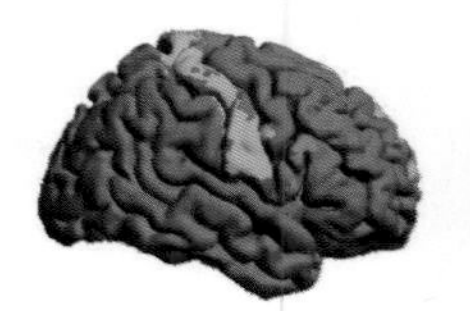

1 原發疾病的概念與症狀特徵、病程和治療

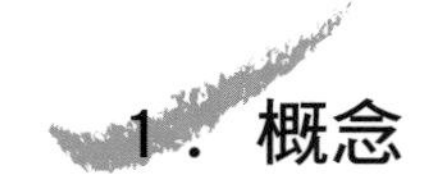

1．概念

肌萎縮側索硬化症（amyotrophic lateral sclerosis, ALS）是由運動神經元退化而引起肌肉萎縮和肌力降低的神經退化性疾病。於老年早期發病的案例最多，發生率及盛行率分別為每10萬人1～2和4～6。日本跨機構的ALS研究聯盟（Japanese Consortium for Amyotrophic Lateral Sclerosis Research, JaCALS）所進行的調查顯示，偶發性ALS（sporadic ALS）的平均發病年齡為65.4±10.7歲[1]。其病理表現主要有上運動神經元及下運動神經元破壞、運動神經元細胞質內出現特異性的泛素（ubiquitin）陽性包涵體（skein-like inclusion）及Bunina小體等。

ALS和失智症的關聯性最初是在1929年由Meyer提出[2]，之後日本關於ALS與額顳葉型失智症（FTD）相關性的研究持續進展，湯淺和三山等人報告同時罹患兩者的案例，出現了伴隨運動神經元病變的老年前期失智症（presenile dementia with motor neuron disease）[3]；而Nakano則彙整了伴隨失智症的ALS（ALS with dementia, ALS-D）案例[4]。此外，以岡本等為主的研究團隊首度報告伴隨ALS及運動神經元疾病的老年前期失智症患者，其海馬迴齒狀回及大腦皮質出現了泛素陽性的神經細胞質內包涵體[5]。目前已累積許多支持ALS和FTD相關性的研究證據，例如臨床上ALS和FTD合併率較高、無失智症狀的ALS患者也可能經由神經心理檢查發現額顳葉功能障礙，未伴隨運動神經元疾病（motor neuron disease, MND）的FTD患者的錐體路徑會有軸突減少的情形[6]等，2006年鑑定出可見於FTD及ALS的泛素陽性包涵體之主要成分為TDP-43，可知兩者具有同一病理基礎（TDP-43 proteinopathy）[7)8]。用語方面，目前國際上較常使用FTD-MND，而非ALS-D。

2. 症狀與病程

基本上ALS患者的失智症狀和行為變異型FTD（bvFTD）的症候是相似的，不過前者的人格變化程度較輕微，常表現出愉快親和的態度。關於去抑制化，ALS-D患者通常只到ADL表現較不佳的程度，不會有反社會的行為出現[9)]。ALS-D的失智症狀較bvFTD輕微，表示額顳葉皮質退化程度較輕。而其運動神經元症狀是以下運動神經元症狀為主，上運動神經元的症狀通常較不明顯。到了末期，可能出現攣縮或運動不能（akinetic）等巴金森氏失智症狀。罹病期間約為1～6年，平均為2.5年，較未伴隨MND的FTD來得短[2)]。

3. 治療

對於運動神經元症狀和ALS皆給予相同治療，進行藥物治療時則投予Riluzole。目前運動神經元症狀及失智症狀皆無治本的療法，是今後亟待解決的課題。

（新井哲明）

● 文 獻

1) Atsuta N, Watanabe H, Ito M, et al：Age at onset influences on wide-ranged clinical features of sporadic amyotrophic lateral sclerosis. J Neurol Sci 276(1-2)：163-169, 2009.
2) Snowden JS, Neary D, Mann DMA：Fronto-temporal lobar degeneration；fronto-temporal dementia, progressive aphasia, semantic dementia. Churchill Livingstone, New York, 1996.
3) Mitsuyama Y, Takamiya S：Presenile dementia with motor neuron disease in Japan；A new entity? Arch Neurol 36(9)：592-593, 1979.
4) Nakano I：Temporal lobe lesions in amyotrophic lateral sclerosis with dementia-lesions in the apical cortex and some deeper structures of the temporal lobes. Neuropathology 12：69-77, 1992.
5) Okamoto K, Hirai S, Yamazaki T, et al：New ubiquitin-positive intraneuronal inclusions in the extra-motor cortices in patients with amyotrophic lateral sclerosis. Neurosci Lett 129(2)：233-236, 1991.
6) Ikeda K, Akiyama H, Arai T, et al：Morphometrical reappraisal of motor neuron system of Pick's disease and amyotrophic lateral sclerosis with dementia. Acta Neuropathol(Berl)104(1)：21-28, 2002.
7) Arai T, Hasegawa M, Akiyama H, et al：TDP-43 is a component of ubiquitin-positive tau-negative inclusions in frontotemporal lobar degeneration and amyotrophic lateral sclerosis. Biochem Biophys Res Commun 351(3)：602-611, 2006.
8) Neumann M, Sampathu DM, Kwong LK, et al：Ubiquitinated TDP-43 in frontotemporal lobar degeneration and amyotrophic lateral sclerosis. Science 314(5796)：130-133, 2006.
9) 三山吉夫：運動ニューロン疾患を伴う前頭側頭型認知症(湯浅・三山型). 神経内科 72(6)：395-399, 2010.

2 影像所見的特徵與判讀方式

ALS-D本身屬於臨床性的疾病診斷，和伴隨MND的FTLD其實是同義詞。過去認為ALS不會伴隨失智症，但目前已發現有少數的案例會併發失智症。FTLD除了包括具陽性包涵體的

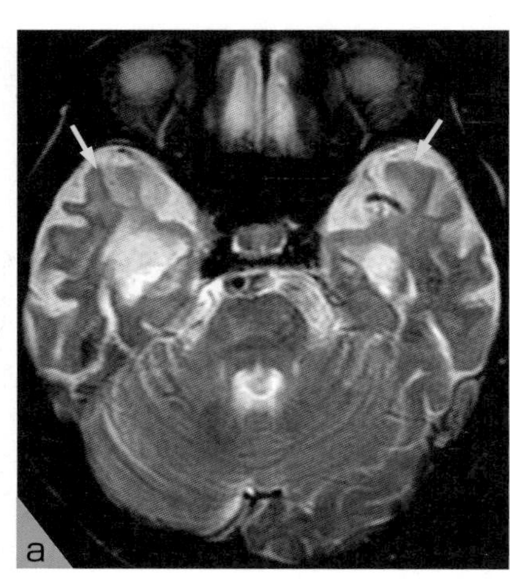

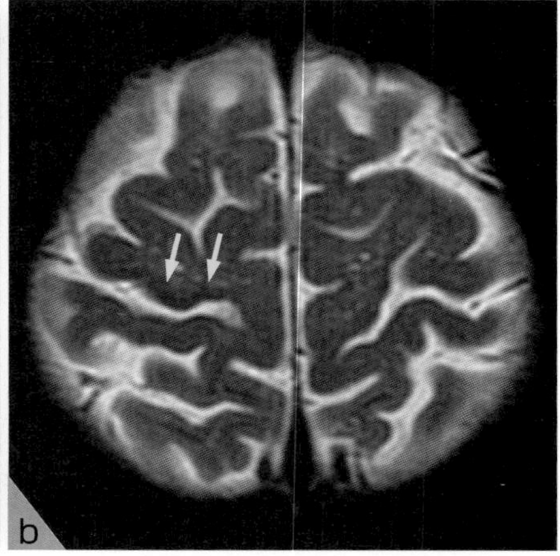

圖11-1. 案例：50多歲的男性

ALS發病1年後。HDS-R 17/30分。T2加權影像中可觀察到顳葉前方有兩側對稱的顯著萎縮及皮質下白質訊號偏高（a：箭頭處）。較高位的腦穹窿處則呈現中央前回皮質訊號偏低的情形（b：箭頭處），與ALS患者的影像所見一致。

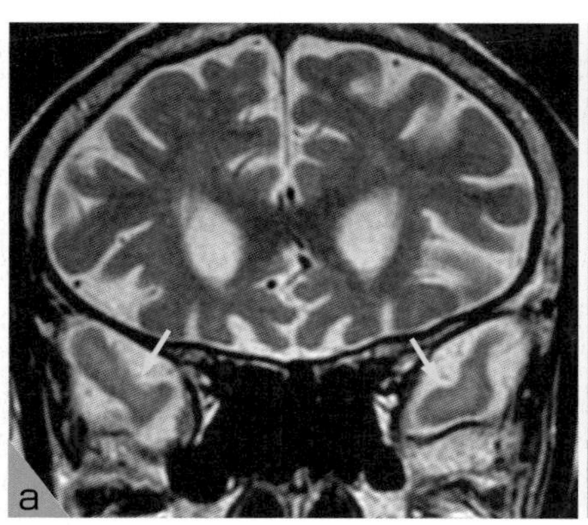

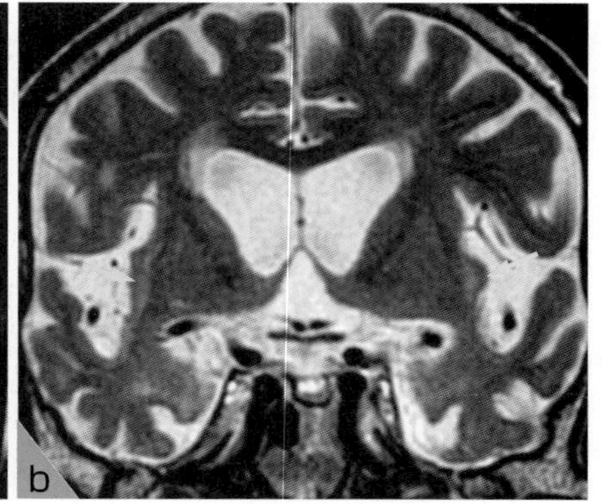

圖11-2. 案例：60多歲的男性

ALS發病後6年。HDS-R 14/30分。T2加權影像（冠狀剖面）顯示額顳葉萎縮及顳葉前內側皮質下白質的訊號偏高（a：箭頭處）。兩側腦島皮質下白質的訊號也偏高（b：箭頭處）。

皮克氏病等疾病外，也包括有泛素（ubiquitin tau蛋白陰性包涵體）出現的疾病，以及屬於TDP-43 proteinopathy的FTLD-TDP（type1～4）。ALS和FTLD具有共同的分子機制，因而形成ALS～FTLD的一系列疾病光譜（spectrum）。

此類患者的影像特徵包括顳葉前方萎縮、T2加權影像中顳葉前內側和腦島皮質下白質的訊號偏高[1)2)]（**圖11-1、2**）。顳葉前方顯著萎縮可能呈現左右非對稱[1)]或左右對稱（**圖11-1、2**）[2)]。皮質下白質高訊號的神經病理機制可能反映了髓鞘減少和纖維性膠質細胞增生的情況。

3 治療期間不可忽視的所見、檢查重點與影像判讀技巧

隨著神經病理學的進步，除了重新編定ALS～FTLD的疾病光譜概念外，欲利用影像鑑別顳葉前方及腦島皮質下白質同時受到影響的疾病時，也開始聯想到顳葉前方和腦島皮質的神經連結和此二處所共同具有的脆弱性等層面。同時侵犯顳葉前方及腦島皮質下白質的疾病除了ALS-D外，還有肌強直性營養不良（myotonic dystrophy）、CADASIL、MLC（megalencephalic leukoencephalopathy with subcortical cysts）和神經性梅毒等。

（森　墾）

● 文 獻

1) Matsusue E, Sugihara S, Fujii S, et al：Cerebral cortical and white matter lesions in amyotrophic lateral sclerosis with dementia；correlation with MR and pathologic examinations. AJNR Am J Neuroradiol 28(8)：1505-1510, 2007.
2) Mori H, Yagishita A, Takeda T, et al：Symmetric temporal abnormalities on MR imaging in amyotrophic lateral sclerosis with dementia. AJNR Am J Neuroradiol 28(8)：1511-1516, 2007.

CHAPTER 12 DEMENTIA

神經纖維纏結型老年失智症

senile dementia of the neuro-fibrillary tangle type(SD-NFT)

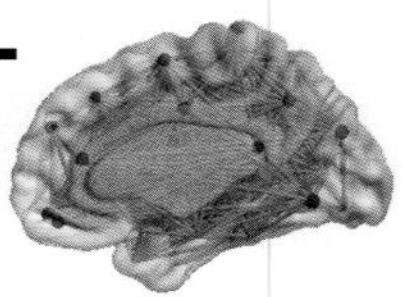

1 原發疾病的概念與症狀特徵、病程和治療

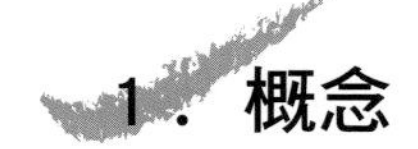

1．概念

目前已發現有一群失智症患者雖然有和阿茲海默症（AD）一樣的神經纖維纏結（NFT），但幾乎沒有澱粉斑塊。這類案例在過去被視為AD亞型，但山田等人將此視為一個疾病單位，提出神經纖維纏結型老年失智症（senile dementia of the neurofibrillary tangle type, SD-NFT）的獨立診斷[1)]。SD-NFT的其他名稱包括「tangle-only dementia」和「senile dementia with tangles」，2014年則出現「primary age-related tauopathy（PART）」的稱呼[2)]。

2．症狀

山田等人提出如**表12-1**所示的SD-NFT臨床診斷指引[1)]，其中第一個重點就是高齡發病，尤其老年後期者的罹病人數較多。症狀方面，發病初期會有顯著的記憶障礙，其病理學表現為侷限於海馬迴區域的NFT，而記憶障礙以外的認知功能較未受影響。之後記憶障礙會逐漸惡化，開始出現定向感缺損等其他認知功能障礙，但尚無個案報告指出失語、失用、失認之案例。筆者於2013年協助調查全國盛行率時，有幾次到SD-NFT型失智症患者家中訪問的機會，印象中其家人在照護上並未表示特別的困擾。家人曾提到「雖然患者開始健忘的同時變得易怒，但只是暫時的，讓他在家中有人照顧就好」、「是有健忘的情形，但年紀大了難免的」等，因個案已屆高齡，因此大多數的照護者對於記憶障礙不會太在意，也不認為會造成太大的問題。

表12-1. SD-NFT的臨床診斷指引

發病	老年期（尤其老年後期）發病，主要為記憶障礙。
臨床症狀與病程	初期以記憶障礙為主，其他認知功能和人格相對較未受影響（前失智症階段）。 之後則緩慢惡化，定向感和其他認知功能也出現障礙（失智症階段）。
頭部影像（CT/MRI）	海馬迴區域萎縮和側腦室下角擴大（有輕度的大腦皮質瀰漫性萎縮）。
鑑別診斷	鑑別阿茲海默症與其他未達阿茲海默症標準的退化性失智症。

（根據文獻1)）

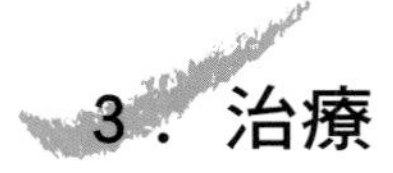

3. 治療

目前尚無針對SD-NFT的治療，且此類患者常被診斷為AD，因此第一要務便是力求從症狀及影像所見等給予正確的診斷，進而提供適切的照護。然而目前在臨床上大多僅提供以AD為對象的治療。

4. 對於包括SD-NFT在內的PART提出之異議

前面提到的「PART」是國際間提倡的疾病單位，而Duyckaerts等人於2015年提出「PART只不過是阿茲海默症的一部分（PART is part of Alzheimer's disease）」的異議[3)]。他們認為尚無證據顯示分佈於內嗅皮質（entorhinal cortex）至海馬迴的類澱粉蛋白沉積（tauopathy）是否只停留在局部分佈的程度，或於之後發展為AD，且尚未發現PART和阿茲海默症在生化學上的差異，故無法說兩者是不同的疾病。此外，分佈於內嗅皮質到海馬迴的tauopathy在AD患者腦中也可觀察到，因此不應將PART視為不同的疾病單位，而應將其放在AD的範疇內考量。若考慮NFT，AD和SD-NFT的確都有NFT的情況，然而關於AD機制的主要學說「類澱粉蛋白連鎖假說」認為β-類澱粉（Aβ）蛋白沉積是誘使NFT惡化的觸發點，此假說無法用來解釋無Aβ沉積的SD-NFT為何會出現NFT。整體來說，此類型的失智症仍尚待進一步的研究。

（根本清貴）

● 文 獻

1) Yamada M：Senile dementia of the neurofibrillary tangle type(tangle-only dementia)；neuropathological criteria and clinical guidelines for diagnosis. Neuropathology 23(4)：311-317, 2003.
2) Crary JF, Trojanowski JQ, Schneider JA, et al：Primary age-related tauopathy(PART)；a common pathology associated with human aging. Acta Neuropathol 128(6)：755-766, 2014.
3) Duyckaerts C, Braak H, Brion J-P, et al：PART is part of Alzheimer disease. Acta Neuropathol 129(5)：749-756, 2015.

2 影像所見的特徵與判讀方式

①高齡者失智症的病理機制中，SD-NFT的相關病理表現並不少見[1)-5)]。

②尤其若符合老年後期患者、80多歲以後發病、緩慢進行、初期症狀為健忘的情況，就必須多加留意影像診斷。

③關於影像診斷的特徵，目前尚無完整歸納的報告。然而對於老年後期緩慢進行性失智症的患者，除了開發治本藥物、適當進行臨床試驗，以及確實給予治療、照護、訂定照護計畫之外，也應將其與AD和嗜銀顆粒失智症（DG）加以鑑別，逐漸累積類似案例。

④SD-NFT患者的海馬旁迴和海馬迴有大範圍的NFT，並伴隨神經元脫落、膠質細胞增生。結構上的變化和神經病理學變化相呼應，可觀察到海馬旁迴和海馬迴區域萎縮；此結構變化必須和AD和DG患者加以鑑別[6)]。起先是環迴（ambient gyrus）萎縮，和內側顳葉腹側萎縮較顯著的DG相比，SD-NFT的萎縮更擴及至後方的海馬迴。

⑤腦血流SPECT方面目前尚無完整歸納的報告。有報告指出僅於顳葉內側出現血流降低的案例，但也有顯示和AD類似狀況的患者[7)]，故需要累積更多案例來了解其病理機制。

⑥未來可望搭配使用脊髓液生物標記、類澱粉蛋白PET、tau蛋白標記PET等來促進確診率。

不過也有研究指出此類患者也具有與AD、DG、路易氏體失智症（DLB）共通的病理表現，必須特別注意老年後期的失智症患者更容易合併複雜的病理機制。

3 治療期間不可忽視的所見、檢查重點與影像判讀技巧

1. 不可忽視的所見、檢查關鍵時期

①老年後期發病時出現緩慢進行的健忘症狀，且輕度認知障礙（MCI）的階段延長時，便需要鑑別是DG還是SD-NFT。目前較少關於影像所見如何隨著病程進行而變化的研究。此外，不同病程的臨床症狀發展，如何反映MRI上的結構變化、是否與脊髓液生物標記結果相符、功能性影像、PET上類澱粉蛋白的分佈，以及類澱粉蛋白造影所見的累積等，都是累積案例以確認病理機制時不可或缺的資訊。

②在結構性影像上較難反映出關鍵時期，若在MCI階段VSRAD®即有較高的Z分數，就需要考慮將其和DG與AD加以鑑別。為了捕捉擴及海馬迴後方的萎縮，會使SD-NFT與AD的鑑別，以及與DG和AD合併案例等在結構上的鑑別較為困難。

③目前在日本，利用MRI進行簡易局部萎縮評估時所需的VSRAD®已推廣至全國2,000多家機構[8)]。就目前的VSRAD®分析技術來說，應注意用於AD診斷的感興趣區（Region of interest，ROIs）Z分數在DG和SD-NFT患者也是偏高的。

④雖然皆在保險給付範圍之外，但合併使用多種modality的評估，尤其是使用可反映Aβ沉積的PiB的類澱粉蛋白造影（呈陰性）、可對磷酸化tau蛋白進行特異性標記的PET顯影劑之開發與應用可進一步擴展類澱粉蛋白沉積特異性診斷之可能性，是可用來鑑別AD和DG、SD-NFT的利器。進行早期診斷、發病前診斷、治本藥物的臨床試驗時，正確的早期診斷為不可或缺的目標，因此根據病理機制累積臨床所見和影像隨病程之變化，以建立可靠的診斷標準可說是當務之急。

對於SD-NFT目前並無固定的評估方式，但已知FDG-PET上DG的特徵為顳葉內側的醣類代謝偏低。即使病程持續進行，顳葉外側和頂葉等局部範圍仍維持一定程度的代謝。有研究指出SD-NFT也呈現和DG相同的傾向[9)]，但也有難以和AD鑑別的案例，因此累積更多根據病理機制的相關所見是必要的。

2. 影像判讀、影像診斷的技巧

①老年後期退化性失智症的病理機制除了AD、伴隨巴金森氏失智症的失智、DLB、DG外，也應考慮有可能是並不罕見的SD-NFT。

②作為AD早期診斷軟體的VSRAD®在日本已漸趨普及，應以其感興趣區（ROIs）為首要考量點，了解DG、SD-NFT的退化性變化和萎縮部位是重合的。

③與DG不同，SD-NFT從早期便出現擴及海馬迴後方的萎縮。較難僅以結構上的變化來與

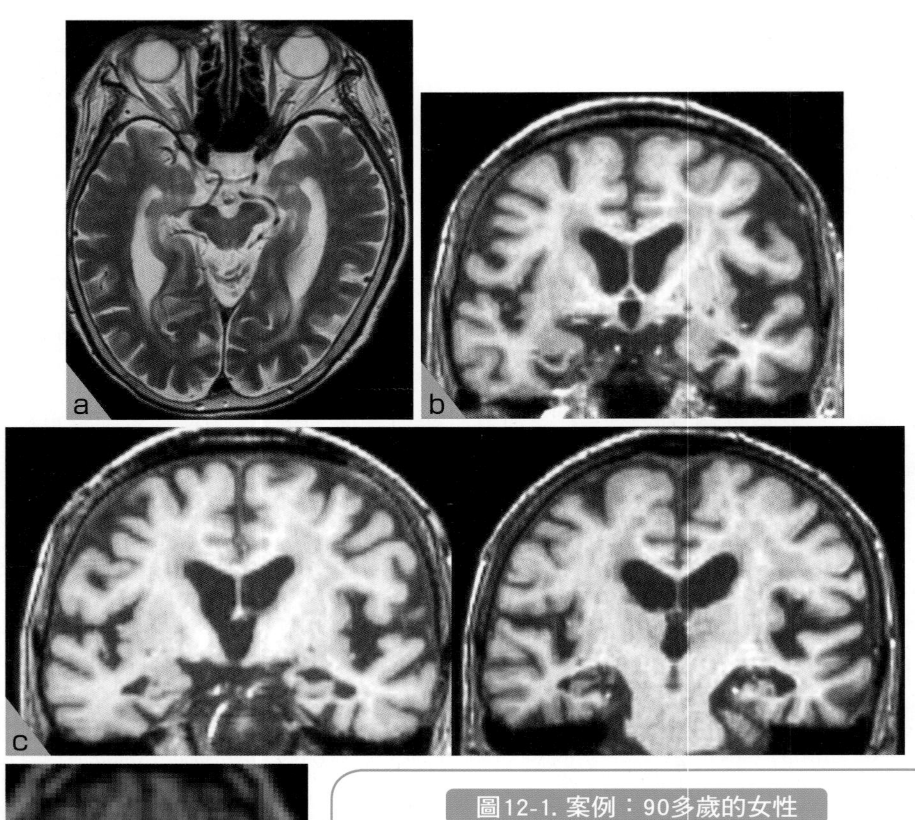

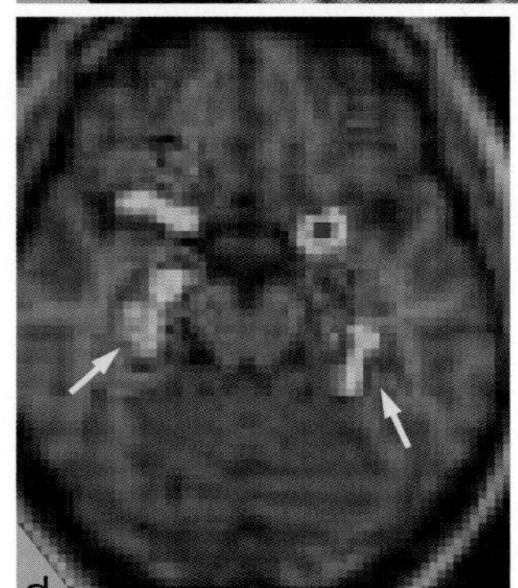

圖12-1. 案例：90多歲的女性

發病時的症狀為健忘，上圖為發病後6年所拍攝的MRI。MMSE 23分。

a：T2加權影像（軸切面）中，可看到側腦室下角擴大，表示海馬區域有萎縮。

b：T1加權影像（冠狀切面）中，杏仁核顯著萎縮較難以視診發現。

c：T1加權影像（冠狀切面）中，可看到輕度萎縮擴及海馬迴後方。

d：根據VSRAD®分析，Z分數為2.33。到海馬迴後方區域的Z分數可能都偏高（箭頭處）。

AD鑑別。隨著病程發展的全腦萎縮程度可能較AD來得低。

④結構上的萎縮持續進行，但認知功能障礙卻只有些微惡化時，需鑑別其為DG或SD-NFT。

3. 案例討論

圖12-1所示為90多歲女性的腦部造影，個案在80多歲時發病，初始症狀為健忘，並緩慢發展為失智症。這是在個案MMSE 23分、發病後6年時所拍攝的影像。影像中並未觀察到DG患者常見的單側杏仁核顯著萎縮，視診和VSRAD®分析皆顯示萎縮擴及海馬迴後方。類澱粉蛋白造影中腦部吸收程度呈陰性，故判定應為SD-NFT。

（德丸阿耶、村山繁雄、齊藤祐子）

● 文獻

1) Ulrich J, Spillantini MG, Goedert M, et al：Abundunt neurofibrillary tangles without senile plaques in a subset of patients with senile dementia. Neurodegeneration 1：257-264, 1992.
2) Yamada M, Itoh Y, Otomo E, et al：Dementia of the Alzheimer type and related demenitas in the aged；DAT subgroups and senile dementia of neurofibrillary tangle type. Neuropathology 16(2)：89-98, 1996.
3) Ikeda K, Akiyama H, AraiT, et al：A subset of senile dementia with high incidence of the apolipoprotein Eε2 allele. Ann Neurol 41(5)：693-695, 1997.
4) Yamada M：Senile dementia of the neurofibrillary tangle type (tangle only dementia)；The neuropathological criteria and clinical guidelines for the diagnosis. Neuropathology 23(4)：311-317, 2003.
5) Saito Y, Murayama S：Neuropathology of mild cognitive impairment. Neuropathology 27(6)：578-584, 2007.
6) 德丸阿耶，村山繁雄，齊藤祐子：嗜銀顆粒性認知症．見て診て学ぶ認知症の画像診断，改訂第2版，松田博史，朝田　隆(編)，pp284-293，永井書店，大阪，2010.
7) 齊藤祐子，金丸和富，德丸阿耶，ほか：高齢者タウオパチーの診断のポイント．老年精神医学雑誌 22(増刊1)：36-44，2011.
8) Matsuda H, Mizumura S, Nemoto K, et al：Automatic voxel-based morphometry of structural MRI by SPM8 puls diffeomorphic anatomic registration through exponentiated lie aglbra improves the diagnosis of probable Alxheimer disease. AJNR Am J Neuroradiol 33(6)：1109-1114, 2012.
9) 山田正仁，伊藤嘉憲：神経原線維変化型老人期認知症(SD-NFT)．見て診て学ぶ認知症の画像診断，改訂第2版，松田博史，朝田　隆(編)，pp246-277，永井書店，大阪，2010.

CHAPTER 13 DEMENTIA

嗜銀顆粒性失智症 dementia with grains(DG)

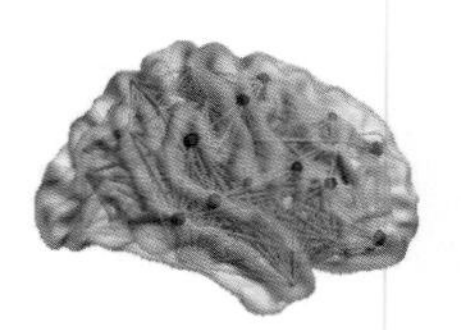

1 原發疾病的概念與症狀特徵、病程和治療

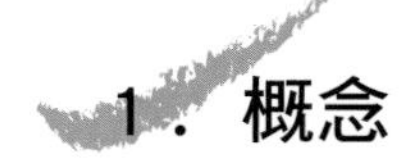

1. 概念

嗜銀顆粒性失智症（Dementia with grains, DG）是首先由Braak等人所報告「除了嗜銀顆粒外未發現其他失智病因」的疾病，屬於類澱粉蛋白異常沉積（tauopathy）的一種。盛行率僅次於阿茲海默症（AD）和路易氏體型失智症（DLB）。嗜銀顆粒是一種在Gallyas-Braak嗜銀染色和抗磷酸化tau蛋白抗體（AT8）下呈現逗點狀或紡錘狀的結構物。病理學上可根據嗜銀顆粒的分佈進行階段分類，第一階段的分佈僅限於環狀迴，第二階段擴展至顳葉，到了第三階段則遍及額葉。

2. 症狀

目前DG的臨床診斷標準尚未確立，不過村山等人[1)]曾提出一套標準（**表13-1**）。DG通常為高齡發病、病程發展較徐緩，且初始症狀為記憶障礙，這些表現在AD和DLB也都觀察得到。然而，DG患者仍保持一定的大腦新皮質功能，執行功能也較未受影響。此外，DG的另一特徵為伴隨易怒等輕度額顳葉型失智症（FTD）的性格變化，而有些患者可能一開始就出現此症狀。

關於DG的生物標記，影像中會呈現伴隨左右不同的顳葉前內側萎縮和功能減退（功能性影像較明顯），但並未呈現如AD患者脊髓液中磷酸化tau蛋白偏高的情形。

表13-2中比較了AD和DG的異同，兩者的病程雖然都隨年齡而緩慢發展，但DG的速度較慢；記憶障礙則是AD較顯著。至於執行功能，和AD相比之下，DG較未受影響。DG患者較

表13-1. 村山等人提出的嗜銀顆粒性失智症臨床診斷標準

・高齡發病且緩慢進行。
・初始症狀為記憶障礙（和AD、路易氏體型失智症一樣）。
・大腦新皮質較未受影響，仍維持一定的執行功能。
・伴隨輕度的易怒等額顳葉型性格變化，某些案例也可能出現這樣的初始症狀。
・影像上可觀察到伴隨左右不同的顳葉前內側萎縮、功能減退（功能性影像較顯著）。
・並未呈現如AD般偏高的脊髓液磷酸化tau蛋白數值。

表13-2. 阿茲海默症與嗜銀顆粒性失智症的比較

	阿茲海默症	嗜銀顆粒性失智症
病程	隨年齡惡化、緩慢進行	隨年齡惡化、緩慢進行（較AD慢）
記憶障礙	＋＋	＋
執行功能障礙	＋	執行功能較未受影響
症狀	定向感缺損 被盜妄想	強烈的焦躁感 類FTD症狀（易怒、性格變化）
脊髓液中tau蛋白	↑↑	→～↑
脊髓液中Aβ蛋白	↓↓	→～↑
結構性影像（MRI）	海馬迴／杏仁核萎縮 →顳葉內側萎縮 →瀰漫性全腦萎縮	環狀迴萎縮 →顳葉前內側萎縮 →有左右差的側腦室下角擴大
功能性影像（SPECT）	後扣帶迴～楔前葉、 頂顳葉功能降低	有左右不同的顳葉內側功能降低
病理	類澱粉斑塊、神經纖維纏結	嗜銀顆粒
病變的發展	海馬旁迴→海馬迴／杏仁核 →顳枕頂葉交界區	環狀迴→顳葉內側→ 前腦基底部、前扣帶迴
沉積蛋白類型	3R+4R tau、Aβ	4R tau

（根據文獻1）2）作成）

常伴隨強烈的焦躁感、易怒、性格改變等類似FTD的症狀。DG患者脊髓液中的tau蛋白、β類澱粉蛋白量仍在正常範圍內，即使出現異常值也多為輕度。關於DG的腦部結構變化，通常始於環狀迴萎縮，再擴大至顳葉內側、側腦室下角並呈現左右差，變化程度較AD低。DG腦部功能性影像的特徵為呈現有左右不同的顳葉內側功能降低。病理學所見方面，DG患者腦部內可觀察到嗜銀顆粒，且會從環狀迴擴展至顳葉內側、前腦基底部、扣帶迴前部。目前已知DG和AD患者腦中沉積的tau蛋白是有差異的。依tau蛋白C末端一側微管結合區域重複次數的不同，可大致分成3-repeat和4-repeat兩種。AD的tau蛋白為兩種共存，DG則只有4-repeat型的tau蛋白。而治療方面，膽鹼酯酶抑制劑對DG的效果不若對AD來得顯著。

3. 治療

目前尚不清楚針對DG的有效治療。有臨床試驗結果顯示，對被判定為DG的案例投予高用量的Benzodiazepines類抗焦慮藥（bromazepam 15mg／天）和電痙攣療法，可有效改善非常強烈的焦躁感。整體來說仍須進一步的研究佐證療效。

（關根 彩、根本清貴）

● 文 獻

1) 村山繁雄, 齊藤祐子, 足立 正：変性疾患 認知症症状を主とする疾患；嗜銀顆粒性認知症. 日本臨床別冊：46-50, 2014.
2) 齊藤祐子, 村山繁雄：嗜銀顆粒性認知症の鑑別診断. 最新医学 68(4)：820-826, 2013.

2 影像所見的特徵與判讀方式

①始於環狀迴的顳葉內側、腹側顯著萎縮[1)-6)]。

②常呈現左右不同，但也有未出現左右不同的案例[5)6)]。

③隨著病程的進行，嗜銀顆粒沉積會擴及額葉、顳葉等較大區域[2)3)]（**圖13-1**），影像所見可觀察到擴大的萎縮範圍[2)-6)]。

④腦血流SPECT中可觀察到顳葉內側血流減少。雖然有些案例會呈現左右不同，但無法僅以此特徵與AD加以鑑別。AD特徵之一的頂葉血流減少在DG並不顯著。

⑤局部萎縮評估對DG和AD的鑑別來說非常重要，神經病理學上兩者的萎縮、退化部位都很相近或重疊，因此較難區別。除了視診評估外，也應持續累積完善的影像分析數據。

⑥目前在日本，利用MRI進行簡易局部萎縮評估時所需的免費軟體VSRAD®已推廣至全國2,000多家機構。就目前的VSRAD®分析技術來說，應注意用於AD診斷的感興趣區Z分數在DG患者也是偏高的。此外，在輕度認知障礙（MCI）階段若Z分數較AD高，且有明顯的左右不同，便有可能是DG。

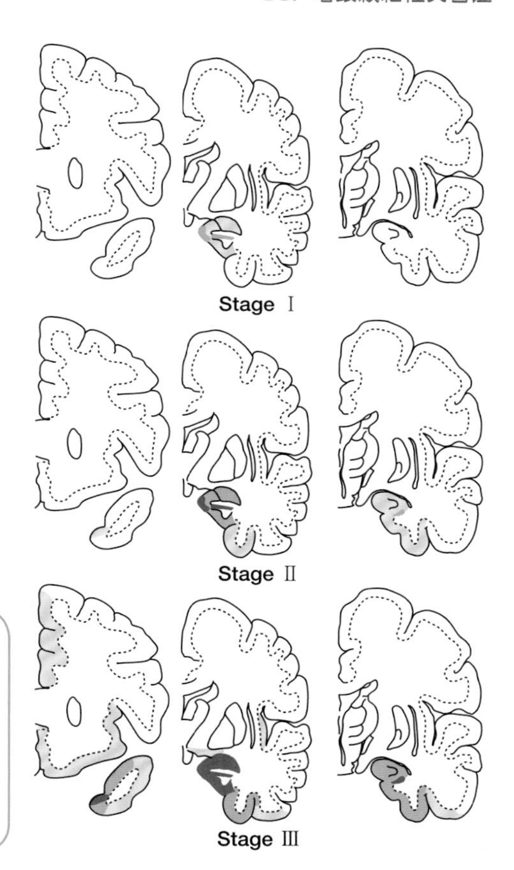

圖13-1. 病理學變化階段

淡紅色～紅色的部分表示病理上確診為DG的嗜銀顆粒沉積部位。到了擴展至額葉到顳葉較大範圍的Stage Ⅲ時，必定出現失智症狀。

（改編自Saito Y, Reberu NN, Sawabe M. et al: Staging of argyrophilic grains; age-associated tauopathy. J Neuropathol Exp Neurol 63: 911-918, 2004）

3 治療期間不可忽視的所見、檢查重點與影像判讀技巧

1. 不可忽視的所見、檢查關鍵時期

①即使出現杏仁核、海馬區域顯著萎縮、結構上持續萎縮，若臨床觀察到MCI階段拉長，並出現易怒等明顯的額葉症狀等，就需和DG加以鑑別。

②在結構性影像較難反映出關鍵時期，若在MCI階段VSRAD®即有單側顯著較高的Z分數（其他分析方式、視診所見也是如此）、腦血流SPECT上頂葉血流減少不顯著時，就有必要重新檢視疾病的臨床經過。

③有不少的DG案例在病理上會合併AD、DLB或神經纖維纏結型失智症，尤其隨著病程進行常會重疊出現AD的病理表現。除了在腦血流SPECT上觀察到頂葉血流減少外，出現腦脊

髓液中Aβ減少、tau蛋白增加的情形時，就需要重新檢視臨床經過，並考慮是否合併了多種病理表現。

④雖然皆在保險給付範圍之外，但合併使用多種modality的評估，尤其是使用可反映Aβ沉積的PiB的類澱粉蛋白造影（呈陰性）[8)-11)]、對於磷酸化tau蛋白進行特異性標記的PET顯影劑之開發與應用，可進一步擴展類澱粉蛋白沉積特異性診斷之可能性，是可用來鑑別AD和DG的利器。進行早期診斷、發病前診斷、治本藥物的臨床試驗時，正確的早期診斷為不可或缺的目標，因此根據病理機制累積臨床所見和影像隨病程之變化，以建立可靠的診斷標準可說是當務之急。

對於SD-NFT目前並無固定的評估方式，但已知FDG-PET上DG的特徵為顳葉內側的醣類代謝偏低。即使病程持續進行，顳葉外側和頂葉等局部範圍仍維持一定程度的代謝。相較之下，典型AD在病程早期的病理表現即自後扣帶迴、楔前葉擴展至頂葉、顳葉外側、顳葉內側、額葉等部分，AD和DG在代謝減少的模式和進程上也有相異之處。使用FDG-PET時，大多採用不受評估者間差異影響的客觀評估法，也就是以SPM為基礎的統計影像分析法。

2. 影像診斷的技巧

①老年晚期者的退化性失智症病理機制中，除了AD、伴隨失智症的帕金森氏症、DLB等之外，也有很高的機率存在DG。

②AD早期診斷軟體VSRAD®在日本已相當普及，使用時應注意此軟體係優先考量其感興趣區的敏感度，會和DG的退化和萎縮部位重疊。

③ 評估顳葉內側或腹側是否萎縮。

④ 結構上持續萎縮但認知功能障礙只有些微惡化時，應與DG加以鑑別。

3. 案例討論

圖13-2所示為90多歲男性患者的腦部造影，其CDR（臨床失智症評分）=1。頭部CT顯示左側有顯著的顳葉內側萎縮，解剖後發現顳葉腹側、內側萎縮有顯著的左右不同，病理上確診為DG。

圖13-3所示為80多歲女性患者的腦部造影，發病時有健忘的症狀，經過數年後MMSE為26分，處於MCI的程度，仍保有一定的日常生活功能。左側、顳葉內側和腹側較顯著的萎縮，若僅以結構來看，需進行DG和AD等的鑑別。VSRAD®分析結果顯示，左側感興趣區的Z分數

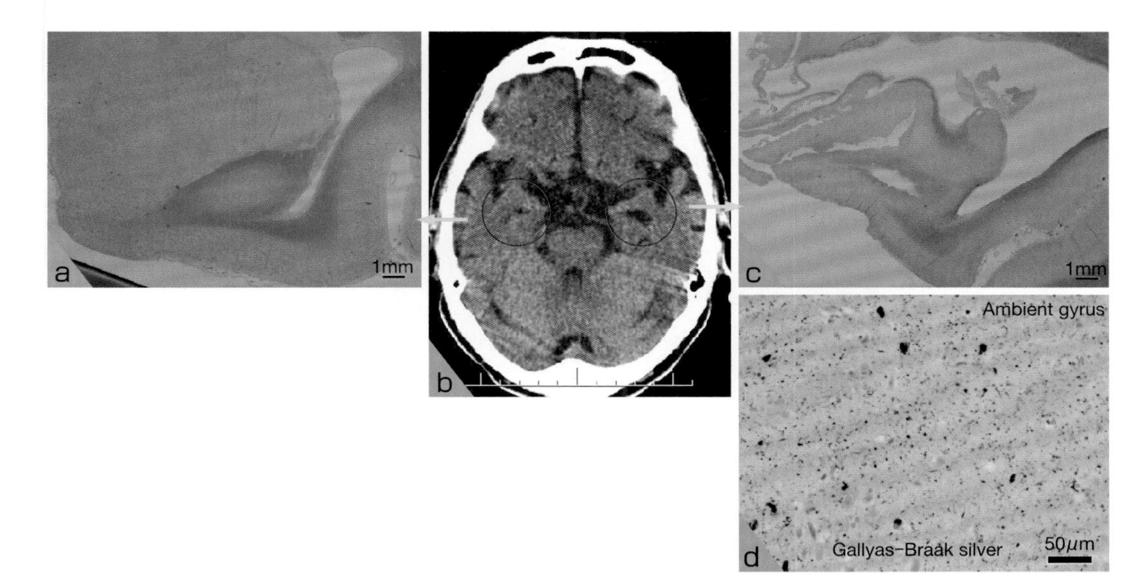

圖13-2. 案例：90多歲的男性

臨床失智症評分量表（Clinical Dementia Rating, CDR）1分的失智症患者。單純頭部CT（b）顯示左側顱窩處的腦溝明顯擴大，且左側腦室下角也有擴大的情形。可觀察到左側顳葉顯著萎縮，但右環迴附近的萎縮並不顯著（a）。從神經病理學的角度來看，顳葉內側、環狀迴附近萎縮是以左側較明顯（c）。利用Gallyas-Braak鍍銀染色法時，陽性顆粒出現於萎縮的左環狀迴中央部分（d），故確診為DG。

（德丸阿耶，村山繁雄，齊藤祐子：嗜銀顆粒性認知症．見て診て学ぶ認知症の画像診断，改訂第2版，松田博史，朝田　隆（編），p287，永井書店，大阪，2010による）

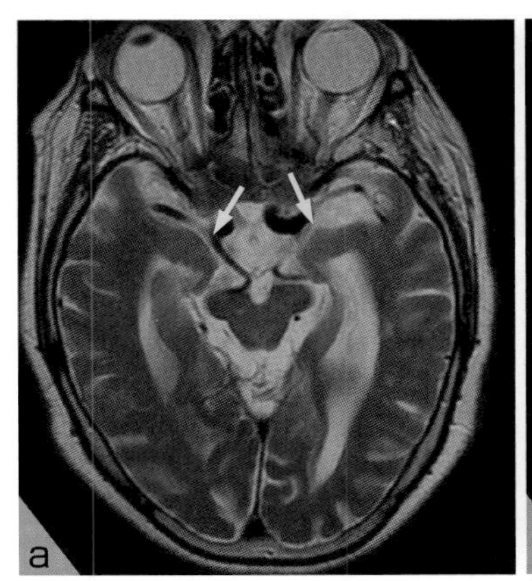

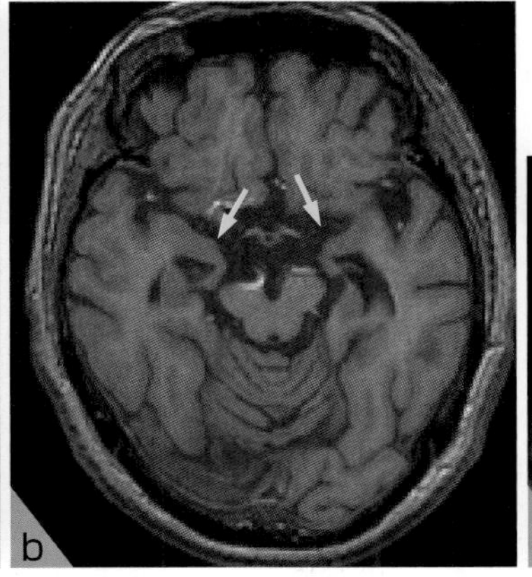

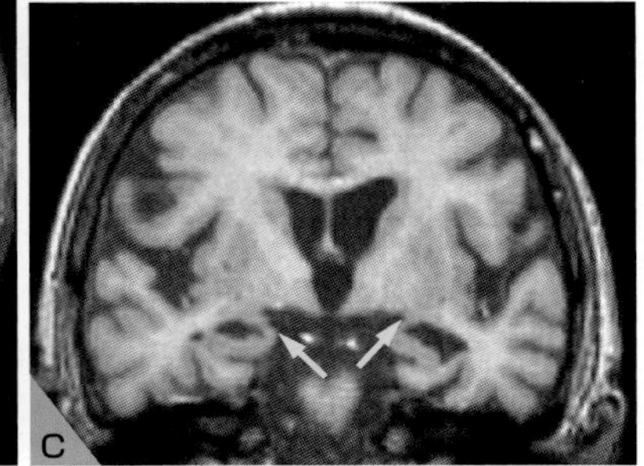

圖13-3. 案例：80多歲的女性

個案從幾年前開始發覺自己有健忘的情形。MMSE 26分。經過幾年後，個案可維持一定程度的生活功能，認知功能並未顯著惡化。在將其視為DG的情況下進行追蹤。

利用視診觀察其MRI（a：T2加權影像軸向切面、b：T1加權影像軸向切面、c：T1加權影像冠狀切面）影像即可發現左側較顯著的杏仁核與環狀迴萎縮（箭頭處）。僅以目前MCI階段下的結構異常並無法確診，須進一步進行DG和AD等的病理鑑別。

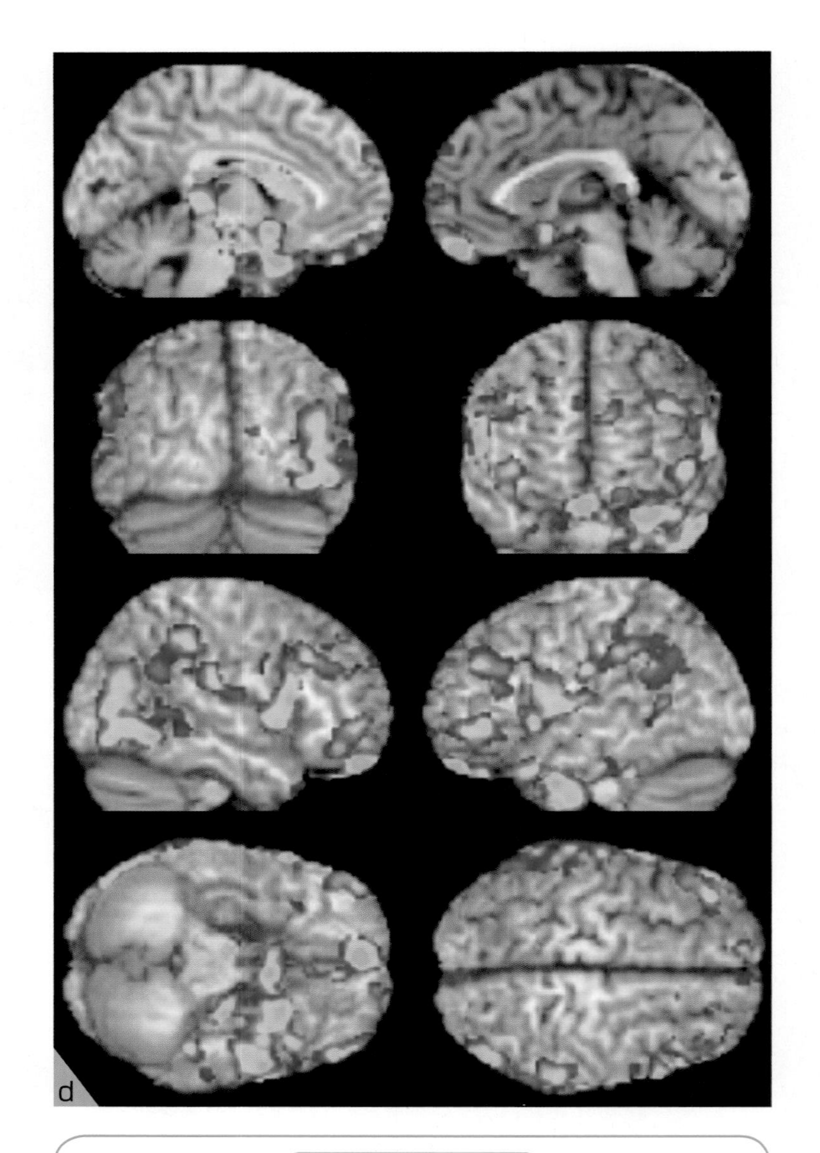

圖13-3.（續）

VSRAD®（d）分析結果顯示，感興趣區之一的海馬旁迴的Z分數為2.05，以MCI階段來說略為偏高，且可觀察到左側腹側較顯著的內側顳葉萎縮。

上升，以MCI階段來說數值是略為偏高的。腦血流SPECT影像中並未觀察到頂葉、楔前葉血流降低的情形，需在將其視為DG的情況下進行追蹤鑑別。

（德丸阿耶、村山繁雄、齊藤祐子）

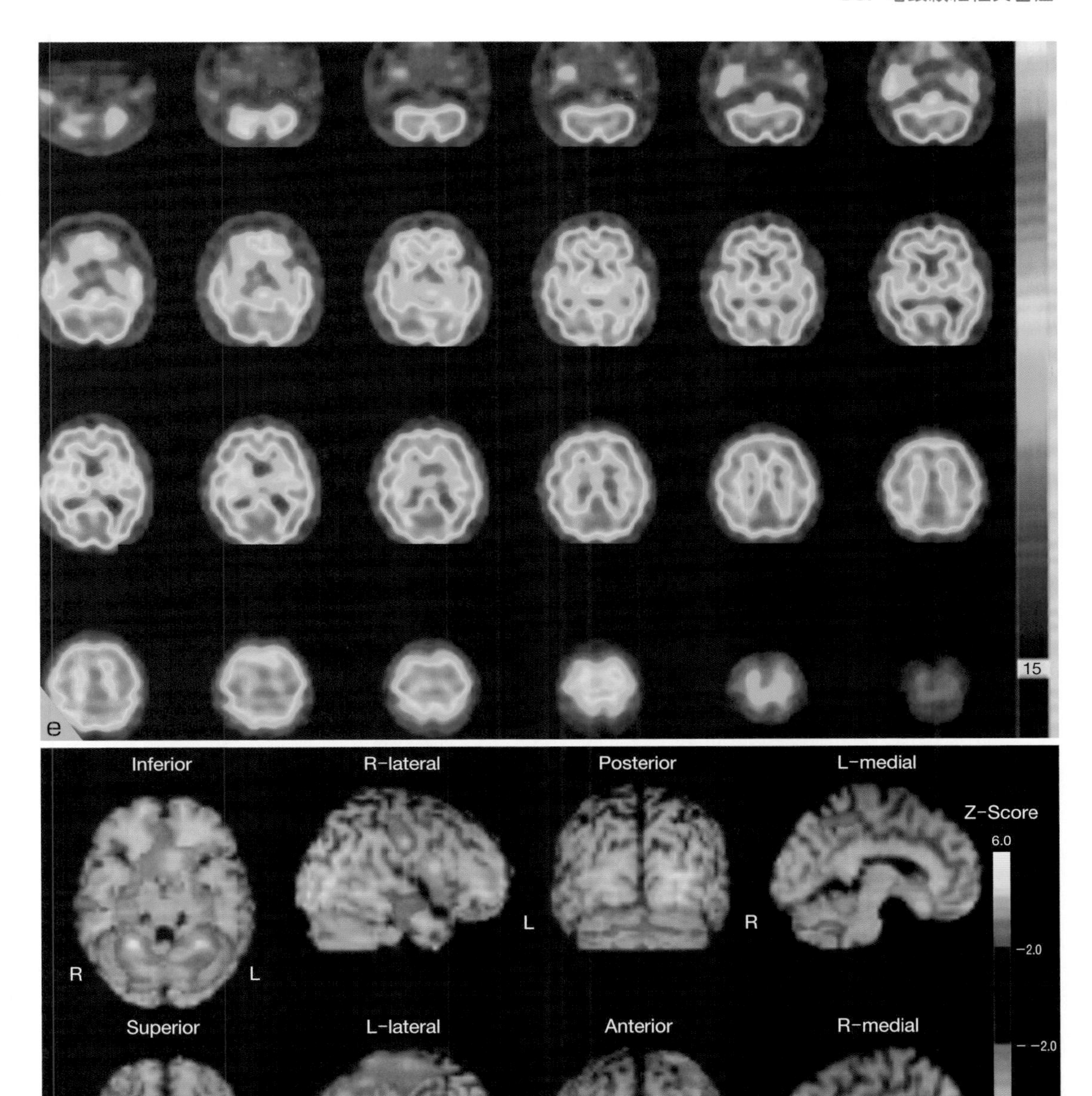

圖13-3.（續）

腦血流SPECT（e）影像顯示左側顳葉前方稍微出現較為明顯的血流降低。由eZIS（f）分析結果可知後扣帶迴、楔前葉部分仍維持正常血流。

● 文 獻

1) Braak H, Braak E：Argyrophilic grains；characteristic pathology of cerebral cortex in cases of adult onset dementia without Alzheimer changes. Neurosci Lett 76(1)：124-127, 1987.
2) Saito Y, Ruberu NN, Sawabe M, et al：Staging of argyrophilic grains；an-age associated tauopathy. J Neuropathol Exp Neurol 63(9)：911-918, 2004.
3) Saito Y, Yamazaki M, Kanazawa I, et al：Severe involvement of the ambient gyrus in a case of dementia with argyrophilic grain disease. J Neurol Sci 196(1-2)：71-75, 2002.
4) 齊藤祐子，金丸和富，德丸阿耶，ほか：高齢者タウオパチーの診断のポイント．老年精神医学雑誌 22(増刊1)：36-44，2011.
5) 德丸阿耶，村山繁雄，齊藤祐子：嗜銀顆粒性認知症．見て診て学ぶ認知症の画像診断，改訂第 2 版，松田博史，朝田 隆(編)，pp284-293，永井書店，大阪，2010.
6) Adachi T, Satito Y, Hatsuta H, et al：Neuropathologica asymmetry in argyrophilic grain disease. J Neuropathol Exp Neurol 69(7)：737-744, 2010.
7) Matsuda H, Mizumura S, Nemoto K, et al：Automatic voxel-based morphometry of structural MRI by SPM8 puls diffeomorphic anatomic registration through exponentiated lie aglbra improves the diagnosis of probable Alxheimer disease. AJNR Am J Neuroradiol 33(6)：1109-1114, 2012.
8) Shogi-Jadid SK, Small GW, Agdeppa ED, et al：Localization of neurofibrillary tangles and beta-amyloid plaques in the brains of living patients with Alzheimer's disease. Am J Geriatr Psychiatry 10(1)：24-35, 2002.
9) Klunk WE, Enger H, Nordberg A, et al：Imaging brain amyloid in Alzheimer's disease with Pittsburgh compound-B. Ann Neurol 55(3)：306-319, 2004.
10) Verhoeff NPLG, Wilson AA, Takeshita S, et al：*In-vivo* imaging of Alzheimer's disease β-amyloid with [11C]SB-13 PET. Am J Geriatr Psychiatry 12(6)：584-595, 2004.
11) Okamura N, Suemoto T, Shinomitsu T, et al：A novel imaging probe for *in vivo* detection of neuritic and diffuse amyloid plaques in the brain. J Mol Neurosci 24(2)：247-255, 2004.

CHAPTER 14 DEMENTIA

常壓性水腦症

normal pressure hydrocephalus(NPH)

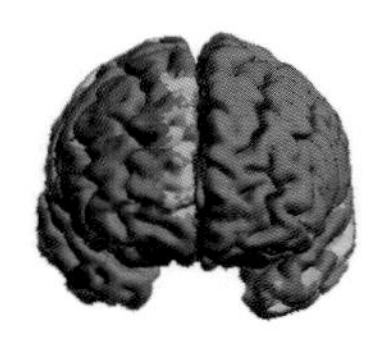

1 原發疾病的概念與症狀特徵、病程和治療

1. 疾病概念

常壓正水腦症（Normal pressure hydrocephalus, NPH）是於1965年由Hakim等人[1)]所報告的一種症候群。患者會呈現步行、認知、排尿上的障礙，雖可為水腦症但腦壓是正常的。進行引流手術後上述症狀便會緩解，故又被稱為可治癒性失智症（treatable dementia）。NPH原因可分為蜘蛛膜下腔出血、腦膜炎、頭部外傷等有清楚病因的次發性NPH（secondary NPH, sNPH），以及原發疾病不明的特發性NPH（idiopathic NPH, iNPH）。sNPH在原發疾病通常發病後的幾個月內會出現症狀，腦部影像中觀察到持續的腦室擴大，故在診斷上並不困難。而另一方面，iNPH的症狀惡化相當緩慢，腦室大小的變化很不明顯，又因為此類原因造成失智症常見於高齡者，故常被誤認為是由老化所引起。

2. 症狀

三大症狀中，步行障礙是在疾病初期最先出現的，且發生率相當高，幾乎是一定會出現的症狀。其次常發生的則依序是認知障礙和排尿障礙[2)]。有94～100% iNPH的患者有步行障礙的問題，78～98%有認知障礙，76～83%有排尿障礙，三大症狀皆有的患者則佔了六成左右[2)～5)]。

a. 步行障礙的特徵

患者會出現步距減少（small-step gait）、走路時腳板有如黏住地板的步態、（magnetic

gait）、以及開腳步行（broad-based gait）之三大特徵。步數變少、走路速度變慢，外八的走路方式使步距變窄，且走路時步距會顯著變化。患者尤其在起立時和方向轉換時容易跌倒。和帕金森氏症（PD）不同的是，患者的步行異常並無法藉由指令或標示等外在的輔助而改善[6)]。

b. 認知功能障礙

NPH的認知障礙特徵是以注意力缺損、思考緩慢為主，此外還有反應、動作等的速度降低、工作記憶（暫時貯存並處理資訊的能力）、詞語喚起能力等額葉功能降低的表現。隨著病情的惡化，常出現短期記憶障礙，但仍可記憶曾經歷過的事物。到了病情嚴重的階段，就會出現全面的認知功能障礙。精神症狀方面，常出現什麼也不做、淡漠、動機降低、自發性行為降低等情形，相反地也可能出現狂喜（euphoria）、興奮等額葉去抑制化等行為異常。

接受引流手術後，語言記憶和精神活動速度較容易改善，整體的額葉功能、視覺認知功能也會隨之改善。然而病患的認知功能較少能改善到如同一般健康者的程度。

c. 排尿障礙的特徵

患者會出現以尿意急迫、尿失禁為主的膀胱過動症。進行膀胱尿路動力學檢查時，可觀察到最大尿流速降低、殘尿量增加和膀胱容量減少等情形。

3. 檢查、診斷

a. 腦脊髓液穿刺測試（CSF tap test）

若疑似為特發性或次發性NPH，應進行腦脊髓液穿刺測試，以確認個案對引流手術的反應，也有利於確診。進行腦脊髓液穿刺測試前後應實施認知、步行和排尿功能之相關評估。腦脊髓液穿刺測試可分為「短時間少量穿刺」和「長時間大量穿刺」兩種。短時間少量穿刺的類型一般稱為「tap test」，大多是單次進行，腰椎穿刺可排出約30～50ml的腦脊髓液量。長時間大量穿刺的類型又稱為「drainage test」，從腰椎刺入引流管後以每小時10 ml的速度排出腦脊髓液，3～5天內可排出總計約300～500 ml的量。Tap test在執行上較容易，也較安全，但診斷率較低。Drainage test的敏感度和特異度較高，但需將導管留置於高齡者體內，較容易產生感染、排液過度等危險，侵入性也較高，故僅適用於特定的案例。步行障礙在進行腦脊髓液穿刺後不久即有所改善，因此通常用來當作是否為陽性的判定指標。

表14-1. iNPH Grading Scale

嚴重度	步行障礙	認知障礙	排尿障礙
0	正常	正常	正常
1	走路搖晃、 自覺有步行異常	自覺有注意力或記憶障礙	頻尿或尿意急迫
2	有步行障礙，不需輔助器具（拐杖、扶手、助行器）即可獨立行走	注意力或記憶障礙，但時間或地點的定向感良好	偶爾尿失禁 （每週1～3次以上）
3	需在輔助器具或他人協助下才能行走	有時間或地點定向感障礙	多次尿失禁 （每日1次以上）
4	無法行走	對於自身狀況完全無自覺，或無法進行有意義的對話	幾乎無法自主控制膀胱功能

（根據文獻 7)）

根據特發性水腦症的診療指南[7)]，評估臨床症狀時較建議使用idiopathic normal-pressure hydrocephalus grading scale（iNPHGS）（**表14-1**）、3-m Time Up & Go Test（TUG）和MMSE。TUG是從椅子站起來回走3公尺後再坐椅子上，並計算所需時間與步數的測試。iNPHGS任一項目進步一個嚴重度等級以上，完成TUG的所需時間減少10%以上，或是MMSE減少3分以上皆可作為改善的指標。

b. 診斷

根據**表14-2**中iNPH的診斷標準[7)]，發病時間在60歲以上，且出現步行障礙、認知障礙或尿失禁三大症狀中的其中一種以上，此外並無前文中原發疾病、腦脊髓壓正常合併影像檢查腦室擴大時，可判定為possible iNPH。另一方面，若出現步行障礙且腦部影像中有disproportionaetely enlarged subarachnoid-space hydrocephalus（DESH）之異常所見，或是對腦脊髓液穿刺測試有反應時，即可判定為probale iNPH。進行腦脊髓液引流手術後若出現症狀改善，即屬definite iNPH。

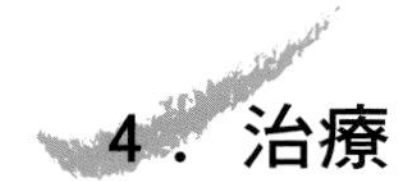

4. 治療

NPH的主要治療方法為腦脊髓液引流手術。在日本，一般都是實施「腦室-腹腔引流（ventriculo-petritoneal shunt, V-P shunt）」手術，近年來不穿刺腦部的「腰椎蜘蛛膜下腔-腹腔引流（lumbar subarachnoid space-peritoneal shunt, L-P shunt）」手術的施行數量則逐漸增加。然而有研究指出L-P引流手術可能會造成腰椎脊髓腔的引流功能不全[8)]。

表2. 原因不明性常壓性水腦症的診斷標準

iNPH可分為possible、probable和definite三個階段。Probable iNPH可進行引流，術後症狀改善的案例則可確診為definite iNPH。

1. Possible iNPH
   [必要項目]
   1. 60歲以後發病。
   2. 出現步行、認知功能或排尿障礙中一種以上的障礙。
   3. 腦室擴大（Evans index>0.3）。
   4. 其他神經學或非神經學疾病皆無法解釋為何出現上述臨床症狀。
   5. 未罹患可能引發腦室擴大的原發疾病（蜘蛛膜下腔出血、髓膜炎、頭部外傷、先天性水腦症、中腦導水管狹窄等）。

   [參考項目]
   1. 走路時步距變窄、步伐拖曳、不穩，尤其轉換方向時不穩定性增加。
   2. 症狀大多為緩慢進行，可能呈現暫時停止惡化或再度惡化等波浪狀的病程。
   3. 主要症狀中，步行障礙的頻率最高，其次為認知功能障礙、排尿障礙。
   4. 認知功能測試可客觀反映出認知功能障礙的程度。
   5. 也可能並存其他神經退化性疾病（帕金森氏症、阿茲海默症等）和腦血管病變（腔隙性梗塞等），但皆僅止於輕微的程度。
   6. 側腦溝（Sylvian fissure）、基底溝通常會擴大。
   7. 與腦室周圍低吸收區（periventricular lucency, PVL）、腦室周圍高訊號區（periventricular hyperintensity, PVH）無關。
   8. 腦血流檢查有助與其他類型失智症的鑑別。

2. Probable iNPH
   [必要項目]
   1. 符合possible iNPH的必要項目。
   2. 腦脊髓液壓在200 mmH2O以下，腦脊髓液的性狀正常。
   3. 符合以下其中一項：
      ① 出現步行障礙，並觀察到高位腦穹窿處及中央部腦溝、蜘蛛膜下腔變窄。
      ② 進行tap test（腦脊髓液穿刺測試）後症狀改善。
      ③ 進行drainage test（腰部腦脊髓液持續排放）後症狀改善。

3. Definite iNPH
   引流手術後客觀指標顯示症狀改善。

（根據文獻 7)）

關於引流手術系統，原因不明性常壓性水腦症診療指南[7)]建議使用「可調式壓力閥」。此壓力閥可以經皮膚表面的方式調整，故在門診即可隨時輕鬆調整壓力，並配合患者的生活狀況進行微調。然而此方法可能會引起腦脊髓液過度排出的問題，因此也有人研發出具備抗虹吸作用裝置的一體成型壓力閥。

目前幾乎沒有探討此類患者復健成效的研究，若在術前就已有廢用症候群的情形，就必須積極進行復健[7)]。

若疑似合併帕金森氏症（PD）和阿茲海默症（AD）時，投予抗AD或抗PD藥物可能也可見效[7)]。

（塚田惠鯉子）

● 文 獻

1) Hakim S, Adams RD：The special clinical problem of symptomatic hydrocephalus with normal cerebrospinal fluid pressure；Observations on cerebrospinal fluid hydrodynamics. J Neurol Sci 2(4)：307-327, 1965.
2) Mori K：Management of idiopathic normal-pressure hydrocephalus；a multiinstitutional study conducted in Japan. J Neurosurg 95(6)：970-973, 2001.
3) McGirt MJ, Woodworth G, Coon AL, et al：Diagnosis, treatment, and analysis of long-term outcomes in idiopathic normal-pressure hydrocephalus. Neurosurgery 62(Suppl 2)：670-677, 2008.
4) Factora R, Luciano M：Normal pressure hydrocephalus；diagnosis and new approaches to treatment. Clin Geriatr Med 22(3)：645-657, 2006.
5) Krauss JK, Regel JP, Vach W, et al：Vascular risk factors and arteriosclerotic disease in idiopathic normal-pressure hydrocephalus of the elderly. Stroke 27(1)：24-29, 1996.
6) Stolze H, Kuhtz-Buschbeck JP, Drucke H, et al：Comparative analysis of the gait disorder of normal pressure hydrocephalus and Parkinson's disease. J Neurol Neurosurg Psychiatry 70(3)：289-297, 2001.
7) 日本正常圧水頭症学会, 特発性正常圧水頭症診療ガイドライン作成委員会：特発性正常圧水頭症診療ガイドライン. 第2版, メディカルレビュー社, 大阪, 2011.
8) Wang VY, Barbaro NM, Lawton MT, et al：Complications of lumboperitoneal shunts. Neurosurgery 60(6)：1045-1048, discussion 1049, 2007.

2 影像所見的特徵與判讀方式

可在患者的CT、MRI中觀察到腦室顯著擴大、Evans Index（側腦室前角最大寬度除以同一切面顱內腔寬度）達0.3以上。腦室周圍在CT中為低訊號，或在MRI中則為高訊號區，但皆非決定性的診斷影像。另外可觀察到高位腦穹窿處腦溝變窄、側腦溝、基底溝擴大

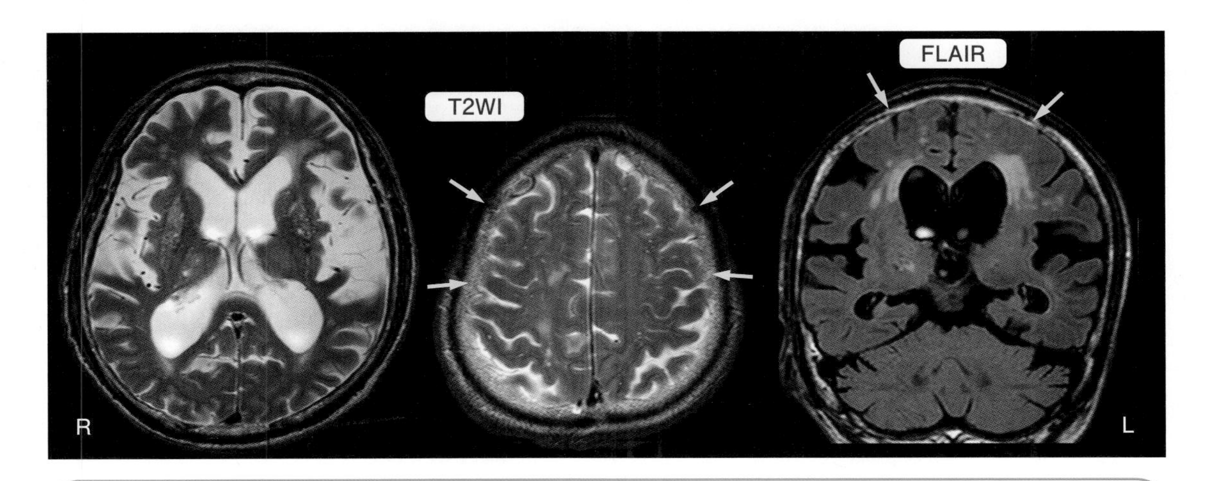

圖14-1. 原因不明性常壓性水腦症的MRI影像

80歲出頭的男性。出現認知功能降低（MMSE 18分）、步行障礙、尿失禁等症狀表現。T2加權影像及FLAIR上皆可看到腦室擴大（Evans Index 0.36）、側腦溝擴大、高位穹窿處腦溝變窄（箭頭處）的情形。進行腦脊髓液穿刺測試後步行功能獲得改善。

（**圖14-1**），這類影像所見稱為DESH（Disproportionately Enlarged Subarachnoid Space Hydrocephalus）[1)]。

3 治療期間不可忽視的所見、檢查重點與影像判讀技巧

VSRAD®可顯示高位穹窿處腦溝變窄引起的灰質密度增加，故在頭頂部分會看到灰質增加（**圖14-2-a**）。此外，腦室周圍白質看起來也是增加的（**圖14-2-b**）。

腦血流SPECT影像中可觀察到頭頂部分有相對的腦血流增加（**圖14-3-a**）。此腦組織血流增加的原因是由腦溝變窄使灰質密度增加、頭頂部分的大腦皮質較容易受到低解析度SPECT部分容積效應的影響所致。若引流手術改善了腦溝變窄的情況，就可觀察到腦血流降低，故必須判斷是否是因治療而造成腦組織血流減少。eZIS中可看到扣帶迴附近的腦血流降低區與較高位的腦血流增加區[2)]，具NPH特異性（**圖14-3-b**）。

（松田博史）

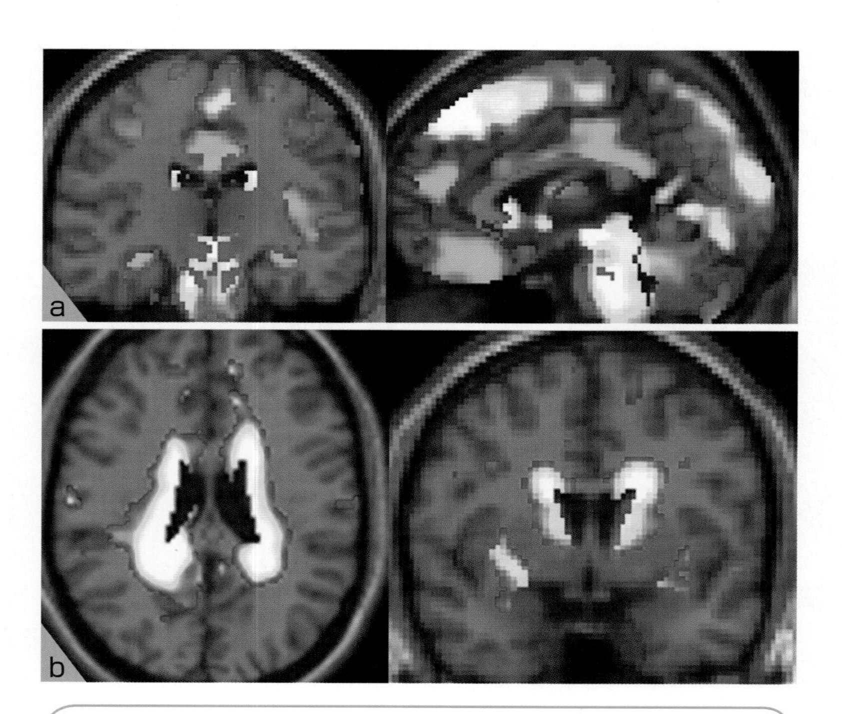

圖14-2. 與圖14-1同一案例的VSRAD®結果

灰質分析（a）反映了側腦溝周圍皮質和扣帶迴體積減少、頭頂部皮質體積增加的情形。白質分析（b）則顯示了腦室周圍白質體積增加，以及腦室擴大引起的壓迫。

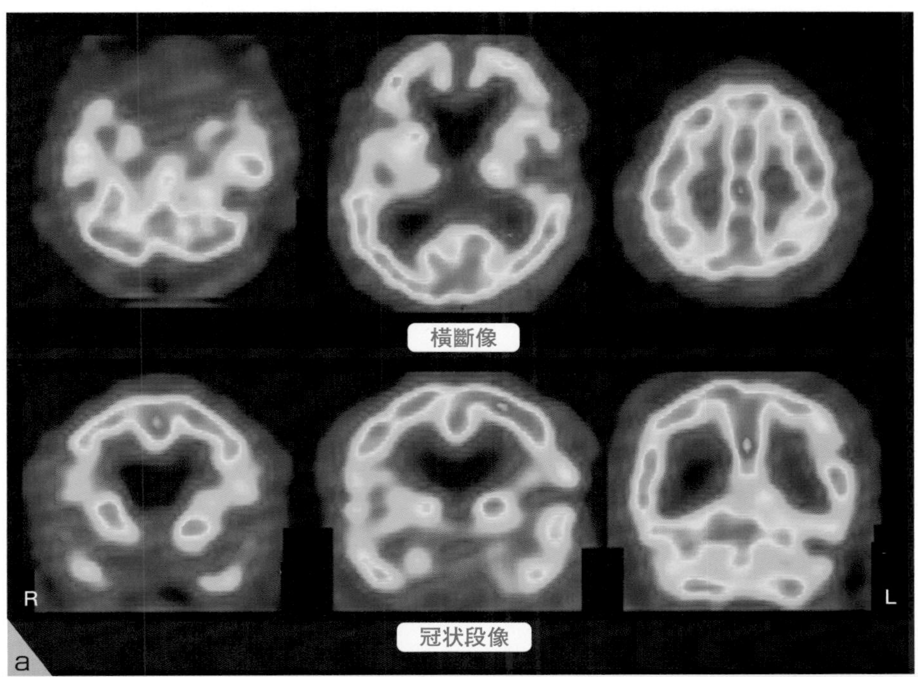

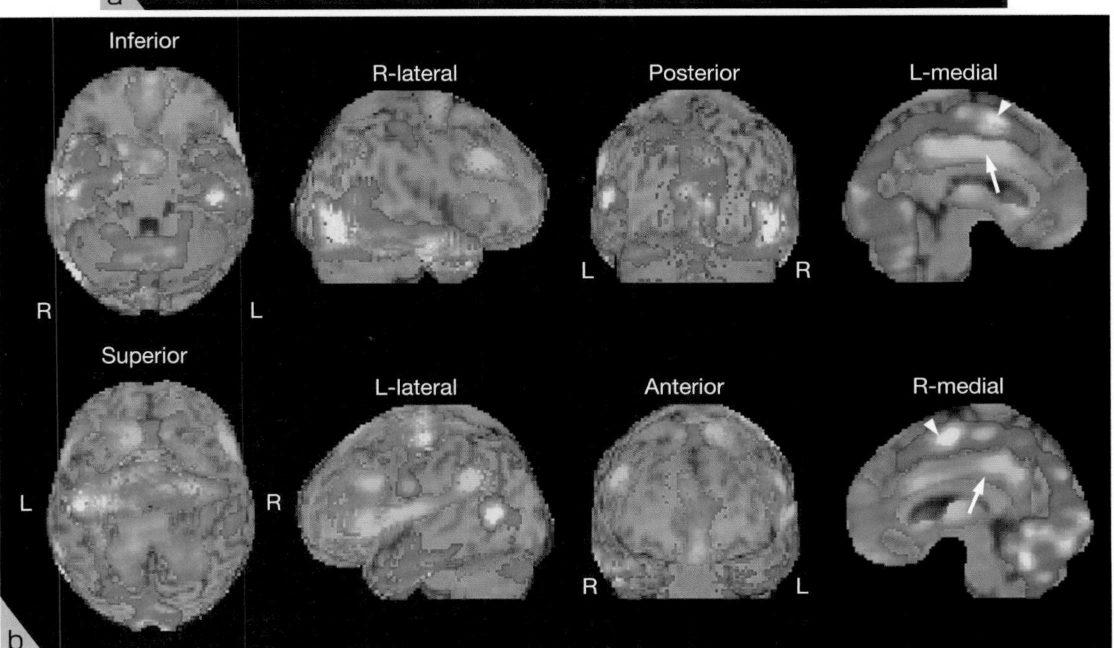

圖14-3. 與圖14-1同一案例的腦血流SPECT（^{99m}Tc-ECD）影像

a：可觀察到頭頂部相對血流增加。

b：根據eZIS結果，可看到矢狀切面上扣帶迴的血流降低區（箭頭處）和其上方的血流增加區（三角處）。

● 文 獻

1) Hashimoto M, Ishikawa M, Mori E, et al：Diagnosis of idiopathic normal pressure hydrocephalus is supported by MRI-based scheme；a prospective cohort study. Cerebrospinal Fluid Res 7：18, 2010.
2) Kobayashi S, Tateno M, Utsumi K, et al：Two-layer appearance on brain perfusion SPECT in idiopathic normal pressure hydrocephalus；a qualitative analysis by using easy Z-score imaging system, eZIS. Dement Geriatr Cogn Disord 28(4)：330-337, 2009.

CHAPTER 15 DEMENTIA

慢性硬腦膜下血腫

chronic subdural hematoma

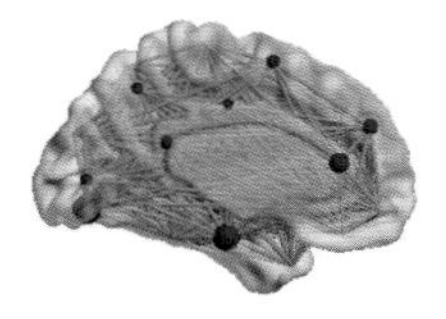

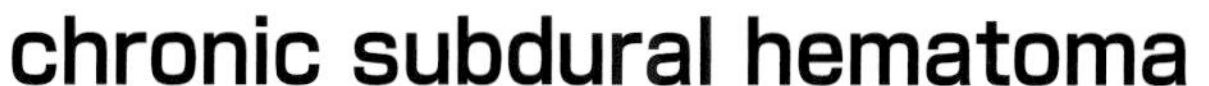

1 原發疾病的概念與症狀特徵、病程和治療

1. 疾病概念

慢性硬腦膜下血腫是為人熟知、最具代表性的「treatable dementia」之一。一般來說，患者在輕微頭部外傷後1～2個月進入慢性期，初期可能沒有明顯症狀，血腫慢慢擴大後，最常主訴頭痛，一側肢體無力；其他症狀如癲癇、失智（精神症狀）等症狀。慢性硬腦膜下血腫形成於硬腦膜和蜘蛛膜之間，壓迫腦部而引起各種症狀，在外傷性顱內出血的案例中最為常見。高齡男性、凝血功能異常如肝硬化、腦部萎縮、因服用藥物（尤其是抗凝血及抗血小板藥物）等而有出血傾向、因水腦接受引流手術等術後患者，或接受血液透析治療的患者等較容易發病。每年盛行率約為一萬人中1～13人[1)-3)]，常見於60歲以上的男性，到了70多歲盛行率則增加至7.4人[4)]。也有報告指出，約有三分之一的慢性硬腦膜下血腫患者年齡在80歲以上[5)]。此外，幾乎所有的慢性硬腦膜下血腫患者曾有未伴隨意識喪失的頭部外傷，有10～30%左右的患者曾有原因不明的頭部外傷[6)]。從上述慢性期發病、外傷機制不明、多為高齡患者的種種特徵來看，很容易被誤診為阿茲海默症而受到忽視。此外，合併失智症狀時，通常患者本身較少提出主訴，身邊的家人或照顧者也容易將其誤認為失智症，因而延誤診斷，故面對高齡患者時，應將此疾患列於應考量的清單中。

2. 發生機制

關於硬腦膜下血腫的發生機制有各種假說，但目前尚無確切的結論。高齡者較容易因輕微的頭部外傷出現蜘蛛膜破裂的情形，腦脊髓液經由破裂處侵入蜘蛛膜外／硬腦膜下的空間時，會形成水腫而緩慢增大，並在水腫周圍形成莢膜，其內的新生血管會反覆出血而使水腫轉變為血腫[7]。另一假說認為脊髓液會隨著滲透壓梯度流入血腫內，使血腫增大；還有一種說法是和纖維蛋白溶解／凝固系統的活化有關，有各式各樣其機制的解釋。

3. 症狀

慢性硬腦膜下血腫引發的臨床症狀為頭痛、嘔吐、視力／視野缺損、警醒／注意功能受損等由血腫與顱內壓亢進引發的症狀，常見症狀單側麻痺感、偏癱、失語等由血腫壓迫到部分腦區的局灶性症狀。

比起俯臥姿，站姿和坐姿更容易使頭痛惡化。高齡者必須注意頭部外傷後遲遲好不了的頭痛。血腫通常會出現在左側或右側，而使受壓迫側產生病變，例如右半球的血腫會引起左上下肢麻痹。即使患者本身並未察覺身體一側的肌力降低，也可能因些微的左右肌力差異而造成走路不穩，而出現步行障礙主訴。此外，也可能出現多話、易受刺激、睡眠障礙、躁鬱等精神症狀；隨著病情惡化，甚至可能有意識障礙或昏迷的情形。有時患者會突然以意識障礙、偏癱的形式發病，引發腦疝脫而危及性命。此外，慢性硬腦膜下血腫也會帶來腦出血、癲癇發作的風險。

4. 治療

在只有些微的血腫的情況下，偶然發現血腫、有輕度頭痛，或並無顯著神經學表現時，可採用較保守的治療法並觀察病情發展，小部分病患血腫會自行吸收。服用抗凝血或抗血小板藥物時，宜停止服用。同時也應注意是否出現因停止服用抗凝血藥物等而造成並存的疾病惡化，或是否出現併發症。

目前已知的藥物治療包括口服止血劑與適當液體補充等。近年來也偶爾可看到阻礙血腫腔內血管內皮細胞增生因子作用以預防發病的藥物，如血管張力素轉化酶（ACE）抑制劑、具利尿作用的中藥五苓散等其他種類的藥物[8]。

慢性硬腦膜下血腫手術適用於出現意識障礙等顱內壓亢進症狀，或運動障礙等局部神經症狀的案例。雖然外科治療的效果顯著，但其對於局部症狀不明案例的適用性呈現分歧的狀態。因慢性硬腦膜下血腫好發於有腦部萎縮的高齡者，故影像檢查上顯示的血腫量並不一定會和臨床症狀一致。過去會在全身麻醉下對患者進行開顱手術，利尿劑和降腦壓藥物可能引致腦膜下血腫擴大。對於已液化的慢性硬腦膜下血腫，可在局部麻醉下進行穿顱或twist-drill的閉鎖式血腫引流，或是穿顱加上血腫排放／血腫腔內洗淨術。此外，也有報告指出，很少有留置閉鎖式引流管的案例出現復發的情形。穿顱血腫洗淨術雖然會留下夾膜，但莢膜（出血源）的發炎變化會隨著血腫除去後壓力減少和血腫內容物被洗淨清除而消退，使過程由出血轉為吸收，以逐漸消除血腫腔。另外，近年來對於多房性的難治型案例等，也會施行合併使用內視鏡的穿顱血腫洗淨術。

5．預後

慢性硬腦膜下血腫可藉由穿顱引流手術使症狀快速緩解，其治癒率約為62～89%，歧異度較大[9)10)]。

報告指出約有5～30%的慢性硬腦膜下血腫案例有復發的情形[8)]，其中以頭部MRI T1加權影像中顯示非高訊號血腫、兩側性、多房性、血腫量達80ml以上、70歲以上的高齡者、凝血異常等類型的患者為多。

另一報告[11)]指出，發病前已有失智症狀的慢性硬腦膜下血腫患者中，只有79%的患者經由神經學檢查發現病情有所改善。此外，因慢性硬腦膜下血腫而住院的75歲以上高齡患者與未滿75歲的患者相比，其出院時的ADL功能顯著較差，研究者認為這是由高齡患者的運動功能等神經系統方面的改善程度不足所導致[11)]。至於已罹患失智症的案例，在針對慢性硬腦膜下血腫施行手術後，仍可能因住院治療等生活環境上的變化造成失智症病情的惡化，而無法回歸住院前的生活，故須特別注意。

（塚田惠鯉子）

● 文 獻

1) Foelholm R, Waltimo O：Epidemiology of chronic subdural haematoma. Acta Neurochir(Wien) 32(3-4)：247-250, 1975.

2) Kudo H, Kuwamura K, Izawa I, et al：Chronic subdural hematoma in elderly people；present status on Awaji Island and epidemiological prospect. Neurol Med Chir(Tokyo) 32(4)：207-209, 1992.

3) Mellergard P, Wisten O：Operations and re-operations for chronic subdural haematomas during a 25-year period in a well defined population. Acta Neurochir(Wien) 138(6)：708-713, 1996.

4) 太田富雄：脳神経外科学第10版. pp1259-1269, 金芳堂, 京都, 2008.

5) Frontera JA, de los Reyes K, Gordon E, et al：Trend in outcome and financial impact of subdural hemorrhage. Neurocrit Care 14(2)：260-266, 2011.

6) Deci DM : Chronic subdural hematoma presenting as headache and cognitive impairment after m head trauma. W V Med J 100(3) : 106-107, 2004.
7) 今村　徹：慢性硬膜下血腫．老年精医誌 19(9)：983-987，2008.
8) 榊原史啓，都築伸介，魚住洋一，ほか：慢性硬膜下血腫；その再発および予防に関して．BRAIN and NERVE 63(1)：69-74，2001.
9) Cameron MM : Chronic subdural haematoma : a review of 114 cases. J Neurol Neuroisurg Psychiatry 41(9) : 834-839, 1978.
10) Ohaegbulam SC : Surgically treated traumatic subacute and chronic subdural haematomas : a review of 132 cases. Injury 13(1) : 23-26, 1981.
11) 岡田　健，石川達弥，師井淳太，ほか：超高齢社会における慢性硬膜下血腫の治療意義の展望；秋田脳研での 15 年間の治療成績と機能予後．脳神経外科 24(3)：331-336，2014.

2 影像所見的特徵與判讀方式

血腫通常發生於單側，但有10%左右的案例為兩側性。許多案例的血腫分佈會跨過顱縫線，遍及額葉、顳葉或頂葉[1)]。血腫莢膜形成於硬腦膜的最內層，硬腦膜一側的莢膜較厚，蜘蛛膜一側則較薄。莢膜內會殘留血液和脊髓液的混合液體，在幾週到幾個月之間持續增

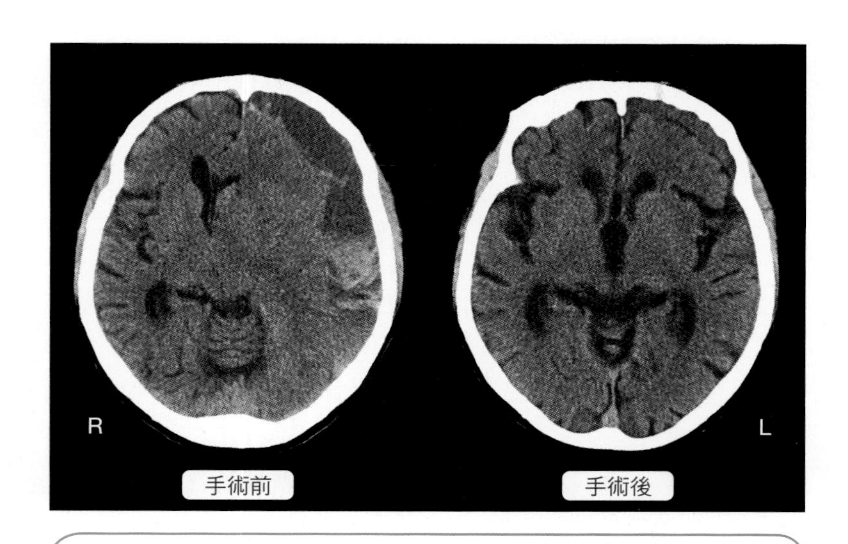

圖15-1. 慢性硬腦膜下血腫的術前及術後CT

75～80歲之間的女性。幾年前開始健忘的症狀緩慢惡化，有時會有跌倒、不小心碰撞到頭部的情形。幾週前個案的認知功能開始急速退化，走路時會往右傾，右手的握力也降低，因此接受CT檢查。術前CT顯示其左額顳葉有低～高密度區分佈，背側有血球沈澱形成的液面。此外，血腫的佔位性相當強，導致腦實質被排擠至右方。術後可看到只有少量血腫殘存於左額葉。

大。CT上典型的影像所見為腦實質外側呈新月形，少數案例會呈凸透鏡形（**圖15-1**）。依發病時期不同，血腫會顯示為低～高密度區。即便顯示為低密度區，其密度值仍較腦脊髓液高。病程較長時，可觀察到間壁或鈣化的情形。若同時存在發生時期不同的血腫，便可能觀察到間壁隔開不同密度區，或是血球沈澱形成的液面。

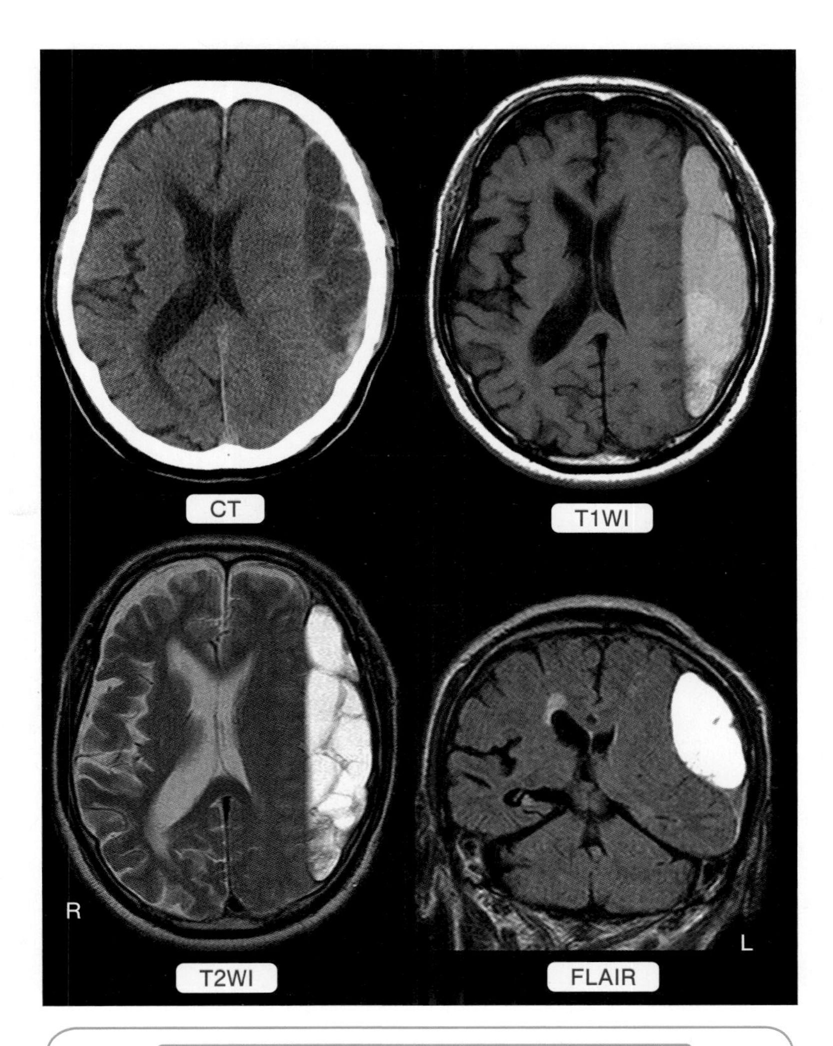

圖15-2. 慢性硬腦膜下血腫的CT與MRI影像

75～80歲之間的男性。半年前開始健忘的情形加重，無法順利使用筷子。右上下肢無法施力舉起，因而就醫。無頭部外傷的病史。CT上可觀察到有間壁的低密度(low density)區。MRI的T1加權影像、T2加權影像、FLAIR影像中的血腫以馬賽克般的高訊號區呈現。血腫的佔位性強，而使血腫一側的腦溝變窄。

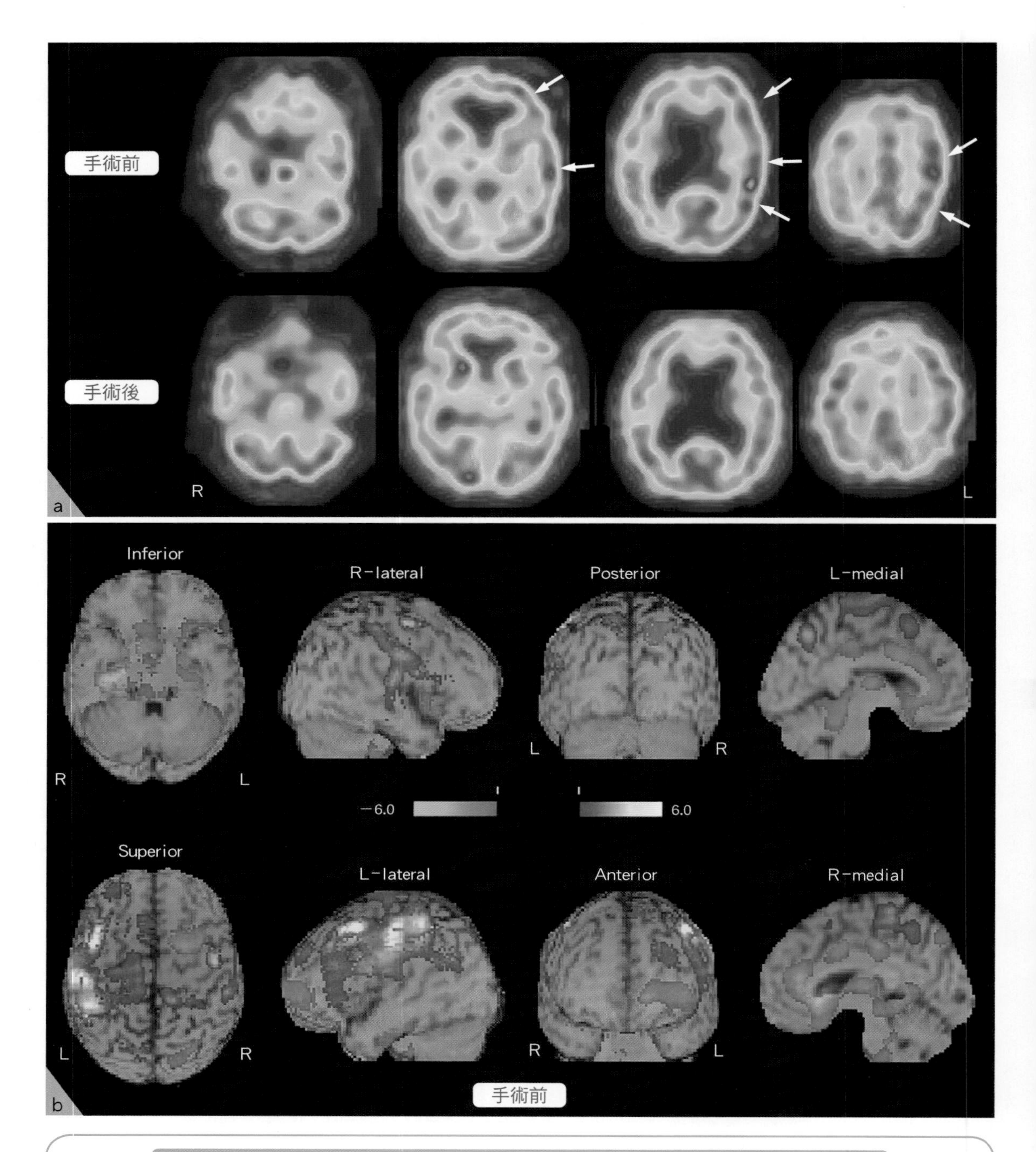

圖15-3. 和圖15-1同一案例的術前／術後腦血流SPECT（^{99m}Tc-ECD）影像

a：根據術前的腦血流SPECT影像，可看到血腫一側的額顳頂葉血流呈現瀰漫性的輕度增加（箭頭處）。術後此血流增加的情況則消失。

b：術前腦血流SPECT的eZIS分析顯示，左額頂葉的大範圍區域中，可觀察到統計學上顯著的相對血流增加。這是因為血腫佔位性使腦血流看似增加，實際上並未反映腦功能的變化。

MRI的顯影能力較CT為佳，可呈現各種訊號而反映出不均勻的血腫內容（**圖15-2**）。一般來說T1加權影像中呈現低～高訊號，T2加權影像和FLAIR影像中呈現高訊號。注入造影劑後，被膜組織在CT和MRI中的顯影皆會增強。

3 治療期間不可忽視的所見、檢查重點與影像判讀技巧

血腫和腦實質等吸收時，較難在CT上發現。此時應觀察血腫的佔位性是否使腦實質被排擠，造成血腫側的腦溝變窄，此特性相當重要。

腦血流SPECT上有時可看到血腫側的大腦皮質血流增加[2)]，這是因為血腫排擠使腦溝變窄，進而使灰質密度增加，且血腫側大腦皮質較容易受到低解析度SPECT部分容積效應的影響。血腫引流使血腫排擠消失後，此血流增加的情形也會隨之消失。由此便可確認是治療造成腦血流降低（**圖15-3**）。

（松田博史）

● 文 獻

1）Guermazi A, Miaux Y, Rovira-Cañellas A, et al：Neuroradiological findings in vascular dementia. Neuroradiology 49(1)：1-22, 2007.
2）Isaka Y, Imaizumi M, Itoi Y, et al：Cerebral blood flow imaging with technetium-99m-HMPAO SPECT in a patient with chronic subdural hematoma；relationship with neuropsychological test. J Nucl Med 33 (2)：246-248, 1992.

CHAPTER 16 DEMENTIA

普利昂病（庫賈氏症）(Creutzfeldt-Jacob disease)

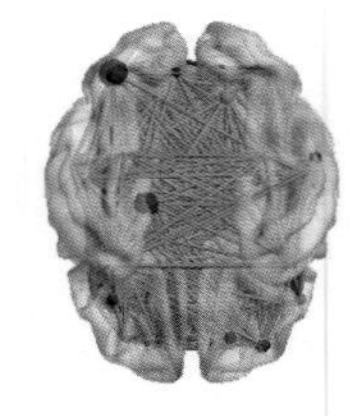

1 原發疾病的概念與症狀特徵、病程和治療

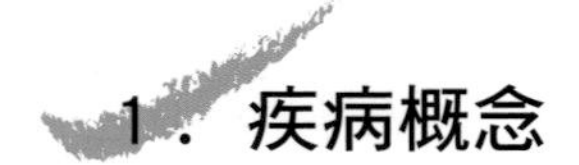

1. 疾病概念

普利昂病是別名「傳染性海綿狀腦病（transmissible spongiform encephalopathies）」的致死性神經退化性疾病的總稱，因受到一種稱為普利昂（prion）的蛋白質感染所致。普利昂蛋白因某些因素而呈現異常的摺疊（misfolding）構造，會使一般正常蛋白質的立體構造轉變為與自己相同的異常立體構造，而成為感染源。此異常蛋白質會聚集在腦內，引起神經元脫落或海綿狀病變，而引發普利昂病。經動物實驗證實，僅存在異常構造的普利昂蛋白並不會引起此症，正常蛋白質也是引發疾病的重要因子[1]。普利昂病不僅出現在人體，也會發生於動物身上，屬於人畜共通傳染病。發生於人體的普利昂病可分為原因不明的特發性、遺傳性和後天感染性三種（**表16-1**）[2]。 在日本，醫師有義務需在確診後7天內向衛生局所通報，以便進行監測調查。最具代表性的普利昂病為庫賈氏症（Creutzfeldt-Jakob disease, CJD），以下將針對此症在日本的情況進行說明。

表16-1. 普利昂病的類型

特發性 （1,464例：76.4%）	單發性庫賈氏症（CJD） 蛋白酶敏感性普利昂病
遺傳性 （358例：18.7%）	家族性CJD Gerstmann-St-Räussler-Scheinker病（GSS） 致死性家族失眠症（fatal familial insomnia）
後天感染性 （87例：4.5%）	庫魯病（kuru） 醫源性CJD（硬腦膜移植、腦下垂體藥物、角膜移植、腦外科手術） 新型CJD（variant CJD）

*根據CJD監測委員會提供之資料，於1999年4月～2012年9月間確診為不同類型普利昂病的患者人數及比例（部分改編自文獻2)）

2. 症狀的特徵與發展經過

CJD的元凶——普利昂蛋白（PrP）可於全身發現，正常型（PrP^{C}）和異常型（PrP^{SC}）皆可藉由存於在第20號染色體短臂的*PRNP*基因進行轉譯。兩者的差異在於立體構造，雖然兩者的胺基酸序列相同，但PrP^{SC}富含β摺疊（beta sheet）構造，故具有蛋白酶耐受性。CJD患者產生PrP^{SC}的原因可分為三類：原因不明的特發性（單發性CJD）、*PRNP*基因變異的遺傳性（家族性CJD）、受到其他普利昂病感染的後天感染性（**表16-1**）。

單發性CJD是最常見的類型，其臨床症狀和發展經過視（1）PrP蛋白基因多態性（polymorphism）的codon 129為methionine或valine，以及（2）蛋白酶K處理後經由西方墨點法（Western blotting）確認PrP蛋白分子量為21kDa（第一型）或19kDa（第二型）而有所不同。日本和歐美不同，很少出現有valine的案例，methionine的同型合子MM1型則佔了八成左右，呈現壓倒性的多數，並呈現典型的臨床影像[2)]。WHO發表的CJD診斷標準如**表16-2**所示。發病年齡多為60～70歲，報告案例的年齡範圍則是20～90歲。初始症狀為全身疲倦感、憂鬱、啟動性降低、健忘、視覺功能異常、步行障礙等，過了1～2個月後急遽出現失智症狀，並有焦躁、混亂等行為異常。除了肌陣攣（myoclonus）外，還可能出現小腦共濟失調、錐體徑症狀、錐體外徑症狀所引起的步行障礙、腱反射亢進、病態反射、肌肉僵硬等。接著患者進入臥床狀態，過了3～7個月左右不再有行動和言語出現，最後惡化為「去皮質症候群」，約在1～2年內就會因肺炎等傳染病而死亡。根據檢查可發現患者腦波呈徐波化和週期同步放電（periodic synchronous discharge, PSD），頭部MRI則可觀察到持續的

表16-2. 單發性庫賈氏症的診斷標準

A. 確診案例（definite）
具特徵性的病理所見，或經西方墨點法或免疫染色法檢查出異常的普利昂蛋白。

B. 幾乎確診案例（probable）
1. 進行性失智症
2. 以下四項中符合兩項以上：
   a. 肌躍症
   b. 視覺或小腦症狀
   c. 錐體路徑或錐體外路徑症候
   d. 靜止不動、不發一語
3. 腦波上出現週期性同步放電（PSD）
4. 腦波上並無PSD，但腦脊髓液中檢測出14-3-3蛋白，且臨床病程未滿兩年

C. 可疑案例（possible）
符合上述B的1或2；腦波上無PSD且臨床病程未滿兩年

顯著腦萎縮，以及擴散加權影像和FLAIR影像中疾病初期即出現的大腦皮質、基底核、視丘、小腦等區的高訊號。此外也可發現腦脊髓液中14-3-3蛋白和總tau蛋白量增加，表示有神經細胞病變。

MM2型的案例較少，且會出現和MM1型的不同的臨床症狀，故在臨床上應特別注意。MM2又可分為皮質型和視丘型，MM2-皮質型會呈現和MM1典型案例相似的症狀，但病情發展較為緩慢。MM2-視丘型的海綿狀變化較輕微，視丘、下橄欖核則出現神經退化的現象；除了失智和運動失調外，還可觀察到失眠等自律神經症狀，又稱為單發性致死性失眠（sporadic fatal insomnia）。MM2-視丘型的病情進展緩慢，也可能不會發展至不發一語、靜止不動的程度。此類案例可能不會在腦波檢查、脊髓液檢查、頭部MRI上顯示異常，故可使用腦血流閃爍造影來檢查視丘血流是否降低，以有助診斷[3)]。

其他還有*PNRP*基因變異所引起的家族性CJD，以及硬腦膜移植或食入罹患牛海綿狀腦病的牛肉食品等引起的後天感染性CJD等類型。日本最常見的*PNRP*基因變異是由codon 180的valine變異為isoleucine，因其初始症狀為記憶力障礙、失語、失用等，故容易被誤診為阿茲海默症（AD）[2)]。雖然家族性CJD為體染色體顯性遺傳，但並不一定是有基因變異者才會發病，有些家族性案例會呈現單發性的發病模式，應特別注意。

3．治療

目前尚無針對CJD的治本藥物，故主要採用對症治療。病情惡化至進食困難的程度時，則以營養管理和感染治療為主。

（東　普二）

● 文　獻

1）Brandner S, Isenmann S, Raeber A, et al：Normal host prion protein necessary for scrapie-induced neurotoxicity. Nature 379(6563)：339-343, 1996.

2）プリオン病診療ガイドライン 2014『プリオン病及び遅発性ウイルス感染症に関する調査研究班』並びに『プリオン病のサーベイランスと観戦予防に関する調査研究班』(http://prion.umin.jp/guideline/guideline_2014.pdf).

3）三條伸夫, 水澤英洋：プリオン病；本邦の特徴と診断のポイント. 臨床神経学 50(5)：287-299, 2010.

2 影像所見的特徵與判讀方式

1. 最重要的影像檢查—MRI擴散加權影像—

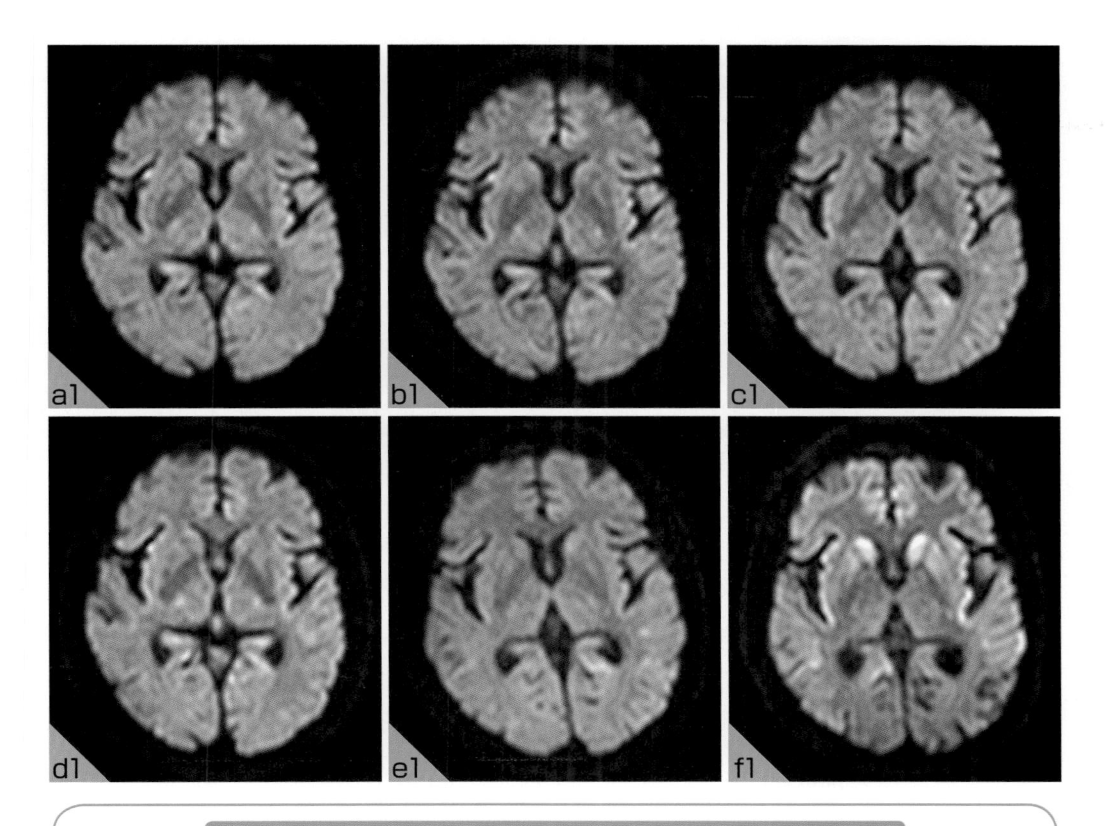

圖16-1. 被診斷為單發性CJD（MM1型）的60多歲女性

發病時出現步行障礙、排尿困難（尿閉）、健忘等症狀。發病後約3個月開始有啟動性降低、認知功能急速惡化的情形，並觀察到肌躍症狀。脊髓液檢查發現NSE上升、總蛋白上升、14-3-3蛋白上升，且腦波中出現PSD。

發病2個月左右時首度拍攝的擴散加權影像（a1、2）中可看到僅於兩側頂葉皮質等區域出現異常訊號（箭頭處），較難與多發性腦梗塞加以區分。然而根據6天後（b1、2）、22天後（c1、2）、28天後（d1、2）、41天後（e1、2）的追蹤結果，並未發現隨時間有顯著的變化，此特徵和腦梗塞並不相同。28天後的擴散加權影像（d1、2）顯示兩側頂葉內側有輕度的高訊號區域，104天後（f1、2）除了有典型的大腦皮質及基底核瀰漫性訊號上升外，還可觀察到輕度惡化的腦萎縮。

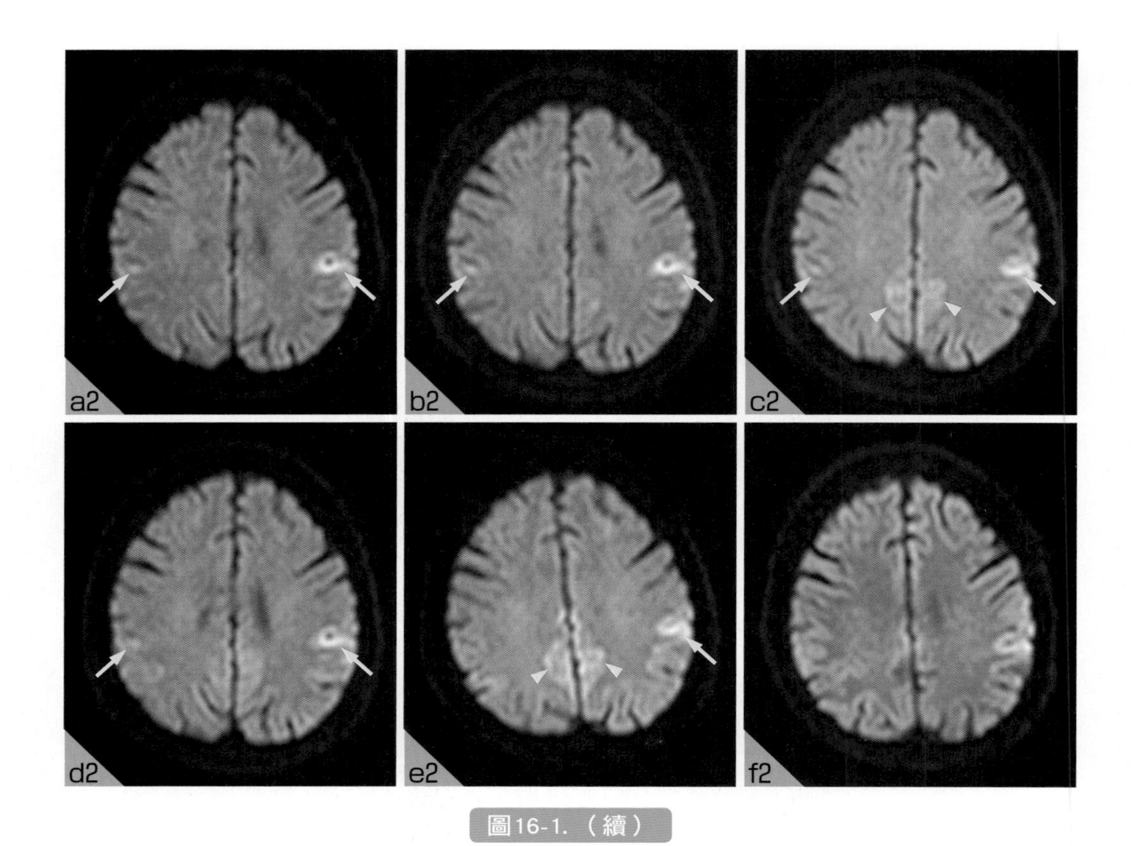

圖16-1.（續）

MRI擴散加權影像對單發性CJD的早期診斷來說是不可或缺的工具。擴散加權影像中特殊高訊號區的敏感度為92.3%，特異度為93.8%，是有利診斷的工具，通常在發病後3週內等病程初期即能檢測出。此高訊號區較腦波的PSD和腦脊髓液的14-3-3蛋白更早出現，有時在呈現認知功能退化之前就已存在。高訊號區可在基底核和大腦皮質觀察到，但其分佈模式多元，可能僅分佈於基底核，也可能僅分佈於大腦皮質，或兩者皆有。高訊號區在疾病初期多呈現非對稱性的分佈，有時僅存在於特定部位（**圖16-1、2**）。因此若難以和腦梗塞加以鑑別時，就必須評估高訊號區隨時間而產生的變化。大腦皮質的異常訊號區會隨著時間和症狀的惡化而擴增，呈現瀰滿性的分佈狀況。FLAIR影像也可顯示皮質和基底核病變，但品質不若擴散加權影像（**圖16-3**）。皮質病變除了島迴（insular gyrus）、扣帶迴、額上迴外，也常分佈於楔前葉等中央部分；相對地，中央前迴和中央後迴並不常出現病變（**圖16-2、3**）。值得一提的是，海馬迴等邊緣系統較不容易受到此類病變的影響，是和缺氧缺血性腦病、低血糖性腦病、癲癇重積狀態後變化加以區別的關鍵點（**圖16-2、3**）。基底核病變有時在初期並不明顯，隨著病情的加重才會開始觀察到病變（**圖16-2、3**）。基底核病變多始於尾狀核頭部，從殼核前方至後方逐漸出現高訊號；相對地，蒼白球則通常不受影響。患者擴散加權影像上的高訊號區會隨著症狀惡化而愈加不明顯。

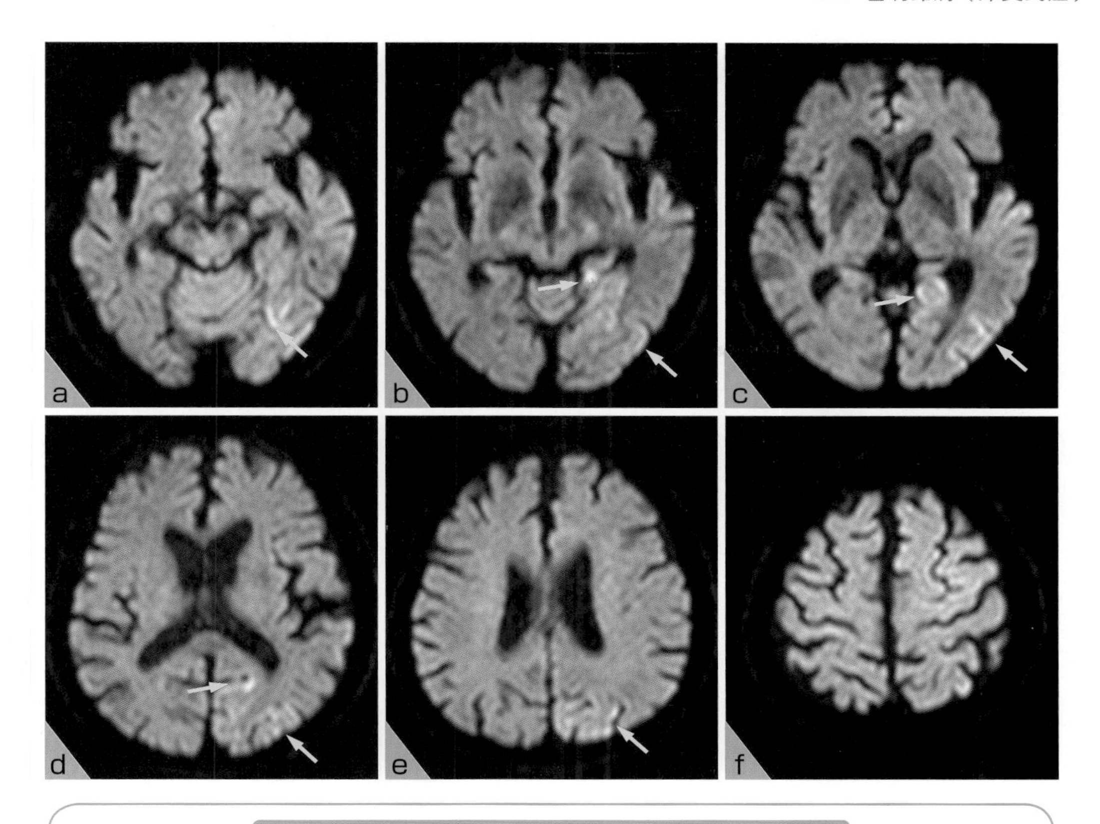

圖16-2. 被診斷為單發性CJD的70多歲男性

發病時出現視覺症狀，進而有說話頻率降低、活動困難的情形。此外也觀察到進行性認知功能退化和肌躍症，脊髓液檢查發現NSE上升、總tau蛋白上升、14-3-3蛋白呈陰性反應，且腦波上可觀察到PSD。初次的擴散加權影像（a～f）顯示左顳葉和枕葉的部分皮質範圍內散佈著較不明顯的高訊號區。

變異型CJD患者兩側視丘內側及視丘枕部的FLAIR影像中可看到為人所知的高訊號區，稱為pulvinar sign。不過要注意的是，單發性CJD也可能出現相同的病變。

與退化性失智症相比，CJD患者萎縮的速度較快，到了末期會出現顯著的大腦萎縮。此外，大腦白質中可能出現T2訊號延長區域，表示大腦白質的病變較嚴重，稱為panencephalopathic type。不僅T2加權影像、FLAIR影像，有研究發現使用可評估白質纖維微小異常（一般檢查較難發現）的擴散張量影像（DTI）時，也可觀察到大腦白質的大範圍異常。

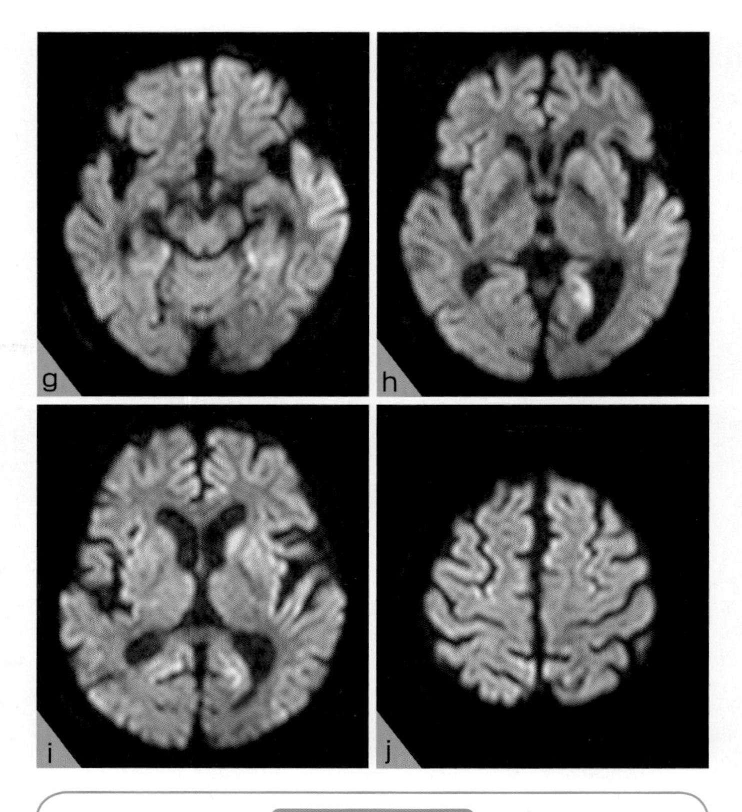

圖16-2.（續）

70天後的擴散加權影像（g～j）顯示除了枕葉和顳葉外，額葉和頂葉皮質也出現瀰漫性病變，且可於基底核觀察到左側較顯著的訊號增加。海馬迴和中央溝周圍缺乏訊號變化為典型的影像所見。

2. 其他影像檢查—功能性影像—

利用SPECT和PET評估CJD患者的血流和醣類代謝時，可觀察到其兩側頂葉、額葉、枕葉有聚積減少的情形，表示有大範圍的大腦皮質病變（**圖16-3續**）。然而要注意的是，此聚積減少的現象並非特異性的變化，其中頂葉血流顯著降低的個案較難與AD等退化性失智症相區別（**圖16-3續**）。相對地，顳葉內側、視丘、小腦部分較未受影響。有研究比較^{18}F-FDG-PET影像和擴散加權影像對於異常所見的檢測敏感度，發現FDG-PET對於大腦皮質部分的敏感度較擴散加權影像高，對於基底核則是擴散加權影像的敏感度較高。報告指出聚積減少的程度會因所使用的SPECT示蹤劑而異；與^{99m}Tc-HMPAO相比，^{99m}Tc-ECD與臨床症狀和病理所見的關聯性較強。相對於HMPAO僅反映灌流狀況，ECD可反映灌流及組織內酯酶（esterase）的代謝情形。

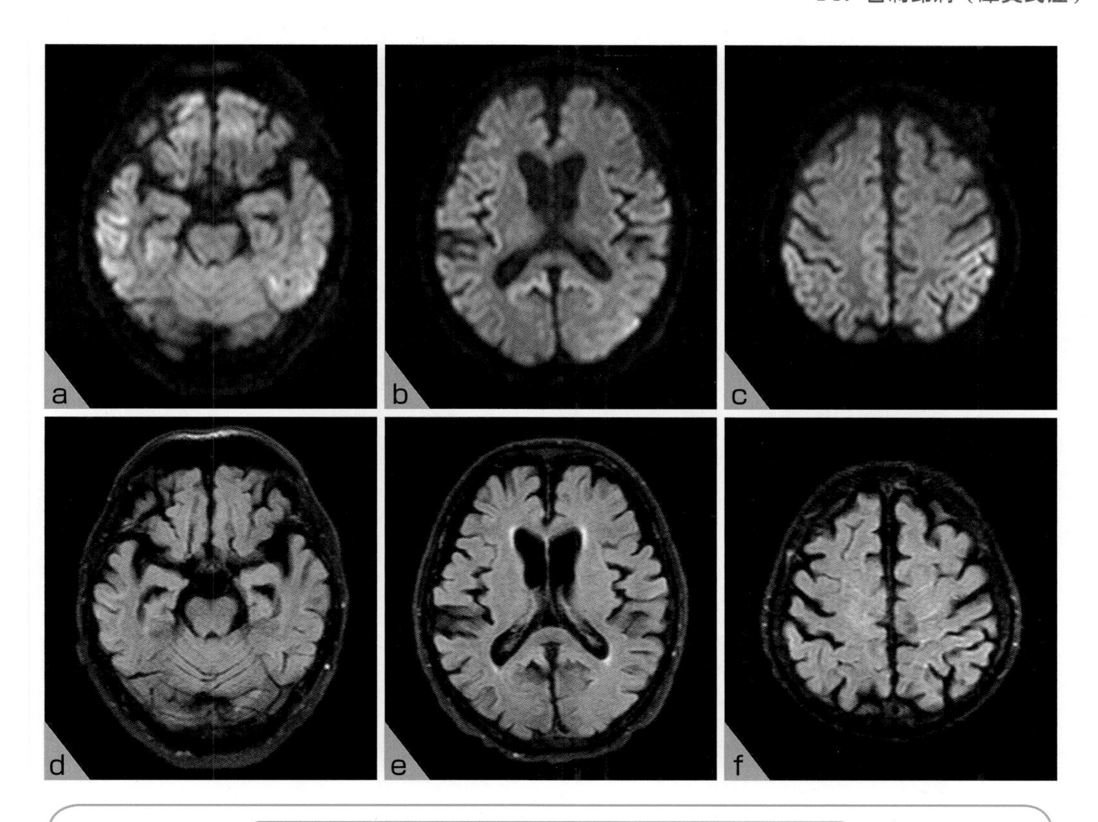

圖16-3. 被診斷為單發性CJD的80多歲男性

發病時有認知功能減退、妄想之症狀。發病後8個月時已呈現不說話、一動也不動的狀態；肌躍症狀則不明顯。脊髓液檢查顯示NSE上升、總tau蛋白上升、14-3-3蛋白呈陽性反應，腦波中可觀察到PSD。

擴散加權影像（a～c）中顯示兩側顳頂葉皮質有瀰漫性訊號上升的情形，FLAIR影像（d～f）中前述區域的訊號變化則不顯著。

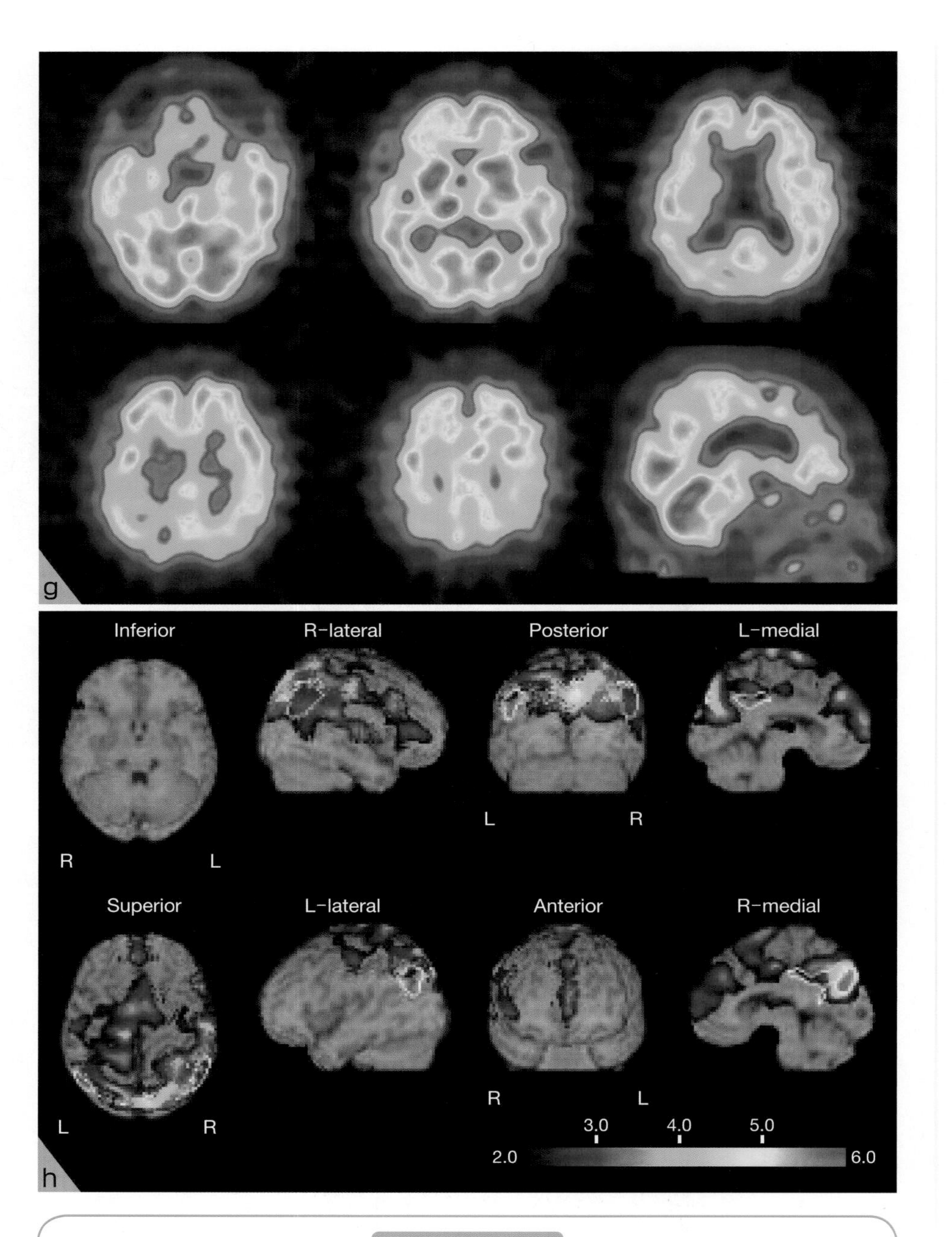

圖16-3.（續）

腦血流SPECT（g）顯示以頂葉、顳葉為主的兩側大腦有右側較顯著的聚積減少。從eZIS分析（h）結果可看到前述聚積減少區域與AD特異性病變區域是重疊的，故在診斷時要特別注意。此案例的海馬迴和中央溝周圍缺乏訊號變化。

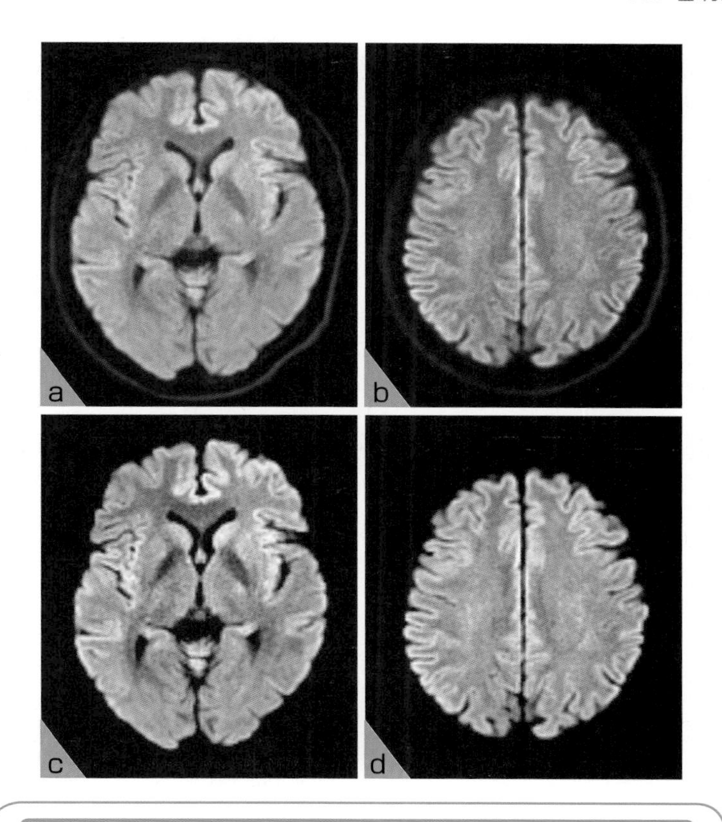

圖16-4. 健康受試者（20多歲男性）的擴散加權影像

與ASIST-Japan建議條件下所顯示的擴散加權影像相比，窗階（window level）過度增加的加權影像（c、d）中可看到島迴、扣帶迴等整體都有皮質、白質對比強烈的現象，較容易被誤認為是病變。

3 治療期間不可忽視的所見、檢查重點與影像判讀技巧

MRI是CJD早期診斷的有效工具，但也必須了解擴散加權影像的適當評估方式。擴散加權影像的問題點在於不具備顯示穩定訊號的構造，故難以呈現適當的對比度。若呈現的是不適當的對比度，那麼即便在正常情況下，訊號稍微偏高的島迴和額葉內側等皮質部分的訊號也會相對偏高，而容易被誤認為病變（**圖16-4**）。

使用和擴散加權影像同時獲得的b=0影像（利用EPI法所得的T2加權影像）來測量視丘的訊號強度，所得數值為窗寬（window width），其1/2為窗階（window level）。此方法是由日本核磁共振醫學會及厚生勞動部研究小組ASIST-Japan所提出，且已確認此方法對CJD患者也是有效的。出現於本章的所有CJD擴散加權影像都是使用上述方法所得。

單發性CJD視普利昂蛋白基因codon 129屬於methionine（M）的同基因型、M與valine（V）的異基因型或V的同基因型等三種多基因型，以及視沉積之異常型普利昂蛋白分子量（21kDa 1型、19kDa 2型）的不同，可分為MM1、MM2、MV1、MV2、VV1、VV2等六種。目前已知單發性CJD的臨床發展經過會因其所屬類型而異。急速發展的失智症和肌躍症、腦波上出現PSD等典型病理表現之案例多屬於MM1或MV1型。然而MM2型、MV1型、VV1型、VV2型等四種類型並無典型的病理表現，臨床診斷上並不容易。若MRI上異常訊號區出現在基底核，屬於MV2、VV2或MM1；出現於大腦皮質時，屬於VV1、MM2或MV2；出現在視丘時，則屬於VV2或MV2，應特別注意其差別。尤其MM2-視丘型的案例較不容易在MRI上呈現異常所見，因此需要利用功能性影像來評估視丘血流、代謝降低的情形。

（櫻井圭太）

● 文 獻

1）Shiga Y, Miyazawa K, Sato S, et al：Diffusion-weighted MRI abnormalities as an early diagnostic marker for Creutzfeldt-Jakob disease. Neurology 63(3)：443-449, 2004.

2）Tschampa HJ, Kallenberg K, Kretzschmar HA, et al：Pattern of cortical changes in sporadic Creutzfeldt-Jakob disease. AJNR Am J Neuroradiol 28(6)：1114-1118, 2007.

3）Renard D, Vandenberghe R, Collombier L, et al：Glucose metabolism in nine patients with probable sporadic Creutzfeldt-Jakob disease；FDG-PET study using SPM and individual patient analysis. J Neurol 260(12)：3055-3064, 2013.

4）Sunada I, Ishida T, Sakamoto S, et al：A discrepancy between Tc-99m HMPAO SPECT and Tc-99m ECD SPECT in Creutzfeldt-Jacob disease. J Clin Neurosci 11(6)：648-650, 2004.

5）Sasaki M, Ida M, Yamada K, et al：Standardizing display conditions of diffusion-weighted images by using concurrent b0 images；a multivendor multi-institutional study. Magn Reson Med Sci 6(3)：133-137, 2007.

6）Meissner B, Kallenberg K, Sanchez-Juan P, et al：MRI lesion profiles in sporadic Creutzfeldt-Jakob disease. Neurology 72(23)：1994-2001, 2009.

CHAPTER 17 DEMENTIA

大腦皮質基底核退化症
corticobasal degeneration(CBD)

1 疾病發生的概念與症狀特徵、病程和治療

1. 概念

大腦皮質基底核退化症（corticobasal degeneration, CBD）是於1968年首度由Rebeiz等人所提出，於1989年由Gibb等人確立其疾病概念。一開始的臨床表現為單側肢體運動障礙，接著發展為肌肉僵硬、不隨意運動、眼球運動障礙等神經症狀；病理學特徵中央溝附近出現以額葉/頂葉區域為主、具左右差異的病變，以及以黑質為主的皮質下退化、大腦皮質出現ballooned neuron等。

從細胞病理學的角度來看，CBD屬於神經元及神經膠細胞內有4-repeat tau蛋白堆積的4-repeat型tau蛋白病變。同屬4-repeat tau蛋白病變的進行性核上眼神經麻痹（PSP）在臨床上和病理學上都和CBD有許多重疊之處，故兩者在鑑別上較為困難。病理學上，星狀膠細胞內tau蛋白聚集物的形態具疾病特異性，在PSP稱為tuft-shaped astrocyte，在CBD則稱為astrocytic plaque，2002年公佈的病理診斷標準中就曾記載可將此作為病理學診斷標記。生化學方面，使用可區分肌氨酸鈉（sarcosyl）不溶性的免疫印跡法時，可觀察到CBD和PSP的C末端tau蛋白斷裂模式是不同的，反映出兩種疾病在tau蛋白陽性纖維構造上的差異。

2. 症狀與發展經過

CBD臨床症狀的多樣性與病理學上的多樣性相互呼應。Ikeda的研究指出，除了以之前所述中央溝周圍的額葉/頂葉區域退化為主要表現的核心類型外，還有額葉前方區域退化而呈現與行為異常型額顳葉型失智症（behavioral variant frontotemporal dementia, bvFTD）類似的

行為異常，以及側腦溝周邊萎縮、主要症狀為失語的個案群[2]。呈現上述特徵，並出現一側較顯著之失用、他人之手症候等大腦皮質症狀與錐體外症候的案例稱為「大腦皮質基底核症候群（corticobasal syndrome, CBS）」，近來已開始將CBD作為病理診斷名稱使用[3]。

關於病理學上被診斷為CBD的臨床案例，以神經疾病為基礎的報告發現大多呈現PSP-Richaedson syndrome，以失智症為基礎的報告則指出多為阿茲海默症（AD）和額顳葉型失智症（FTD），臨床表現被認為是CBS的案例只有1/4～1/2左右[3]。另一方面，呈現CBS病理機制的案例中最常見的是CBD，此外也有PSP、AD、額顳葉型失智症（FTLD）、路易氏體型失智症、普利昂病等個案[4]。

CBS的臨床診斷標準主要以Toronto、Mayo和Cambridge這三種標準為主流，近來CBS相關之國際聯盟已開始提倡新的臨床診斷標準。其中，CBD的用語被視為較全面性的臨床診斷名稱，其下又分為大腦皮質基底核症候群（CBS）、額葉型行為空間症候群（frontal behavioral-spatial syndrome, FBS）、非流暢性/語法缺失原發性進行性失語症（non-fluent / agrammatic variant of primary progressive aphasia）、進行性核上眼神經麻痺（progressive supranuclear palsy syndrome, PSPS）等四種臨床類型，根據這些臨床表現類型的組合，便可確認屬於clinical research criteria for probable CBD或clinical criteria for possible CBD[5][6]。然而最近有項報告指出，此診斷標準的特異性仍然偏低[7]，故有必要發展效能更高的生物標記。此外，CBD患者的平均罹病期間約為6.6年。

3．治療

目前尚無針對CBD的治本療法，多以對症療法與照護為主。左旋多巴藥物對於患者出現的帕金森氏症候僅具暫時的效果，且對許多案例來說是無效的。對於肌躍症狀，可投予Clonazepam或Levetiracetam，對於肌肉張力異常（dystonia）可注射肉毒桿菌或投予Trihexyphenidyl，至於攣縮症狀則可投予Baclofen等[8][9]。

（新井哲明）

● 文　獻

1) Arai T, Ikeda K, Akiyama H, et al：Identification of amino-terminally cleaved tau fragments that distinguish progressive supranuclear palsy from corticobasal degeneration. Ann Neurol 55(1)：72-79, 2004.

2) Ikeda K：Basic pathology of corticobasal degeneration. Neuropathology 17(2)：127-133, 1997.
3) 饗場郁子：Corticobasal Syndrome. Brain and Nerve；神経研究の進歩 65(1)：5-8, 2013.
4) 若林孝一, 三木康生：CBS の病理学的背景. Brain and Nerve；神経研究の進歩 65(1)：9-18, 2013.
5) 下畑享良, 饗場郁子, 西澤正豊：大脳皮質基底核変性症の臨床診断基準と治療. Brain and Nerve；神経研究の進歩 67(4)：513-523, 2014.
6) Armstrong MJ, Litvan I, Lang AE, et al：Criteria for the diagnosis of corticobasal degeneration. Neurology 80(5)：496-503, 2013.
7) Alexander SK, Rittman T, Xuereb JH, et al：Validation of the new consensus criteria for the diagnosis of corticobasal degeneration. J Neurol Neurosurg Psychiatry 85(8)：925-929, 2014.
8) Armstrong MJ：Diagnosis and treatment of corticobasal degeneration. Curr Treat Options Neurol 16(3)：282, 2014.
9) 饗場郁子：進行性核上性麻痺, 皮質基底核変性症. 神経疾患最新の治療 2012-2014, 小林祥泰, 水澤英洋(編), pp210-212, 南江堂, 東京, 2012.

2 影像所見的特徵與判讀方式

1. 典型的影像表現—非對稱性變化及白質變化—

CBD影像診斷中最值得注目的就是非對稱性大腦萎縮及血流、代謝降低的現象。典型案例為兩側額頂葉出現較顯著的萎縮，且左右側有差異，尤其中央溝附近的萎縮更是不可忽視（**圖17-1**）。此外，大腦腳部分也可能觀察到非對稱性萎縮（**圖17-1～3**）。也可利用CT來評估萎縮的情形，但若考量之後會提到白質退化評估和VBM等分析法，MRI仍是最有用的影像檢查法。然而這些結構性影像的視覺評估較難檢測出輕度的非對稱性萎縮，因此合併使用SPECT和PET來取得額外的血流、代謝相關資訊，並參考其臨床表現也相當重要。大腦白質萎縮（尤其是局部萎縮）不太容易用肉眼評估，但若使用VBM（Value-based morphometry）分析，便可進行客觀的評估。使用VBM時，可發現除了包括中央前迴在內的額葉皮質呈現非對稱性萎縮外，胼胝體和額葉皮質下白質等處也有萎縮（**圖17-1～3**）。此外，VBM也可用來有效評估大腦腳萎縮的輕微左右差異。

CBD患者因白質退化的緣故，其T2加權影像和FLAIR影像中會出現以皮質下為主的大腦白質訊號上升。此白質訊號變化的程度因人而異，有顯著也有不顯著的案例。相當輕微的白質病變通常分佈於中央前迴等較高位的額葉部分，故有必要使用質子密度加權影像（PDWI）以進行較詳細的視覺評估（**圖17-1、2**）。

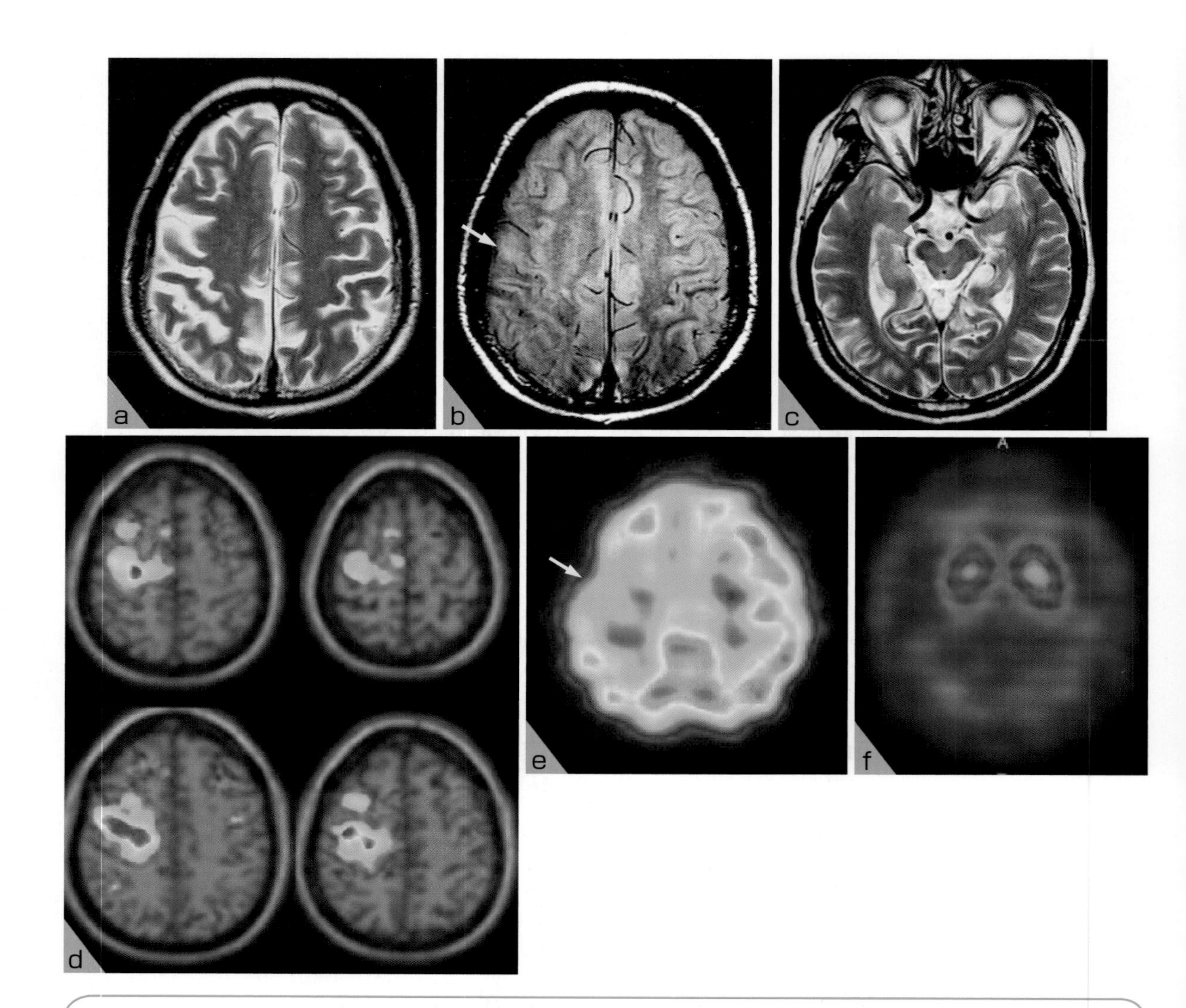

圖17-1. 臨床診斷為CBD的70多歲男性

T2加權影像中包含中央溝在內的右額葉、頂葉腦溝與對側相比呈現輕度擴大（a），右大腦腳和對側相比萎縮較明顯（c：箭頭處）。另一方面，質子密度加權影像中可觀察到以右中央前迴為主的額頂葉白質處有些微的訊號上升（b：箭頭處）。VSRAD®分析（d）結果顯示包括右中央前迴在內的額頂葉白質處有右側較顯著的萎縮。腦血流SPECT（e：箭頭處）則顯示包括右中央前迴在內的部分有顯著的非對稱性的聚積度降低。多巴胺轉運體SPECT（f）則呈現右紋狀體聚積度較對側低的情形。

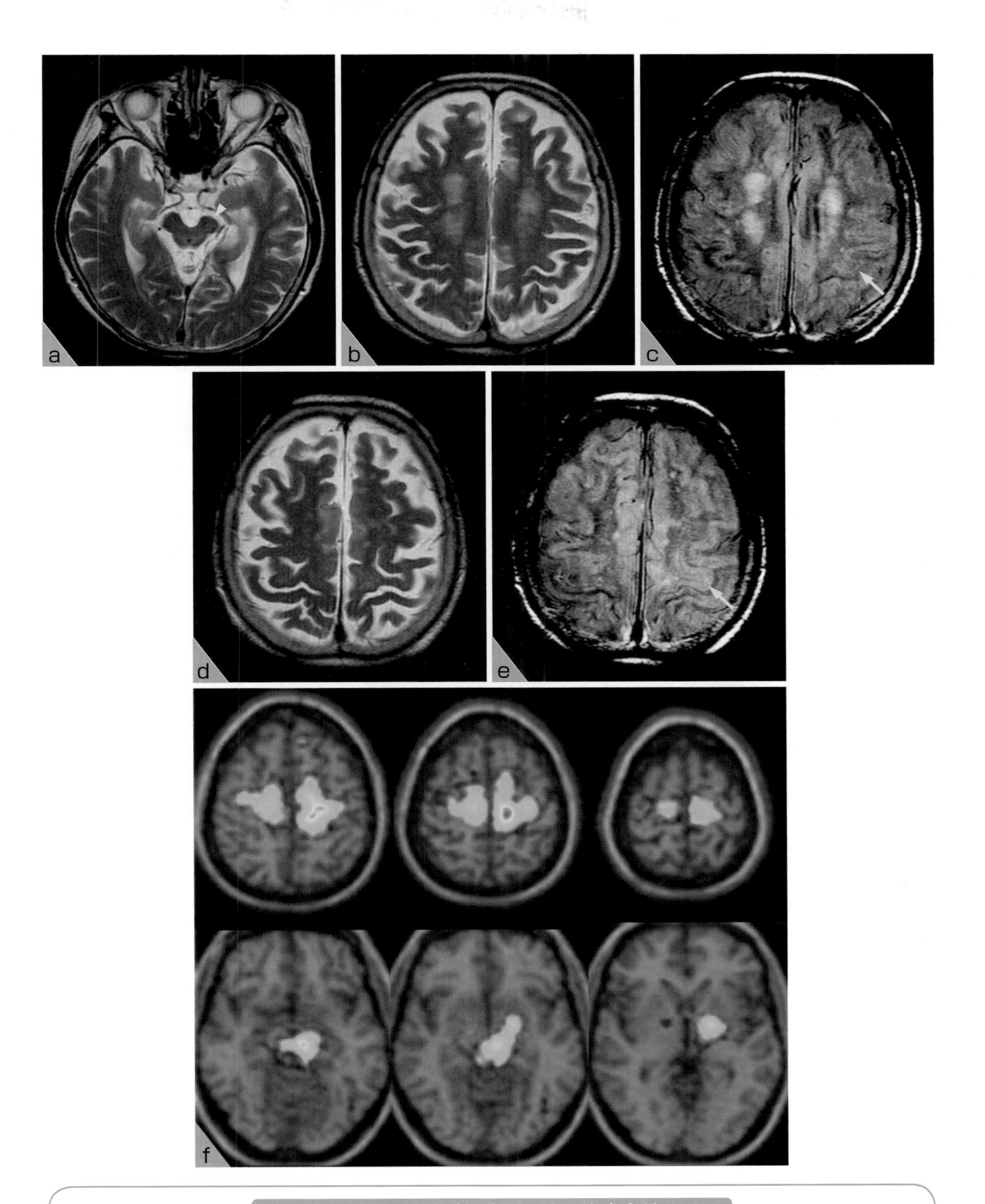

圖17-2. 臨床診斷為CBD的80多歲女性

T2加權影像顯示其左大腦腳與對側相比有較顯著的萎縮（a：三角處）。相較於T2加權影像（b、d），質子密度加權影像（c、e：箭頭處）更清楚地顯示出左中央前迴皮質下訊號上升的情形。VSRAD®分析（f）則較T2加權影像和質子密度加權影像更能客觀評估包括中央前迴在內的大腦皮質非對稱性萎縮。

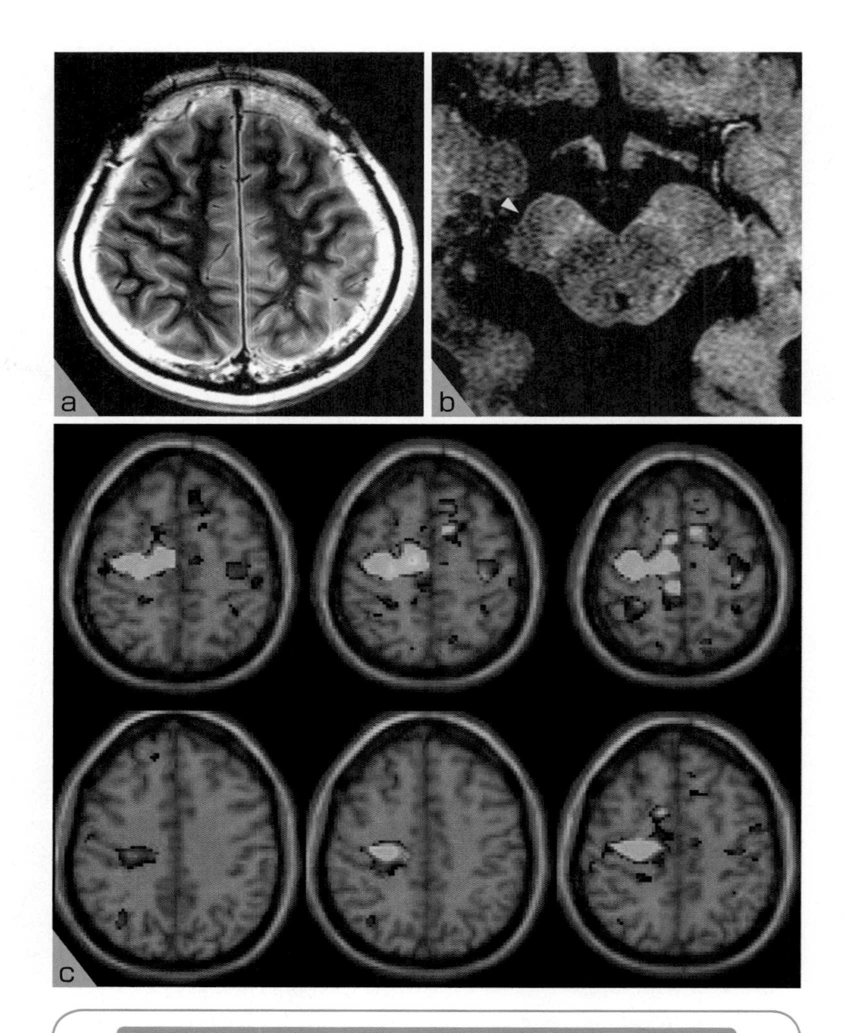

圖17-3. 臨床診斷為CBD的70多歲女性

神經黑色素影像（b：三角處）中可看到兩側黑質的顯影度降低，右大腦腳的萎縮程度較對側更顯著。質子密度加權影像（a）中大腦白質的訊號變化和萎縮並不明顯，但VSRAD®分析（c）則清楚顯示了包括中央前迴在內的額頂葉白質處有右側較顯著的非對稱性萎縮。

2. 其他影像所見

使用3 tesla MRI可捕捉到黑質緻密部和藍斑核處源自神經黑色素的影像對比。CBD患者也可能出現與帕金森氏症（PD）和其他帕金森症候群相同的黑質退化，而在T1影像上呈現黑質部分區域減少的現象（**圖17-3**）。

SPECT和PET較結構性影像更容易捕捉到非對稱性血流和醣類代謝減少的情形（**圖17-1**）。除了大腦皮質外，同側視丘也可能出現異常。非對稱性血流、代謝降低也可能出現於

AD等其他疾患，因此中央溝附近是否有異常才是診斷時的重點。使用統計分析法更有助客觀顯示出上述之異常部位。在MRI上採用對流入腦組織的動脈血進行磁性標記的arterial spin labeling法，可評估CBD的非對稱血流降低。

反映心肌交感神經活性的^{123}I-MIBG對於CBD和PD、路易氏體型失智症（DLB）之間的鑑別相當有用。日本於2014年開始上市的^{123}I-FP-CIT示蹤劑可使黑質紋狀體多巴胺神經的退化/脫落在SPECT上顯現。CBD在多巴胺轉運體SPECT上的所見和血流、醣類代謝降低一樣，可能呈現非對稱性或單側聚積度降低，也可能顯示正常，表現相當多樣（**圖17-1**）。非對稱性所見也可能在多系統萎縮症等其他疾病看到，故僅根據多巴胺轉運體的資訊並不容易將CBD和其他帕金森氏症候群加以鑑別。

3 治療期間不可忽視的表現、檢查重點與影像判讀技巧

不僅CBD，PSP、FTLD、AD等其他退化性疾病也會呈現非對稱性的大腦皮質症狀，故有研究者提倡使用「大腦皮質基底核症候群」之用語，以反映出進行性大腦皮質或基底核症狀的疾病群概念。這些疾病群的影像和症狀一樣，皆會呈現非對稱性的異常表現，故在鑑別上較為困難。關於AD和FTLD的鑑別，可利用^{11}C-PiB等示蹤劑進行類澱粉PET，以評估類澱粉沉積的程度和中腦被蓋區是否萎縮等，但鑑別上仍然不太容易。其中PSP的鑑別尤其困難。除了可在這些疾病發現中腦被蓋和上小腦腳萎縮外，PSP也可能呈現與CBD類似的非對稱性大腦皮質或白質萎縮。大腦白質T2訊號延長為CBD特有的影像所見，有助鑑別PSP和CBD。然而此特徵也可能出現在罹病已有一段時間的PSP患者，故並非具有絕對的特異性。

另一方面，CBD也不一定會呈現非對稱性的臨床症狀或影像表現。左右差不明顯、呈現和FTLD、PSP類似臨床症狀的非典型案例基本上較難於生前確診。同樣地也有報告指出，以錐體外徑症狀為主的案例其大腦皮質及白質，以及以認知功能障礙為主的案例其大腦皮質的萎縮程度和分佈會因臨床症狀而異。

CBD的影像所見和臨床症狀並不一定具特異性，故不可僅以一次的影像所見即下診斷，應考量萎縮和白質病變進行速度等時間上的變化以有助確診。

（櫻井圭太）

● 文 獻

1) Tokumaru AM, Saito Y, Murayama S, et al : Imaging-pathologic correlation in corticobasal degeneration. AJNR Am J Neuroradiol 30(10) : 1884-1892, 2009.
2) Koyama M, Yagishita A, Nakata Y, et al : Imaging of corticobasal degeneration syndrome. Neuroradiology 49(11) : 905-912, 2007.
3) Sakurai K, Imabayashi E, Tokumaru AM, et al : The feasibility of white matter volume reduction analysis using SPM8 plus DARTEL for the diagnosis of patients with clinically diagnosed corticobasal syndrome and Richardson's syndrome. Neuroimage Clin 7 : 605-610, 2015.
4) Whitwell JL, Jack CR Jr, Boeve BF, et al : Imaging correlates of pathology in corticobasal syndrome. Neurology 75(21) : 1879-1887, 2010.
5) Hellwig S, Amtage F, Kreft A, et al : [^{18}F]FDG-PET is superior to [^{123}I]IBZM-SPECT for the differential diagnosis of parkinsonism. Neurology 79(13) : 1314-1322, 2012.
6) Ling H, O'Sullivan SS, Holton JL, et al : Does corticobasal degeneration exist? A clinicopathological re-evaluation. Brain 133(Pt 7) : 2045-2057, 2010.

CHAPTER 18 DEMENTIA

亨丁頓舞蹈症
Huntington's disease(HD)

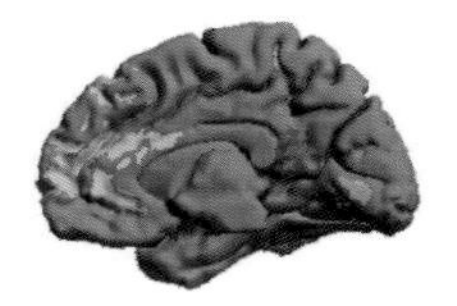

1 原發疾病的概念與症狀特徵、病程和治療

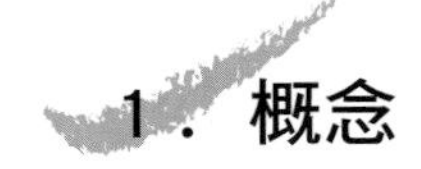

1. 概念

亨丁頓舞蹈症（Huntington's disease, HD）會呈現以舞蹈症（chorea）為主的不隨意運動、性格轉變、易怒等精神症狀及失智症狀，屬於體染色體顯性遺傳的進行性神經退化性疾病。其致病基因已鑑定為位於4號染色體短臂的 huntingtin,（*HTT*），此*HTT*基因的第一個外顯子（exon）內CAG三核苷酸重複序列的異常延長為致病的原因。CAG鹼基序列轉譯為麩醯胺酸（glutamine），此異常延長序列所形成的蛋白質結構中可觀察到多麩醯胺酸（polyglutamine），HD即屬「CAG序列重複症」或「多麩醯胺酸症」的一種。

2. 症狀的特徵與發展經過

HD的平均發病年齡約為40歲，從年輕到老年期皆可能發病，範圍相當廣。其發病率會隨年齡而上升，而大部分CAG序列重複次數達40以上者會在65歲以前發病。CAG序列重複次數越多，發病年齡越低，但和病情進展速度無關。隨著世代遺傳的累積，CAG序列重複次數會增加，而使發病年齡年輕化。

HD患者呈現的運動症狀為不隨意運動，初期的典型表現為舞蹈症，也可能出現動作緩慢、僵硬、協調運動障礙、肌肉張力異常等其他症狀。早發案例發病時也可能出現帕金森氏症狀。精神症狀則包括易怒、漠不關心等性格上的變化，以及憂鬱、淡漠、焦慮、強迫

表18-1. 亨丁頓舞蹈症的診斷標準

遺傳性	具體染色體顯性遺傳之家族史
神經學所見	1. 以舞蹈症（chorea）為主的不隨意運動。早發性案例可能呈現面具臉、肌肉僵硬、靜止不動等帕金森氏症狀。 2. 易怒、漠不關心、攻擊性等性格上的變化或精神症狀 3. 記憶力降低、判斷力降低等認知功能障礙（失智症狀）
臨床檢查所見	腦影像檢查（CT、MRI）中可看到伴隨尾狀核萎縮之兩側側腦室擴張
基因診斷	DNA分析顯示亨丁頓舞蹈症基因（IT15）上CAG序列重複部分延長。
鑑別排除診斷	1. 症候性舞蹈症：小舞蹈症、妊娠性舞蹈症、腦血管病變 2. 藥物性舞蹈症：抗精神病藥物引起之遲發性肌肉張力異常、其他藥物性肌肉張力異常 3. 代謝性疾病：威爾森氏症、血脂異常 4. 其他神經退化性疾病：狀紅核蒼白球肌萎縮症（Dentatorubral-pallidoluysian atrophy, DRPLA）、棘紅細胞增多症
診斷標準	符合以下第1～5項或第3及第6項時，即確診為亨丁頓舞蹈症。 1. 病情持續進行。 2. 具體染色體顯性遺傳之家族史。 3. 觀察到神經學所見中第1～3項中的一項以上。 4. 觀察到臨床檢查所見中的表現。 5. 無鑑別排除診斷中的任一項。 6. 利用基因診斷觀察到上述所見。

（部分改編自文獻1）

症狀、幻覺、妄想等。此外，也會發生記憶障礙、執行功能障礙、判斷力降低等認知功能退化的情形。上述臨床症狀的嚴重程度不一，即便是同一家族內的患者也不一定會有一致的臨床症狀或病情發展。典型案例的患病期間約為15～20年，長年臥床而最終演變為去皮質症候群。早發案例的惡化速度則可能更快。

HD的診斷標準如**表18-1**所示，患者會出現上述不隨意運動、精神症狀、失智症三種特徵中的一種、病情持續發展、有體染色體顯性遺傳之家族史，以及腦部影像呈現尾狀核萎縮之表現。最後利用基因檢查在*HTT*基因內發現CAG序列重複延長時，便可確診。進行基因診斷時，應取得個案本人或監護者的同意，對於未發病者則建議先接受遺傳諮詢。

表18-2. 亨丁頓舞蹈症對症藥物的可能選項

症狀	藥物
舞蹈症	Tetrabenazine
肌躍症、舞蹈症、肌肉張力異常、僵硬、痙攣僵直	Clonazepam
肌躍症	Valproic acid、Levetiracetam
僵硬（尤其早發性HD或年輕成人發病的帕金森氏症候表現型）	L-多巴
僵硬、痙攣僵直	Baclofen、Tizanidine
磨牙、肌肉張力異常	肉毒桿菌毒素注射
精神症狀、易受刺激	Olanzapine、Quetiapine
精神症狀、舞蹈症、易受刺激	Risperidone、Sulpiride、Haloperidol
治療阻抗性精神症狀	Clozapine
伴隨負性症狀的精神症狀	Aripiprazole
憂鬱、焦慮、強迫行為、易受刺激	選擇性血清素再吸收抑制劑、Mirtazapine
睡眠-覺醒節律障礙	Zopiclone、Zolpidem
躁症或輕燥狀態	Valproic acid、Carbamazepine、碳酸鋰

（部分改編自文獻2）

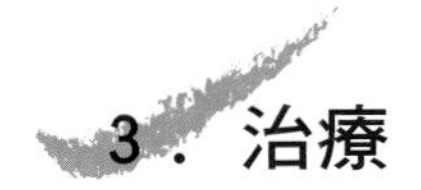

3. 治療

目前尚無根治HD的治療法，多為針對主要症狀的對症治療，以提升生活品質為主要目的。因此，對於有症狀出現但生活上並無顯著障礙的案例，也可能考慮不予投藥，在確認患者和其家人的想法後給予適當的治療。到目前為止，針對舞蹈症的對症治療為投予具多巴胺受體阻斷作用的抗精神病藥物等，但在日本並不受保險給付，效果也有限，且可能引起帕金森氏症狀、嗜睡等副作用，使用上應特別小心。在日本，囊泡單胺轉運體第二型（VMAT2）的特異性阻斷劑Tetrabenazine是唯一針對HD舞蹈症狀並受保險給付的藥物。其副作用為單胺減少而引起的憂鬱，由於HD患者原本就是較容易出現自殺念頭的憂鬱症高危險群，故投藥上應多加注意。關於其他對症藥物的調整，可參閱**表18-2**。

（東　晋二）

● 文 獻

1) 東京都福祉保健局(http://www.fukushihoken.metro.tokyo.jp/iryo/nanbyo/nk_shien/iryohi/23.html).
2) Ross CA, Tabrizi SJ：Huntington's disease：from molecular pathogenesis to clinical treatment. Lancet Neurol 10(1)：83-98, 2011.

2 影像所見的特徵與判讀方式

目前對於HD只有對症治療，但因屬於可進行基因診斷的疾病，故預期今後可能發展出根治療法，且有希望能在發病前幾年就藉由影像檢查來判斷罹病風險。目前被認為最具參考價值的是利用^{18}F-FDG-PET所觀察到的紋狀體醣類代謝降低[1]，以及MRI上紋狀體萎縮的異常所見[2]。

1. ^{18}F-FDG-PET所見

某項研究對基因診斷呈陽性的群組在發病前10年內的病理發展進行觀察，並預測5年以內的發病機率，發現這些案例在初次檢查時，殼核、尾狀核、蒼白球醣類代謝顯著偏低。此外，同一研究中對10年後檢查時發病之案例，在第二年進行病程觀察時發現所有人的醣類代謝皆偏低，未發病的案例則無此情形[1]。紋狀體醣類代謝偏低之表現與精神運動檢查一樣，皆具預測發病之潛力。

2. MRI影像所見

紋狀體萎縮在發病前即可觀察到[3)4)]，且會持續惡化。患者發病前後的進展皆較正常健康者快，而發病後15年的患者隨時間的變化更是明顯。目前也已知CAG重複次數越多，萎縮惡化的速度就越快。

殼核萎縮最為顯著，其次為尾狀核。蒼白球、視丘和海馬迴萎縮的程度雖不及紋狀體，但仍具持續惡化的傾向。病程後期會出現大腦皮質萎縮，與發病前的正常老化並無差異。白質萎縮則是從運動功能障礙發生前就已存在，其程度會隨時間而變化。紋狀體周圍、胼胝體、後神經纖維無論是體積或結構上皆反映萎縮的情形。

擴散張量影像（Diffusion tensor imaging, DTI）中出現白質體積減少的部位從發病前便可觀察到異常所見，報告指出紋狀體（尤其是殼核）的擴散不等向性（anisotropy）有增加的傾向。

3. 腦血流SPECT影像所見

腦血流SPECT檢查中，可看到發病時基底核的血流偏低[3]。

圖18-1為一HD案例的腦部造影。

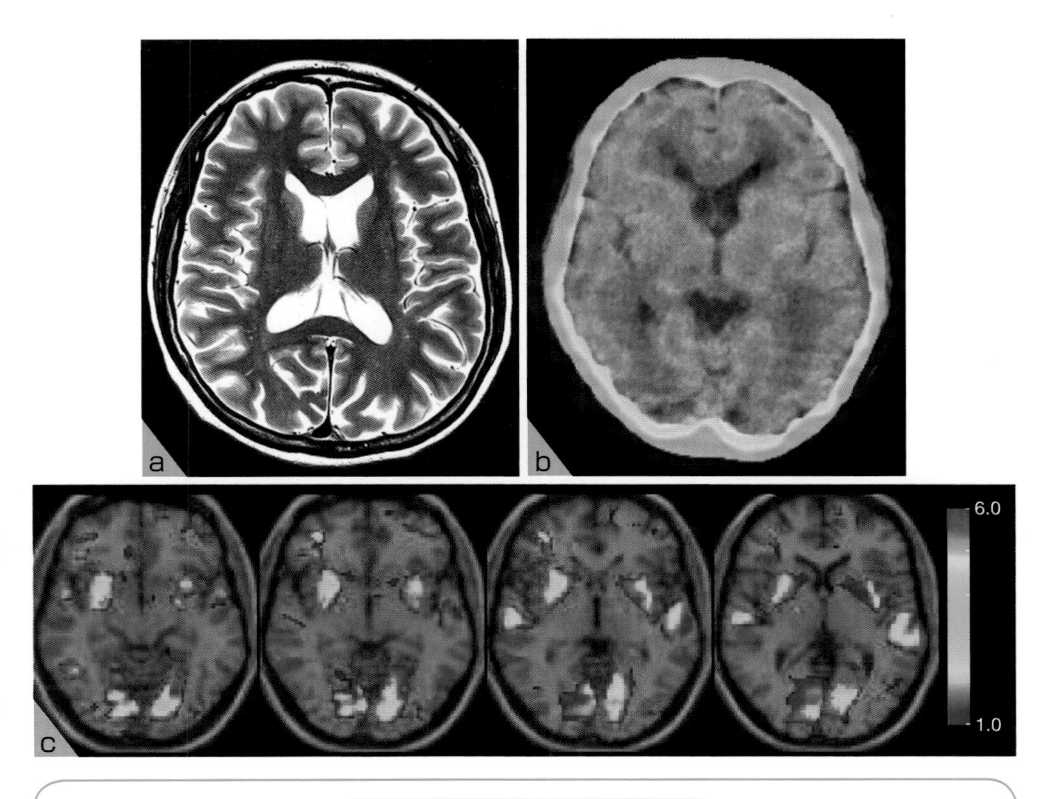

圖18-1. 案例：34歲女性

運動功能障礙出現後2年。認知功能障礙出現時，MMSE 30分，MOCA-J 26分。

a：MRI T2加權影像橫切面。尾狀核相對保持完整，殼核則顯著萎縮。

b：腦血流SPECT/CT重疊影像之橫切面（^{99m}Tc-ECD）。紋狀體血流偏低。

c：使用MRI T1加權3D影像，以VBM測量體積，並將其Z分數影像與健康正常組進行比較。與白質有關的體積分析結果顯示，右側殼核和周圍白質呈顯著萎縮。上圖呈現的是重疊於標準腦上的Z分數影像。

3 治療期間不可忽視的所見、檢查重點與影像判讀技巧

HD的殼核、尾狀核萎縮和血流/代謝降低等影像所見需要和同為體染色體顯性遺傳的脊髓小腦萎縮症（spinocerebellar ataxia, SCA）加以鑑別，其下又可分為SCA3（Machado-Joseph disease）、SCA1、SCA2、SCA17和dentatorubropalli-doluysian atrophy（DRPLA）。脊髓小腦萎縮症的各種亞型並無尾狀核萎縮的情形，故可作為與HD的鑑別點。其他需鑑別的疾病還包括Huntington's disease like 2（HDL2）、良性遺傳性舞蹈症，以及神經纖維蛋白斑塊。HDL2在臨床上和結構上皆和HD非常相似，但目前僅出現於非洲、巴西、摩洛哥、中東等國的25個家族中，尚有許多不明之處。除了腦幹和小腦外，有研究指出尾狀核和大腦皮質也

出現萎縮[5]。成人發病的良性遺傳性舞蹈症影像所見中，雖無紋狀體萎縮，但腦血流SPECT上顯示有基底核血流降低的情形[6]。神經纖維蛋白斑塊主要引起肌肉張力異常和舞蹈症狀，另外還有小腦症狀和認知功能減退等各式各樣的臨床表現。從疾病初期開始到發病前的某些情況下，蒼白球、殼核、尾狀核、黑質、紅核、齒狀核、視丘、大腦皮質等部位在T2*及T2加權影像上訊號偏低，表示有鐵質沉積的情形。可在蒼白球觀察到特徵性的囊泡形成，圍繞在鐵質沉積的低訊號區邊緣。隨著病程的進行，囊泡會越來越大，並擴及殼核和尾狀核。此外，大腦及小腦也會出現萎縮，尤其額葉最為顯著。

屬於體染色體隱性遺傳的疾病包括棘紅細胞增多性舞蹈症（chorea acanthocytosis, ChAc）。此症會出現小腦萎縮，因此雖然有報告指出可和HD加以鑑別，但過去有研究發現HD的患者也有小腦萎縮，故必須累積一定程度的分子遺傳診斷結果才能判斷。

屬於性聯隱性遺傳的疾病包括McLeod症候群。此症會伴隨棘紅細胞，近年來多將ChAc和HDL2、PKAN〔pathothenate kinase associated neurodegeneration（Hallervorden Spatz syndrome）〕合稱為「神經棘紅細胞增多症」。McLeod症候群則有尾狀核和殼核萎縮的情形，較難與HD鑑別，但有報告指出會伴隨白質病變。

（今林悅子）

● 文 獻

1) Herben-Dekker M, van Oostrom JC, Roos RA, et al：Striatal metabolism and psychomotor speed as predictors of motor onset in Huntington's disease. J Neurol 261(7)：1387-1397, 2014.
2) Ha AD, Fung VS：Huntington's disease. Curr Opin Neurol 25(4)：491-498, 2012.
3) Harris GJ, Codori AM, Lewis RF, et al：Reduced basal ganglia blood flow and volume in pre-symptomatic, gene-tested persons at-risk for Huntington's disease. Brain 122(Pt 9)：1667-1678, 1999.
4) Warby SC, Graham RK, Hayden MR：Huntington Disease. GeneReviews®, Pagon RA, Adam MP, Ardinger HH, et al(eds), Seattle WA：University of Washington, Seattle, 1993.
5) Margolis RL：Huntington Disease-Like 2. GeneReviews®, Pagon RA, Adam MP, Ardinger HH, et al(eds), Seattle WA：University of Washington, Seattle, 1993.
6) Shimohata T, Hara K, Sanpei K, et al：Novel locus for benign hereditary chorea with adult onset maps to chromosome 8q21.3 q23.3. Brain 130(Pt 9)：2302-2309, 2007.

CHAPTER 19 DEMENTIA

人類免疫不全病毒感染

HIV infection

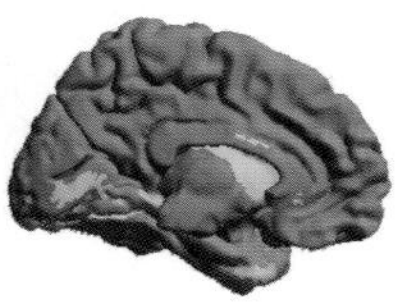

1 原發疾病的概念與症狀特徵、病程和治療

1. 疾病概念

HIV感染主要是因人類免疫不全病毒（human immunodeficiency virus, HIV）感染CD4陽性淋巴球，而逐步破壞免疫系統的一種疾病。若未接受治療，就會造成細胞性免疫反應機制崩解，而引發後天性免疫不全症候群（acquired immune deficiency syndrime, AIDS），俗稱愛滋病；其精神神經學表現之一即為嚴重的失智症狀。其中，若HIV病毒直接影響中樞神經系統，就會引起愛滋病失智症（HIV-associated dementia, HAD）。一般認為HAD的發病機制為巨噬細胞和小膠質細胞（microglia）等因HIV直接感染而受到傷害、由這些細胞釋放出的細胞因子（cytokine）等造成的傷害、經由自體免疫反應引起的傷害等，非常多樣且複雜。從病理組織可觀察到大腦白質有相當顯著的瀰漫性脫髓鞘，尤其可看到血管周圍出現巨噬細胞和多核巨細胞的細胞浸潤、淋巴球群聚、小膠質細胞增加、星狀膠細胞增生（astrocytosis）等。深部灰質和腦幹也是病變的好發部位，但大腦皮質的細胞浸潤程度較輕微。

除了HIV直接引發失智症狀外，也有可能是由其他因素引起，故診斷時必須累積足夠的排除診斷。細胞性免疫力降低引起的伺機感染性中樞神經疾病和腦瘤性疾病外，屬於性傳染病的神經性梅毒也是需要加以鑑別的疾病，應積極對患者進行影像檢查和腦脊髓液檢查。此外，也應注意是否出現低血氧症等症狀性意識障礙、治療藥物對中樞神經系統之傷害性副作用，或和其他藥物的交互作用等。

HIV的傳染途徑包括性接觸、母體垂直感染、輸血、靜脈注射禁藥等，經由血液或體液接觸傳染。日本大多數的HIV感染者為本國籍的男性，其中有很高比例為因同性性行為而感染之案例，對於高危險群的預防有重要的警示效果。2007年開始，HIV感染者的新增案例皆維持在每年1,000人以上；從行政分區來看，案例數最多的為東京都。在網路上搜尋「API-Net（愛滋預防資訊網）」便可獲知最新相關訊息。

HIV感染的診斷通常分為「初步篩檢」和「確認檢查」兩個階段。初步篩檢可利用PA法、EIA法、CLIA法、免疫層析法等來確認是否為偽陽性，故呈現陽性時，便可使用西方墨點法來進行抗體確認檢查，並利用RT-PCR法進行病原檢查，以利確診。在日本，負責診斷之醫師必須遵照傳染病法，於7天內向最鄰近的衛生機關進行通報，若未依規定通報，將施以罰則。若確認受到HIV病毒感染，並明顯符合23項愛滋指標性疾病中的一項以上時，便可確診為AIDS。

2．症狀的特徵

自從引進「抗愛滋病毒組合療法（combination antiretroviral therapy, ART）」後，研究發現呈現嚴重腦部症狀的案例有減少的傾向，但感染案例中卻有不少輕度認知功能障礙的患者。有鑑於此，於2007年針對與HIV有關的認知障礙進行再定義，將其納入HIV相關神經認知障礙（HIV-associated neurocognitive disorder, HAND）的總括性診斷中[1)]。認知功能方面神經心理檢查結果有兩個以上分項領域的標準差在-1以下，且無法證明是因中樞神經伺機性感染、精神疾病、藥物或其他醫學因素引起時，便可診斷為HAND。HAND依嚴重度可分為三類：神經心理檢查兩個以上分項領域的標準差在-1以下、日常生活上沒有困難的無症狀性神經認知障礙（asymptomatic neurocognitive impairment, ANI）；兩個以上分項領域的標準差在-1以下、日常生活有輕度障礙的輕度神經認知障礙（mild neurocognitive disorder, MND），以及兩個以上分項領域的標準差在-2以下、日常生活有顯著障礙的HIV相關失智症（HAD）。約有30%的HIV感染案例有HAND，且絕大多數屬於ANI。神經心理學的HAND特徵為皮質下障礙，執行功能障礙、訊息處理速度降低、注意和工作記憶受損、情感淡漠等而出現服藥遵從性低、失業等情形。

3．病程經過

CD4陽性淋巴球數與血中病毒量（HIV RNA量）是掌握HIV感染症狀程度和發展經過的重要指標。HIV感染在未受治療的情況下，自然的病程經過可分為感染初期（急性期）、無症狀期、AIDS發病期等三個階段。確認感染的HIV病毒急速增生後，約2～3週數量達到巔峰，此時會出現發燒、喉嚨痛、疲倦感、肌肉痛、出疹、淋巴結腫大等類似流行性感冒的症狀，大多數情況下會自然消失。若同時確認上述急性期的感染症狀和活躍狀態的性感染疾病，便須懷疑HIV感染的可能性。急性期症狀消失後，視宿主的免疫反應而定，達到巔峰的病毒數量在大約6個月後會減少至一定程度（set point），而呈現平衡狀態，之後無症狀期通常會持續數年到十年左右。若HIV感染持續進行，平衡狀態就會被破壞，CD4陽性淋巴球數降至200/mm3以下時，便容易引起普通免疫狀態下不會出現的伺機性感染；若降至更低的數量，就會導致AIDS發病。

HAD症狀會隨著AIDS發病而更加明顯，一開始會有思考緩慢、注意力降低的情形，接著則出現情感淡漠、自發性降低及認知功能障礙，也可能出現情緒障礙或精神症狀。除了震顫、精細運動功能缺損、痙攣等大腦病變造成的症狀外，也可觀察到脊髓病變引起的步行和膀胱直腸功能障礙，到了末期則惡化為沉默不動的嚴重失智狀態。

4．治療

原則上，HIV感染的治療目標為將血中病毒量持續抑制在檢測結果陽性的臨界點以下，一開始採用組合三種以上抗HIV藥物的ART治療，並持續不中止治療[2)]。ART是組合核苷類逆轉錄酶抑制劑（NRTI）、非核苷類逆轉錄酶抑制劑（NNRTI）、蛋白酶抑制劑（PI）、整合酶抑制劑（INSTI）、CCR5抑制劑等藥物的療法。初次會從關鍵藥物（NNRTI、PI或INSTI）和主幹藥物（兩劑NRTI）中各選擇一種進行治療。

HIV感染屬於可加以控制的慢性疾病，目前抗HIV治療僅能抑制HIV病毒增生，而無法將其從體內排除。因此若未持續服藥，不僅治療效果會降低，也有產生抗藥性病毒的風險，故遵守服藥格外重要。目前已知的治療風險包括副作用造成的生活品質（QOL）降低、藥物毒性、持續治療所帶來的高度壓力、免疫重建發炎症候群（IRIS）、出現抗藥性等。然而近年來經改良之ART在安全性和效果上都相當不錯，在血中的半衰期較長，一天服用一次即可，相當便利，而有利於服藥遵從性的維持，且對抗藥性病毒也有效。此外，有報告指出儘早開始治療有利壽命的延長，也有助預防二次感染，因此目前治療開始的時間都有越來越提早的趨勢。ART適合用於所有的HIV感染案例，尤其是AIDS患者、CD4陽性淋巴球數未滿350/mm^{3}的患者，以及具神經性合併症的患者應立即開始治療。對於CD4陽性淋巴球數未滿500/mm^{3}的患者、孕婦、HIV腎病、HBV重複感染的患者、CD4陽性淋巴球數急速減少的患者，也強烈建議接受治療。然而治療藥物費用高昂，較不利於持續治療，因此在治療開始前必須先確認患者是否可利用身心障礙手冊、高額療養費制度、重度身心障礙者醫療制度、自立支援醫療費制度（更生醫療）、身心障礙年金等醫療費補助及社會資源，以便治療的長期進行。

除了藥物治療外，心理社會方面的治療也非常重要。目前社會上仍普遍存在對於HIV感染患者的偏見，故可能使患者有受到排擠或孤立的感受。此外，考量造成性伴侶二次感染以及被性伴侶感染不同種類HIV病毒的風險，必須在治療過程中提供感染預防相關諮詢。若患者希望生育後代，也必須給予相應的衛教輔導；在告知其風險後，也應與其他專業長期攜手合作，致力於對病患隱私的保護等。目前日本的某些機構設有HIV諮商師派遣制度，可供患者利用。

（今井公文）

● 文　獻

1）Antinori AG, Arendt G, Becker JT, et al：Updated research nosology for HIV-associated neurocognitive disorders. Neurology 69(18)：1789-1799, 2007.

2）日本エイズ学会 HIV 感染症治療委員会：HIV 感染症「治療の手引き」. 第 18 版, 日本エイズ学会 HIV 感染症治療委員会, 東京, 2014.

3）Clifford DB, Ances BM：HIV-associated neurocognitive disorder(HAND). Lancet Infect Dis 13(11)：976-986, 2013.

2 影像所見的特徵與判讀方式

HIV病毒本身所引起的失智症中，最知名的就是AIDS dementia complex（ADC，別名HIV腦病），常造成AIDS患者的高度認知功能退化。此外，雖然HIV腦病本身也是AIDS的指標性疾病之一，在進行ART治療時也有可能發病。因此，無論HIV患者的免疫狀態如何，都應將HIV腦病視為需鑑別的疾病之一。

HIV腦病患者的影像特徵為不符年齡的腦萎縮與擴及白質的瀰漫性高訊號。T2加權影像和FLAIR影像中兩側皮質下白質和中腦、橋腦等部位可觀察到相對較對稱的訊號區（**圖19-1**）。此高訊號可能隨著治療而消失，也可能持續惡化。一般來說，病變在T1加權影像上呈現等訊號，包括U-fiber在內的皮質下白質則維持原狀。此外，HIV腦病案例並不會出現增強效果，也未伴隨mass effect和出血等情形[1]。屬於AIDS指標性疾病之一的進行性多灶性腦白

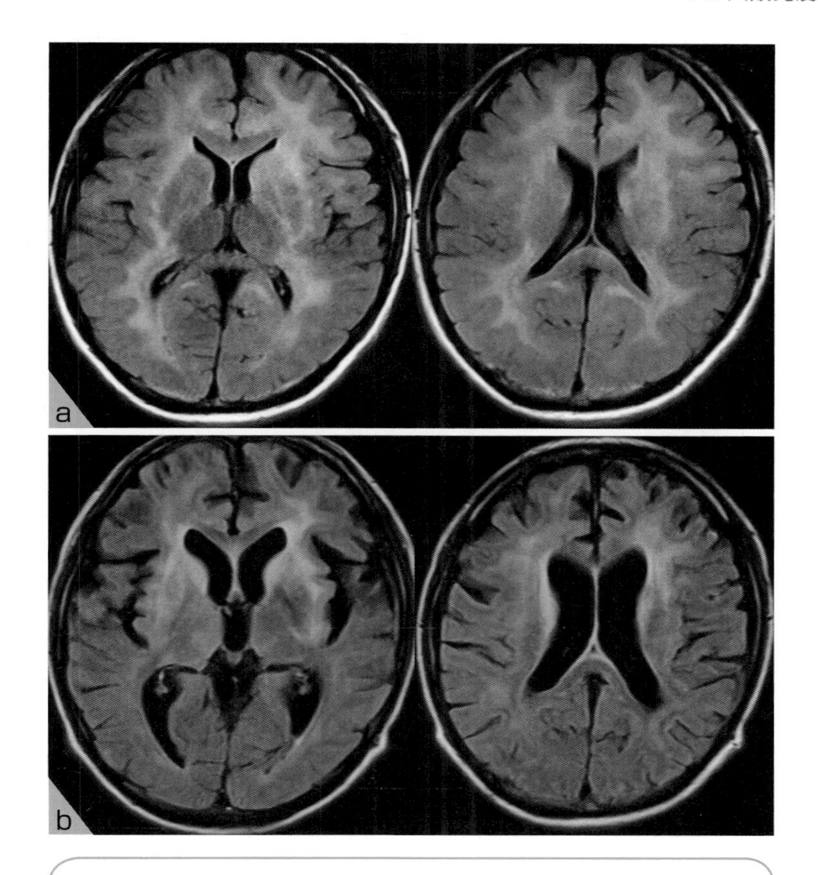

圖19-1. HIV腦病

30多歲男性。當時正接受ART治療。患者本身自覺短期記憶障礙，起床和走路時腳步不穩，而後確診為HIV腦病。MMSE 25分。CD4 100/μl左右。變更藥物後症狀有改善的傾向。

a：發病時的FLAIR影像。額葉皮質下白質到腦室周圍白質、外囊、顳葉皮質下等部位呈現相對的左右對稱高訊號。U-fiber則維持原狀。

b：發病後1年左右的FLAIR影像。額葉皮質下白質到腦室周圍白質、外囊呈現相對的左右對稱高訊號。雖然病變範圍和前次相比較為侷限，但可看到腦萎縮持續惡化。

質病可觀察到白質部分有高訊號病變，且多呈現非對稱性分佈，腦室周圍和皮質下白質部分易呈現受損狀態。因此，異常訊號的範圍和分佈情形可用來有效鑑別兩者。雖然有報告指出PET和SPECT等功能性造影中可觀察到與HIV腦病有關的腦血流、醣類代謝，以及多巴胺轉運體影像等呈現異常，但目前尚無實證證明這些造影方法可用來作為有效的診斷工具[2]。

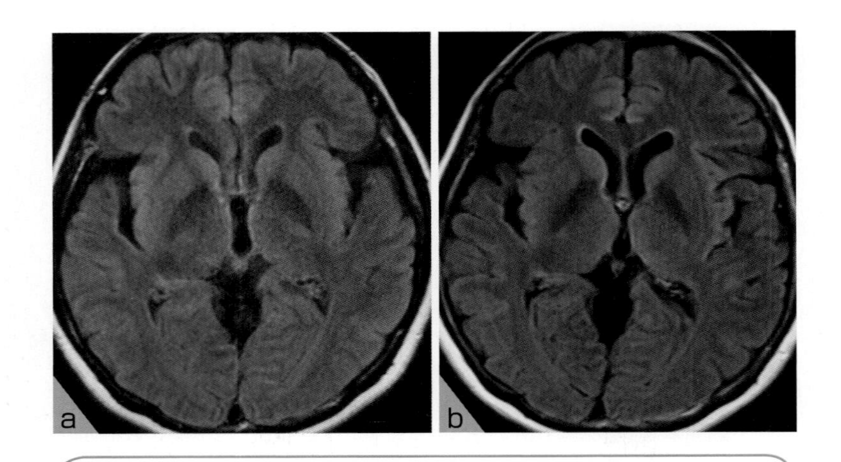

圖19-2. Mild neurocognitive disorder（MND）

50多歲的女性。當時正接受ART治療，過程中發現病毒量增加，確認有未依指示服藥的情形。經詳細的心理檢查等將其歸類於MND。MMSE 28分。

上圖發病6年前（a）和發病時（b）的FLAIR影像。期間並未出現顯著的異常。

如前所述，HAND近年來在HIV患者間已成為值得重視的問題，應注意是否出現日常生活上的障礙、ART服藥遵從性降低等情形，以利早期診斷。根據HAND神經心理檢查結果和日常生活障礙的程度可分為HIV相關失智症（HAD）、輕度神經認知障礙（MND）、和無症狀性神經認知障礙（ANI）[3)]。此診斷方式與血中病毒量、CD4陽性淋巴球細胞數等HIV病情評估指標和影像診斷所見是獨立的。一般來說，即使在MND和ANI階段進行MRI攝影，也常未發現異常（**圖19-2**）。因此，MRS、DTI、volumetric analysis等攝影或分析方式可望作為有利HAND早期發現的生物標記[4)]。其中MRS相關的研究報告是最多的。磁場強度、參考部位、量化數值、訊號強度比等評估方法因研究而異，但ART實施前後和HIV病毒血清轉化後期間、慢性期HIV患者和非HIV患者等的比較結果皆呈現顯著差異。慢性期的HIV患者可觀察到Cho（Choline）和ml（myoinositol/肌醇）上升、NAA（天門冬醯胺酸）降低的情形。尤其HAND患者和無認知功能障礙的HIV患者相比，前者的發炎（Cho和ml）與神經元脫落（NAA/Cr和Glu/Cr）等變化程度顯著[4)]。到目前為止有許多DTI的相關報告，一般都是發現受HIV病毒感染的白質出現fractional anisotropy降低和mean diffusivity增加的變化。此DTI變化可能較T2加權影像和FLAIR影像的異常訊號更能顯示出白質纖維連結的異常[4)]。有研究比較HIV患者和正常者的volumetric analysis結果，發現基底核和整個白質的體積減少。進行期的HIV患者其萎縮程度相當明顯，但有報告指出完全無認知功能退化的HIV患者也可觀察到萎縮的情形。這可能是因為感染初期時，萎縮就已開始[4)]。

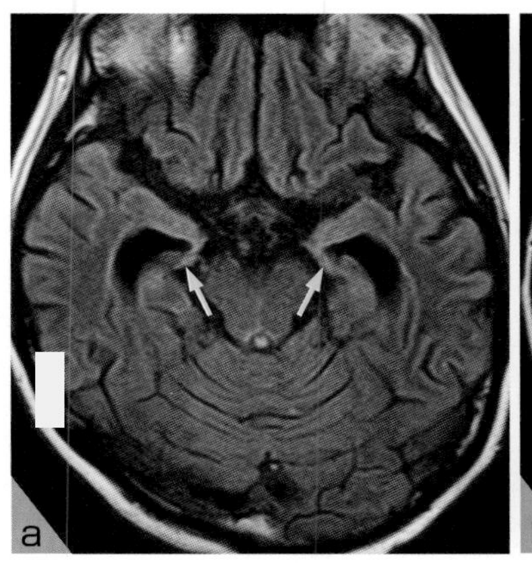

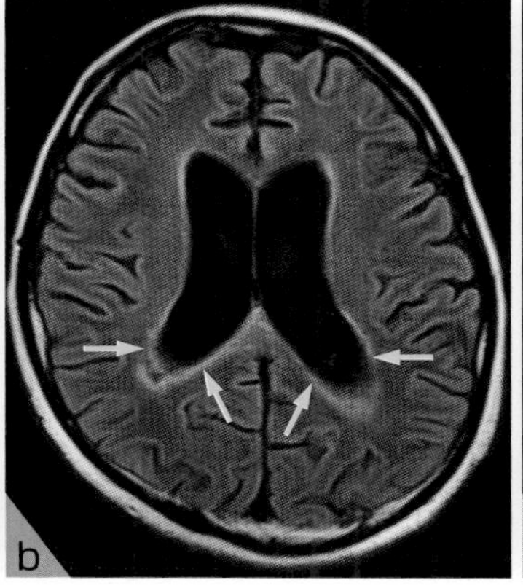

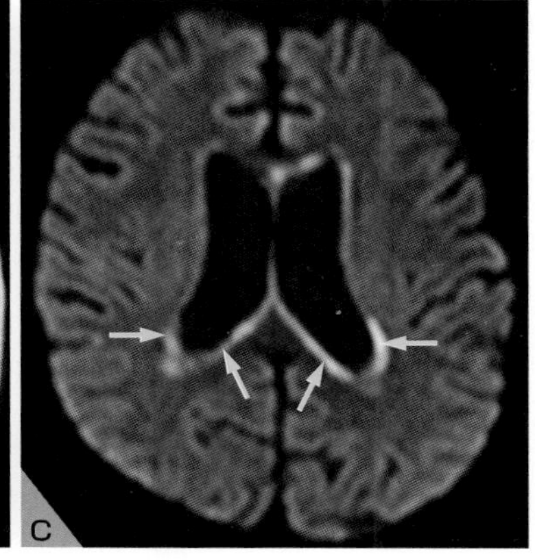

圖19-3. 巨細胞病毒（CMV）腦炎

20多歲男性。具短期記憶功能降低之認知功能障礙，經脊髓液檢查、MRI診斷為CMV腦炎。CD4/μl左右。

a：FLAIR影像。可觀察到兩側顳葉內側萎縮（箭頭處）和側腦室下角擴大。

b：FLAIR影像。沿著兩側側腦室周圍可觀察到高訊號（箭頭處）。

c：擴散加權影像。沿著兩側側腦室周圍可觀察到高訊號（箭頭處）。

3 治療期間不可忽視的所見、檢查重點與影像判讀技巧

HIV感染相關症狀依患者的免疫狀態而異，鑑別診斷上會有很大的變化，應參考血中病毒量和CD4等主要相關數據，同時進行影像診斷，以利確診。若處於免疫力低落的狀態，便可能因惡性淋巴瘤、單純疱疹病毒、巨細胞病毒、弓形蟲、結核、梅毒、隱球菌、進行性多灶性腦白質病（JC virus）、諾卡氏菌等各種病原而引起認知功能降低。然而這些病原除了造成認知功能降低外，也可能引起運動功能或感覺功能障礙等病灶性症狀，症狀的進行也很快速（**圖19-3**）。此外，患者也有很高機率經由MRI檢測出顱內病變，也可藉由脊髓液檢查、活體組織切片等確診。

（伊藤公輝）

● 文　獻

1) Smith AB, Smirniotopoulos JG, Rushing EJ：From the archives of the AFIP；central nervous system infections associated with human immunodeficiency virus infection；radiologic-pathologic correlation. Radiographics 28(7)：2033-2058, 2008.
2) Sathekge M, McFarren A, Dadachova E：Role of nuclear medicine in neuroHIV；PET, SPECT, and beyond. Nucl Med Commun 35(8)：792-796, 2014.
3) Antinori A, Arendt G, Becker JT, et al：Updated research nosology for HIV-associated neurocognitive disorders. Neurology 69(18)：1789-1799, 2007.
4) Masters MC, Ances BM：Role of neuroimaging in HIV-associated neurocognitive disorders. Semin Neurol 34(1)：89-102, 2014.

CHAPTER 20 DEMENTIA

漸進性上眼神經核麻痹

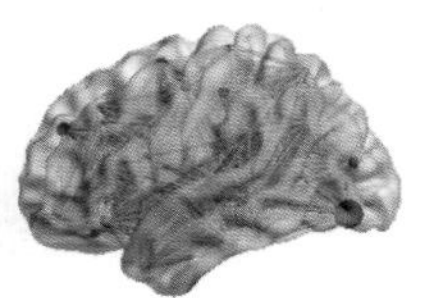

progressive supranuclear palsy(PSP)

1 原發疾病的概念與症狀特徵、病程和治療

1. 概念

漸進性上眼神經核麻痹（progressive supranuclear palsy, PSP）的主要症狀為步行障礙、上眼神經支配的眼球運動障礙、頸部肌肉張力異常、假性延髓性麻痹和失智；1964年Steel、Richardson、Olszewski提出其病理分佈呈現基底核、腦幹、小腦核退化和神經纖維變化之特徵，應將其視為病理表現較均一的疾患[1)]，然而隨著近年來研究的進步，逐漸開始發現PSP的臨床病理多樣性。目前病理學上將其分為4-repeat tau蛋白沉積於神經元或膠細胞內的兩種類澱粉蛋白異常沉積類型。

PSP的盛行率在歐美約為每十萬人口中6.0～6.4人，日本則為5.82人。患者平均為60多歲時發病，且有男性較多的傾向。

2. 症狀與病程經過

最常用的PSP診斷標準為National Institute of Neurological Disorders and Stroke and Society for PSP（NINDS-SPSP）所頒布的標準[2)]。根據此標準，患者為40歲以上發病且病情發展呈漸進性；若觀察到①上眼神經核性垂直性注視麻痹、②發病一年內出現伴隨跌倒之姿勢維持障礙時，屬於probable PSP；若有上述①或垂直跳視性眼球運動變慢，並符合上述②時，即診斷為possible PSP。其他的輔助臨床所見為近端較顯著的對稱性不動或僵硬、頸部姿勢異常（尤其是後彎）、對L-dopa缺乏反應之帕金森氏症候、早發之構音障礙及吞嚥障礙、早發之認知功能障礙（情感淡漠、抽象思考障礙、說話流暢性降低、無意義的模仿或擅自拿取所見物品等額葉去抑制症狀中的兩項以上）等。

2005年開始出現各式各樣PSP臨床類型的報告[3]，符合上述診斷標準的典型案例被稱為Richardson症候群（Richardson's syndrome, RS）。除此之外，也有研究者提出以帕金森氏症候為主的PSP-parkinsonism（PSP-P）、凍結步態和靜止不動症狀顯著的PSP-pure akinesia with gait freezing（PSP-PAGF）、呈現類似大腦皮質基底核退化症狀的PSP-corticobasal syndrome（PSP-CBS）、呈現進行性非流暢性失語的PSP-progressive non-fluent aphasia（PSP-PNFA）、呈現額顳葉型失智症症狀的PSP-frontotemporal dementia（PSP-FTD），以及從初期便有顯著小腦運動失調的PSP-cerebellar ataxia（PSP-C）等亞型。這些不同亞型可能反應了活化型tau蛋白變性及病變分佈的差異。

平均罹病時間的長度依臨床類型而異，大部分的報告指出RS為5～9年，PSP-P為9.1年，PSP-PAGF則為13年，較RS來得更長。

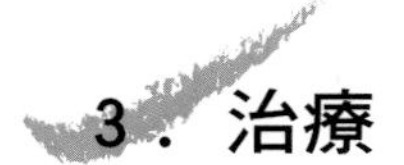

3. 治療

目前尚無針對PSP的治本療法，多以對症治療及照護為主。基本上在藥物治療前會先進行復健，初期開始便施行頸部或軀幹伸展運動、平衡訓練等[4]。有報告指出吞嚥障礙出現時期較早的案例其存活期間較短，故除了針對吞嚥障礙進行吞嚥復健外，教導患者適當的進食和口腔照護方式也非常重要。藥物治療方面，初期投予複方L-dopa藥劑可能有效，但效果並不持久；通常投予少量的Trihexyphenidyl等抗膽鹼藥物可有效改善靜止不動的症狀。另外也有研究發現抗憂鬱藥物Amitriptyline和抗焦慮藥物Tandospirone對於運動功能的改善也頗具效果。

（新井哲明）

● 文 獻

1）Steel JC, Richardson JC, Olszewski J：Progressive supranuclear palsy；A heterogeneous degeneration involving the brain stem, basal ganglia and cerebellum with vertical gaze and pseudobulbar palsy, nuchal dystonia and dementia. Arch Neurol 10：333-359, 1964.

2）Litvan I, Agid Y, Calne D, et al：Clinical research criteria for the diagnosis of progressive supranuclear palsy (Steele-Richardson-Olszewski syndrome)；report of the NINDS-SPSP international workshop. Neurology 47(1)：1-9, 1996.

3）Williams DR, Lees AJ：Progressive supranuclear palsy；clinicopathological concepts and diagnostic challenges. Lancet Neurol 8(3)：270-279, 2009.

4）饗場郁子：進行性核上性麻痺, 皮質基底核変性症. 神経疾患最新の治療 2012-2014, 小林祥泰, 水澤英洋(編), pp210-212, 南江堂, 東京, 2012.

2 影像所見的特徵與判讀方式

1. 最重要的影像所見—萎縮及其評估方法—

PSP影像診斷中，最重要的一環就是評估萎縮狀況。萎縮持續惡化的案例可利用CT和MPR（multiplanar reconstruction，多平面重建）來進行診斷，但若需要評估訊號變化的程度或進行VBM等分析時，MRI則是最有用的影像檢查法。

對診斷貢獻最多的影像發現是相較於橋腦底部的中腦被蓋萎縮。正中矢狀切面適合用來評估結構形態上的變化，依其特徵性的結構將其稱為企鵝剪影徵（penguin silhouette sign）或蜂鳥徵（hummingbird sign）（**圖20-1～3**）。基本的評估方式為視覺評估，而測量中矢狀切面影像上中腦被蓋和橋腦面積也有助於評估的客觀性。此外，上小腦腳萎縮反映了小腦齒狀核退化所引起的遠心端路徑次級變化，具有較高的診斷價值（**圖20-2、3**）。第三及第四腦室擴大和橋腦被蓋萎縮較容易在橫切面上進行評估，故應將重點放在橫切面影像的視覺評估。然而僅依據橫切面評估中腦被蓋和上小腦腳的情況並不容易，必須結合包括核矢狀切面、斜冠狀切面在內的三個方向進行評估。利用梯度迴訊（gradient echo）法得到只有薄片厚度的三維T1加權影像除了MPR的三方向視覺評估外，也可進行VBM等影像分析，提供有用的影像序列。有報告指出，VBM分析結果除了中腦被蓋外，也顯示了尾狀核、視丘、包括胼胝體和中央前回一帶在內的額葉皮質和白質等的萎縮，尤其中央前回等部分的白質萎縮較不容易以視覺評估發現，故需要利用VBM分析來進行客觀的評估（**圖20-2**）。

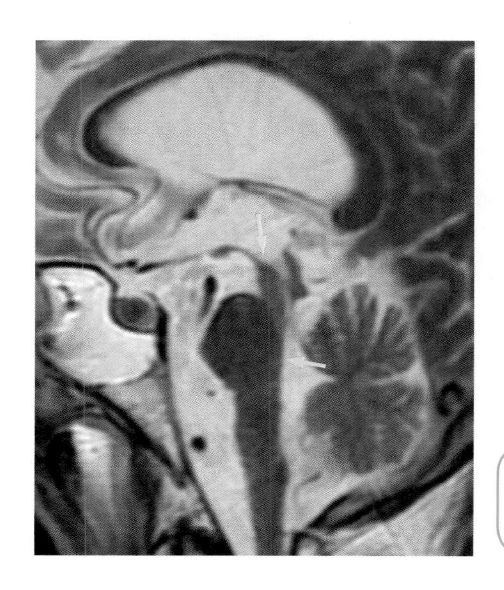

圖20-1. 病理診斷為PSP的70多歲女性

可觀察到典型的中腦被蓋及橋腦被蓋萎縮（箭頭處）。

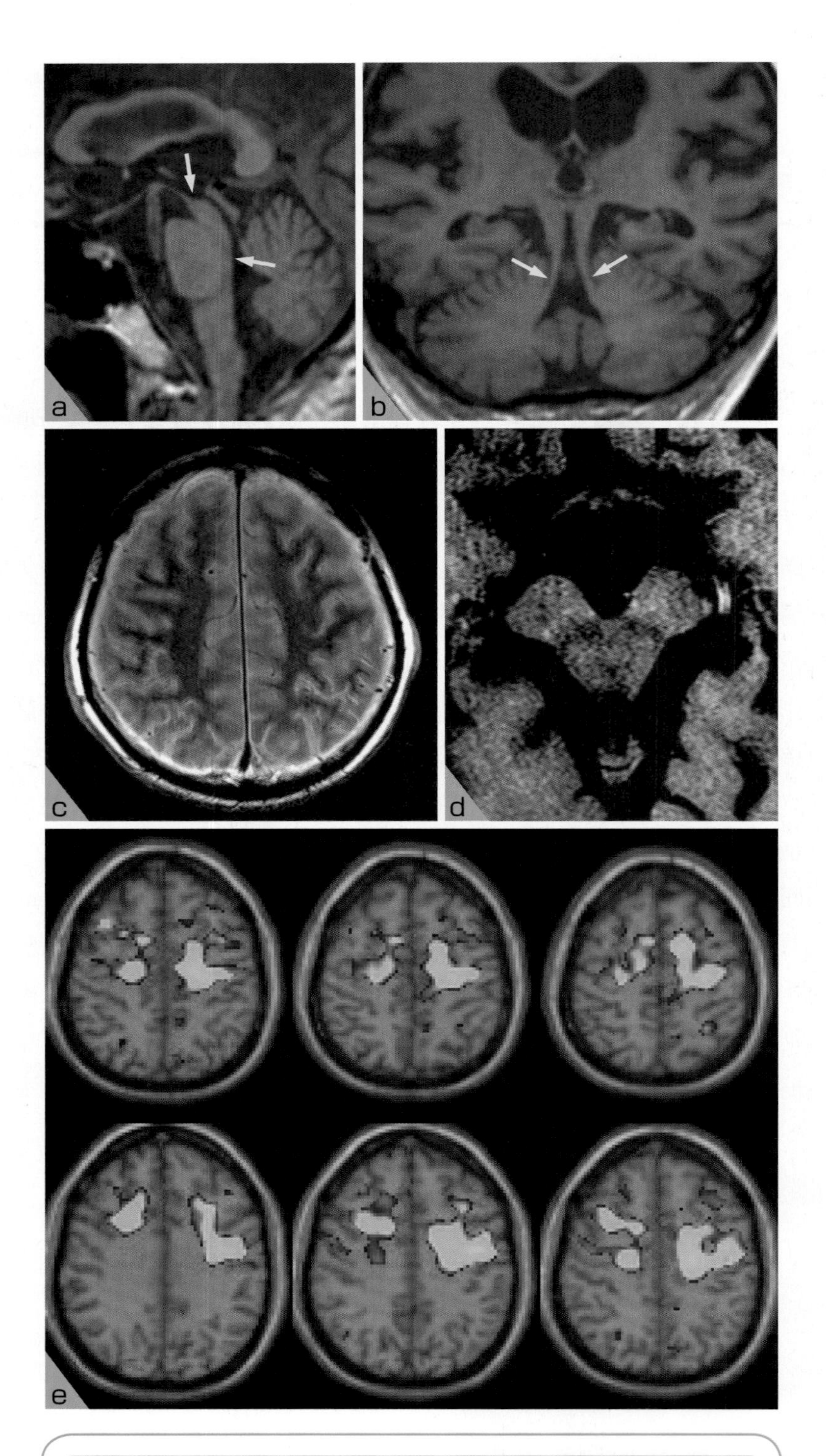

圖20-2. 呈現緩慢進行性運動性失語、步行障礙的70多歲男性之影像所見

根據3D T1加權影像，除了典型的中腦被蓋及橋腦被蓋萎縮（a：箭頭處）外，還可觀察到兩側上小腦腳萎縮（b：箭頭處）。質子密度加權影像（c）上白質萎縮和訊號變化並不清楚，VSRAD®分析（e）結果顯示包括中央前回在內的兩側額葉白質顯著萎縮。神經黑色素影像上兩側黑質並不明顯，表示黑質有退化的情形（d）。

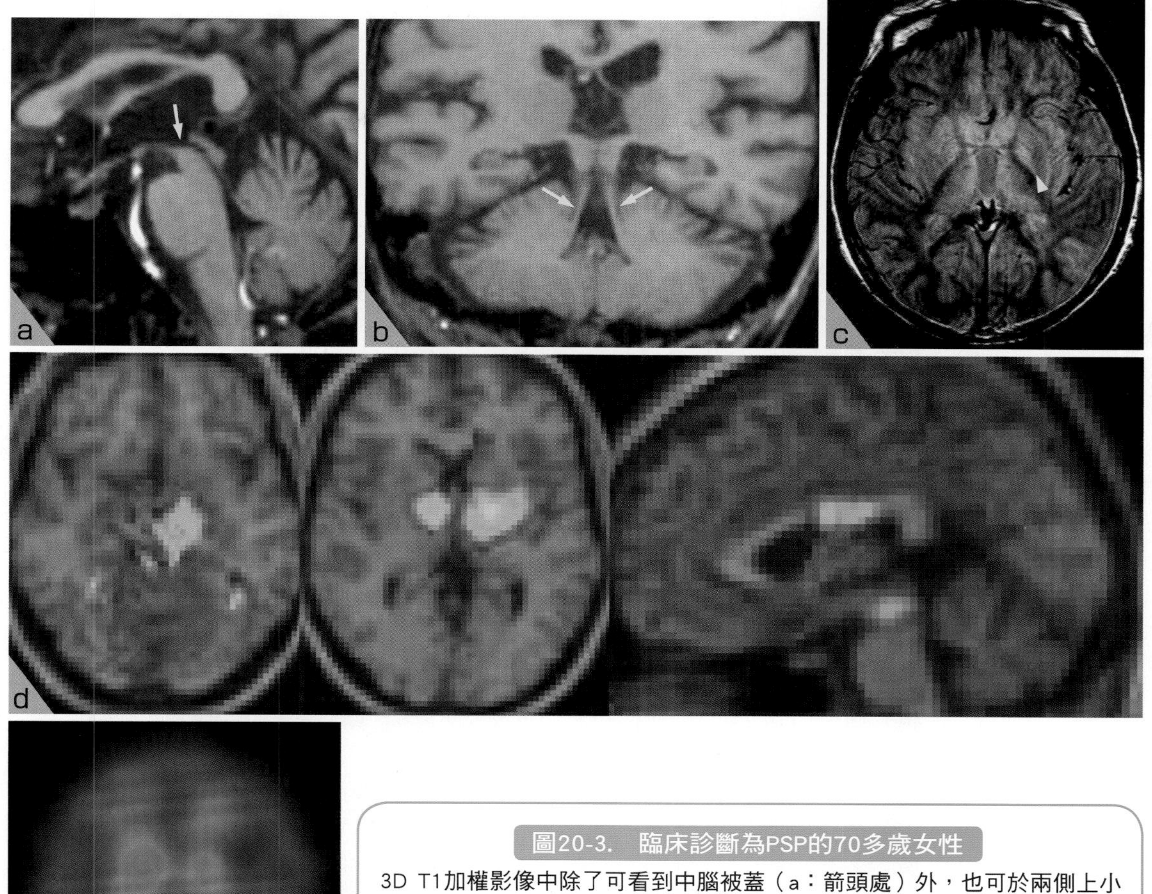

e

圖20-3. 臨床診斷為PSP的70多歲女性

3D T1加權影像中除了可看到中腦被蓋（a：箭頭處）外，也可於兩側上小腦腳（b：箭頭處）觀察到萎縮。質子密度加權影像中左側蒼白球（c：三角處）出現訊號上升及輕度萎縮。VSRAD®分析（d）結果顯示除了中腦被蓋外，胼胝體、左側蒼白球和視丘有顯著的萎縮。另一方面，使用^{123}I-FP-CIT作為顯影劑的多巴胺轉運體SPECT（e）顯示左側紋狀體聚積度呈現瀰漫性偏低，表示黑質有退化的情形。

2. 有助診斷的其他影像所見─訊號變化等─

訊號變化情形也有助於PSP的確診。橋腦被蓋上部、上小腦腳的FLAIR影像和質子密度加權影像中訊號上升的程度可在橫切面進行評估。蒼白球是容易出現變性退化的部位，可能出現萎縮及T2延長的現象，其最適合的評估工具為質子密度加權影像（**圖20-3**）。然而，T2延長之特徵有時並不容易鑑別出老化等非特異性變化。

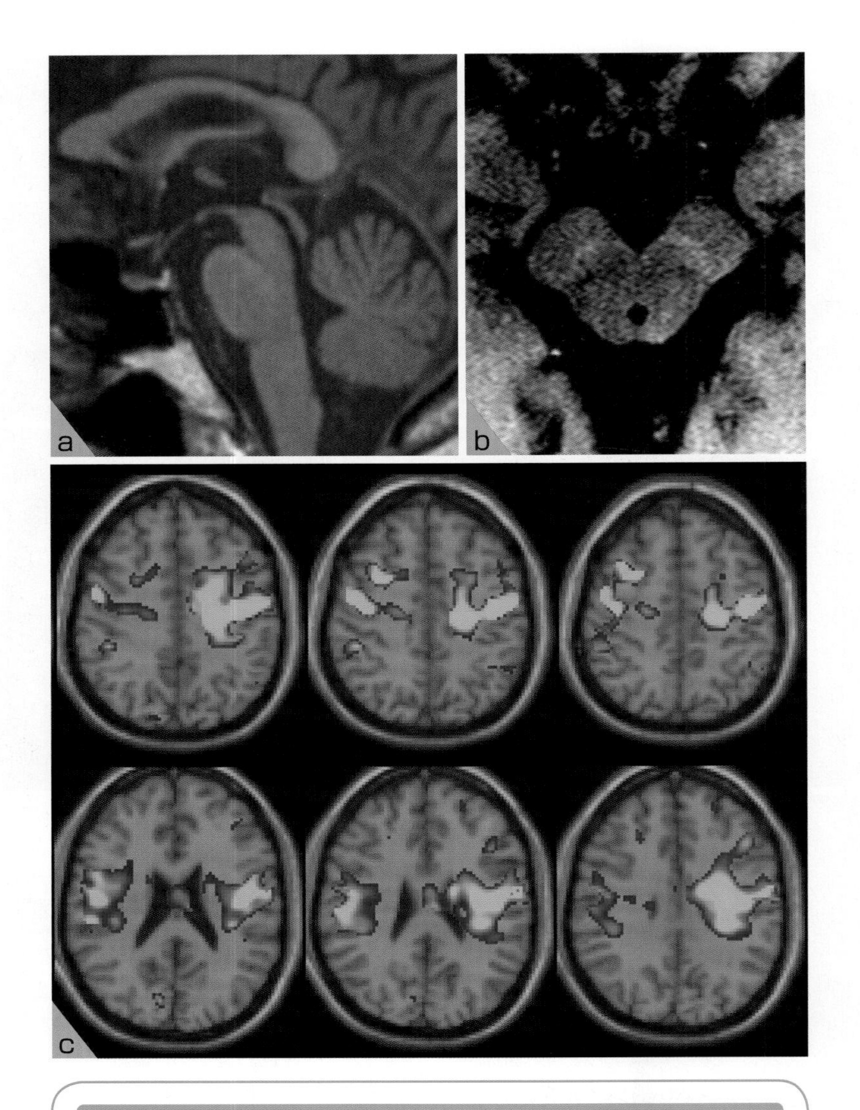

圖20-4. 呈現非流暢性失語症狀的漸進性上眼神經核麻痹患者（80多歲的女性）

3D T1加權影像（a）中並未觀察到中腦被蓋萎縮。神經黑色素影像（b）中和其他案例一樣兩側黑質並不明顯，表示有黑質退化的情形。VSRAD®分析（c）結果顯示包括中央前回和島蓋（operculum）一帶在內的兩側額葉白質有左側較顯著的萎縮。

近年來漸趨普及的3-tesla MRI可捕捉到黑質緻密部和藍斑核的神經黑色素對比，而顯示出PSP的黑質退化現象（**圖20-2、4**）。然而在病程初期必須留意其黑質或藍斑核退化的程度較帕金森氏症（PD）和多系統萎縮症（MSA）來得輕。若採用和磁化率加權影像類似的程序，便可詳細評估紅核和黑質等部位鐵質沉積的情形。有報告指出紅核的鐵質沉積情況有助於PSP的診斷。

藉由SPECT和PET，可進行血流、醣類代謝、多巴胺等的評估。血流、醣類代謝和結構性影像一樣，皆會在中腦、額葉（前扣帶迴等部位，尤其是內側）、尾狀核、視丘發現異常偏低的情形。額葉和尾狀核處的異常並不具特異性，中腦異常的細微之處則通常較難以肉眼觀察到，不過可用來有效鑑別PSP和多系統萎縮症、大腦皮質基底核退化症（CBD）。^{123}I-MIBG可用來評估心肌交感神經，有效鑑別PSP和PD、路易氏體型失智症。對多巴胺轉運體具有高親和性的^{123}I-FP-CIT可使PSP患者腦內黑質紋狀體多巴胺神經退化、脫落的情形視覺化（**圖20-3**），然而僅根據多巴胺轉運體和多巴胺D2受體的情況並不容易將PSP與其他帕金森症候群加以鑑別。

3 治療期間不可忽視的所見、檢查重點與影像判讀技巧

PSP患者容易往後方跌倒，而常有頭部外傷的情形。對於多次有頭部外傷而拍攝CT等的個案，應不排除PSP的可能性而進行影像診斷。此外，若患者有認知功能障礙或性格改變的狀況，也可能是以健忘的方式表現，而至記憶門診等就診。

中腦被蓋萎縮是有利於PSP診斷的影像所見，不過除了CBD和部分的脊髓小腦萎縮症等退化性疾病外，常壓性水腦、腦血管病變等各種臨床案例也容易出現萎縮，故並不一定具特異性。尤其CBD患者有時會呈現中腦被蓋、胼胝體、額葉和大腦腳非對稱性萎縮以及類似PSP的影像所見，而在鑑別上較為困難。

PSP診斷中最大的問題就是臨床表現相當多樣，不同類型的患者其萎縮表現也會有差異。PSP-PAGF、PSP-PNFA等呈現凍結、小腦共濟失調、失語等皮質症狀的非典型案例其中腦被蓋萎縮有時並不顯著，而以額葉、蒼白球、小腦等其他部位萎縮為主（**圖20-4**）。尤其額葉皮質、白質和蒼白球等部位的變化較難以肉眼觀察捕捉，需使用VBM進行評估（**圖20-2～4**）。這些PSP類型的共通點為皆具病理學上的異常，其病理分佈的差異受到臨床症狀、病程、影像所見影響，使診斷較為困難。

（櫻井圭太）

● 文 獻

1) Longoni G, Agosta F, Kostić VS, et al：MRI measurements of brainstem structures in patients with Richardson's syndrome, progressive supranuclear palsy-parkinsonism, and Parkinson's disease. Mov Disord 26(2)：247-255, 2011.
2) Sakurai K, Imabayashi E, Tokumaru AM, et al：The feasibility of white matter volume reduction analysis using SPM8 plus DARTEL for the diagnosis of patients with clinically diagnosed corticobasal syndrome and Richardson's syndrome. Neuroimage：Clinical 7：605-610, 2015.
3) Eckert T, Barnes A, Dhawan V, et al：FDG PET in the differential diagnosis of parkinsonian disorders. Neuroimage 26(3)：912-921, 2005.
4) Williams DR, Lees AJ：Progressive supranuclear palsy；clinicopathological concepts and diagnostic challenges. Lancet Neurol 8(3)：270-279, 2009.

CHAPTER 21 DEMENTIA

神經性梅毒

neurosyphilis

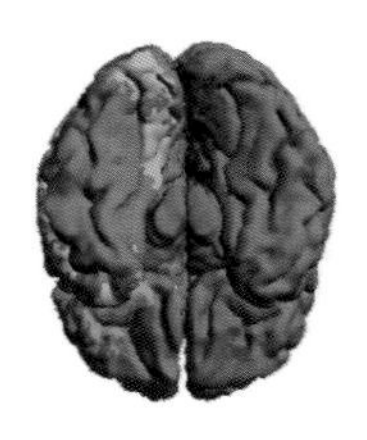

1 原發疾病的概念與症狀特徵、病程和治療

1. 疾病概念

梅毒是因感染螺旋菌屬的*Treponema pallidum*而引發的全身性疾病。病原體入侵中樞神經系統所引起各式各樣的神經症狀即統稱為神經性梅毒。一直以來神經性梅毒都被視為梅毒晚期的症狀，然而實際上病原體從感染初期便會藉由血液循環和脊髓液，沿著髓膜腔和血管擴散至全身，早期就有可能顯現症狀。因病原體只能在低氧環境下存活，故通常會經由性行為接觸帶原者粘膜或活躍性皮膚病變而感染。此外也可能經由輸血或母子垂直感染。

近年來因男性同性間性接觸而感染梅毒的患者數量有再度增加的趨勢，日本2012年的案例數為875名，到了2014年增加至1,671名，幾乎成長了兩倍。日本厚生勞動省於2014年4月底對全國各地政府發出「注意發病趨勢、採取必要對策」的通知，而後於2015年2月將「梅毒相關Q&A」發佈至網站上。保險套雖然有預防的效果，但未包覆的皮膚等部分仍可能有受感染的風險。目前有不少HIV感染合併梅毒的案例，其症狀和病程皆非典型，使病情較難控制而加速惡化，成為一大問題。

診斷梅毒時可進行梅毒血清試驗，有脂質抗原試驗和梅毒螺旋菌抗原試驗兩種。感染後最初幾週並不會出現陽性反應，故應待充足的時間（感染後三週左右）再進行確認。脂質抗原試驗的玻璃板法包括快速血相反應素（rapid plasma reagin, RPR）試驗法和梅毒血清試驗（venereal disease laboratory, VDRL）等，可用來作為梅毒感染的篩檢，且其結果也可作為療效的有效指標，但抗原不具特異性，故有可能呈現生物學偽陽性。FTA-ABS、TPPA、TPLA、TPHA等梅毒螺旋菌抗原試驗的特異性高，可作為確認是否感染的測試，但治癒後即便抗原逐漸減少，也不會轉為陰性，故無法與治癒前的梅毒感染加以區別。根據日本的傳染病防治法，下梅毒診斷的醫師需在7天以內就近向衛生單位通報，若未依規定通報，便須接受罰則懲處。

診斷神經性梅毒時，出現神經性梅毒的特殊神經症狀且梅毒血清反應試驗結果呈陽性時，需進行腰椎穿刺，確認是否有脊髓液細胞數和蛋白增加的情形。脊髓液的脂質抗原試驗中，抗體效價變化和臨床症狀通常是一致的，和利用梅毒螺旋菌抗原試驗確認診斷的方式大同小異。然而若合併有HIV感染，即使未觀察到神經學異常所見，也應考慮進行脊髓液檢查，注意蛋白濃度並非評估對象，需觀察白血球數是否因伺機性感染而上升，且梅毒反應試驗可能呈現非典型的結果等。

2．症狀的特徵

神經性梅毒可分為早期神經性梅毒和後期神經性梅毒。早期神經性梅毒包括脊髓液檢查結果異常的無症狀型，以及主要引起脊髓膜、腦神經和腦血管病變的脊髓膜血管型，而脊髓膜血管型又可再分為脊髓膜型、腦血管型和脊髓膜血管型。後期神經性梅毒又稱為實質型梅毒，主要引起腦和脊髓部分的病變，呈現脊髓癆和進行性麻痺等症狀。

脊髓膜型的患者大多會在受感染後的幾年內發病，呈現頭痛和發燒等類似急性病毒性脊髓膜炎的症狀。腦血管型患者則是在受感染後5年以上才因動脈血管炎而引起腦梗塞，發病幾週前可能出現頭痛、性格改變等徵兆。脊髓膜血管型的患者則會出現漸進性痙攣性截癱、伴隨感覺障礙和尿失禁的橫貫性脊髓炎。

實質型梅毒的潛伏期通常為10～20年，會引發波及皮質實質的慢性脊髓膜炎。進行性麻痺是因神經元死亡而逐漸失去行動能力，且容易出現記憶障礙、判斷力降低等認知功能障礙、易受刺激、憂鬱、誇大妄想等各種精神症狀。此外還可觀察到震顫、構音障礙、反射亢進等症狀，在未接受治療的情況下3～5年內就會死亡。脊髓癆會伴隨神經後根和後索退化，一般在受感染20～30年後即發病。患者的軀幹和四肢會有如電擊般的疼痛，且出現發作性內臟痛、後索性共濟失調步態（腳後跟步行）、腱反射降低、深部感覺障礙、Romberg氏徵候陽性、排尿障礙等脊髓性病變所引發的症狀。脊髓癆患者的一大特徵便是瘦削而悲傷的臉龐，瞳孔雖可正常調節縮小，但對光不具反應而呈現非正圓形，稱為Argyll Robertson症候群（反射性虹膜麻痺）。即便病情因治療而得到控制，電擊痛和共濟失調症狀仍難治癒。

3. 病程經過

典型的梅毒多是經過感染後3～6週的潛伏期，隨著時間出現各式各樣的臨床症狀。

一期梅毒會在局部感染處產生紅色糜爛狀的初期硬結，以及稱為硬性下疳的微痛性潰瘍。此外還可觀察到局部淋巴結腫大，梅毒患者的淋巴結腫塊非常硬，通常不會有壓痛。硬性下疳在未治療的情況下仍會於幾週內緩解，而再次進入潛伏期。

於硬性下疳發生後4～10週後進入二期梅毒，病原體會擴散至全身，其特徵性皮膚症狀為全身（尤其是手掌和腳底）出現對稱性、外型如小玫瑰花的玫瑰疹。此外，口腔內等處出現黏膜疹，可觀察到容易感染皮膚潮濕部分的扁平濕疣（condyloma）。此時的淋巴結腫大為全身性，有時會伴隨肝脾腫大。除此之外還可能出現頭痛、發燒、噁心、食慾不振、疲倦感、關節痛、骨痛、眼部症狀、腎臟症狀等。二期梅毒的症狀在未治療的情況下也會在幾個月內自然消退。

接下來則是轉為血清學檢查結果呈陽性但並無症狀的潛伏梅毒，可分為一年以內開始的早期潛伏梅毒和之後才出現的後期潛伏梅毒。大多數二期梅毒復發的案例都是屬於早期潛伏梅毒。在未受治療的情況下，約有三分之一的潛伏梅毒案例會轉為晚發性梅毒。

晚發性梅毒的症狀除了前述的神經性梅毒外，還有橡膠狀瘤和梅毒性心血管病。感染後3～10年左右出現的橡膠狀瘤為形似橡膠的肉芽腫，除了影響皮膚和骨頭外，也可能波及全身的器官。梅毒性心血管病通常會在感染後的10～25年才出現，可能出現主動脈擴張引起的梭形動脈瘤、冠狀動脈口狹窄，或主動脈瓣閉鎖不全等情形。此外，也會出現伴隨骨頭膨脹的無痛性關節退化，使關節活動範圍受限，稱為Charcot關節症，屬於因深部感覺障礙而引起次發性營養缺乏性神經病變的表現之一。

若病毒在母體中經由胎盤感染嬰兒，產出的嬰孩就可能罹患先天性梅毒。出生2年後出現的早期先天性梅毒會呈現軟骨炎、貧血、肝脾腫大、神經性梅毒症狀等。之後才出現的晚期先天性梅毒則可觀察到貧血、神經性梅毒症狀等，此外還有Hutchinson三大症候—實質性角膜炎、內耳性重聽、先天性梅毒牙（Hutchinson teeth）。

4. 治療

梅毒的治療為投予盤尼西林，梅毒的病原體並不會產生抗藥性，故也可對復發者進行投藥。盤尼西林療法使神經性梅毒患者數銳減，對於神經性梅毒本身也是基本的治療方式。治療梅毒時，每4個小時（一天6次）以點滴靜脈注射Penicilin G 300～400萬單位，並持續10～14天；或是在靜脈注射的同時服用可維持血中濃度的Probenecid 250～500 mg，

1天4次，並持續10～14天。若對盤尼西林輕微過敏，則改以靜脈注射Ceftriaxon的方式，一天2g，持續10～14天。對盤尼西林嚴重過敏時，則應先對β-內醯胺類（β-lactam）藥物進行減敏感；若不論是否已減敏感，因其他因素而無法進行盤尼西林療法時，則改服用Doxycycline，一天200 mg，持續21～28天。替代藥物較難流入脊髓液中，故建議針對神經性梅毒投藥時，應先進行盤尼西林的減敏感。對於有過敏反應的孕婦，也應先進行減敏感，以免對胎兒造成影響。

梅毒治療開始的24小時內可能出現發燒、頭痛、肌肉痛、疲倦感、焦慮等情形，此稱為赫氏反應（Jarisch - Herxheimer reaction），是在12～24小時內即緩解的暫時性反應。

評估治療效果的指標包括臨床症狀的改善程度、脂質抗原試驗陰性化、脊髓液中細胞數量偏低等，必須重複多次檢查以確認療效。神經性梅毒在治療後，需在3個月後、6個月後，以及之後的2年內每6個月實施腦脊髓液檢查，直到腦脊髓液恢復正常為止。若觀察到腦脊髓液所見惡化的情形，或是腦脊髓液在治療後2年以上也未轉為陰性時，建議應再次進行治療。相反地，若2年內脊髓液檢查、脂質抗原試驗結果及臨床症狀表現正常，就表示可能已治癒。

（今井公文）

● 文獻

1) Chahine LM, Khoriaty RN, Tomford WJ, et al：The changing face of neurosyphilis. Int J Stroke 6(2)：136-143, 2011.
2) Ghanem KG：Neurosyphilis；A historical perspective and review. CNS Neurosci Ther 16(5)：e157-e168, 2010.
3) 柳澤如樹, 味澤　篤：現代の梅毒. モダンメディア 54(2)：14-21, 2008.

2 影像所見的特徵與判讀方式

有報告指出，MRI影像中顳葉前端和島迴皮質下方出現異常訊號反映了神經性梅毒引起的漸進性麻痺[1)]，此所見有助縮小診斷範圍。一般從解析度和資訊量的角度來看，MRI的結構診斷優先於CT。若疑似合併血管炎或脊髓膜炎，應進行造影檢查以評估發炎的程度。關於功能性影像，也有報告指出即使CT和MRI皆未出現異常，腦血流SPECT等也可能率先出現結構變化，呈現血流降低的情形。

然而若考慮目前結構性影像的性能，功能性影像較結構性影像優先的概念不再重要，反而是其排除退化性失智症的功用更令人矚目。

一般來說，MRI和CT等結構性的影像所見包括大腦萎縮及伴隨之腦室擴大。這些影像所見反映了神經元萎縮、脫落和膠質細胞增生的情形[2)]。有時可觀察到額葉和顳葉萎縮，但也有未出現萎縮的案例。MRI的T2加權影像和FLAIR影像中於皮質下出現高訊號，有時也會出現皮質病變。病變雖會擴及許多部位，但其中有助診斷的關鍵部位為顳葉前方的皮質下白質和島迴皮質下方（**圖2-1**）。此部分的異常訊號可能於單側或兩側同時出現，有時呈左右對稱。於此部位出現病變的疾病較少，故有助縮小鑑別診斷範圍。此外，也有不少病程進行中的案例可於皮質觀察到T2加權影像或FLAIR影像訊號偏高，表示有皮質下白質腫大的情形。呈現腫大的個案容易被誤診為皰疹性腦炎、邊緣性腦炎、粒線體性腦部/肌肉病變等。然而，只要有觀察到腫大的情形，FLAIR影像或T2加權影像中皆會於顳葉前方的皮質下白質出現異常的高訊號。功能性影像方面則有腦血流SPECT和FDG-PET的案例報告[3)4)]。對有顯著萎縮的四名個案進行腦血流SPECT定性評估，發現其兩側額葉到兩側顳葉皮質有血流偏低的傾向（**圖21-1**）。此外，對少數案例進行量性評估的研究則發現腦血流在抗梅毒治療開始一個月後降低，之後則逐漸改善[4)]。

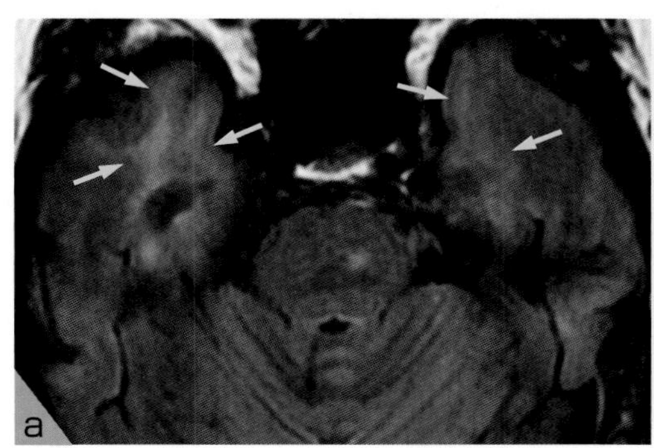

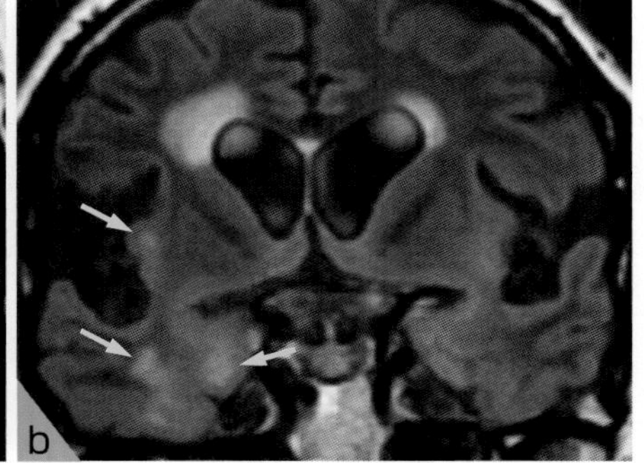

圖21-1. 漸進性麻痺：50多歲的女性

個案從以前便有雙極性情感障礙發作之病史。幾年前開始出現顯著的誇大妄想和思考脫序，而強制執行住院安置。MMSE 18分。血液中TPHA及腦脊髓液FTA-ABS上升，而被診斷為漸進性麻痺。接受抗梅毒治療後認知功能逐漸改善，MMSE進步至23分。

a：FLAIR影像。顳葉前端、內側、外側皮質下方散佈著左右對稱的高訊號（箭頭處）。

b：FLAIR冠狀切面影像。右側顳葉、右側島迴皮質下出現高訊號（箭頭處）。

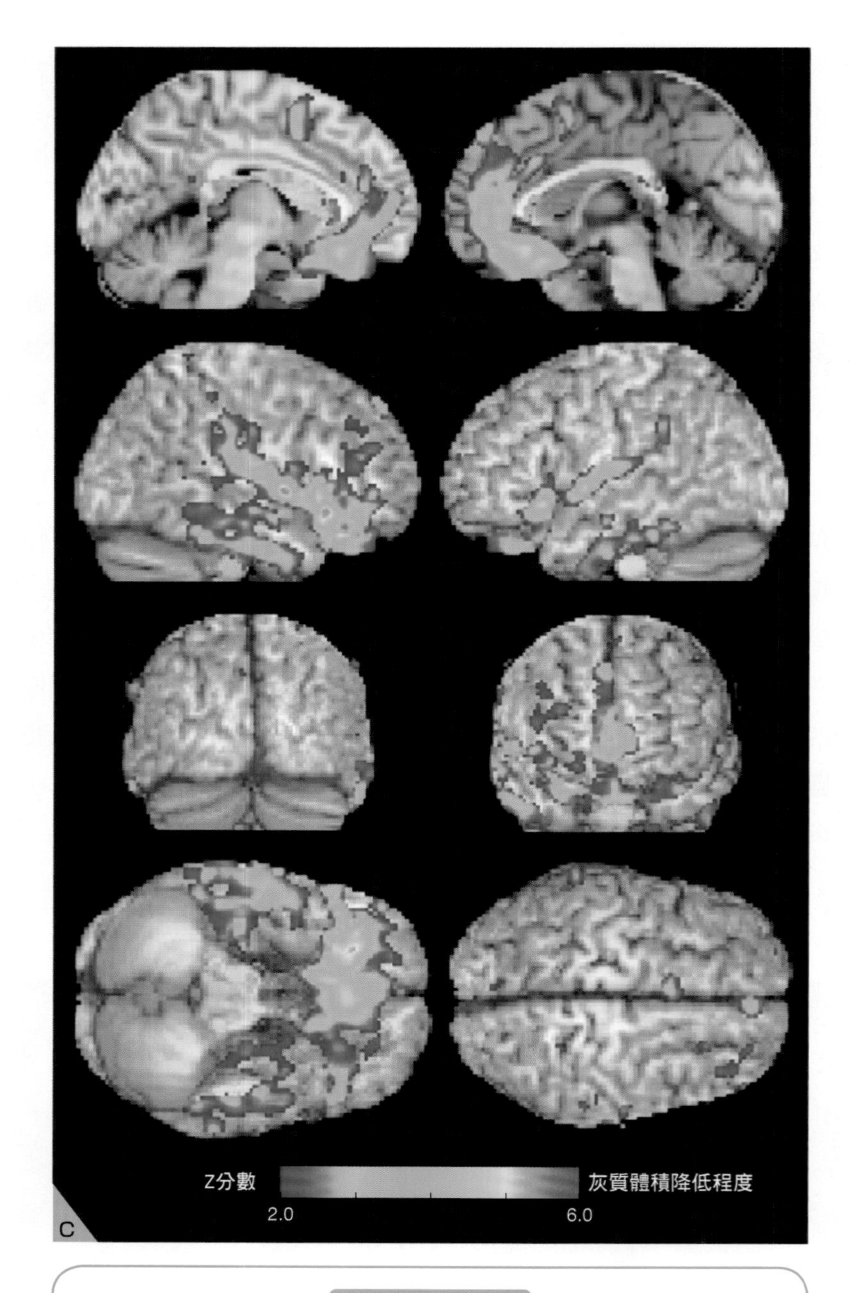

圖21-1.（續）

c：VSRAD®（顯示灰質萎縮的部分）。可觀察到額葉到顳葉灰質體積減少。

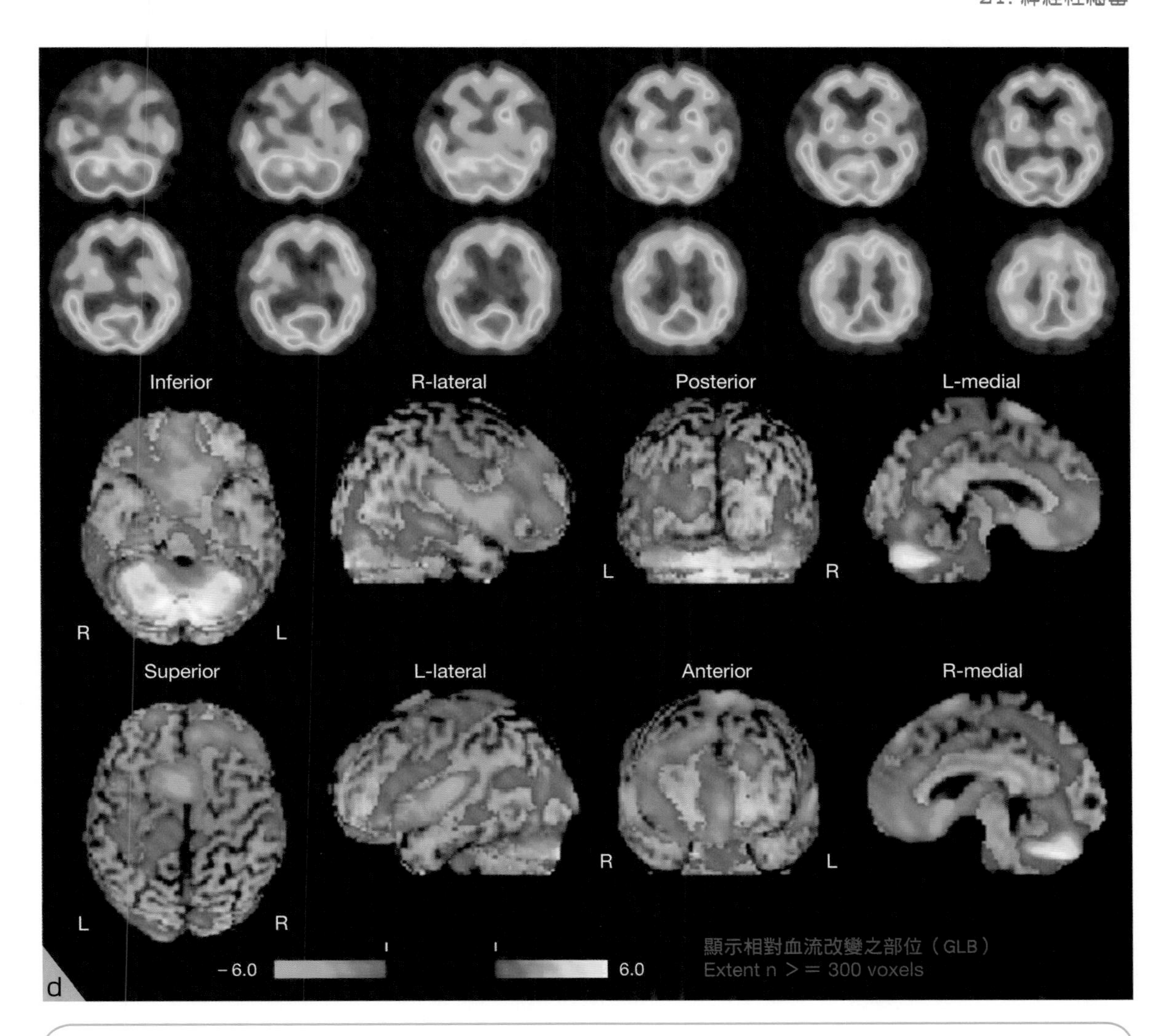

圖21-1.（續）

d：SPECT影像（ECD）與eZIS。額葉、顳葉出現大範圍血流偏低的情形。

3 治療期間不可忽視的所見、檢查重點與影像判讀技巧

T2加權影像或FLAIR影像中顳葉前端和島迴皮質下出現的高訊號是反映漸進性麻痺的關鍵，故可說是不可忽視的所見。此外有報告指出，梅毒治療初期可能會觀察到赫氏反應（Jarisch－Herxheimer reaction）所引起的症狀惡化，其MRI影像所見也隨之出現惡化的情形[1)]。關於患者特有的病理表現，在緩慢惡化的精神症狀和呈現運動性麻痺的漸進性麻痺中，

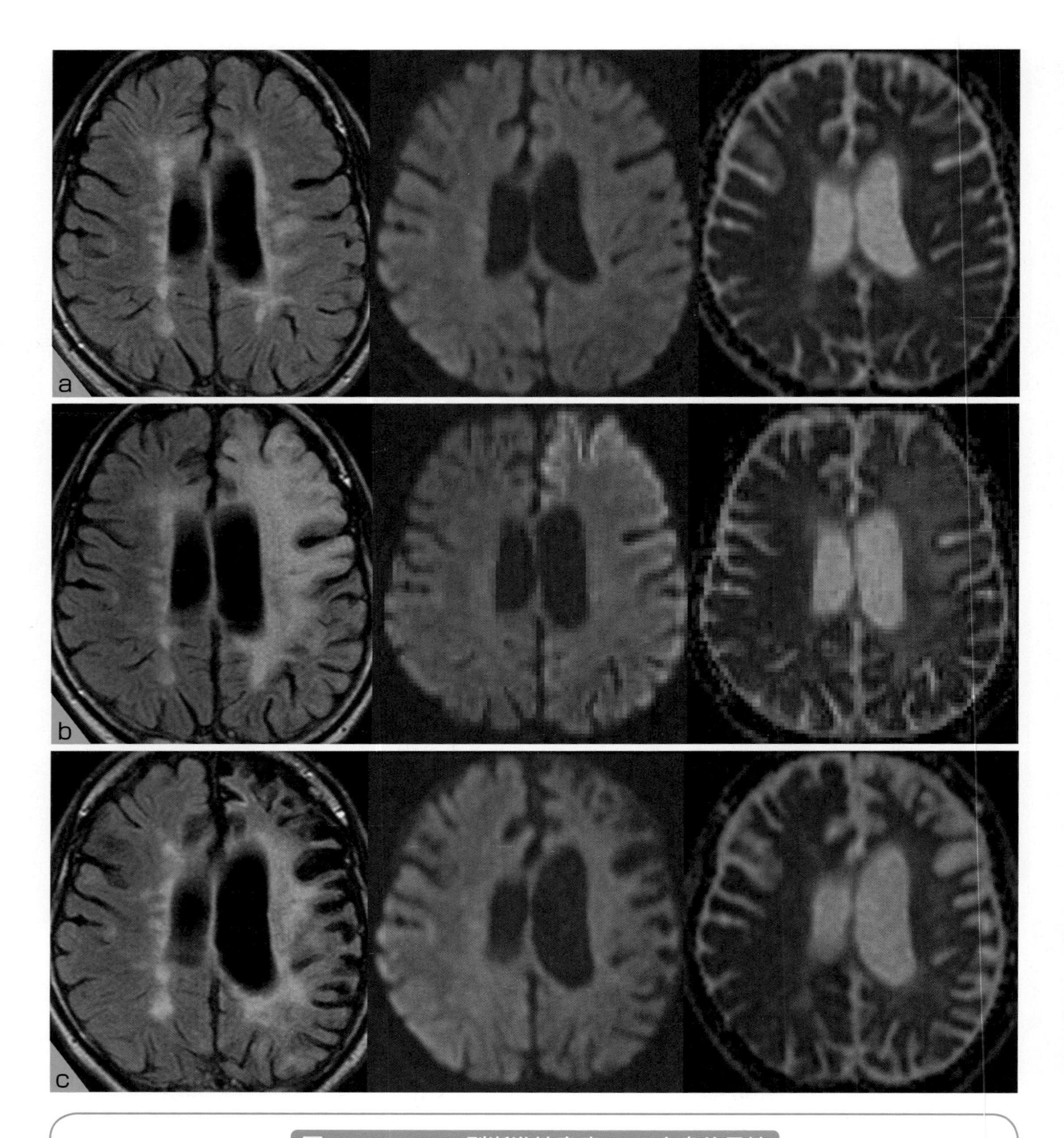

圖21-2. Lissauer型漸進性麻痺：30 多歲的男性

個案在之前被診斷為多發性硬化症。病程中重複出現癲癇及認知功能退化的症狀，之後因血中TPHA數值偏高而被診斷為神經性梅毒，並接受抗梅毒治療，但在治療期間突然出現右側偏癱及癲癇重積狀態。發作後遺留了高度腦部萎縮、偏癱、感覺性失語之症狀。

a：發作前的FLAIR影像、擴散加權影像和ADC map。側腦室周圍有零星的高訊號。

b：發作時的FLAIR影像、擴散加權影像和ADC map。左額葉～頂葉皮質到皮質下呈現腫大及高訊號區，擴散加權影像中額葉到頂葉皮質部分為高訊號區。ADC map中白質部分呈現高訊號。

c：發病後4個月時的FLAIR影像、擴散加權影像和ADC map。可觀察到左額葉到頂葉部分高度萎縮。發病時於擴散加權影像中觀察到的高訊號消失。

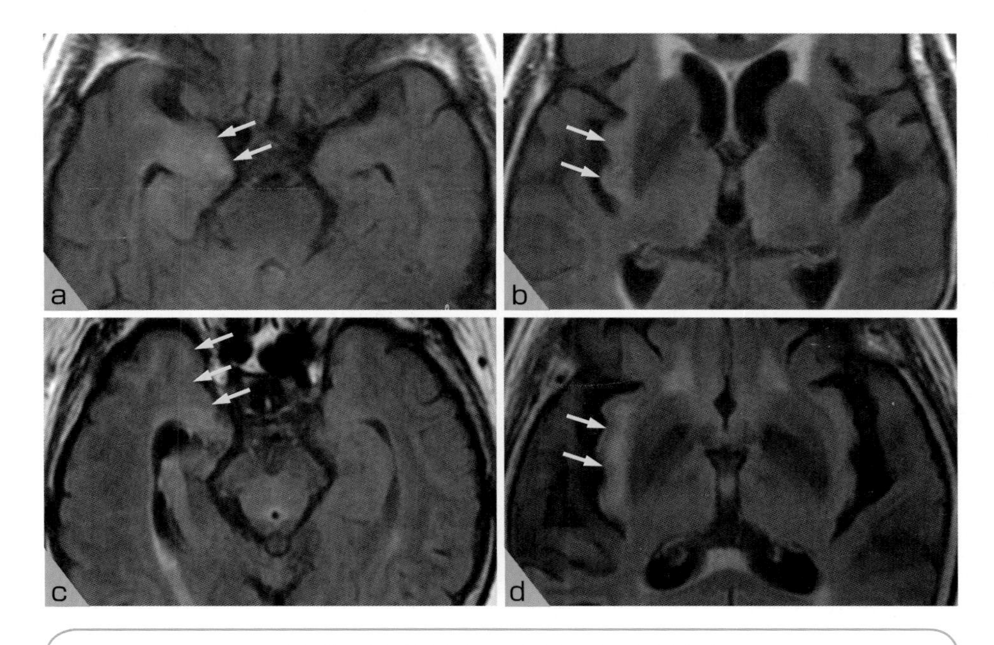

圖21-3. 漸進性麻痺：70多歲的女性

個案於數年前開始出現健忘的症狀，上圖為其就近就醫後拍攝之MRI影像。幾個月前開始出現意義不明的語言和行為表現，以不明原因之失智症轉介給筆者。當時的MMSE為12分。脊髓液FTA-ABS上升而被診斷為漸進性麻痺。接受抗梅毒治療後其認知功能稍有改善，MMSE進步至17分。

a：診斷1年前的FLAIR影像。右顳葉內側腫大與高訊號區（箭頭處）。
b：診斷1年前的FLAIR影像。右島迴些微腫大，並無明顯之訊號異常（箭頭處）。
c：診斷時的FLAIR像。右顳葉內側萎縮，於前端出現高訊號（箭頭處）。
d：診斷時的FLAIR像。右島迴皮質下出現顯著的高訊號區（箭頭處）。

會出現失語、失用、偏癱等急遽的局灶症狀，稱為Lissauer型漸進性麻痺[5)6)]。有個案報告指出，患者腦部在治療過程中先出現腫大，而後才呈現高度萎縮，疑似為Lissauer型漸進性麻痺（**圖21-2**）。

日本的漸進性麻痺案例以男性為多，中年的患者數更是達到巔峰。壯年期發病的個案會出現與年齡不符的腦萎縮和認知功能降低，其影像診斷的鑑別度相對來說較高。此外，其症狀的惡化速度較其他退化性疾病相比來得快，故輔以臨床症狀發展的情況便有可能提升檢查前的確診率。然而**圖21-3**中，疑似罹患退化性失智症的70多歲女性也出現了漸進性麻痺的症狀，由此可知也無法完全從年齡和性別來排除診斷。此外，尚無診斷的漸進性麻痺個案通常是因強制住院接受影像檢查後才確診。

（伊藤公輝）

● 文 献

1) 柳下 章：スピロヘータ感染症．神経内科疾患の画像診断，pp174-178，学研メディカル秀潤社，東京，2011.
2) Zifko U, Wimberger D, Lindner K, et al：MRI in patients with general paresis. Neuroradiology 38(2)：120-123，1996.
3) Morikawa M, Kosaka J, Imai T, et al：A case of general paresis showing marked treatment-associated improvement of cerebellar blood flow by quantitative imaging analysis. Ann Nucl Med 16(1)：71-74, 2002.
4) Kitabayashi Y, Ueda H, Narumoto J, et al：Cerebral blood flow changes in general paresis following penicillin treatment；a longitudinal single photon emission computed tomography study. Psychiatry Clin Neurosci 56(1)：65-70, 2002.
5) 加藤博子，吉田眞理，安藤哲郎，ほか：急速に進行する片麻痺を呈した Lissauer 型進行麻痺の 1 剖検例．臨床神経 49(6)：348-353，2009.
6) 正崎泰作，荒畑 創，荒木栄一，ほか：くりかえし転倒する発作と認知症を呈した Lissauer 型進行麻痺と考えられた 1 例．臨床神経 50(7)：478-481，2010.

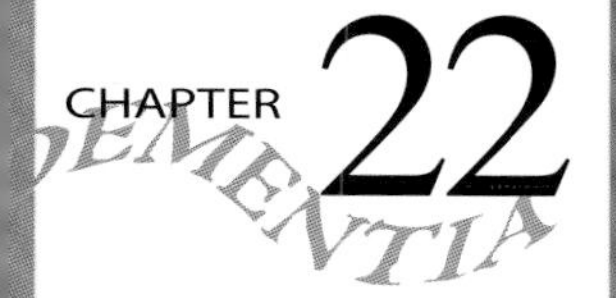

語意型失智症
semantic dementia(SD)

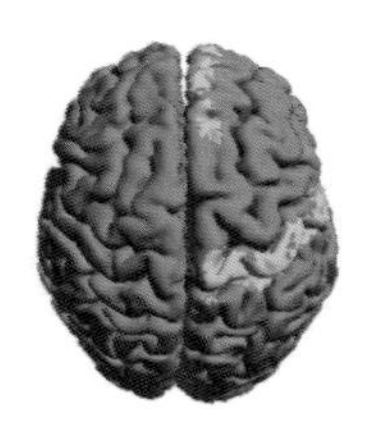

1 原發疾病的概念與症狀特徵、病程和治療

1. 概念

語意型失智症（semantic dementia, SD）目前有兩種定位。第一種是Manchester研究團隊提出的額顳葉型退化症（frontotemporal lobar degeneration, FTLD）或額顳葉型失智症（frontotemporal dementia, FTD）的次分類；另一種則是Mesulam所提出的原發性進行性失語症（primary progressive aphasia, PPA）的次分類─語意型PPA（semantic variant PPA, sv-PPA）[1)]。

SD在屬於FTD的疾病群中臨床病理表現最為一致─在顳葉前方出現單側較顯著的局部萎縮，主要症狀為稱為「語意型失語」的特殊語言障礙，而在病理學上絕大部分屬於以TDP-43堆積為特徵的FTLD-TDP[2)]。

2. 症狀

根據2011年公佈的語意型PPA診斷標準（**表22-1**）[1)]，SD的核心症狀為命名及語詞理解障礙，相當於1943年井村等人所報告之語意型失語症案例。舉例來說，患者不僅叫不出「剪刀」這個詞彙，即使提示語頭「剪」也想不起來，甚至也無法從幾件物品中選出剪刀。由此可知，SD的命名障礙特徵為同時有造成詞彙量減少的「提取障礙」及整體的「語言理解障礙」。此外，一般的失語症患者在命名測驗中表現較不一致，相對地SD患者則會一致地表現出此雙重障礙，是其一大特點。而SD患者在語法、複述、語言輸出方面並無障礙，對話量也仍在正常範圍。因此從上述的幾項特徵來看，SD語言障礙的核心症狀應與語意記憶有關[3)]。

表22-1. 語意型PPA的診斷標準

同時存在以下兩種核心特徵：
1. 命名障礙
2. 詞彙理解障礙（語意失語）
同時存在下列三項以上的特徵：
1. 缺乏對目標物的知識（尤其是較少見/不熟悉的物品）
2. 表層閱讀/書寫障礙
3. 仍保留複述能力
4. 仍保留語言輸出（語法與發話）能力

（改編自文獻1））

此外，SD的局部萎縮通常為左右不對稱，左側或右側萎縮較明顯而有症狀上的差異—左側萎縮較顯著的案例會出現上述典型的語意失語症狀，右側顯著萎縮的案例則是相貌失認和地標失認較為明顯，語意失語的程度較輕微[4)5)]。病理學上右側或左側萎縮顯著的案例都是以TDP-43堆積的FTLD-TDP為多，但右側萎縮較顯著者常呈現腦皮質脊髓路徑退化的情形[4)]，故可能經由神經學檢查發現錐體路徑症候。而左右側萎縮造成的症狀差異在病程初期較明顯，隨著疾病的惡化共通的症狀表現也會越來越多。

3. 病程經過

個案在疾病初期基本上生活都能自理，然而隨著病程的進行，語意記憶障礙的程度加重，同時刻板行為或飲食行為異常等行為障礙型FTD（bvFTD）特有的症狀愈加明顯，而造成日常生活上的障礙。隨著病情更加惡化，個案的自發性降低，開始無法自發進食或排泄等日常活動，而大多需要仰賴他人的協助。

4. 治療

針對病程初期至中期逐漸加重的刻板行為或飲食行為異常，投予和bvFTD相同的選擇性血清回收抑制劑（SSRI）可能有效。近年來池田等人的研究團隊報告針對失語症狀進行語言治療（語言再習得訓練）的效果，發現在症狀輕度的階段此訓練有助維持詞彙習得的能力及原本已習得的詞彙，且若利用患者平時常用的物品作為訓練目標，效果更佳[3)]。

（新井哲明）

● 文 獻

1) Gorno-Tempini ML, Hillis AE, Weintraub S, et al：Classification of primary progressive aphasia and its variants. Neurology 76(11)：1006-1014, 2011.
2) Arai T：Significance and limitation of the pathological classification of TDP-43 proteinopathy. Neuropathology 34(6)：578-588, 2014.
3) 一美奈緒子, 橋本 衛, 小松優子, など：意味性認知症における言語訓練の意義. 高次脳機能研究 32(3)：417-425, 2012.
4) Josephs KA, Whitwell JL, Murray ME, et al：Corticospinal tract degeneration associated with TDP-43 type C pathology and semantic dementia. Brain(Pt 2) 136：455-470, 2013.
5) 小森憲治郎, 池田 学, 中川賀嗣, など：意味記憶における右側頭葉の役割；semantic dementia における検討. 高次脳機能研究 23(2)：107-118, 2003.

2 影像所見的特徵與判讀方式

SD患者在以顳極（Brodmann第分區38區）為主的顳葉會出現顯著的萎縮和代謝降低等特徵（**圖22-1**）[1]。一般來說左側萎縮較顯著者會呈現不對稱的顳葉萎縮，但右側顳葉也常出現萎縮（**圖22-2**）。MRI等結構性影像中可看到顳葉外側（尤其是梭狀迴、顳下迴至顳中迴部分）有顯著的萎縮[2]。此外，雖然顳上迴前方萎縮，包括顳橫迴在內的顳上迴後部相對來說仍大多維持原狀（**圖22-3**）。有研究進行8年病程的觀察追蹤，發現其MRI影像從早期便出現顳上迴萎縮[3]，顳葉內側可看到杏仁核、海馬迴、內嗅皮質等部分萎縮（**圖22-3**）。隨著症狀的進行，萎縮會擴展至對側顳葉、額葉腹內側和上外側皮質。通常腦血流SPECT和FDG-PET上代謝減少的呈現範圍較結構性影像中可顯示的萎縮範圍來得更大。

目前普遍認為典型的SD案例在影像上容易與阿茲海默症（AD）加以鑑別，不過也有萎縮擴及頂葉的FTLD或AD案例，因此在病程初期利用結構性影像進行SD和AD的鑑別時，應注意顳葉前端到顳葉外側（梭狀迴、顳下～中迴）部分是否出現萎縮。處於病程初期的SD案例其顳葉外側萎縮較顯著，而另一方面包括海馬迴（AD常見的萎縮部位）在內的顳葉內側則相對較完整，故可用來作為兩者的鑑別重點之一。然而隨著病程的進行，SD患者顳葉內側也開始出現高度萎縮和代謝降低的情形，而使鑑別難度增加。要特別注意的是，SD顳極和顳葉內側萎縮在VSRAD®上相當明顯（**圖22-3**），因此若只參考顳葉內側感興趣區域的數值，便可能將其誤診為AD[4]。應參考VSRAD®的灰質分佈圖和功能性影像，判斷顳葉前方萎縮和代謝降低的程度是否較其他區域更為顯著後再下診斷。此外，也可利用功能性影像確認是否出現AD特徵之一的楔前葉代謝偏低，若有此情況，則不排除AD的可能性。

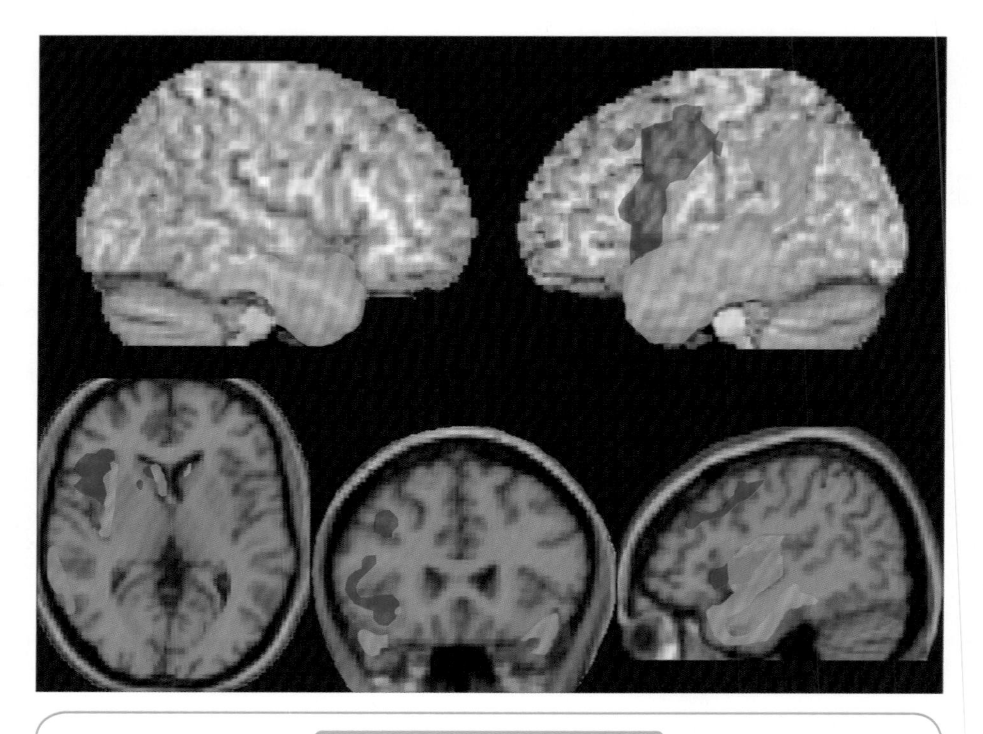

圖22-1. 失語症的主要病灶

■ 進行性非流暢性失語症　■ 語意型失智症　■ Logopenic progressive aphasia

診斷過程和臨床病程中對其背後的病理機制有疑問時，應利用PET等類澱粉蛋白造影和脊髓液tau蛋白、脊髓液β-類澱粉蛋白等有助探討病理學背景的生物標記技術來加以確認。MRI等結構性影像和腦血流SPECT等功能性影像主要是用來評估（在不同位置）訊號改變、萎縮等的情形，可利用異常影像分佈範圍和部位來進行診斷。然而，有時可能較難以MRI和腦血流SPECT來推測病理學背景，還需要觀察病程和並進一步做其它可能之病理機制的檢查。

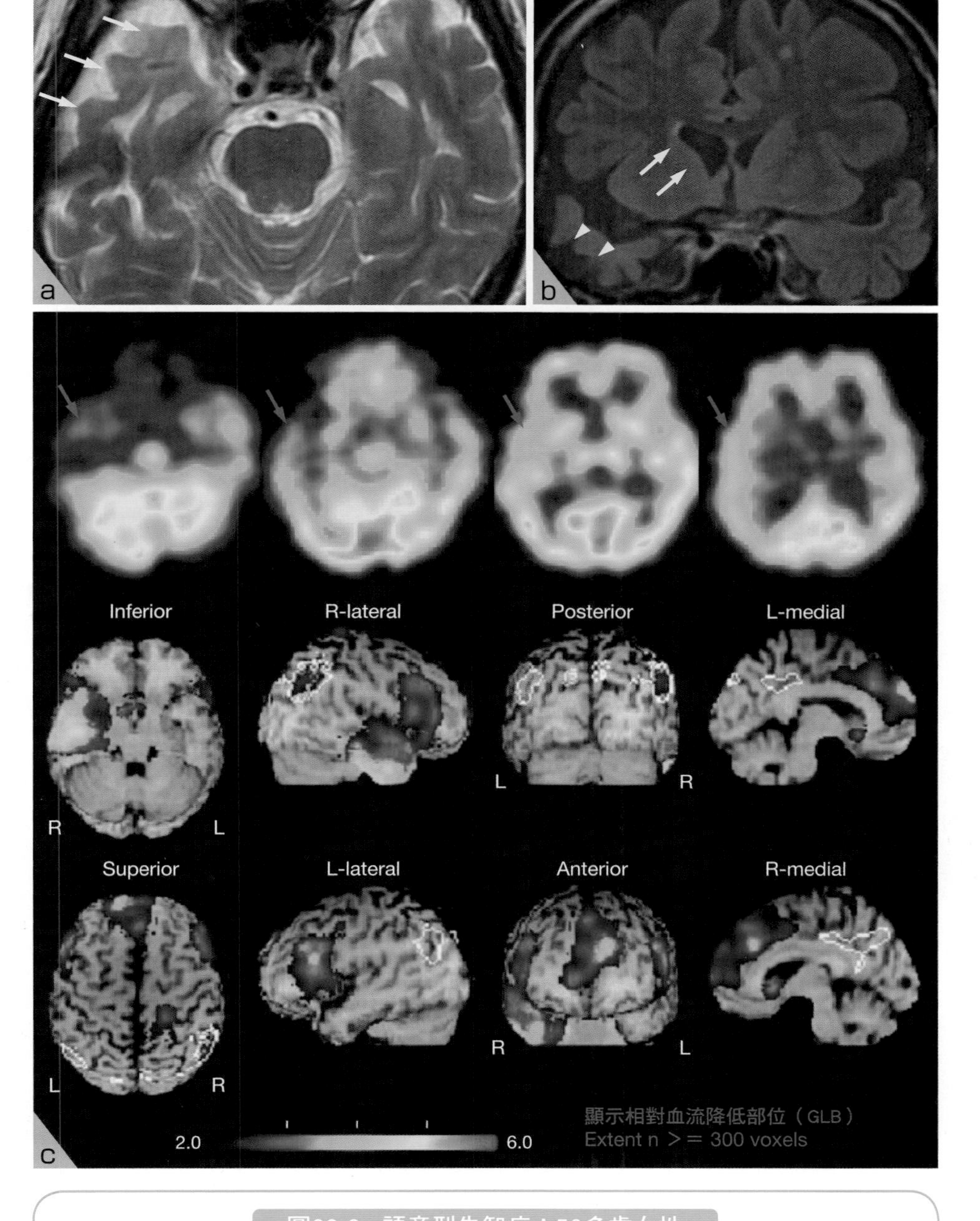

圖22-2. 語意型失智症：50多歲女性

幾年前開始出現想不起人名（相貌失認）、無法持續對話（命名障礙）等主訴。日常生活可自理。脊髓液中β-類澱粉蛋白濃度在標準範圍內。慣用右手。MMSE 30分，HDS-R 30分。

a：T2加權影像。右顳葉前端部分顯著萎縮（箭頭處）。右顳葉白質訊號些微偏高。

b：FLAIR冠狀切面影像。可觀察到右顳葉前方萎縮（三角處）。白質訊號偏高。右尾狀核萎縮，使右腦室擴大（箭頭處）。右側額葉也呈現輕度萎縮。

c：SPECT影像（ECD）與eZIS分析。SPECT影像中右顳葉前端的代謝大幅降低。根據eZIS分析結果可知除了右顳葉外，兩側額葉背外側和額葉穹窿面、右頂葉有血流降低的情形。

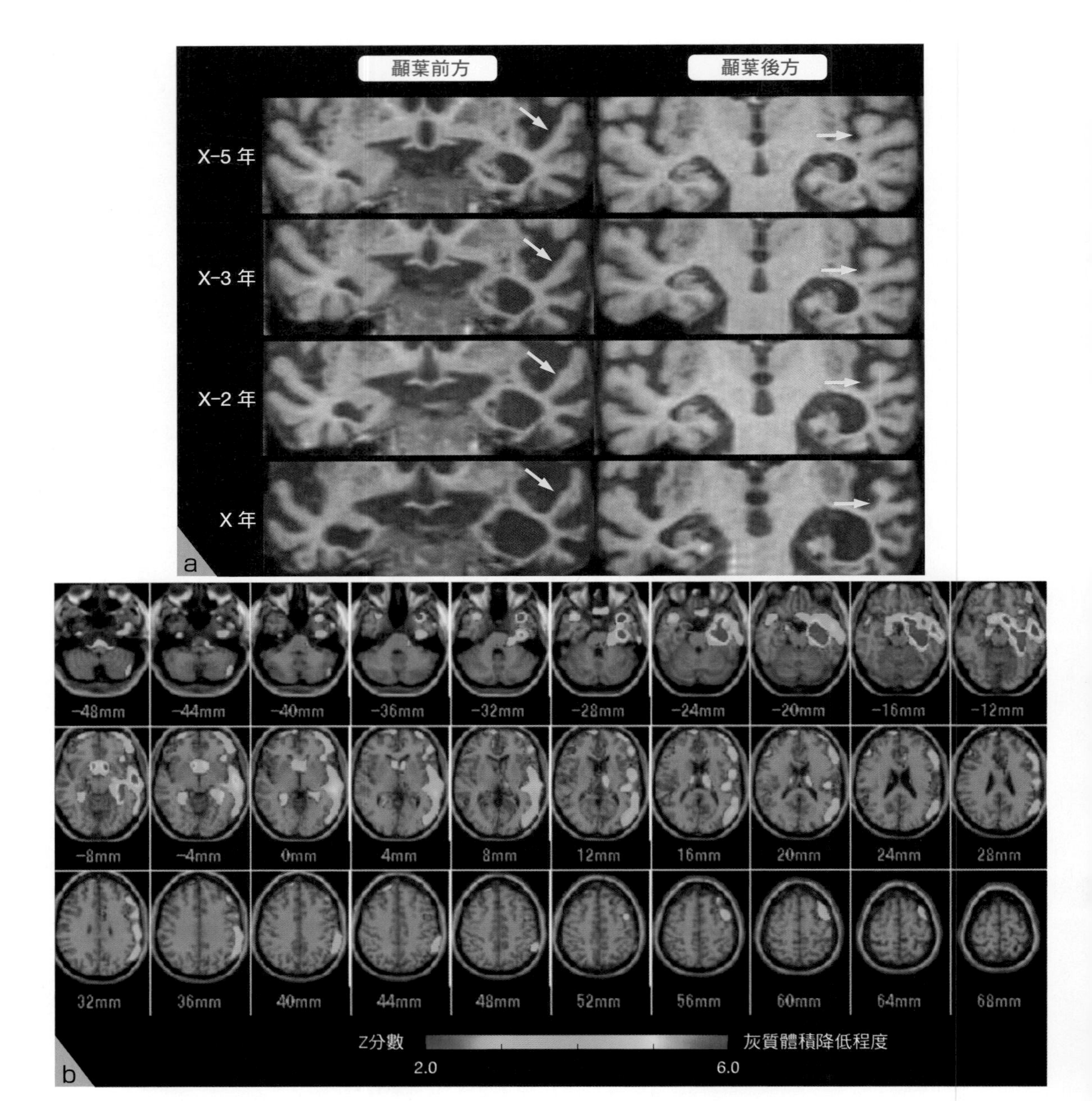

圖22-3. 語意型失智症：70多歲男性

大約5年前開始因語言理解障礙（實際上為失語症）之主訴而就醫。初診時個案說話流暢但命名障礙相當嚴重，有顯著的詞語提取困難。評估其語言功能時，常重複出現「衛生紙是什麼？」的問句，並唸錯小學程度的語詞（如「百合」、「竹劍」）。病程初期脊髓液中的β-類澱粉蛋白濃度在標準範圍內，類澱粉蛋白PET影像表現呈陰性，脊髓液內tau蛋白增加。慣用右手。

a：T1加權影像冠狀切面（由上而下為X-5年、X-3年、X-2年、X年）

- 顳葉前方：左顳葉前方從X-5年開始出現顯著的整體萎縮。額上迴前方（箭頭處）等部位的萎縮隨著時間而惡化。X年時可於顳葉內側觀察到難以和AD鑑別的萎縮。此外，隨後也出現對側顳葉萎縮的情形。
- 顳葉後方：左顳葉後方的萎縮程度較前方輕微。顳中～下迴的萎縮隨著時間惡化，而顳橫迴和額上迴後方（箭頭處）的萎縮則較輕。

b：X年時的VSRAD®分析。VSRAD®的Z分數分佈圖可觀察到顳葉內側顯著萎縮。表示萎縮程度的Z分數為3.9。代謝降低區域從顳葉內側擴及至顳葉頂部，故較難以和AD加以鑑別。

3 治療期間不可忽視的所見、檢查重點與影像判讀技巧

是否存在失語症狀是SD診斷中最重要的一環，必須利用MRI和SPECT觀察顳葉前端是否出現萎縮或代謝降低等資訊來拼湊出病理機制的全貌，以利鑑別診斷。此外，SD屬於較罕見的疾病，常因臨床表現疑似AD而轉介進行影像檢查。這是因為診察時容易將語意記憶障礙誤判為AD的情節記憶障礙，或雖然患者本身的主訴是健忘，實際上卻是語意失語或相貌失認[5)]。若影像所見疑似SD，必須確實掌握病歷等記錄的臨床症狀；影像評估無法掌握的資訊包括語意失語和相貌失認的有無、發病後經過年數、記憶障礙的有無等。SD腦部萎縮和代謝降低的左右側差異與臨床所見和表現類型有關。左側萎縮較顯著的患者會呈現典型的語意失語和語言記憶表徵（representation）之缺損。另一方面，右側萎縮較顯著和左側病變較顯著的患者相比，前者語意失語的程度較輕微，但視覺記憶表徵缺損較嚴重，尤其常見相貌失認的情形（**圖22-2**）[6)]。然而此症狀上的差異會隨著失智症本身病情的惡化而變得難以評估，因此早期正確掌握臨床症狀對於SD的診斷來說格外重要。

（伊藤公輝）

● 文獻

1）Gorno-Tempini ML, Dronkers NF, Rankin KP, et al：Cognition and anatomy in three variants of primary progressive aphasia. Ann Neulol 55(3)：335-346, 2004.

2）Rohrer JD, Warren JD, Modat M, et al：Patterns of cortical thinning in the language variants of frontotemporal lobar degeneration. Neurology 72(18)：1562-1569, 2009.

3）Czarnecki K, Duffy JR, Nehl CR, et al：Very early semantic dementia with progressive temporal lobe atrophy；an 8-year longitudinal study. Arch Neurol 65(12)：1659-1663, 2008.

4）橋本　衛：前頭側頭葉変性症．知っておきたい認知症の臨床と画像，臨床放射線 55(11)，橋本　順(編)，pp1463-1474，金原出版，東京，2010.

5）中野正剛：前頭側頭葉変性症．見て診て学ぶ認知症の画像診断，改訂第 2 版，松田博史，朝田　隆(編)，pp246-277，永井書店，大阪，2010.

6）石川智久，小森憲治郎：意味性認知症の臨床．専門医のための精神科臨床リュミエール；前頭側頭型認知症の臨床，池田　学(編)，pp112-123，中山書店，東京，2010.

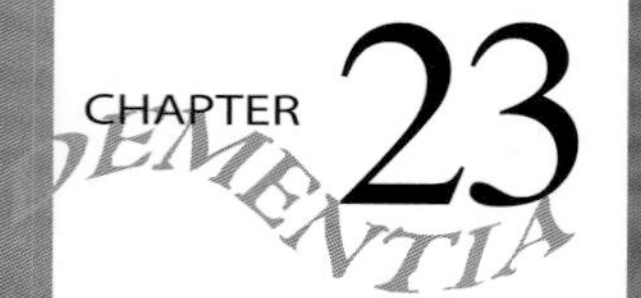

進行性非流暢性失語症

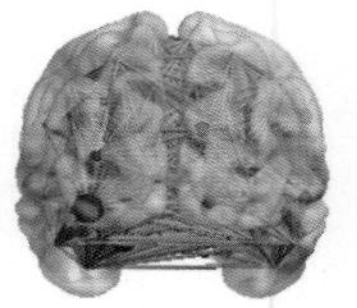

progressive nonfluent aphasia(PNFA)

1 原發疾病的概念與症狀特徵、病程和治療

1．概念

進行性非流暢性失語症（progressive non-fluent aphasia, PNFA）和SD一樣有兩種定位，屬於額顳葉型退化症（FTLD）或額顳葉型失智症（FTD）的次分類，同時也屬於原發性進行性失語症（PPA）的次分類，相當於非流暢/語法缺失型PPA（non-fluent/agrammatic variant of PPA）[1)]。

PNFA的主要退化病灶在側腦溝附近，呈現前方語言區周圍病變所引起的失語症狀。其背後的病理基礎多與大腦皮質基底核退化症（CBD）、漸進性上眼神經核麻痹（PSP）、皮克氏病（Pick's disease）等FTLD-tau蛋白病變有關，其次才是有TDP-43堆積的FTLD-TDP[2)]，此外還有阿茲海默症（AD）和路易氏體型失智症（DLB）的相關報告，可說是相當多樣。

有PNFA者約佔病理診斷為FTLD案例的20%，推測盛行率為每10萬人中0.5～3.0人[3)]。發病年齡從30多歲到80多歲皆有可能，範圍相當廣，平均發病年齡約為60歲，而平均患病期間長達7年左右。

2．症狀與病程經過

患者仍保有物品和詞彙理解能力，但出現言語（發話）失用的症狀，可觀察到言語產量降低、必須努力與他人維持對話、說話結巴、吃力等情形，此外還有不規律出現的共濟失調性構音障礙，發音錯誤、缺損、插入、置換等。患者也可能出現助詞、介系詞、助動詞等使用不當、語法結構有誤的情形，例如將「半夜老是翻來覆去、呼吸困難而睡不好」說

表23-1. 非流暢/語法缺損型PPA的臨床診斷標準

主要症狀	存在下列情形中至少一項： 1. 產出之語言有語法缺失 2. 發音缺乏一致性（伴隨不規律的發音錯誤）、說話吃力或結巴（語言失用）
其他症狀	存在下列情形中至少兩項： 1. 對於語法結構較複雜的文章有理解上的困難 2. 仍保有詞彙理解能力 3. 仍保有對物品的常識

（部分改編自文獻1)和5)）

成「半夜是翻來去、呼吸困難不好睡」。根據診斷標準，這樣的語言失用和語法缺損為主要症狀，至少必須符合兩者之中的其中一項（**表23-1**）。此外，患者對於使用複雜結構的文章也有理解上的困難。

Joseph等人提倡將PNFA分為兩群，將僅呈現語言失用症狀的一群患者稱為「primary progressive apraxia of speech（PPAOS）」，而呈現語法缺損和語言失用兩種症狀表現者稱為「agrammatic PPA（agPPA）」[4)]。PPAOS的主要病灶在中央前迴，病理上常出現tau蛋白病變，相對地agPPA除了中央前迴以外，額葉、顳葉、頂葉、尾狀核、腦島等許多部位皆受到影響，病理上出現TDP-43 peroteinopathy的頻率相當高。

關於病程發展經過，初期較少出現語言症狀以外的表現，到了後期仍保有一定的記憶功能。隨著病情的惡化，伴隨前述CBD、PSP等病理背景的症狀開始越來越明顯。例如大多的PFNA個案都仍維持一定的視空間認知能力，但若病理背景為CBD，其視空間認知能力就會隨著病情惡化而出現病變。目前仍缺乏PNFA相關治療（包括失語症的語言治療）的研究報告，是今後應致力的研究方向。

（新井哲明）

● 文 獻

1) Gorno-Tempini ML, Hillis AE, Weintraub S, et al：Classification of primary progressive aphasia and its variants. Neurology 76(11)：1006-1014, 2011.
2) Aoki N, Tsuchiya K, Kobayashi Z, et al：Progressive nonfluent aphasia；a rare clinical subtype of FTLD-TDP in Japan. Neuropathology 32(3)：272-279, 2012.
3) Grossman M：The non-fluent/agrammatic variant of primary progressive aphasia. Lancet Neurol 11(6)：545-555, 2012.
4) Josephs KA, Duffy JR, Strand EA, et al：Syndromes dominated by apraxia of speech show distinct characteristics from agrammatic PPA. Neurology 81(4)：337-345, 2013.
5) 尾籠晃司, 飯田仁志：前頭側頭葉変性症の鑑別診断. 最新医学 68(4)：74-83, 2013.

2 影像所見的特徵與判讀方式

PNFA的影像和臨床特徵較難以捉摸，對於影像診斷專科醫師來說是較為棘手的案例。其原因為PNFA的診斷名稱是來自於以臨床症狀為基礎的「失語症分類」，以及以病理表現為基礎的「FTLD分類」這兩個層面。臨床上呈現PNFA失語狀態所涉及的病理機制範圍較廣；除了FTLD以外，也必須考慮AD、PSP、CBD等疾病的可能性。因此，失語症和病理診斷的對應常出現分歧的情況，若僅將PNFA定義為「FTLD中的一群」而將其與影像診斷進行配對，就容易造成誤判。影像診斷專科醫師將PNFA視為失語症的其中一種分類時，應考慮較為實務性的對策，如「顯示可解釋症狀的部分萎縮或代謝降低」、「建議與背後病理機制相關的所見或附加檢查」等，尤其功能性影像有助一窺其背後的病理機制，因此格外重要。

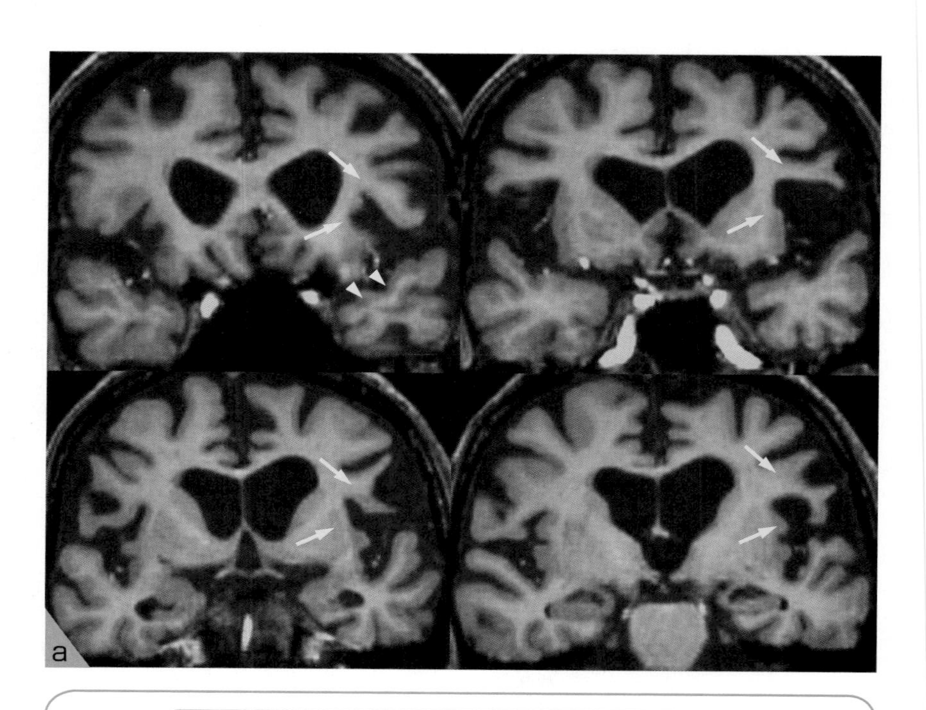

圖23-1. 進行性非流暢性失語症：60多歲的男性

幾年前開始無法正常說話，就近就醫而接受MRI檢查後並未發現異常。之後個案的書寫能力變得較從前拙劣，也無法完成一般的算數等，且症狀持續惡化。個案在語言流暢度和短文聽寫測試的表現相當差，而被判定為言語（發話）失用，但並未出現失認、構音障礙、神經症狀等情形。類澱粉蛋白PET結果為陰性。慣用右手。MMSE為26分。

a：xT1加權影像（冠狀切面）。可觀察到左額下迴萎縮、側腦溝擴大（箭頭處）。顳葉輕度萎縮（三角處）。中腦被蓋區並未萎縮（上圖未顯示）。

關於PNFA的局部病灶，額下迴三角區和島蓋部分、前額葉下部（Brodmann第44、45、47區）與失語症狀有關，左島迴前方則與構音缺損有關[1)]。根據MRI影像報告，可觀察到優勢半球的左中央前迴下部、額下迴、顳葉的顳上迴和顳橫迴、島迴皮質等萎縮[2)3)]。功能性

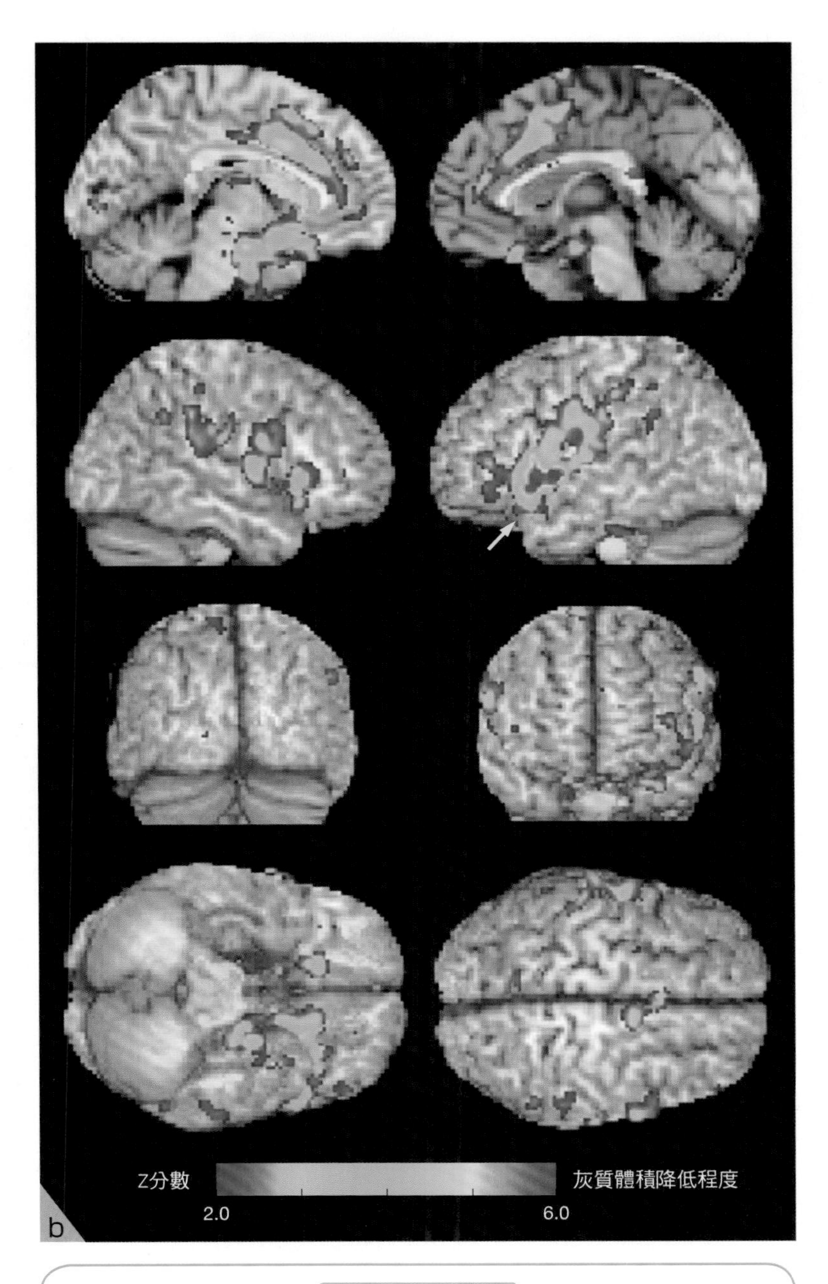

圖23-1. （續）

b：VSRAD®分析。可於左額葉島蓋區觀察到灰質體積降低（箭頭處），扣帶迴前部也有偏低的情形，其萎縮範圍的客觀評估並不困難。

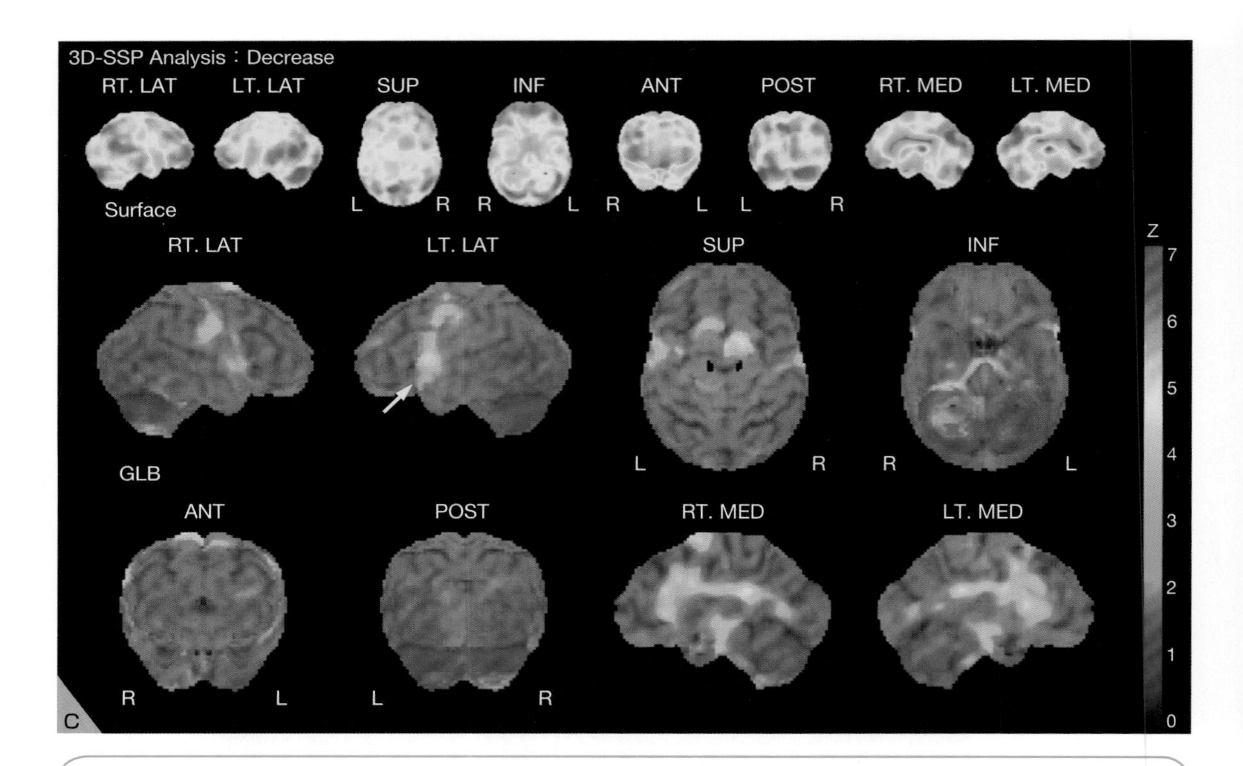

圖23-1. （續）

c：3D-SSP分析（IMP）。顯示左中央前迴至額葉島蓋區血流降低（箭頭處），也可觀察到扣帶迴部分血流降低。

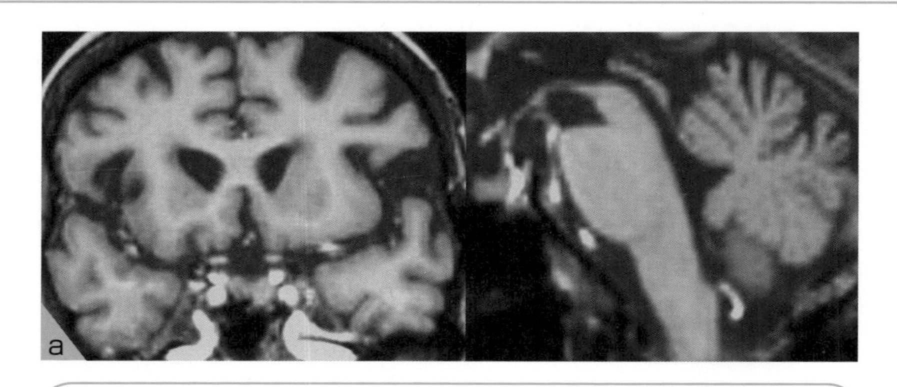

圖23-2. 漸進性上眼神經麻痺（PNFA型）：70多歲的女性

一年前開始無法正常說話（詞彙命名障礙），出現用餐後會自顧自地急著結帳，無法等待其他人等症狀表現。語言功能評估發現言語（發話）失用的程度相當嚴重，話語間會有不自然的間隔或延長、發話延遲等，發話量也減少。並無帕金森氏症候和自律神經症狀。類澱粉蛋白PET結果呈陰性。慣用右手。MMSE為20分。

a：T1加權影像冠狀切面與矢狀切面，b：VSRAD®分析

可觀察到左額下迴萎縮、側腦溝擴大、中腦被蓋區輕度萎縮（89 mm^2）。左額葉島蓋區的灰質體積減少。

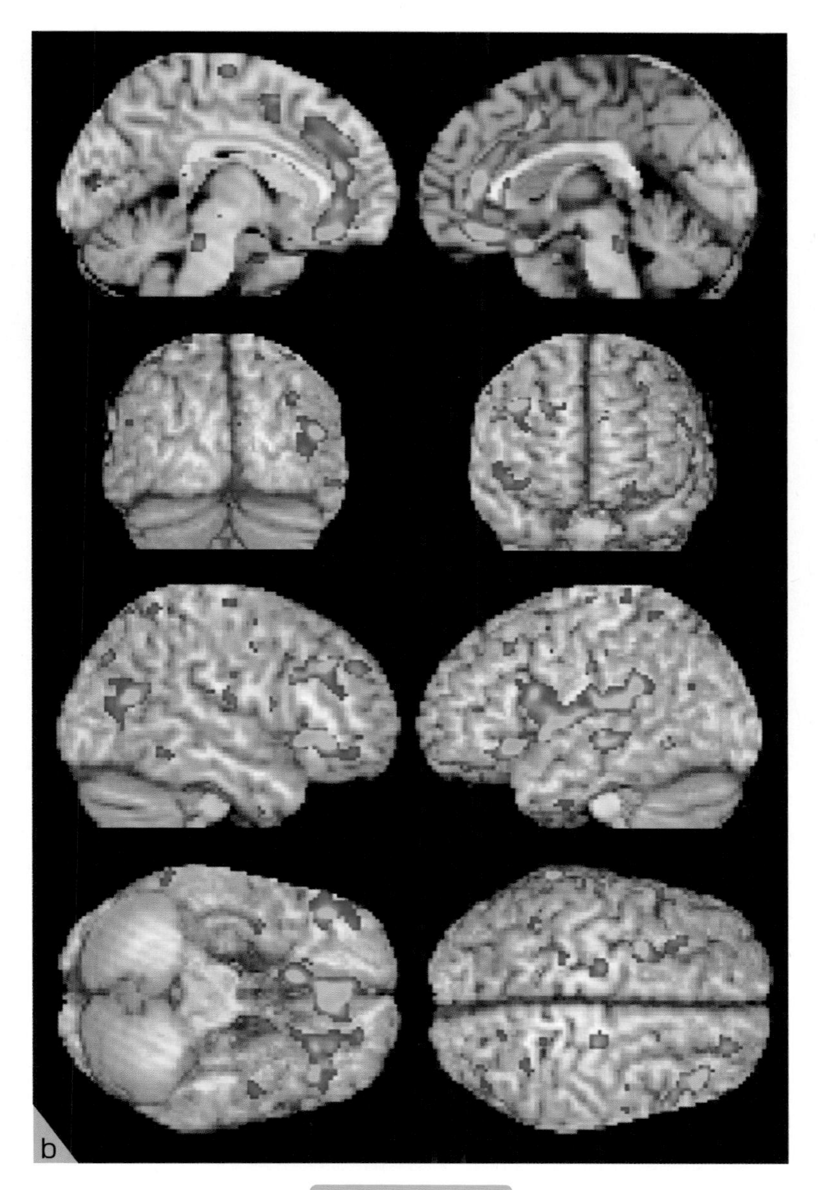

圖23-2. （續）

影像中可看到左中央前迴到側腦溝周圍，尤其是包含島迴在內的島蓋附近有代謝偏低的情形（**圖23-1**）。基本上以肉眼較難觀察到這些部位萎縮或代謝偏低，因此需要VSRAD®、eZIS、3D-SSP等診斷軟體的輔助。此外還有功能性影像中呈現代謝或血流降低範圍擴及頂葉的案例。對於這些案例皆必須考慮PSP、CBD或AD等的可能性。一般多利用MRI或腦血流SPECT來間接評估神經元的活動性和脫落造成的影響。因此欲推測PNFA背後的病理機制時，必須追加其他功能性影像或生化學檢查。除了用MRI進行結構上的評估外，還必須利用

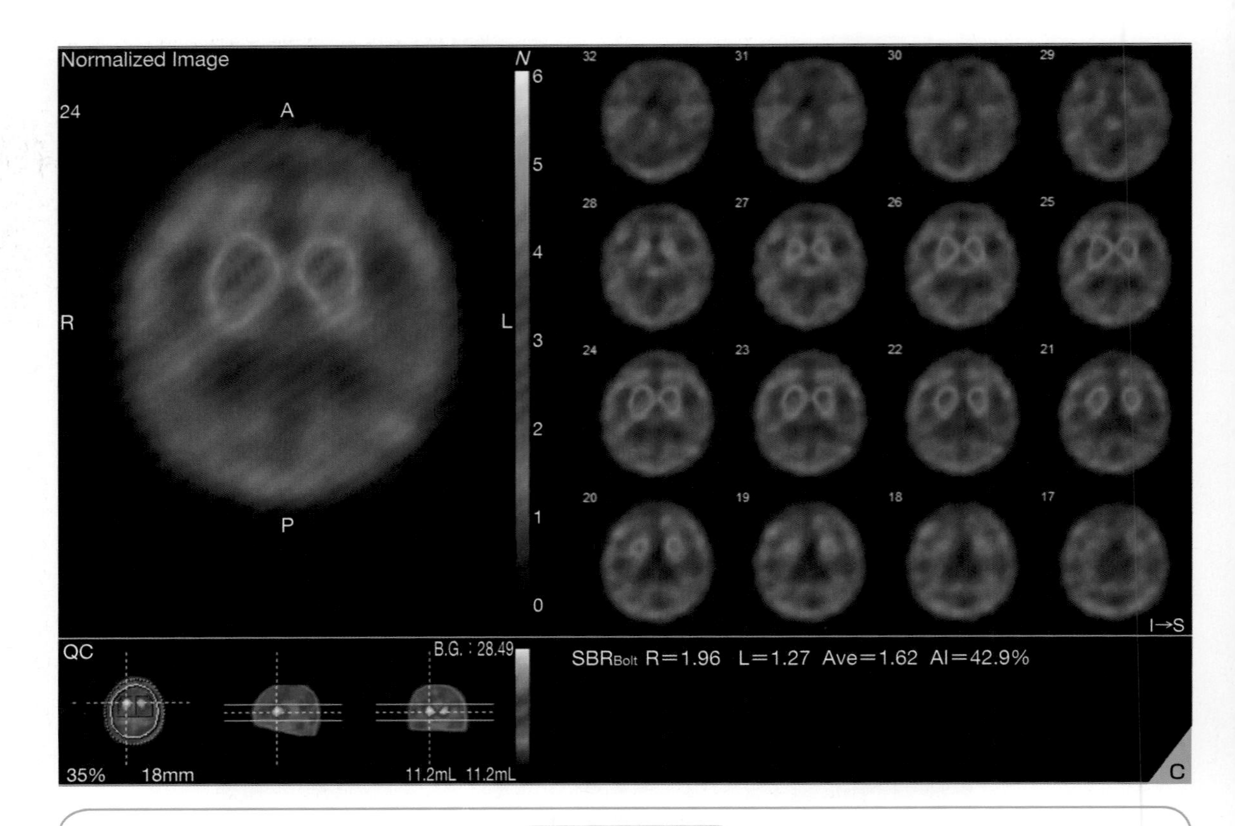

圖23-2. （續）

c：使用ioflupane Bolt法的標準化（normalized）影像。可觀察到兩側紋狀體的多巴胺轉運體有代謝降低的情形，且以左側較為顯著。

類澱粉蛋白造影、脊髓液β-類澱粉蛋白、脊髓液tau蛋白來進行AD的鑑別診斷；至於PSP和CBD的鑑別診斷則建議加入多巴胺轉運體影像等檢查（**圖23-2**）。

3 治療期間不可忽視的所見、檢查重點與影像判讀技巧

近年來名為logopenic progressive aphasia（LPA）的失語症逐漸被視為進行性失語症的一種[4)]，其核心症狀為文句複述障礙、自發性語言及命名詞語輸出有控制上的困難[5)]。臨床上LPA有時會被誤診為PNFA等，在進行影像診斷時須特別注意。此外LPA的背景病理機制以AD為大宗，因此需要和以FTLD為背景的PNFA加以鑑別。LPA的病灶主要位於顳上迴後部到頂下小葉附近。MRI中可觀察到以左顳上迴～顳中迴和左頂下小葉皮質為主的萎縮。此外，顳葉內側、扣帶迴後部、右顳頂部、顳下迴和顳極、額下迴等部位也可能觀察到萎縮，只

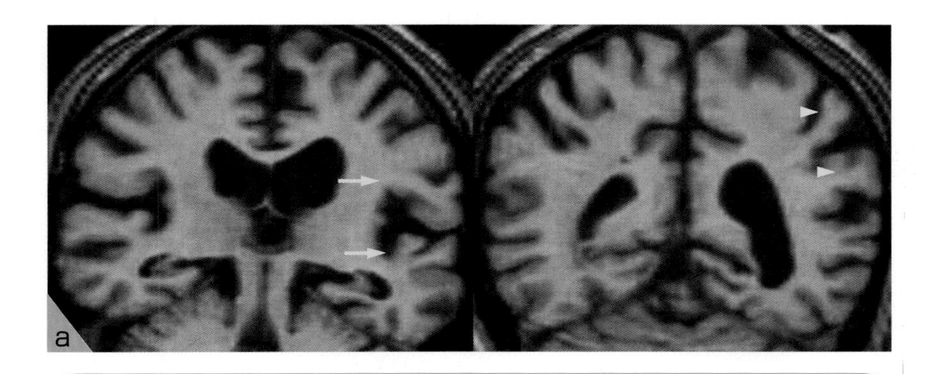

圖23-3. Logopenic progressive aphasia：70多歲的男性

個案曾在幾年前發生高速公路逆向行車的事件。之後以「說不出話來」為主訴至門診就醫。語言功能評估結果顯示為流暢型失語，無法複述只有三個詞組的短文。此外，其輸出語言的控制障礙非常嚴重，不僅缺乏適當的詞彙或內容，對話也常不自然地中斷或延遲。有時可觀察到語性或音韻性錯語（paraphasia）並未出現語法缺失或不適當的韻律、語調。有脊髓液β-類澱粉蛋白減少的情形。慣用右手。

a：X-2年的T1加權影像（冠狀切面），b：VSRAD®分析結果

可看到左顳葉前方和左顳上迴後部至頂葉下部有灰質減少的情形。冠狀切面中可看到顳上迴後部（箭頭處）、緣上迴和頂下小葉萎縮（三角處）。

是頻率較低[5]。在PNFA和語意型失智症（SD）等個案也可能觀察到與LPA萎縮類似的所見。有個案報告顯示可利用MRI的VSRAD®來檢測出病灶，而對於其背景病理AD則使用SPECT的eZIS分析法來檢驗（**圖23-3**）。LPA的功能性影像報告很少，可能是因為腦血流SPECT等顯示的血流降低較MRI上的萎縮更早出現。此外，背景病理機制的診斷會影響治療和照護方式，故應使用類澱粉蛋白造影等工具進行審慎評估。

（伊藤公輝）

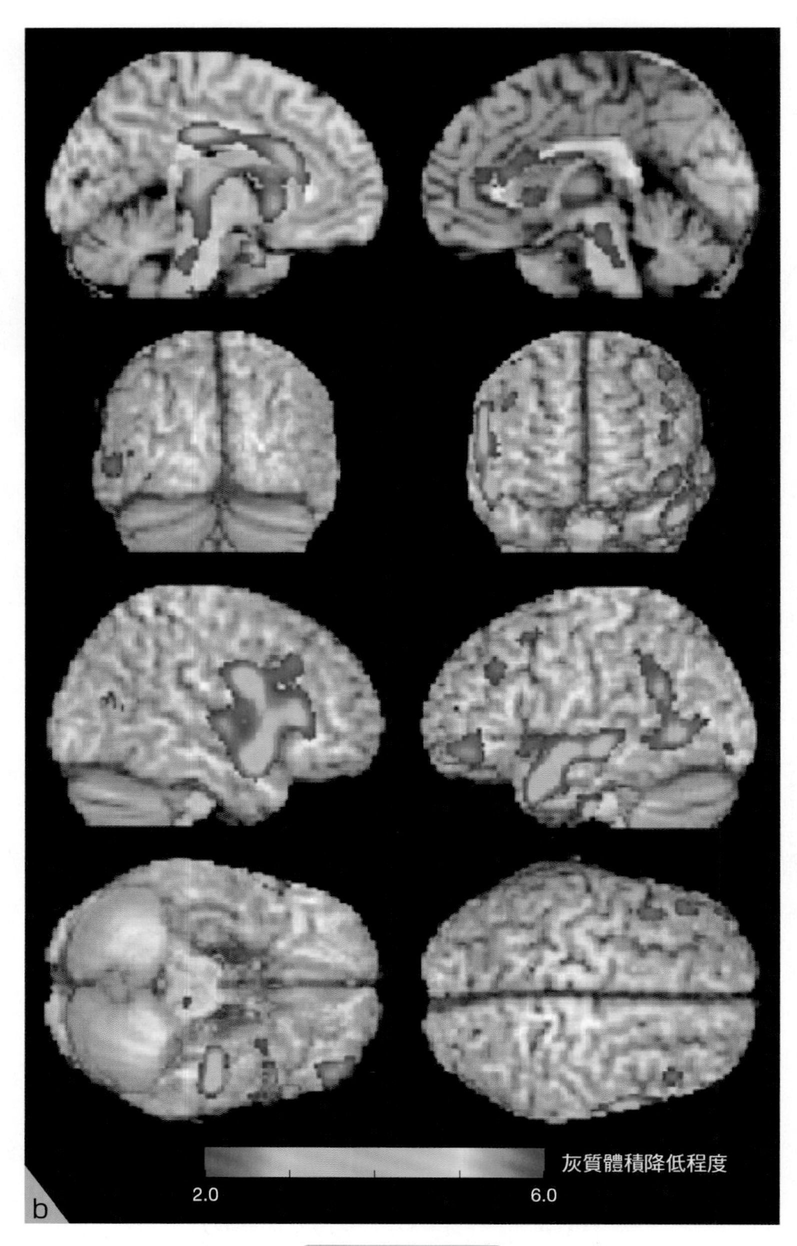

圖23-3.（續）

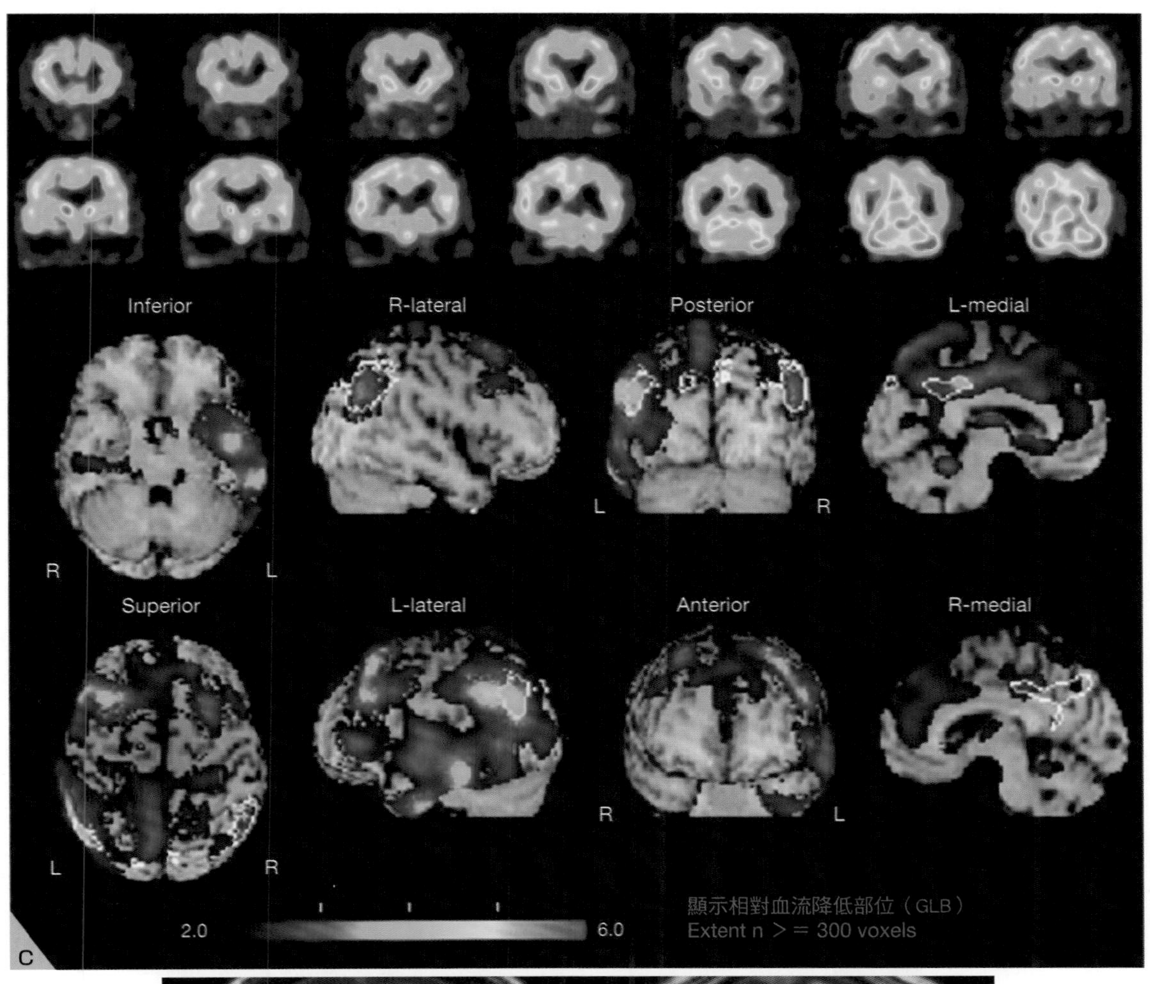

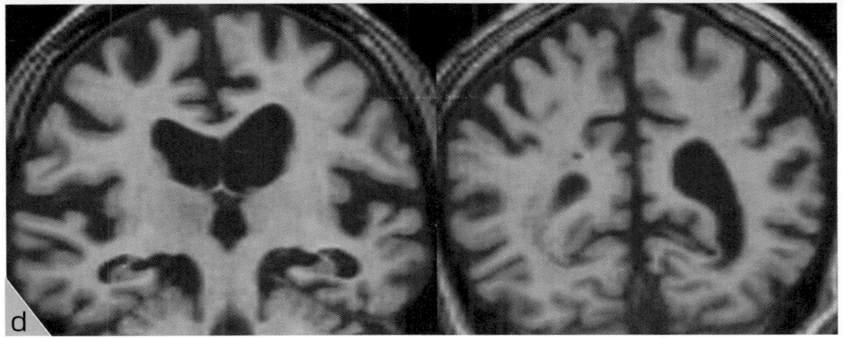

圖23-3.（續）

c：X-2年的ECD-SPECT影像（ECD）與eZIS分析結果。左頂葉至左顳葉部分可觀察到血流降低的情形。楔前葉和右頂葉也可觀察到血流降低。其顯示的血流降低範圍較MRI灰質萎縮來得更大。其降低的模式疑似為AD。

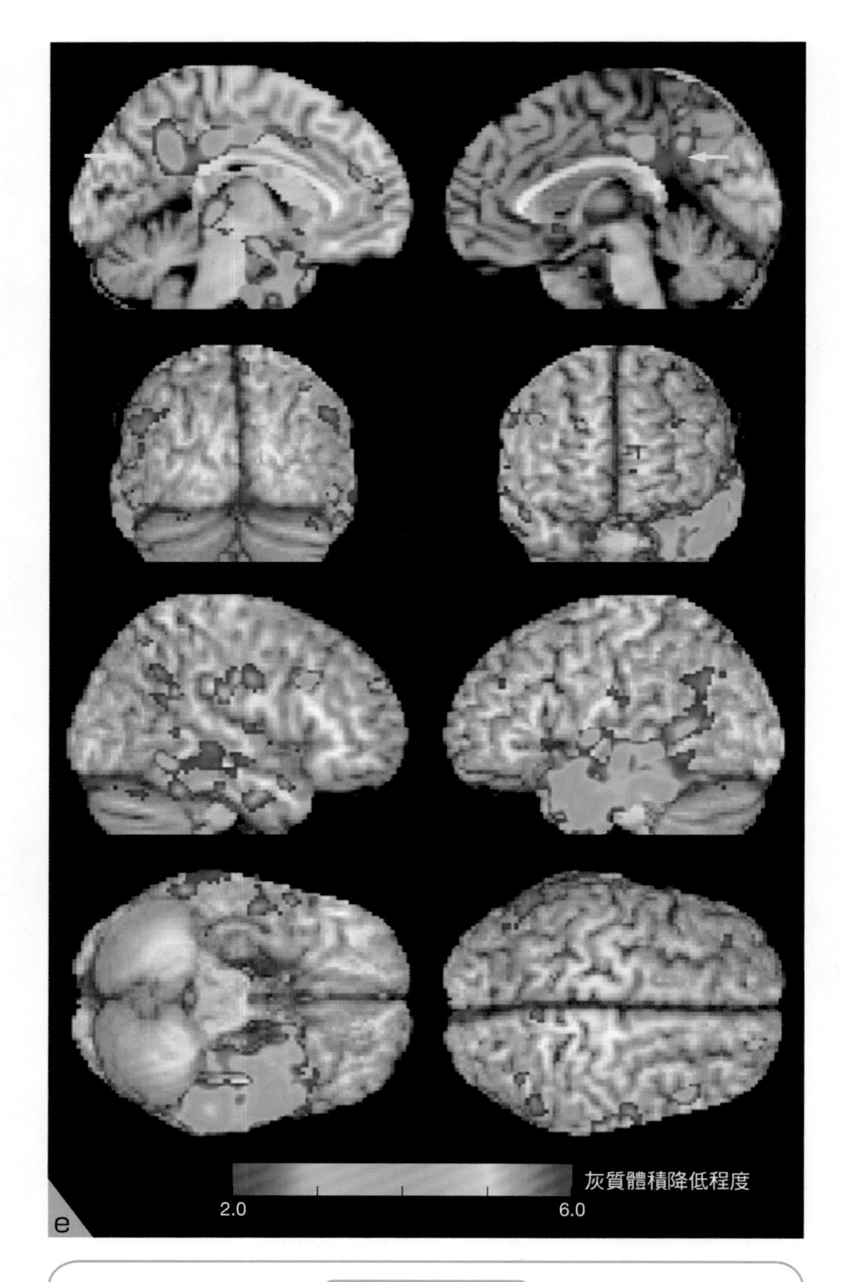

圖23-3.（續）

d：X年的T1加權影像（冠狀切面），e：VSRAD®分析

可看到左顳葉前方萎縮持續進行，且兩側楔前葉萎縮（箭頭處）。萎縮的出現晚於SPECT影像上的血流降低。冠狀切面上顳上迴後部、緣上迴和頂下小葉的萎縮並未出現大幅度的變化。

● 文 獻

1) Gorno-Tempini ML, Dronkers NF, Rankin KP, et al：Cognition and anatomy in three variants of primary progressive aphasia. Ann Neurol 55(3)：335-346, 2004.
2) Rohrer JD, Warren JD, Modat M, et al：Patterns of cortical thinning in the language variants of frontotemporal lobar degeneration. Neurology 72(18)：1562-1569, 2009.
3) 大槻美佳，中川賀嗣：進行性非流暢性失語の臨床．専門医のための精神科臨床リュミエール；前頭側頭型認知症の臨床，池田　学(編)，pp124-131，中山書店，東京，2010.
4) Gorno-Tempini ML, Hillis AE, Weintraub S, et al：Classification of primary progressive aphasia and its variants. Neurology 76(11)：1006-1014, 2011.
5) Rohrer JD, Caso F, Mahoney C, et al：Patterns of longitudinal brain atrophy in the logopenic variant of primary progressive aphasia. Brain Lang 127(2)：121-126, 2013.

CHAPTER 24 DEMENTIA

酒精性失智症

alcohol related dementia(ARD)

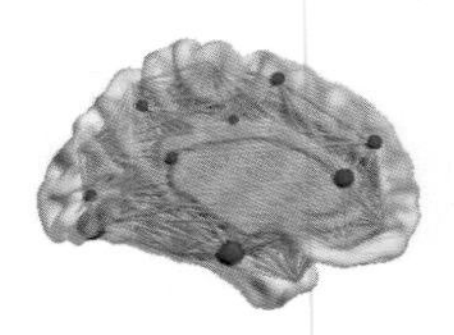

1 原發疾病的概念與症狀特徵、病程和治療

1. 疾病概念

眾所周知，長期大量飲酒會引起腦部器質性和功能性病變。酒精相關疾患患者的認知功能降低除了受到酒精直接的影響外，也與老化、阿茲海默症（AD）等老年退化性疾病、酒醉時跌倒引起的腦外傷、腦血管病變等許多因子有關。本章將針對Wernicke-Korsakoff症候群（Wernicke-Korsakoff Syndrome, WKS）、Marchiafava-Bignami disease（MBD）和酒精相關疾病患者合併罹患之失智症，也就是一般所指的酒精性失智症（alcohol-related dementia, ARD）進行介紹。

WKS為ARD的代表性疾病之一，其特徵包括記憶力和定向感障礙、虛構說話內容等。典型的原因為缺乏Vitamin B_1（VB_1）所引起之韋氏腦病（Wernicke encephalopathy, WE），進而引發高沙可夫症候群（Korsakoff syndrome, KS），故總稱為WKS。酒精相關疾病的患者多因飲食攝取不適當、酒精傷害消化道而造成吸收不良、與酒精分解有關的VB_1需求量增加、肝功能病變引起VB_1儲存量降低、缺乏鎂而造成VB_1活性下降等因素，而容易出現VB_1缺乏的情況。VB_1是醣類能量代謝的重要輔酶，若缺乏VB_1會造成丙酮酸脫氫酶、轉酮酶（transketolase）的活性顯著下降，進而阻礙神經元的能量代謝，引發γ-aminobutyric acid（GABA）和天門冬醯胺（asparagine）減少、經由*N*-methyl-D asparate（NDMA）受體所產生的神經毒性，或是活性氧引起之氧化壓力等造成的神經毒性。

另一方面，MBD屬於有進行性失智和肌肉張力亢進等表現的ARD之一，神經病理學上呈現胼胝體脫髓壞死等特殊的病理所見，半卵圓中心（centrum semiovale）、前連合、視神經交叉、中小腦腳等也出現病變。一般認為酒精或乙醛直接破壞胼胝體等部位的血腦屏障，而產生脫髓、水腫、壞死等情形。過去的案例多由屍檢確診，而被視為罕見疾病，不過近年來由於MRI技術的發展，在多數情況下能夠在發病早期就確診。

ARD包括由酒精帶來的神經毒性直接引發的初級酒精性失智症，以及因WKS或各種營養不良帶來的神經毒性而引起的失智症。ARD的原因除了上述的VB_1缺乏所引起的神經元病變外，還包括長期接觸酒精而帶來直接的神經毒性，進而引起神經元脫落等。尤其重複大量飲酒和戒斷的酒精攝取模式更容易誘發NDMA受體進行增量調節，造成神經的脆弱性上升，而更容易產生病變。

2. 症狀的特徵

a. 韋氏腦病（WE）

WE的三大徵候為意識障礙、眼部症狀及小腦共濟失調，但實際上很少有案例符合此古典三大徵候，故臨床上多使用Caine的診斷標準[1)]。根據此診斷標準，若符合①營養不良、②眼球運動障礙、③小腦共濟失調、④意識障礙或記憶力障礙這四項的其中兩項，便可確診為WE。然而在酒精相關疾病的急性期間，酒精中毒所造成的意識障礙、營養吸收問題引起的全身狀態不良、酒精戒斷症狀等都是互相影響，而常造成WE確診的困難，因此利用診斷上相對容易的①和④來篩出subclinical WE的案例便格外重要。

b. 高沙可夫症候群（KS）

KS的特徵為記憶力障礙、定向感缺損、對話內容虛構，是頗具代表性的ARD之一。此外還有執行功能障礙、動作記憶障礙、視覺認知功能障礙等表現。約有80%的KS患者有執行功能障礙，最常見的是較為高階的腦部功能障礙，如事先計畫、視情況調整判斷的能力等[2)]。

c. Marchiafava-Bignami Disease（MBD）

此類患者會出現亞急性的痙攣、譫妄、失智、個性改變、肌肉緊張亢進、大腦半球分離等精神症狀和神經心理學症狀。出現急性昏睡時，神經病理學的變化基本上以脫髓為主。大多數患者為飲酒過量而引起營養不良的中年男性，少數是由與酒精無關的營養不良狀態所引起之MBD案例。

d. 酒精相關失智症（ARD）

一般來說，根據美國精神醫學會頒布的DSM-5[3]，藥物（包括酒精）誘發性失智症會被歸類為物質或藥物（酒精）誘發性失智症或輕度認知功能障礙。根據此診斷標準進行評估時，必須確認存在有認知功能障礙，且和酒精的使用有時間上的因果關係。目前並無ARD特有的診斷標準。Oslin等人[4]曾提出如**表24-1**所示之ARD診斷標準，包括酒精使用史、排除酒精中毒和濫用影響認知功能的可能性、ARD特有的神經心理學症狀和神經造影所見，也重視包括基因遺傳資訊在內的客觀生物學所見，以提升診斷的精確度。

表24-1　酒精相關失智症（ARD）的診斷標準

Definite ARD

目前尚無可用於ARD確診的診斷標準。

Probable ARD

A. 符合以下情形：
   1. 最後一次飲酒的60天後被診斷為失智症。
   2. 持續大量飲酒5年以上，男性每週平均攝取35單位（1單位=純酒精9～12克的量）以上，女性攝取28單位以上的酒精。此外，在失智症發病後3年內有過量飲酒的情形。

B. 支持ARD診斷之臨床症狀：
   1. 與酒精代謝有關的肝臟、胰臟、消化系統、循環系統、腎臟、其他末梢器官出現病變。
   2. 運動功能失調或多發性末梢感覺神經病變（排除由其他因素所導致）。
   3. 禁酒60天後，認知功能趨於穩定或獲得改善。
   4. 禁酒60天後，神經造影所見上可觀察到腦室或腦溝擴大的情形有所改善。
   5. 神經造影所見上可觀察到顯著的小腦萎縮（尤其是蚓部）。

C. 疑似ARD的臨床特徵：
   1. 出現語言障礙，尤其是名詞型或命名型的失語症。
   2. 出現局灶性神經症狀（排除運動功能失調或多發性末梢感覺神經病變之可能性）。
   3. 神經造影可觀察到皮質或皮質下梗塞、硬膜下血腫、其他局部的器質性異常。
   4. Hachinski缺血量表分數上升。

D. 不支持ARD的臨床特徵：
   1. 神經造影上可觀察到大腦皮質萎縮。
   2. 神經造影上可觀察到未伴隨（單個或多個）小梗塞的腦室周圍或深部白質病變。
   3. 出現載脂蛋白 ε 4。

Possible ARD（疑似案例）
   1. 最後一次飲酒的60天後被診斷為失智症。
   2. 符合以下任一項目：
      - 持續大量飲酒5年以上，男性每週平均攝取35單位以上，女性攝取28單位以上的酒精，但在失智症發病後3年至10年的期間未出現過量飲酒的情形。
      - 持續大量飲酒5年以上，男性每週平均攝取21單位以上、34單位以下，女性攝取14單位以上、27單位以下的酒精。此外，在失智症發病後3年內有過量飲酒的情形。

（筆者編譯自文獻4)）

將ARD案例的認知功能和AD案例相比，基本上前者仍維持語意處理（物品名稱、分類順暢度、一般知識）和語言記憶提取的能力，但語言記憶延遲複述能力的缺損程度卻和AD差不多。此外和健康正常者相比，ARD患者的工作記憶、運動反應速度和執行功能較差。

3. 病程經過

典型的KS是由WE轉化而來，但如前所述，subclinical WE轉為KS的案例也不少。ARD和KS患者可藉由暫時禁酒改善因飲酒過量而引發的各種問題，但認知功能的改善則需要好幾年。其語言記憶的復原較視覺認知功能來得快。執行功能障礙、工作記憶、感覺-運動功能障礙並無法藉由暫時禁酒獲得改善。相較於酒精攝取量，酒精攝取和戒酒時間長度比例對認知功能復原狀的況影響更大。此外，重複發生的戒斷症狀會使認知功能惡化。

4. 治療

首先必須充分掌握患者的飲酒史與營養狀態，若有慢性的酒精攝取障礙，或有WE的可能性，應開始投予VB_1。雖然目前對其投藥量、次數、投藥方式和期間尚未取得共識，歐洲神經學協會（Federation of European Neuroscience Societies, FENS）的建議為進行一天三次、一次200mg的靜脈注射，直到臨床上認知功能不再改善為止[5)]。

接下來則是確實進行認知功能的評估。為了排除酒精中毒症狀和戒斷症狀的影響，必須等待上述症狀較為穩定的兩週後再進行評估。

此外，持續禁酒會使認知功能漸趨穩定、獲得改善，故提供戒酒相關的支援也相當重要。

針對MBD的治療則是投予類固醇和大量的VB_1等。若能早期診斷並治療，將可能使病情好轉至僅殘存輕微後遺症的程度。

（石川正憲）

● 文 獻

1) Caine D, Halliday GM, Kril JJ, et al：Operational criteria for the classification of chronic alcoholics；identification of Wernicke's encephalopathy. J Neurol Neurosurg Psychiatry 62(1)：51-60, 1997.

2) Ridley NJ, Draper B, Withall A：Alcohol-related dementia；an update of the evidence. Alzheimers Res Ther 5(1)：3, 2013.
3) American Psychiatric Association：Diagnostic and Statistical Manual of Mental Disorders, 5th Edition：DSM-5. American Psychiatric Publishing, Arlington, 2013.
4) Oslin D, Atkinson RM, Smith DM, et al：Alcohol related dementia；Proposed clinical criteria. Int J Geriatr Psychiatry 13(1)：203-212, 1998.
5) Galvin R, Bråthen G, Ivashynka A, et al：EFNS guidelines for diagnosis, therapy and prevention of Wernicke encephalopathy. Eur J Neurol 17(12)：1408-1418, 2010.

2 影像所見的特徵與判讀方式

此類患者的認知功能降低與酒精毒性及其伴隨之營養不良和代謝異常有關，會在腦部造影上呈現如下之特殊異常所見。

1. Wernicke-Korsakoff症候群（WKS）

WE患者的MRI T2加權影像及FLAIR影像中可看到鄰接第三腦室的視丘內側、中腦水道周圍灰質、乳頭體出現對稱的高訊號區[1]，且在乳頭體處常可觀察到增強效應。被視為WE後遺症的KS案例則會出現與記憶力降低有關的乳頭體或海馬迴萎縮。此外，也可觀察到額葉眼窩側和視丘下部萎縮。

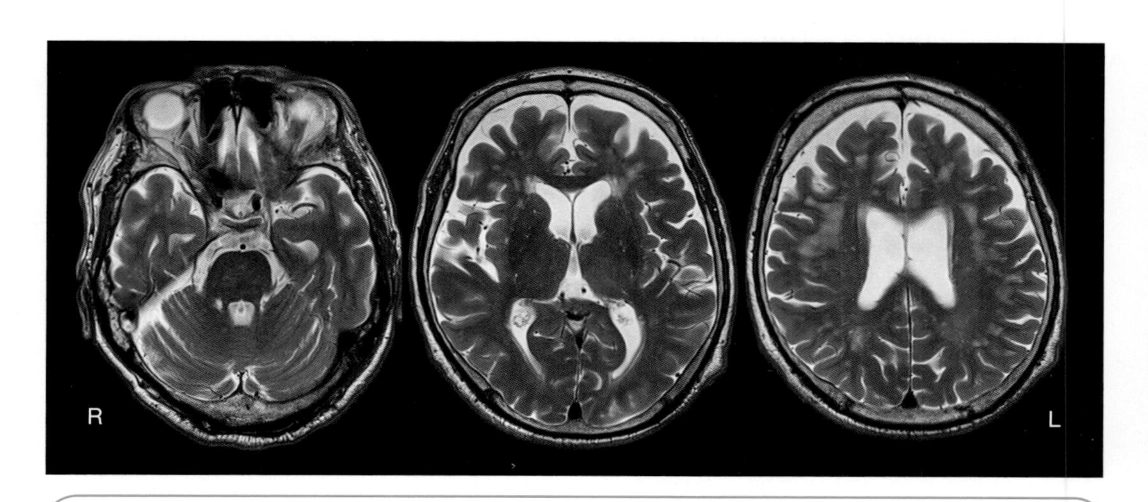

圖24-1. 酒精性失智症案例的MRI

65歲左右的男性。MMSE 13分。15年前開始有每天飲酒的習慣，出現記憶力障礙、定向感缺失、憂鬱的情形並逐漸惡化。T2加權影像中可看到額葉部分有顯著的萎縮及深部白質訊號偏高。

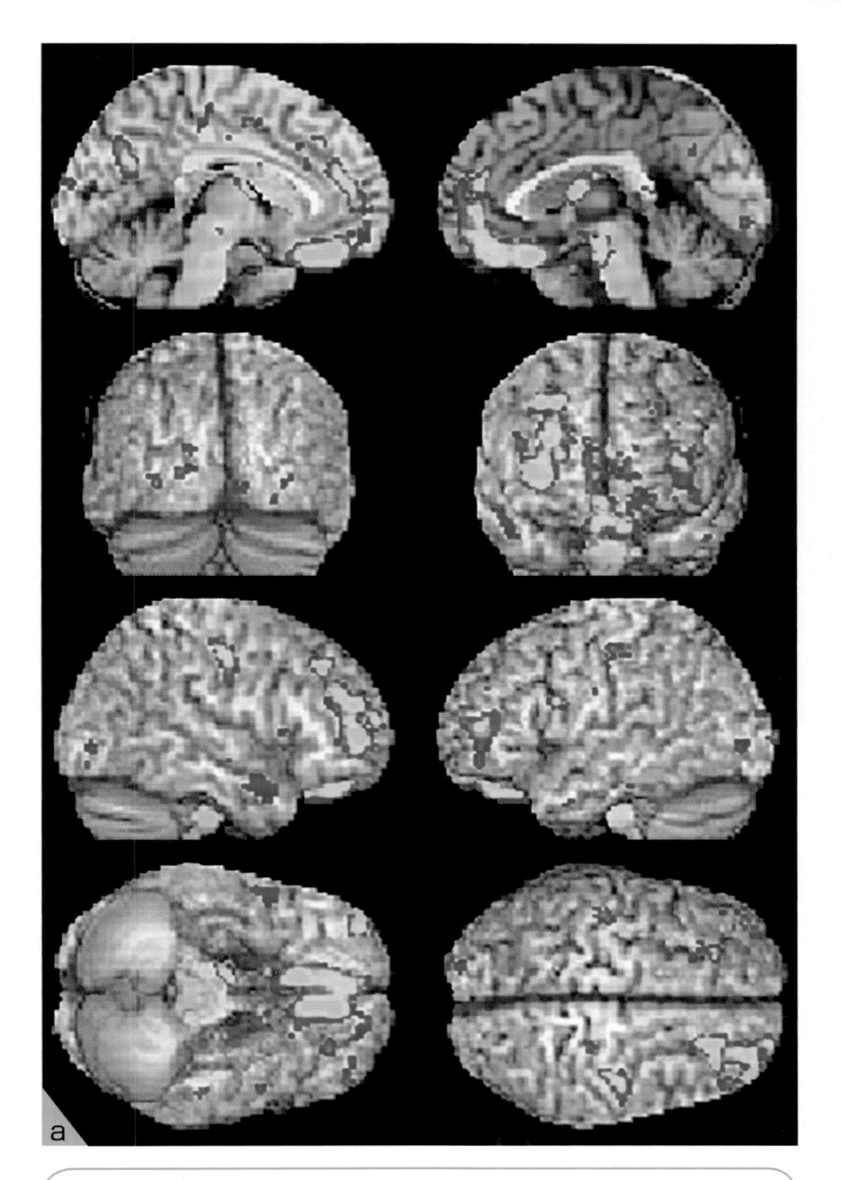

圖24-2. 與圖24-1.同案例之VSRAD®評估結果

a：額葉內側及外側可觀察到灰質萎縮。

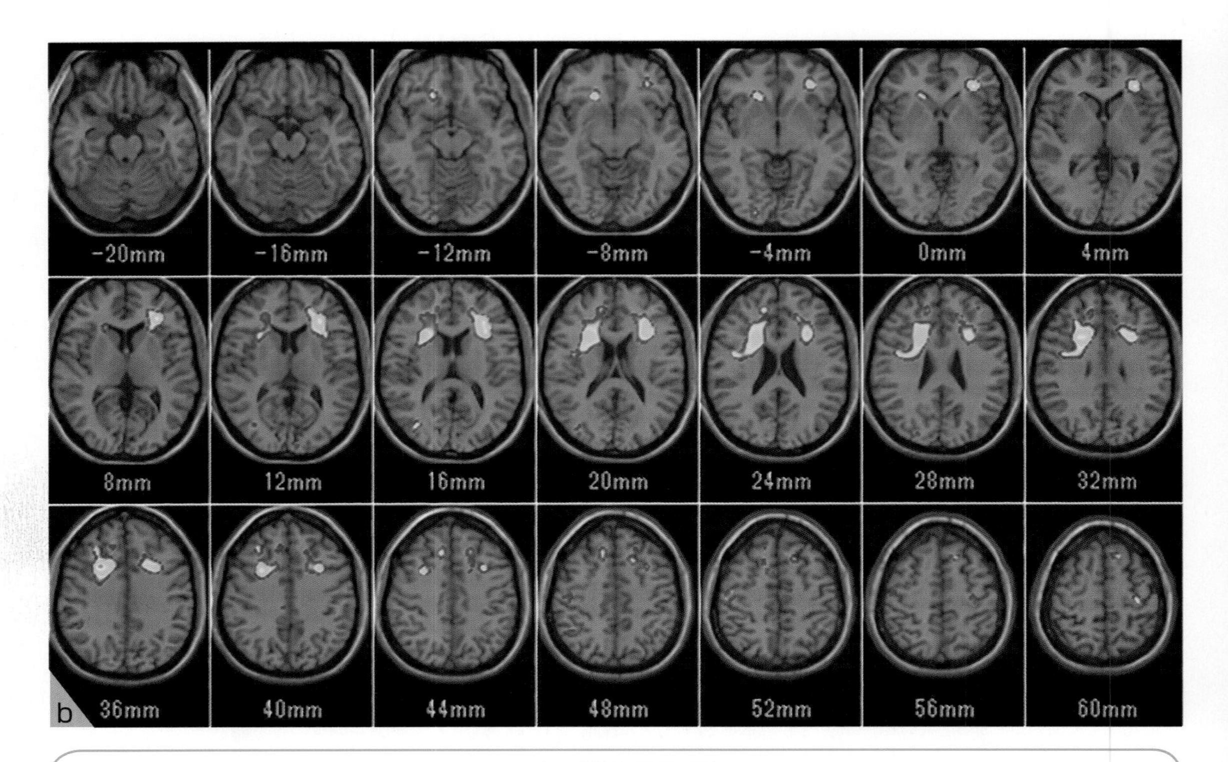

圖24-2. （續）

b：額葉深部處可觀察到顯著的白質萎縮。

2. Marchiafava-Bignami disease（MBD）

於MRI上可觀察到反映不限於胼胝體膝部、體部、膨大部與特定部位的脫髓[2]。病變位於胼胝體中央，多為左右對稱。急性期間的T1加權影像會呈現低訊號，T2加權影像則呈現高訊號。慢性期間常可觀察到分界明顯的囊腫性病變，表示有脫髓或壞死的情形。

3. 酒精性大腦萎縮

可觀察到以額葉為中心的大腦萎縮和腦室擴大（**圖24-1、2**），以及胼胝體、小腦髓質和海馬迴前方萎縮。腦血流和代謝降低的區域則是以額葉為中心（**圖24-3**）。

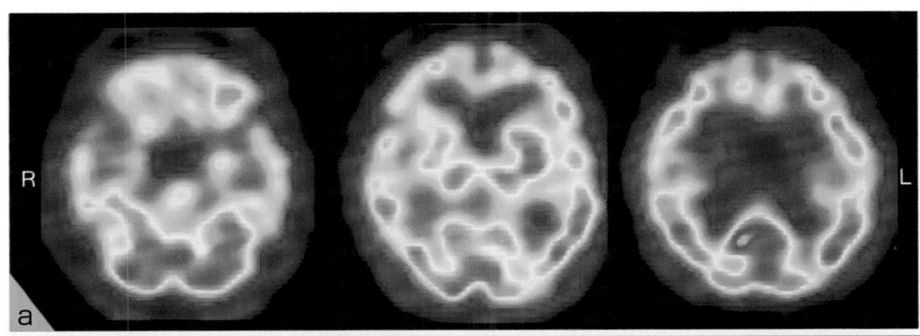

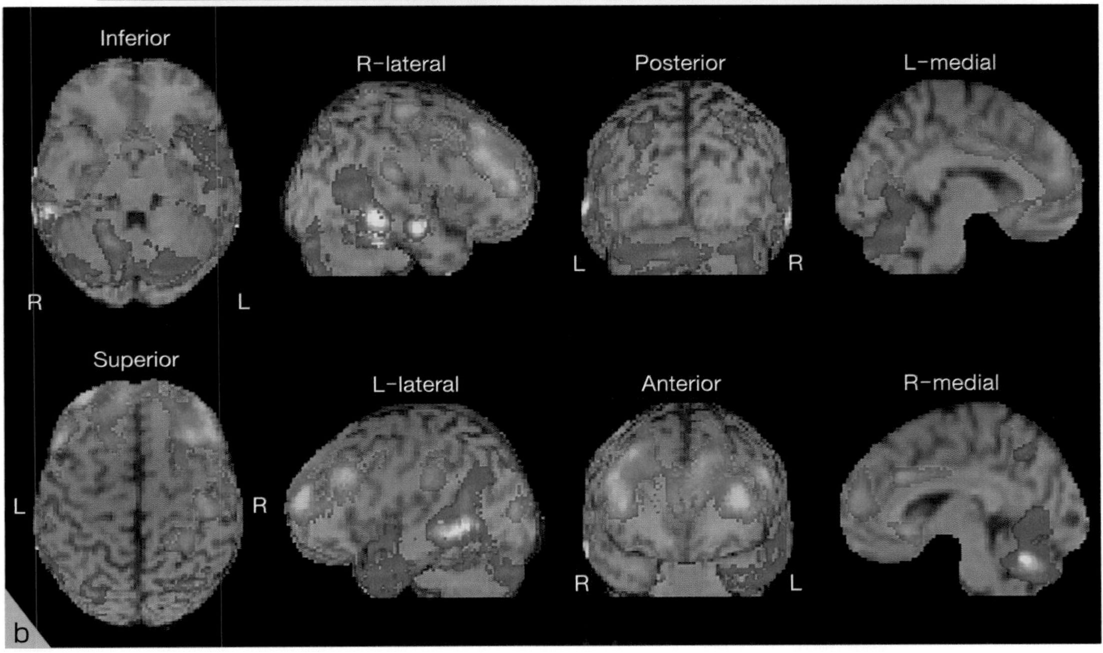

圖24-3. 與24-1.同案例之腦血流SPECT（^{99m}Tc-ECD）

a：兩側額葉有輕微的血流偏低。

b：eZIS分析顯示兩側額葉及前扣帶迴有血流偏低的情形。寒色系表示相較之下血流顯著降低，暖色系則表示相較之下血流顯著增加。

3 治療期間不可忽視的所見、檢查重點與影像判讀技巧

若提供視丘內側養分的丘腦旁中央動脈是從共同的主幹分支而來，那麼此血管梗塞將造成與WE類似的影像所見，故須特別注意。在腦梗塞、全身痙攣發作後、抗癲癇藥物中毒、低血糖、高山症等案例也觀察得到類似MBD的胼胝體病變，但幾乎都侷限在胼胝體膨大處。此外，急性期間於MRI上觀察到的病變也可能隨著病程發展而逐漸消失。

戒酒後髓鞘會逐漸修復，腦白質部分較顯著的萎縮也會隨之改善，因此長期的追蹤觀察相當重要。

（松田博史）

● 文　獻

1) Zahr NM, Kaufman KL, Harper CG：Clinical and pathological features of alcohol-related brain damage. Nat Rev Neurol 7(5)：284-294, 2011.
2) Hillbom M, Saloheimo P, Fujioka S, et al：Diagnosis and management of Marchiafava-Bignami disease；a review of CT/MRI confirmed cases. J Neurol Neurosurg Psychiatry 85(2)：168-173, 2014.

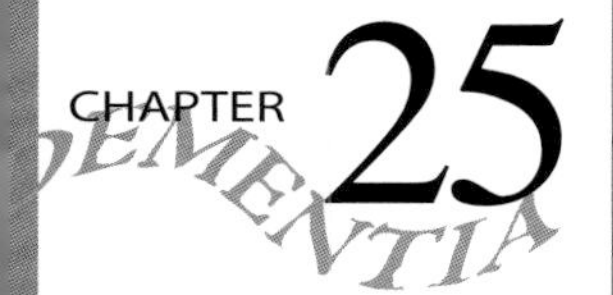

腦炎
encephalitis

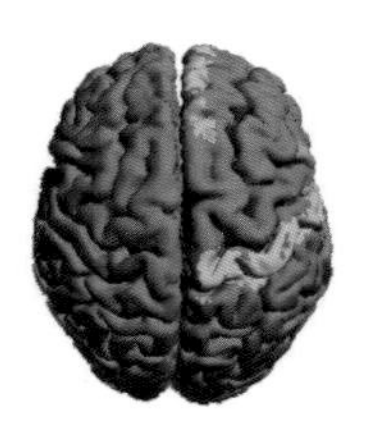

1 原發疾病的概念與症狀特徵、病程和治療

1. 疾病概念

腦炎為腦部發炎性疾病的總稱，腦實質發炎會引起急性發燒、頭痛、意識不清、麻痺等局灶性症狀。其原因可大致分為感染性腦炎與自體免疫性腦炎兩種。

感染性腦炎的原因有病毒性、細菌性、真菌性、寄生蟲（包括原蟲）、螺旋菌等。病毒性腦炎可由單純皰疹病毒、腸病毒、腺病毒、麻疹病毒等引發。病毒性腦炎中較為常見的為皰疹病毒性腦炎。

自體免疫性腦炎的患者則會呈現各種不同的精神或神經症狀，視其對不同抗原的免疫反應而定。從病理學的角度來看，自體免疫性腦炎可又再分為感染相關性腦炎（parainfectious）、腫瘤相關性腦炎（paraneoplastic）和合併全身性膠原病型腦炎等三種。

感染相關性腦炎的病毒並不會直接感染腦部，而是誘發免疫反應而間接造成腦部發炎。目前已知麻疹、水痘、德國麻疹，以及持續感染麻疹病毒而引起之亞急性硬化性全腦炎等皆為可能的致病因子。

關於腫瘤相關性腦炎，近年來逐漸發現與麩胺酸受體、$GABA_B$（γ-aminobutyric acid B）受體、電壓門控鉀離子通道VGKC（voltage-gated potassium channel）複合體等針對神經元細胞膜表面和細胞外抗原的自體抗體有關的腦炎，其特徵為會有腫瘤伴隨出現。此外還有針對以Hu為代表的細胞內抗原的自體抗體媒介性腫瘤相關性腦炎。而合併全身性膠原病型腦炎則會伴隨全身性紅斑性狼瘡（systemic lupus erythematosus, SLE）等膠原病或橋本氏腦病變等全身性自體免疫疾病。

2. 症狀的特徵

感染性腦炎的症狀隨著病原體和感染部位而異，相當多元。一般來說，一開始常會出現發燒、頭痛等非特異性症狀。孩童則可能出現情緒不佳、腹脹、噁心、嘔吐等症狀。隨後會出現神經病變而引起之症狀。此外也可觀察到各種程度的意識障礙、神經症狀、麻痺和其他局灶性症狀。

自體免疫性腦炎的症狀表現也依其病因而異。近年來備受矚目的是非皰疹病毒性邊緣性腦炎（non-herpetic limbic encephalitis, NHLE）的病理機制。NHLE的病因包括對NMDA（*N*-methyl-D-aspartate）受體的自體抗體所引發的NMDAR腦炎、對VGKC的自體抗體引起的VGKC複合體腦炎，以及對細胞內抗原的自體抗體性邊緣性腦炎中的橋本氏腦病變（Hashimoto's encephalopathy）。目前已逐漸發現各種自體免疫性腦炎的特異性自體抗體，而得以利用脊髓液和血清進行診斷。

3. 病程經過

感染性腦炎的預後依其病原體類型而異。以最常見的單純皰疹病毒性腦炎為例，急性期症狀包括發燒、頭痛、嘔吐、腦膜刺激性症狀、意識障礙、痙攣、認知功能障礙、人格改變、幻視、大腦局灶性症狀等，相當多元。隨著抗病毒性藥物的開發，其致死率得以降低，但許多案例仍殘存認知功能障礙、癲癇等後遺症。

自體免疫性腦炎的症狀表現相當多樣。感染相關性腦炎約在感染德國麻疹等病毒後5～10天發病，出現頭痛、共濟失調、偏癱等症狀。整體來說預後良好，但有時也會造成重度障礙。而亞急性硬化性全腦炎（SSPE）在感染麻疹後的幾年之間並無症狀，之後才出現輕微的神經症狀，一開始發病時有輕度認知功能障礙、人格改變、步行異常等情形，在幾個月到幾年的期間認知和運動功能會逐漸惡化，接下來的幾年到十幾年病情加重，甚至可能導致死亡。

邊緣性腦炎的症狀則有幻覺、妄想、譫妄、失智等精神症狀，以及癲癇、呼吸和循環系統衰竭等自律神經症狀，也就是所謂的邊緣葉症狀。約30%的患者有癲癇發作、精神症狀、運動功能障礙之後遺症，約60%的患者則殘存記憶障礙[1)]。

4. 治療

感染性腦炎的治療方也是法依其病原體類型而異。例如不確定單純皰疹病毒腦炎的預後時，便可開始投予抗病毒藥物。首選藥物為Acyclovir，接下來是Vidarabine。其他則選擇併用γ球蛋白藥物、抗癲癇藥物、針對腦水腫的腎上腺皮質類固醇藥物、滲透壓利尿劑、濃甘油等。

自體免疫性腦炎的治療方法則是依病理表現的不同而異。例如細胞內抗原呈陽性的腫瘤相關性邊緣性腦炎患者常對免疫抑制療法有不良的反應；細胞表面抗原呈陽性的案例則對免疫抑制療法的反應良好。因此對於疑似腫瘤相關性邊緣性腦炎的患者首先應檢查是否有腫瘤，若有，應先給予腫瘤外科治療，再視情況考慮是否施行免疫療法。另一方面，疑似為合併全身性膠原病型腦炎的患者則應考慮從早期便施行免疫療法（類固醇脈衝治療、血液淨化治療、免疫球蛋白治療等），同時檢查是否有腫瘤，之後確認症狀改善後再摘除腫瘤。

（石川正憲）

● 文 獻

1) 高橋幸利：急性脳炎・脳症のグルタミン酸受容体自己免疫病態の解明・早期診断・治療法確立に関する臨床研究，非ヘルペス性急性辺縁系脳炎の前駆期-先行感染症期の病態解明による障害防止研究，「急性辺縁系脳炎等の自己免疫介在性脳炎・脳症」の診断スキーム．厚生労働科学研究費補助金障害者対策総合研究事業，2013.

2 影像所見的特徵與判讀方式

在成人案例，需要與退化性疾患引起之失智症加以鑑別的腦炎中，較具代表性的有邊緣性腦炎和HIV相關腦炎。邊緣性腦炎可分為皰疹病毒性與非皰疹病毒性，非皰疹病毒性邊緣性腦炎（NHLE）中最具代表性的是自體免疫性和腫瘤相關性腦炎。無論是哪種類型，皆需藉由影像檢查來捕捉發炎反應所伴隨的變化，而自體免疫性邊緣性腦炎也可能和血管炎有關。

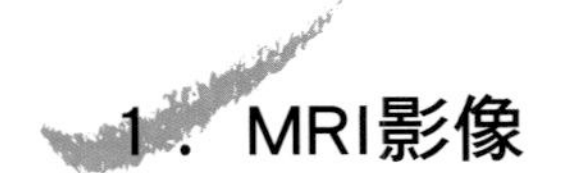

1. MRI影像

腦炎會引發大腦皮質細胞毒性水腫，故在T2加權影像和擴散加權影像上會呈現高訊號（**圖25-1**）。罹患細菌感染性腦炎而有膿瘍形成時，擴散加權影像中可看到膿瘍內部也呈現高訊號。膿瘍內部的擴散係數通常是偏低的。因血腦屏障被破壞，會觀察到較明顯的造影劑增強效果。

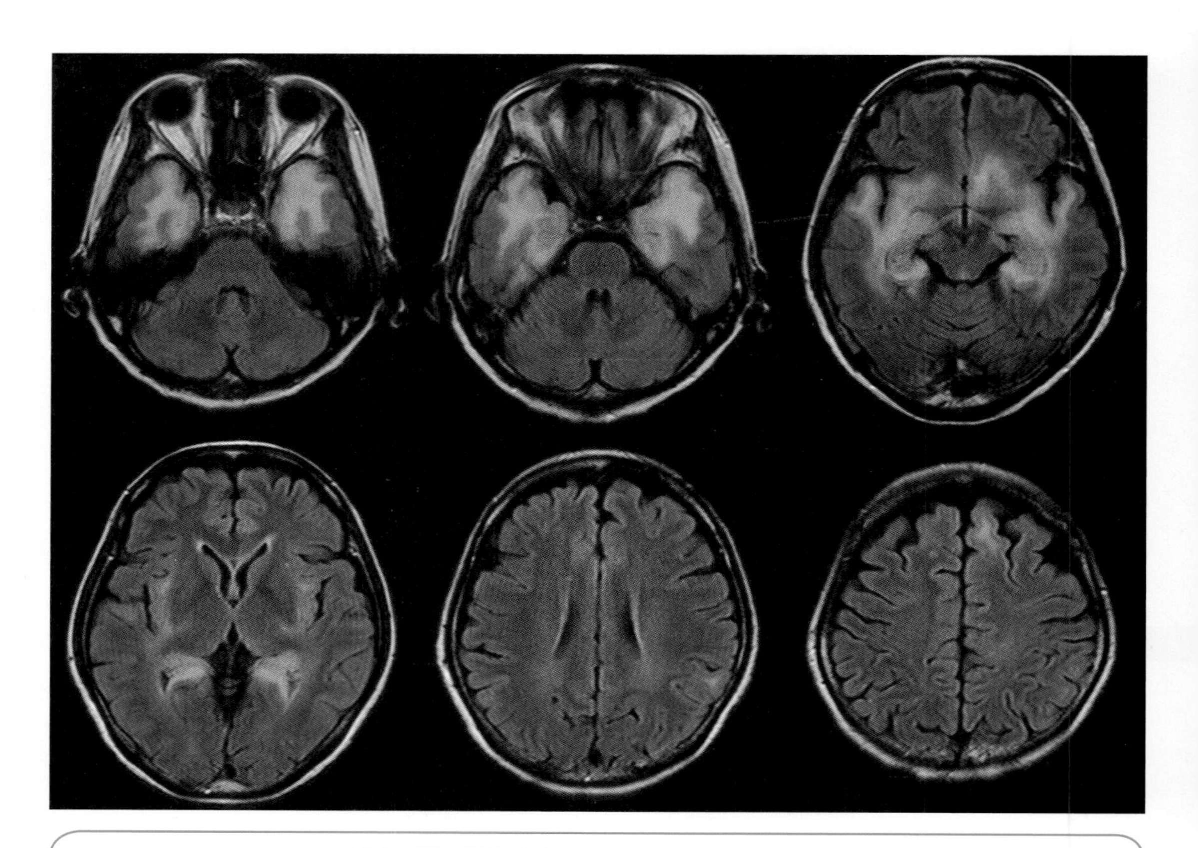

圖25-1. MRI：FLAIR加權影像（橫切面）

兩側顳葉內側至顳極、額葉底部、島葉皮質到髓質部分的T2加權影像。影響上可觀察到高訊號區，並伴隨mass effect。左額葉和頂葉皮質下皆有T2延長之異常。雖然未顯示於上圖，但擴散加權影像上並未出現異常之高訊號。此外，造影劑流入後，也未出現增強效果。

2. 血流、代謝

目前已知腦炎患者在急性期到亞急性期之間會有局部血流和代謝增加的情形。利用^{18}F-FDG-PET檢查可觀察到伴隨發炎而出現的葡萄糖載體蛋白（GLUT1）活化，而使聚積度增加[1)]。**圖25-2**的NHLE影像顯示了海馬迴醣類代謝異常亢進的現象。痙攣等神經活動激發而引起的血流和代謝增加應與上述的血流和代謝增加加以鑑別。血流和代謝異常增加的情形在治療結束進入慢性期後會逐漸改善；而神經受到不可逆的嚴重損傷時，血流和代謝會異常偏低。

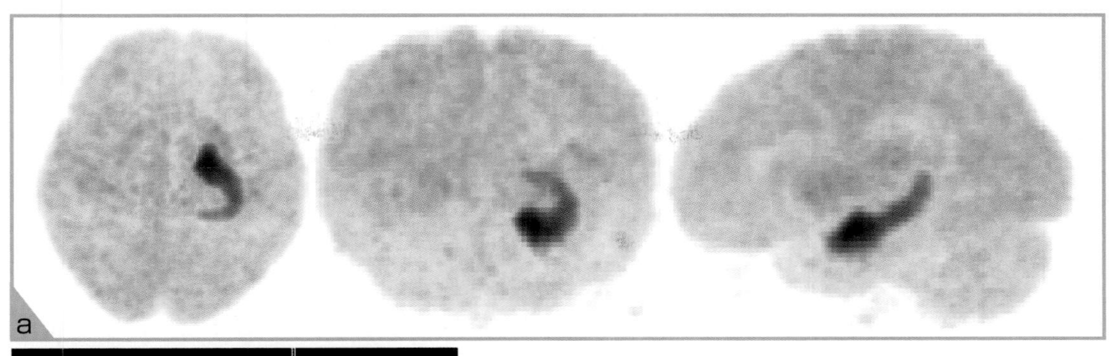

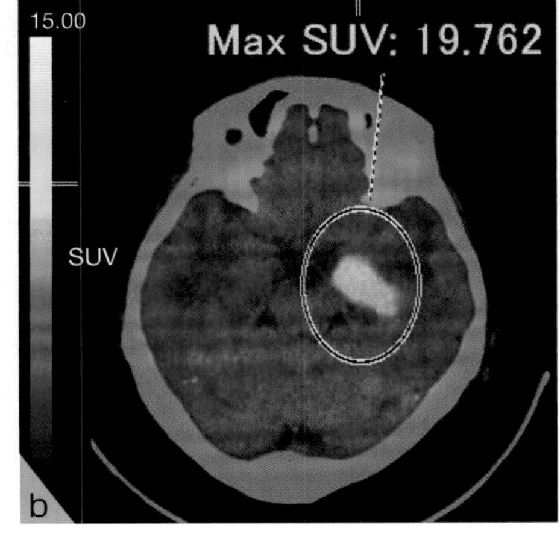

圖25-2. ^{18}F-FDG-PET/CT腦部造影

a：MIP（maximum intensity projection）影像。左：下面，中：正面，右：側面。

b：PET/CT重疊影像。左海馬迴可看到顯著的局部聚積異常增加。推測可能處於發炎旺盛或神經過度活化的狀態。

3. ^{11}C-methionine PET檢查

有報告指出可利用^{11}C-methionine PET檢查來追蹤腦炎的發展經過[2)]。實際利用^{18}F-FDG-PET檢查在醣類代謝異常亢進的區域觀察到聚積異常增加之案例如**圖25-3**所示。然而^{11}C-methionine PET在腦內的聚積度會因血腦屏障受破壞的情況而異，故和MRI造影檢查一樣，較難評估因腦血屏障受到破壞而引起的聚積。

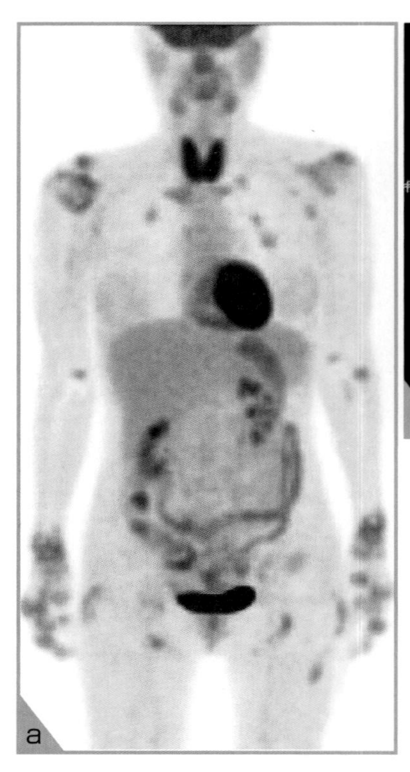

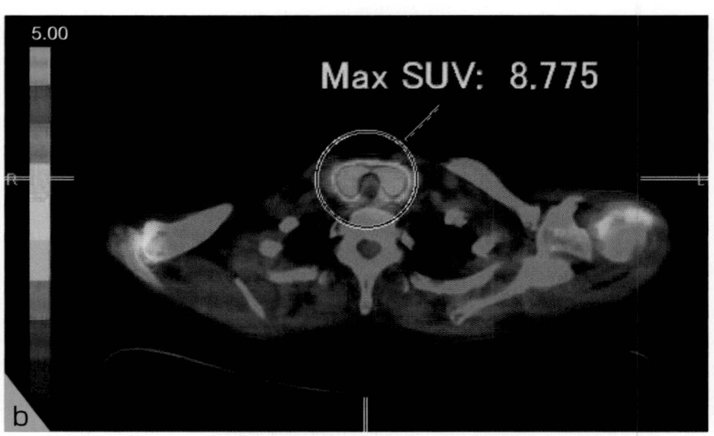

圖25-3. ^{18}F-FDG-PET/CT的軀幹造影

a：MIP影像、b：甲狀腺部PET/CT重疊橫切面影像
在甲狀腺可觀察到聚積異常增加。此個案患有風濕性關節炎和SLE等原發疾病，故可於多個關節和肩胛骨附近觀察到異常的聚積增加。此外，於消化道、心臟、胃、腎臟和膀胱觀察到的聚積可視為生理性的聚積。

3 治療期間不可忽視的所見、檢查重點與影像判讀技巧

對於引起失智症狀的邊緣性腦炎，為了評估預後，並確認病變擴散的程度和病灶位置，MRI檢查幾乎可說是必要項目。^{18}F-FDG-PET檢查可用來作為評估腦部功能和發炎的活躍程度的輔助工具。此外，對於副腫瘤性邊緣性腦炎和自體免疫性邊緣性腦炎的患者可進行全身性檢查，以輔助原發疾病的診斷。**圖25-1～4**是一位出現認知功能障礙、50多歲的邊緣性腦炎女性患者，其全身性的^{18}F-FDG-PET檢查便有助於橋本氏腦病變的診斷。一開始此患者的家人覺得患者有健忘的問題而帶她就醫，隨後依脊髓液和MRI檢查結果將其診斷為邊緣性腦炎，且疑似為腫瘤相關性腦炎，而進行全身性的^{18}F-FDG-PET檢查。因觀察到甲狀腺有相當顯著的異常聚積，便一併利用此檢查確認橋本氏腦病變的可能性。首先施行頸部超音波檢查和血液檢查，結果判定為甲狀腺功能正常的橋本氏症，腦炎方面則判定為橋本氏腦病變。自體免疫性腦炎患者的實質內動靜脈、微血管周圍、髓膜的血管周圍，尤其是以靜脈為主的部分有淋巴球、巨噬細胞等浸潤的情形，推測其病理表現是由血管炎所引起。

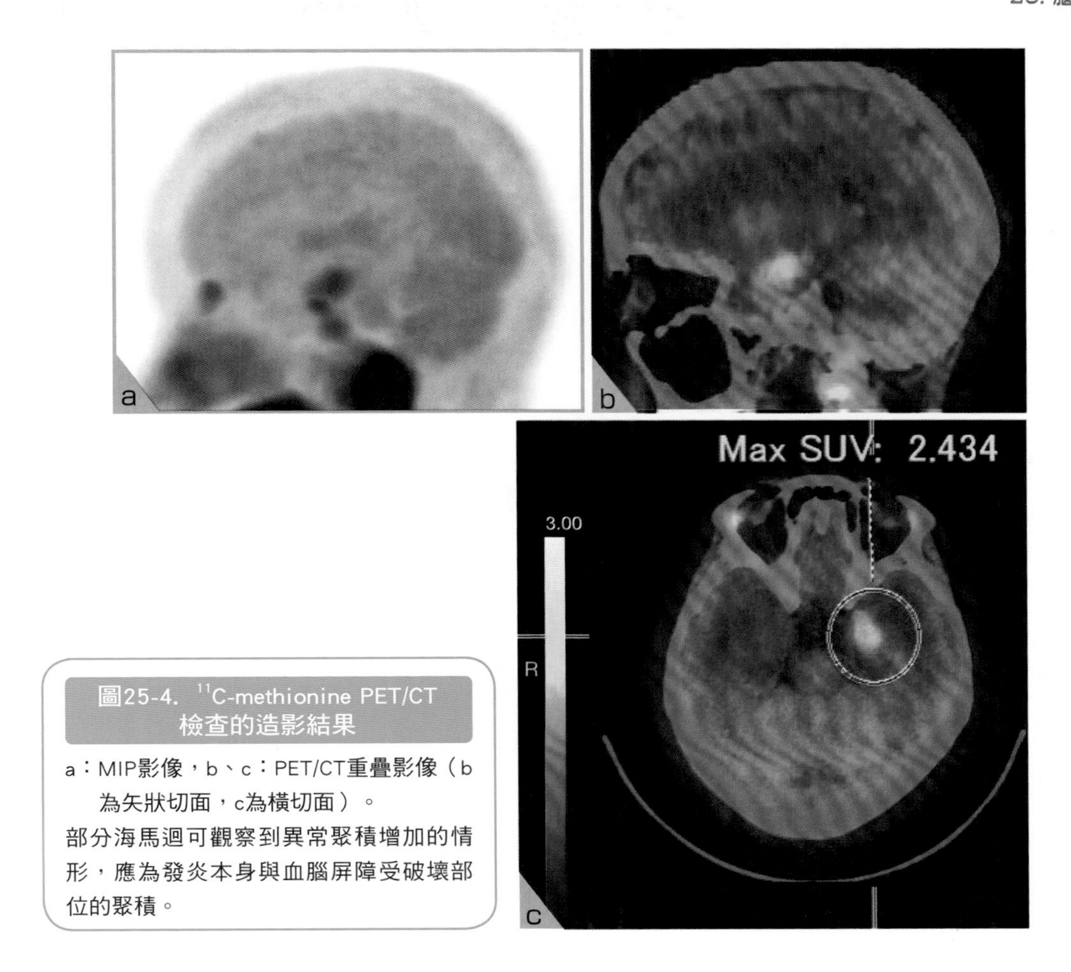

圖25-4. ^{11}C-methionine PET/CT 檢查的造影結果

a：MIP影像，b、c：PET/CT重疊影像（b為矢狀切面，c為橫切面）。

部分海馬迴可觀察到異常聚積增加的情形，應為發炎本身與血腦屏障受破壞部位的聚積。

研究發現橋本氏腦病變的患者具有特異性的血清抗*N*末端 α 烯醇化酶抗體，陽性率為六分之五。此抗體在無腦病變的橋本氏症患者的陽性率較低，故可視為篩檢出橋本氏腦病變的有用標記（marker）。其他可用來鑑別、會引起邊緣性腦炎的免疫性腦炎有NMDA受體腦炎，有50%以上的案例會合併卵巢畸形瘤，故全身攝影有助其診斷。然而，抗NMDA受體腦炎患者的平均年齡為23歲，基本上並無鑑別失智症之疑慮。

（今林悅子）

● 文 獻

1) Jurcovicova J：Glucose transport in brain- effect of inflammation. Endocr Regul 48(1)：35-48, 2014.

2) Hirata K, Shiga T, Fujima N, et al：(11)C-Methionine positron emission tomography may monitor the activity of encephalitis. Acta radiologica 53(10)：1155-1157, 2012.

CHAPTER 26 DEMENTIA

CADASIL、CARASIL

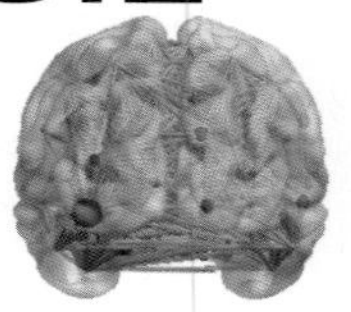

1 原發疾病的概念與症狀特徵、病程和治療

1．概念

CADASIL（cerebral autosomal dominant arteriopathy with subcortical infarcts and leukoencephalopathy）與CARASIL（cerebral autosomal recessive arteriopathy with subcortical infarcts and leukoenphalopathy）屬於遺傳性腦部小血管病變。CADASIL常因體顯性遺傳的*NOTCH3*基因突變而致病。另一方面，CARASIL則常因體隱性遺傳的*HTRA1*基因突變而致病。兩者都會在中老年期因腦血管疾病而產生大腦白質病變和梗塞，最後引發血管性失智症（VaD）。雖然兩者皆屬於遺傳性疾病，但兩者的臨床表現和病程發展仍有相異之處，將於以下進行說明。

2．症狀的特徵與發病經過

CADASIL是發生頻率最高的遺傳性腦部小血管疾病。即便是具有相同基因突變的同一家族內的患者，也可能出現不同的臨床症狀和發病經過。最常出現的症狀為暫時性腦缺血發作或腦梗塞，初次發作的平均年齡為40多歲（30～70多歲）。缺血性變化幾乎都發生在皮質下，即便沒有高血壓、糖尿病、吸菸等動脈硬化的危險因子存在也仍會發生此變化。隨著腔隙性腦梗塞反覆發作，且皮質下腦缺血持續惡化，患者逐漸開始出現注意力、處理速度、執行功能等的障礙。50～60多歲的患者可能會呈現未伴隨局灶性症狀的皮質下失智症，以及步行障礙或假性球（延髓）麻痺等症狀。其他症狀包括偏頭痛發作、情緒障礙、情感淡漠等[1)]。偏頭痛發作常伴隨前兆，首次發生常在約30多歲左右時，多在暫時性腦缺血或腦梗塞發作前。患者也可能會出現伴隨驅動力下降的情感淡漠、憂鬱或躁症等精神症狀。病情發展至最後約60～70多歲則常因感染等而死亡。水野的研究團隊針對日本的CADASIL患者探討其特徵，發現60歲以上的高齡患者約占了患者總數的兩成，且報告了具血管性病變危險因子的案例，以及無法獲得家族史的案例等[2)]。對於此類患者最後需進行*NOTCH3*基因突變的鑑定，並利用皮膚和肌肉活體組織切片的電子顯微鏡檢查來確認是否有GOM（granular osmiophilic material）以確認診斷。

Maeda等人於1976年首度報告了日本CARASIL的案例後，此疾病才為人所知[3)]。CARASIL的患者一樣有非高血壓性血管病變，30多歲時即呈現持續惡化的失智症狀。CARASIL也會有腦缺血發作的情形，尤其可觀察到多發性腔隙性腦梗塞等與CADASIL非常相似的臨床症狀，但其發病年齡較早、惡化速度較快，記憶障礙的程度更嚴重。此外，患者可能合併胸椎下部到腰椎上部的退化性脊椎病變，且會伴隨反覆性腰痛，或是毛髮脫落引起的禿頭。最後需進行*HTRA1*基因突變的鑑定來確診。CARASIL患者的活體組織切片的病理所見中，並無在CADASIL患者中可看到的GOM存在。

3. 治療

目前尚無針對CADASIL和CARASIL的治根療法，只有減緩症狀的對症治療。CADASIL發病時會出現頭痛發作，其發作頻率變得越來越高，並不一定需要投予預防性藥物。若有投藥之必要，可選擇丙戊酸鈉（Valproic acid）等抗癲癇藥物和β受體阻斷劑等[1)]。抗血小板藥物則可用來預防腦缺血發作。腦血管病變會帶來腦出血的風險，故投予抗凝血藥或高劑量的抗血小板藥物時需特別小心。此外，合併有高血壓和高血脂症等疾病時，也需針對併發症加以治療。若從家族史等預測個案有腦缺血發作的可能性時，必須實施禁菸等生活習慣上的衛教措施，以預防初次發作。

（東　晋二）

● 文獻

1） Chabriat H, Joutel A, Dichgans M, et al：Cadasil. Lancet Neurol 8(7)：643-653, 2009.
2） 水野敏樹：CADASILの診断，病態，治療の進歩；本邦におけるCADASIL診断基準の作成．臨床神経学 52(5)：303-313，2012.
3） Maeda S, Nakayama H, Isaka K, et al：Familial unusual encephalopathy of Binswanger's type without hypertension. Folia Psychiatr Neurol Jpn 30(2)：165-177, 1976.

2 影像所見的特徵與判讀方式

1．特異性影像所見—以顳極為中心的白質病變—

CADASIL是一種體染色體顯性遺傳的腦部小血管疾病，由第19號染色體上*NOTCH3*基因突變所導致。其病理學特徵為小至中型的軟腦膜動脈和貫穿枝中膜有GOM沉積、平滑肌細胞變性，以及多發性、癒合性或瀰漫性的髓鞘淡化，和基底核、視丘、白質腔隙性梗塞。必須檢查是否有*NOTCH3基因突變*，或經由皮膚活體切片檢查GOM的存在與否才能確診。

對比解析度較CT更佳的MRI更適合用來評估白質病變、梗塞、微出血等各種病變。欲進行白質病變、微出血的鑑別時，除了拍攝T1加權影像、T2加權影像、FLAIR影像外，T2*加權影像或磁化率加權影像也不可或缺。此外，患者也可能合併無症狀的急性腦梗塞，因此切勿遺漏擴散加權影像。

CADASIL患者的大腦白質病變的典型影像特色為在T2加權影像和FLAIR影像中呈現高訊號，而在T1加權影像中為等訊號或輕度低訊號。此大腦白質病變在未發病期間就可能存在，有案例早在10～20多歲左右即出現。未滿40歲的案例常可在腦室周圍或上方的腦白質區域觀察到點狀至結節狀分佈的大腦白質病變，會隨著老化轉為瀰漫性的大範圍病變。此白質病變在影像上的訊號變化和Binswanger disease等的案例並無二致，因此鑑別時需特別注意其分佈狀況。CADASIL的許多腦區皆會出現病變，尤其兩側顳極、額極皮質下和外囊的白質病變最具特異性（**圖26-1～3**）。20～30多歲的年輕患者也常出現顳極和額葉病變，而其中顳極病變的特異性更高，是最有利於與Binswanger disease等其他疾病引起的缺血性變化區辨的影像特徵。

而胼胝體、腦幹、基底核和視丘也會出現與大腦白質病變相同的訊號分佈模式。20多歲的患者是以大腦天幕上白質病變為主，30多歲後病變擴及大腦天幕下、視丘和基底核，範圍隨著老化而增加。至於腦幹部分，橋腦較常出現病變，中腦和延髓的頻率則較低。病變一般位於貫穿枝支配的腦幹中央部分，表示有小血管病變的情形。

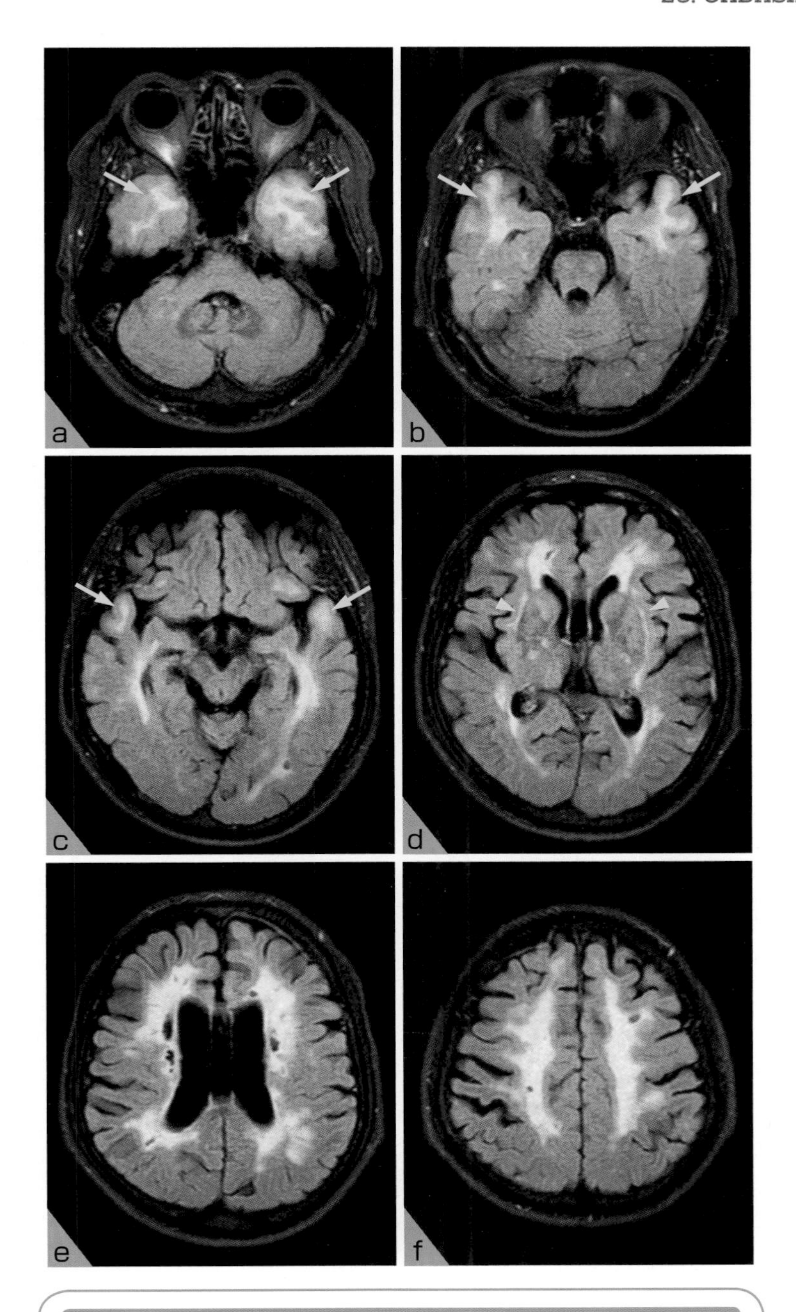

圖26-1. CADASIL基因診斷案例（40多歲男性，圖26-2個案的哥哥）

FLAIR影像（a～f）上可明顯觀察到不符年齡的大腦白質病變和腦部萎縮。除了兩側側腦室周圍和大腦深部白質外，包含顳極一帶在內的兩側顳葉（a～c：箭頭處）和外囊（d：三角處）、額葉皮質下附近也呈現了具特異性的大腦白質病變分佈。兩側放射冠和額葉等大腦深部白質散佈了許多不規則的低訊號區，表示有陳舊性梗塞。此外，基底核、視丘和橋腦底部也可觀察到高訊號區。

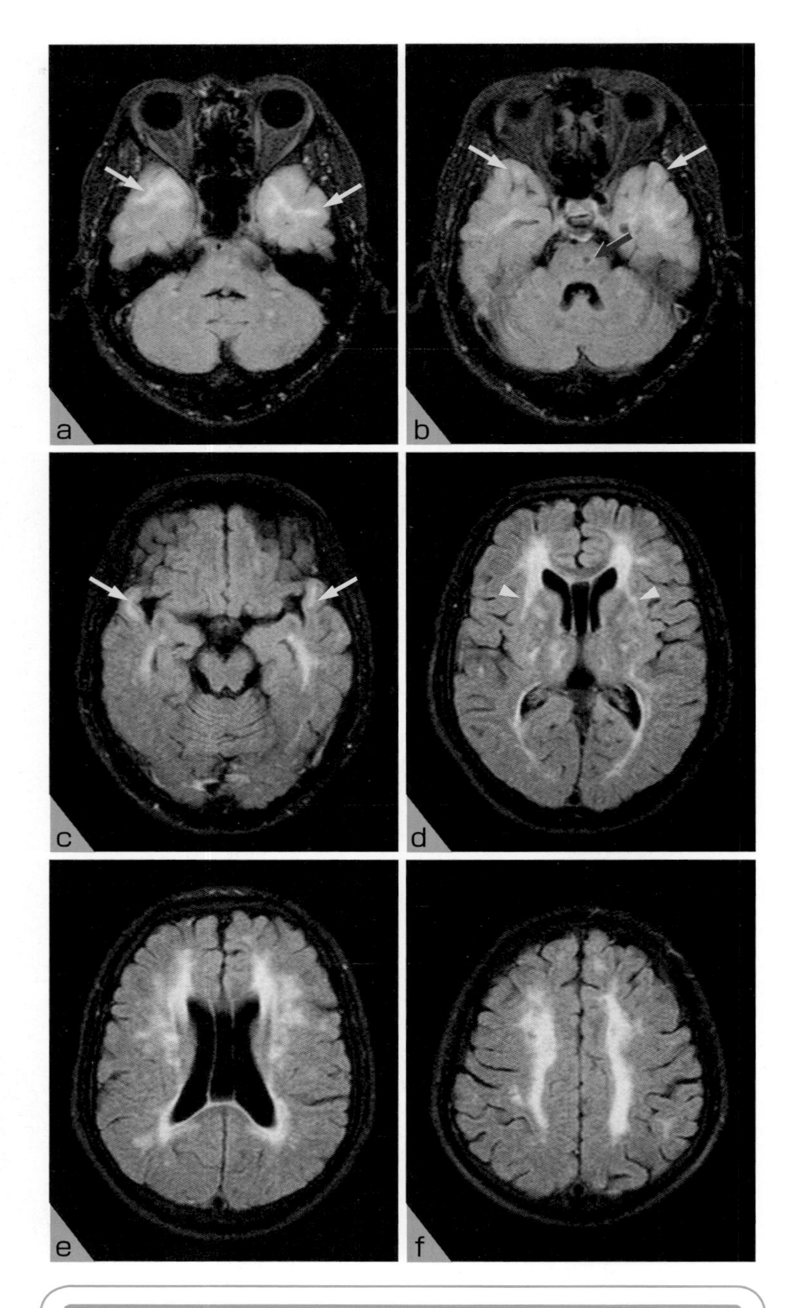

圖26-2. CADASIL基因診斷案例（30多歲男性，圖26-1個案的弟弟）

FLAIR影像（a～f）上可明顯觀察到大腦白質病變，分佈於包含顳極一帶在內的兩側顳葉（a～c：箭頭處）、外囊（d：三角處）和額葉皮質下附近。此外，橋腦底部的低訊號區表現有陳舊性梗塞的情形（b：粗紅箭頭處）。和圖26-1的個案相比，其大腦白質病變和陳舊性梗塞的程度較輕微，腦部萎縮也較不明顯。

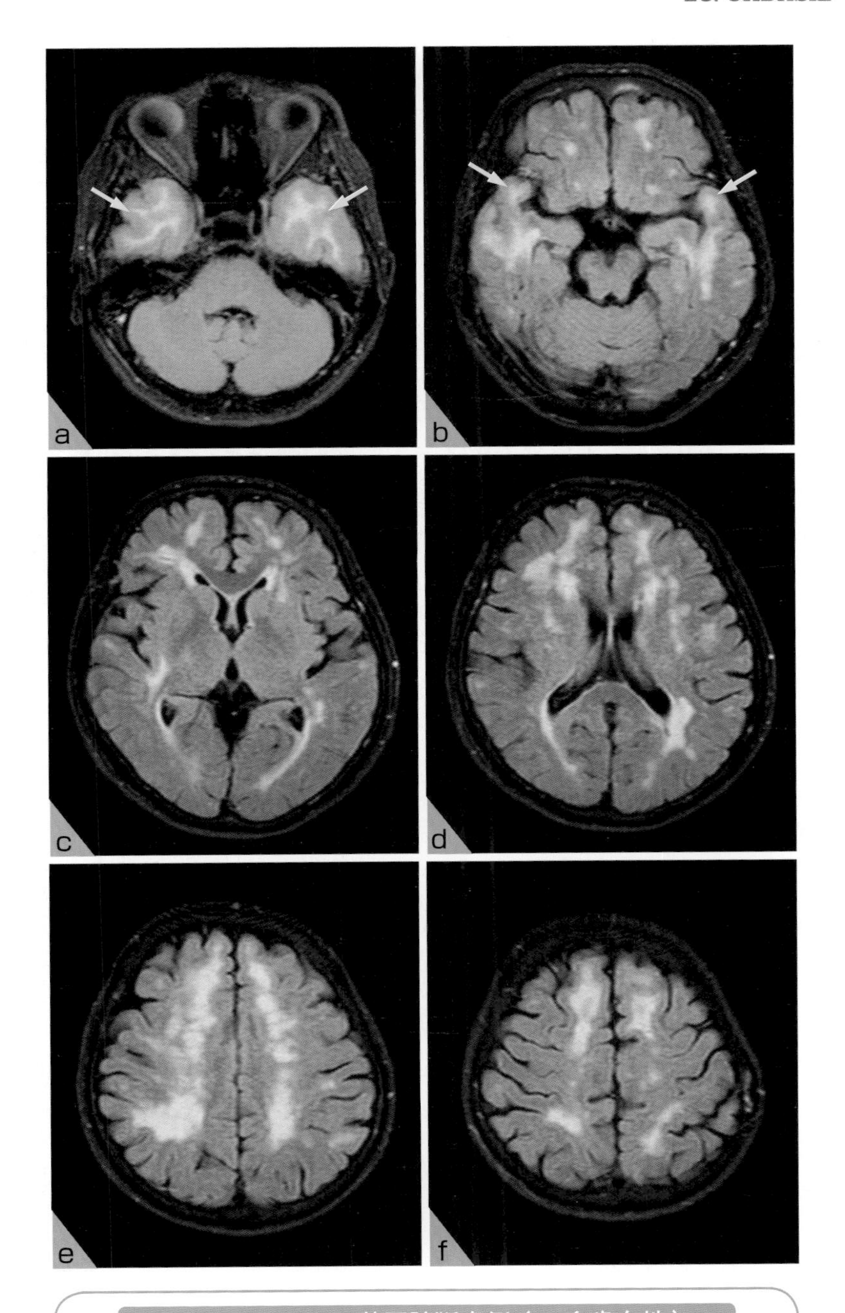

圖26-3. CADASIL基因診斷案例（60多歲女性）

FLAIR影像（a～f）上可觀察到兩側大腦白質有多發的高訊號區，包含顳極一帶在內的兩側顳葉（a、b：箭頭處）和額葉皮質下尤其顯著。和圖26-1、2個案的差異在於並未出現腦幹病變和陳舊性梗塞。

2. 其他常出現的影像所見
—Subcortical lacunar lesion、腦梗塞、腦內微出血—

報告指出，反映大腦皮髓質交界的血管周圍腔隙擴大和海綿狀變性的subcortical lacunar lesion（SLL）也是CADASIL常見的異常表現。此病變以顳葉為中心呈邊緣明顯的線狀或點狀分佈，T1加權影像和FLAIR影像上呈現低訊號，T2加權影像上則呈現和腦脊髓液一樣的訊號。另外有報告指出在年輕患者的顳極也出現了白質病變。腦梗塞在T1加權影像中呈現較明顯的低訊號，在T2加權影像中呈現邊緣不明顯的高訊號，在FLAIR影像中則偶爾於中央部觀察到低訊號（**圖26-1、2**）。腦梗塞的大小大多未滿10mm，呈現不規則的外型，且從30多歲就可能出現，和白質病變一樣會隨著老化而增加。梗塞多分佈於基底核，此外也可能於額葉、頂葉、視丘、腦幹等部位出現。腦內微出血則是於T2*加權影像上以未滿10mm點狀至小斑狀的低訊號呈現。31～69%的CADASIL案例會有腦內微出血的情形，且大多從40多歲時即出現。微出血多分佈於枕葉，基底核、腦幹等也可能出現。

3 治療期間不可忽視的所見、檢查重點與影像判讀技巧

引發CADASIL的*NOTCH3*基因突變是位於*NOTCH3*分子在細胞外的類表皮生長因子重複結構域（EGF-like repeat domain）內。而在對應此EGF-like重複結構的*NOTCH3*基因外顯子（exon）2～24中，致病突變多集中分佈於外顯子2～6，這是CADASIL的一大特徵。一開始的研究發現高加索人種較常出現外顯子4突變，但近年來來自台灣和韓國等地外顯子11突變等其他外顯子突變的案例報告也逐漸增加。值得注意的是外顯子2～6異常的案例大多會在顳極觀察到白質病變，而外顯子11異常者顳極白質病變的盛行率則是20～42%。雖然顳極白質病變是CADASIL特異性的影像特徵，但可能因基因變異的類型而未出現此表現。此外，外囊病變也並不一定會出現（**圖26-3**）。

另外，臨床上疑似CADASIL或有家族史，但未出現*NOTCH3*基因突變的案例中，45%有顳極白質病變，50%有外囊病變，雖然頻率較低，但仍多呈現類似CADASIL的影像所見。

除了CADASIL以外會呈現兩側顳極白質異常訊號的疾病有CARASIL、肌強直性營養不良、神經性梅毒、額顳葉退化症等。CARASIL的特徵為arch sign（分佈於橋腦至中小腦腳、呈線狀的T2延長區域），影像所見和CADASIL非常類似，因此需要和禿頭等臨床表現一併評估[7)]。

（櫻井圭太）

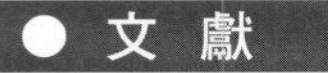

● 文 獻

1) O'Sullivan M, Rich PM, Barrick TR, et al：Frequency of subclinical lacunar infarcts in ischemic leukoaraiosis and cerebral autosomal dominant arteriopathy with subcortical infarcts and leukoencephalopathy. AJNR Am J Neuroradiol 24(7)：1348-1354, 2003.
2) van den Boom R, Lesnik Oberstein SA, Ferrari MD, et al：Cerebral autosomal dominant arteriopathy with subcortical infarcts and leukoencephalopathy；MR imaging findings at different ages；3rd-6th decades. Radiology 229(3)：683-690, 2003.
3) Chabriat H, Mrissa R, Levy C, et al：Brain stem MRI signal abnormalities in CADASIL. Stroke 30(2)：457-459, 1999.
4) Lesnik Oberstein SA, van den Boom R, van Buchem MA, et al：Cerebral microbleeds in CADASIL. Neurology 57(6)：1066-1070, 2001.
5) Lee YC, Liu CS, Chang MH, et al：Population-specific spectrum of NOTCH3 mutations, MRI features and founder effect of CADASIL in Chinese. J Neurol 256(2)：249-255, 2009.
6) Pantoni L, Pescini F, Nannucci S, et al：Comparison of clinical, familial, and MRI features of CADASIL and NOTCH3；negative patients. Neurology 74(1)：57-63, 2010.
7) Nozaki H, Sekine Y, Fukutake T, et al：Characteristic features and progression of abnormalities on MRI for CARASIL. Neurology 85：1-5, 2015.

CHAPTER 27 DEMENTIA

海馬硬化型失智症

hippocampal sclerosis dementia(HSD)

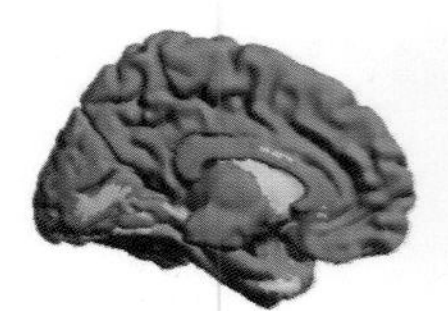

1 原發疾病的概念與症狀特徵、病程和治療

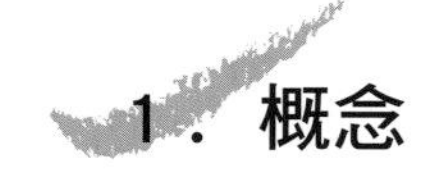

1. 概念

出現於高齡者的海馬硬化（hippocampal sclerosis of aging, HS-Aging）和阿茲海默症（AD）等其他神經退化性疾病並無強烈相關，其特徵為在海馬迴阿蒙氏角（Ammon's horn）的CA1區和海馬支腳（subiculum）會出現神經元脫落和星狀細胞的膠質細胞增生。會併發失智症的HS-Aging症候群稱為海馬硬化型失智症（HS dementia, HSD）[1]。另一方面，引起顳葉癲癇、發生於嬰幼兒期的HS除了CA1區外，CA4區和齒狀迴也出現病變，但和HS-Aging不同的地方在於海馬支腳並未受影響。

目前認為HS-Aging的認知功能障礙是由其本身所引發，實際上也有未合併其他神經退化性疾病、病理上單因HS-Aging而引起失智症的案例（pure HSD）[2]。然而大多數的HS-Aging常和其他失智類疾病合併出現，尤其具有TDP-43陽性包涵體的額顳葉退化症（FTLD-TDP）有70%的案例合併HS-Aging[3]。約10%的AD、5%的路易氏體型失智症（DLB）患者合併HS-Aging，而這些疾病和TDP-43陽性包涵體也具有高相關性，另外也有報告指出pure HSD的患者具有TDP-43陽性包涵體[4)-6)]。此外，也有研究指出FTLD-TDP相關基因GRN和TMEN106B基因與HS-Aging有關[4]，推測許多HS-Aging案例屬於和TDS-43有關的神經退化性病變。另一方面，也有報告指出小動脈硬化（arteriolosclerosis）和HS-Aging有密切的關係[7]，可知HS-Aging的發病過程可能相當多元，需要累積更多的相關研究。

2．症狀的特徵與發展經過

失智症患者的HS盛行率為5～30%，此處的報告數據並不一致，可能是因檢查對象不同而致[8)]。HSD的平均發病年齡約為80歲，較AD高[4)]，且無性別差異[1)]。

關於盛行率，相較於AD患者的發病高峰為80歲後半，HSD的發病率會隨著年齡的增長而增加，99歲以上的盛行率即和AD差不多[8)]。由此可知，HSD和老化的關聯性較AD來得高。HSD的臨床症狀以情節記憶障礙等記憶障礙為主，與AD類似。但與AD相比，HD-Aging患者的言語流暢度（皮質性症狀有關）較未受影響，有報告指出可將此作為與AD鑑別的有用指標[8)]。縱向追蹤MMSE分數的變化並檢查認知功能降低程度的研究結果顯示，pure HSD的病程發展較AD或伴隨HS-Aging的AD來得緩慢[4)]。此外有研究發現HSD患者會出現憂鬱症狀[9)]。

3．治療

目前並無針對HSD的治療方法。有報告指出HSD的臨床經過和預後受到合併之其他失智症很大的影響，因此對於此類案例需針對其合併之病情加以治療。不過目前尚無將適用AD的膽鹼酶抑制劑等投予HSD後帶來直接效果之證據，有待今後研究釐清。

（東　晋二）

● 文 獻

1) Probst A, Taylor KI, Tolnay M：Hippocampal sclerosis dementia；a reappraisal. Acta Neuropathol 114(4)：335-345, 2007.
2) Ala TA, Beh GO, Frey WH 2nd：Pure hippocampal sclerosis；a rare cause of dementia mimicking Alzheimer's disease. Neurology 54(4)：843-848, 2000.
3) Josephs KA, Stroh A, Dugger B, et al：Evaluation of subcortical pathology and clinical correlations in FTLD-U subtypes. Acta Neuropathol 118(3)：349-358, 2009.
4) Murray ME, Cannon A, Graff-Radford NR, et al：Differential clinicopathologic and genetic features of late-onset amnestic dementias. Acta Neuropathol 128(3)：411-421, 2014.
5) Aoki N, Murray ME, Ogaki K, et al：Hippocampal sclerosis in Lewy body disease is a TDP-43 proteinopathy similar to FTLD-TDP Type A. Acta Neuropathol 129(1)：53-64, 2015.
6) Nag S, Yu L, Capuano AW, et al：Hippocampal sclerosis and TDP-43 pathology in aging and Alzheimer's Disease. Ann Neurol 77(6)：942-952, 2015.
7) Neltner JH, Abner EL, Baker S, et al：Arteriolosclerosis that affects multiple brain regions is linked to hippocampal sclerosis of ageing. Brain 137(Pt 1)：255-267, 2014.

8) Nelson PT, Smith CD, Abner EL, et al：Hippocampal sclerosis of aging, a prevalent and high-morbidity brain disease. Acta Neuropathol 126(2)：161-177, 2013.
9) Corey-Bloom J, Sabbagh MN, Bondi MW, et al：Hippocampal sclerosis contributes to dementia in the elderly. Neurology 48(1)：154-160, 1997.

2 影像所見的特徵與判讀方式

①目前已知高齡者海馬硬化症為引發失智症的主要因素之一[1)-3)]。將其視為神經退化性疾病進行病理學上的探討時，發現海馬迴有神經元消失和膠質細胞增生的情形。研究此類患者有很高的比例出現TDP-43異位堆積[1)]，但尚無法完全將此病理表現與影像所見對應。

②海馬硬化症較難用CT診斷出來，故首選之診斷工具為MRI。

③大致上來說海馬迴的結構就像蛋糕捲，進行腦部造影時，必須觀察與海馬迴長軸垂直的冠狀切面影像。拍攝矢狀切面影像後，設定與海馬迴垂直的冠狀切面。評估海馬硬化症的基本程序為利用高速自旋迴訊（spin echo）法拍攝T2加權影像，再拍攝FLAIR影像。雖然已有研究評估FLAIR的用處[4)]，但在正常情況下FLAIR影像上也會顯示高訊號，故應確實掌握所屬機構造影儀器的常態，以在此基礎之上進行評估。

④海馬硬化症的MRI所見為萎縮，以及T2加權影像和FLAIR上呈現高訊號。雖然單側的海馬硬化較常見，但也有兩側海馬硬化之案例。

⑤目前日本全國有2000家以上的機構採用可在MRI影像上進行簡易局部萎縮評估的免費軟體VSRAD®[5)]。以目前的VSRAD®來說，可用來診斷AD的信賴區間Z分數在海馬硬化症患者的影像數據中也是偏高的，因此並不能因為觀察到Z分數增加就輕易斷定個案罹患AD，應以視診觀察T2加權影像上海馬迴部分的訊號是否上升，同時仔細評估臨床病程，以獲得適切的診斷。

3 治療期間不可忽視的所見、檢查重點與影像判讀技巧

1. 出現不可忽視之所見、檢查重點的時期

①臨床上失智症狀的發展速度緩慢，但海馬迴的T2加權影像和FLAIR上可觀察到顯著的高訊號和萎縮時，即有可能是HSD。

②海馬硬化症患者的失智程度可能受到硬化發生於右側或左側之影響。無論是否是優勢半球出現海馬硬化，都應多加留意。

③將HS視為神經退化性疾病之研究發現其主要症狀為失智症，發生癲癇的情況較少。以高齡者急救現場的經驗來說，若從結構上看疑似為海馬硬化，便應謹慎觀察病情發展，確認是否曾出現和年輕早發案例相同的癲癇病史、目前症狀、是否受到感染、是否曾出現血管病變、外傷等，再視情況建立適當的治療計畫[3)6)]。而判斷個案屬於高齡者神經退化性疾病的海馬硬化症，或是發生於高齡族群的早發性海馬硬化症，必須在累積許多案例後才能更加明瞭。

④目前尚無統整腦血流SPECT和FDG-PET、類澱粉蛋白和tau蛋白造影的研究，是今後可努力的方向。目前已有TDP-43異位堆積的相關研究，但合併AD的案例也可能以相當高的比例出現於高齡者，故不應排除背後病理機制重複之可能性，同時與主治醫師緊密合作，以追蹤影像在病程中的變化。

2. 影像判讀與診斷的技巧

①應了解後期高齡者退化性失智症背後的病理機制中也包括海馬硬化。

②高齡海馬硬化症患者的失智症狀大多早於其他臨床症狀。

③VSRAD®等統計分析結果顯示有海馬迴萎縮的情形時，不應輕易判定為AD或嗜銀顆粒性失智症（AGD,argyrophilic grain dementia）等，應先確認T2加權影像、FLAIR冠狀切面影像上海馬迴的結構與訊號變化。

④有時可能需將出現於高齡者的癲癇症狀視為失智症之表現。非痙攣發作並不少見，故有時會造成診斷上的困難[1)-3)]。身於高齡化社會中，應注意70歲以上者的癲癇發病率會大幅增加[6)]。在這些案例群中，可能可利用造影來鑑別出HSD。

⑤AD、AGD、暫時性全面失憶症等是應合併參考臨床表現與影像所見的疾病。在病程中確實追蹤腦炎、痙攣後腦病和腦梗塞患者的腦部影像，以進行適切的診斷非常重要。

3. 案例探討

如**圖27-1**所示，此70多歲個案發病時的主訴為健忘，疑似為失智症，進一步追蹤確認有癲癇的情形。VSRAD®顯示右側較顯著的海馬旁迴局部萎縮；FLAIR冠狀切面影像顯示右側海馬迴有明顯的局部萎縮且訊號偏高，疑似為HSD。

圖27-2則為一70多歲的女性案例，10年前開始出現健忘的情形。目前的HDS（Hasegawa dementia scale）-R為19分，左側海馬迴顯著萎縮，且FLAIR影像上訊號顯著上升，且伴隨同

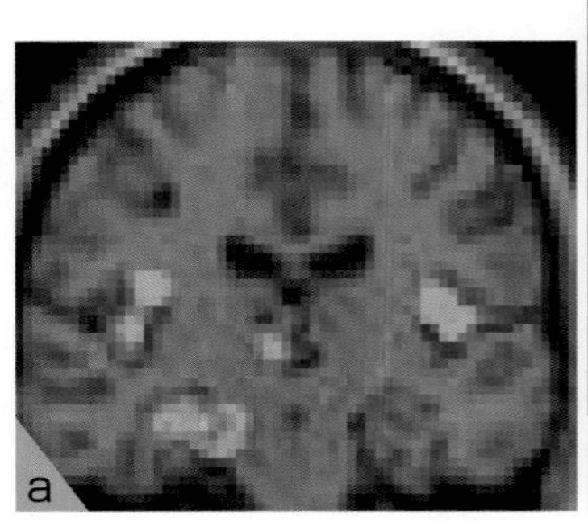

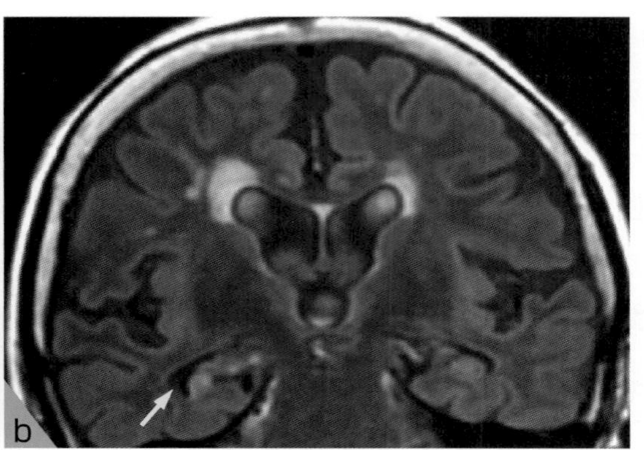

圖27-1. 案例：70多歲疑似失智症之個案，發病時的主訴為健忘進一步追蹤後確認有癲癇的情形。

a：VSRAD®的Z分數為1.78，表示有右側較顯著的海馬旁迴局部萎縮。

b：FLAIR冠狀切面影像。右側海馬迴萎縮且訊號上升，必須進行海馬硬化症之鑑別診斷。

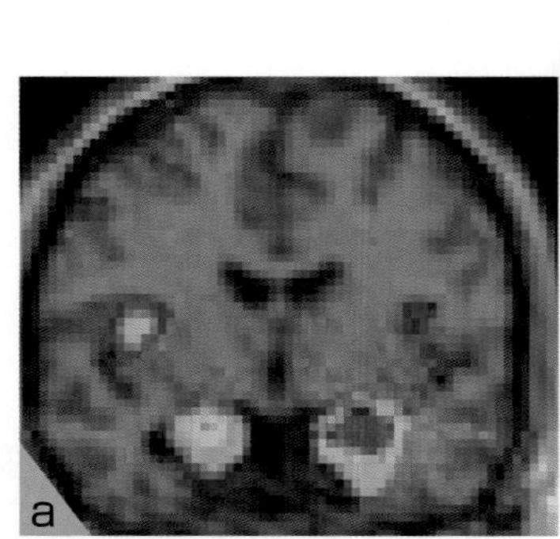

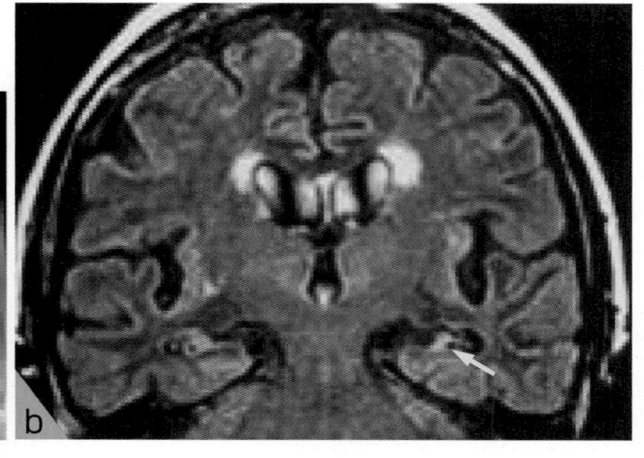

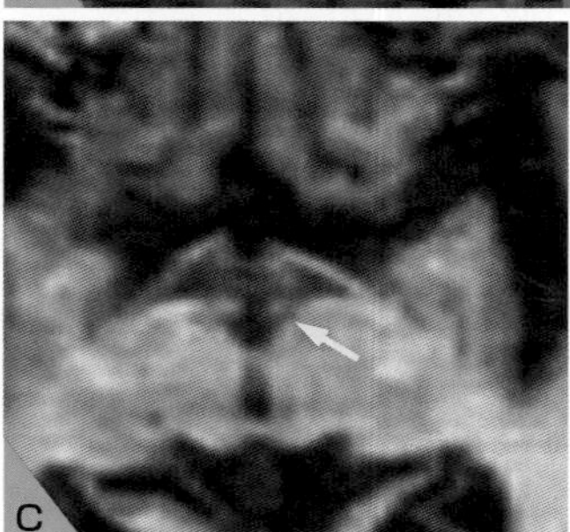

圖27-2. 案例：70多歲的女性

10年前開始出現健忘的情形，並逐漸惡化。接受MR檢查時的HDS-R為19分。VSRAD®的Z分數為4.02。

a：VSRAD®結果。左側海馬旁迴的Z分數上升較顯著。

b：FLAIR冠狀切面影像。可觀察到左側海馬迴高度萎縮且訊號偏高（箭頭處）。

c：SPGR軸切面影像。從影像所見可推測有同側乳頭體萎縮（箭頭處）的情形，疑似左側海馬迴硬化、Papez circuit退化而引起乳頭體萎縮。

（摘自德丸阿耶、齊藤祐子、村山繁雄等：影像診斷於輕度認知功能障礙所扮演之角色；根據VSRAD初期經驗推敲其背後病理機制之影像診斷。日本厚生勞動省科學研究補助金—心理健康科學研究會議「輕度認知功能障礙」研究報告書，2007年）

側乳頭體萎縮，表示有左側較顯著的HSD。

圖27-3所示為一80多歲之男性案例。FLAIR冠狀切面影像顯示左側海馬迴有萎縮和訊號上升的情形，需要根據結構上的變化來鑑別海馬硬化症。其背後病理機制為左側海馬迴CA1～2區的神經元消失，即等同於海馬硬化之狀態。

圖27-4則為一70多歲的女性案例，疑似病程中出現非皰疹病毒性邊緣性腦炎（NHLE）。左側海馬迴在10個月內逐漸萎縮，FLAIR影像上訊號上升的狀態持續延長。可追蹤到顯著的

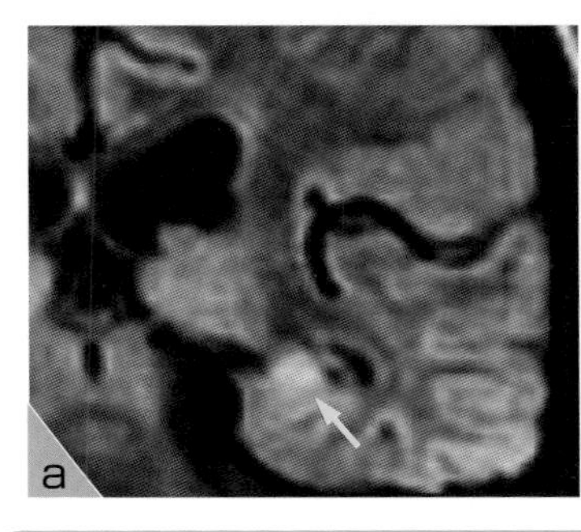

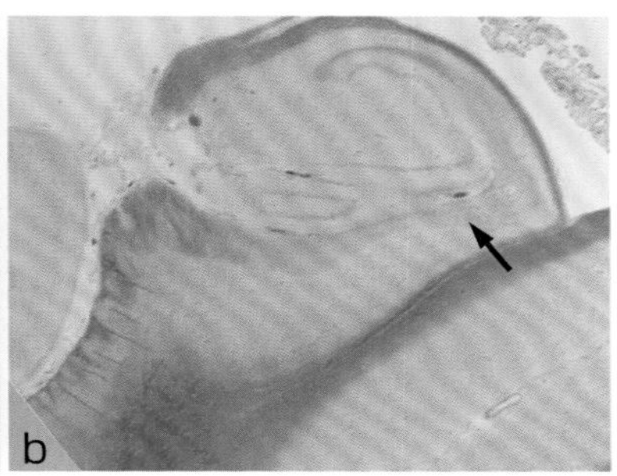

圖27-3. 案例：80多歲、有失憶症狀（CDR 0.5）

a：FLAIR冠狀切面影像。左側海馬迴萎縮且訊號偏高（箭頭處）。

b：KB染色結果。可觀察到左側海馬迴CA1～2區的神經元消失（箭頭處）。

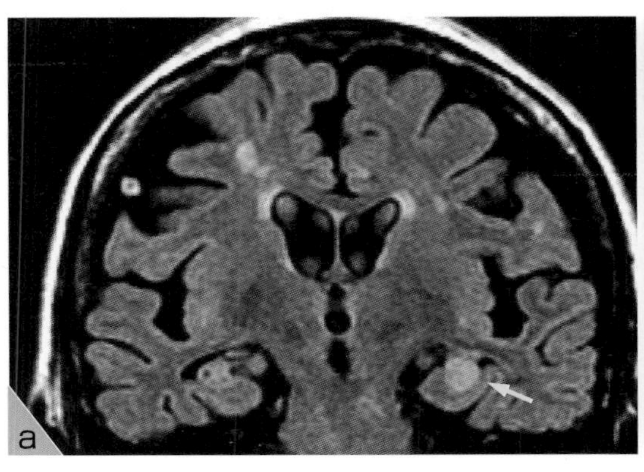

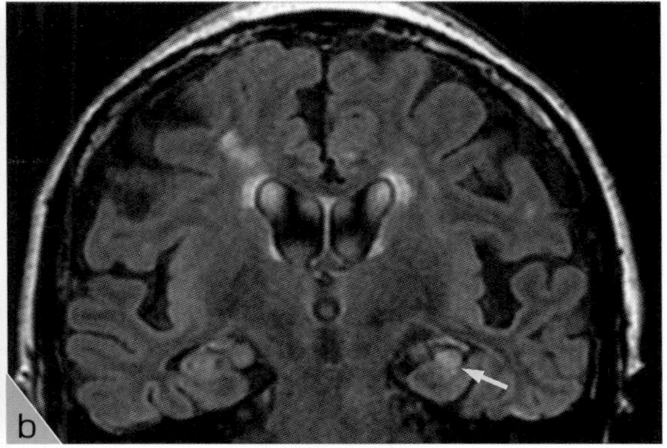

圖27-4. 案例：70多歲的女性

暫時性失語在3天後消失。脊髓液HSV-1 PCR呈陰性。流感A抗體呈陽性，表示有NHLE。10個月後HDS-R為24分，並呈現輕度認知功能障礙，臨床表現並無太大變化。

a：發病時疑似為NHLE，此為當時的FLAIR影像。可觀察到左側海馬迴水腫且訊號偏高。

b：11個月後的FLAIR冠狀切面影像。左側海馬迴持續萎縮，訊號偏高的情形延長。此時HDS-R為24分，並呈現輕度認知功能障礙。

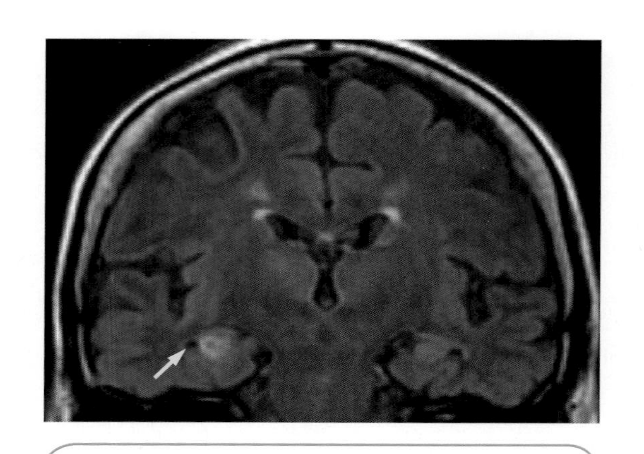

圖27-5. 案例：80多歲的女性

疑似出現茶鹼中毒引發之癲癇重積而緊急送醫。治療後意識障礙緩解、癲癇獲得控制，因而出院。上圖為發病後第10天的FLAIR冠狀切面影像，可於右側海馬迴觀察到訊號顯著上升。不排除有癲癇性腦病殘存於右側海馬迴而造成訊號異常的可能性。

臨床病程發展，並觀察到反映NHLE病程的影像所見。此案例發病後10個月時的HDS-R為24分並呈現輕度認知功能障礙，若此時才初診，放射科醫師會如何判定其影像所見呢？在此情況下，除了需要進行海馬硬化症的鑑別，還需要審慎考慮發炎後、痙攣後、缺血等情況的發展。

圖27-5所示為一位80多歲的女性患者，茶鹼中毒引發癲癇重積後，可於其右側海馬迴的FLAIR影像中觀察到訊號上升延長的情況，不排除有侷限於右側海馬之迴癲癇性腦病的可能性。針對高齡的海馬迴硬化症案例，需要藉由神經病理學檢查確認是否有TDP-43異位性堆積等神經退化之表現，也應採取和年輕案例相同的檢查程序，同時考慮是否因癲癇、發炎、外傷等，再加上顳葉內側脆弱性和局部興奮性毒性的加乘作用，而導致海馬硬化症之表現，因此不同案例的累積非常重要。高齡的HSD案例常因失智等前驅症狀而發現患病，故其發病機制常渾沌不明，如**圖27-4**、**5**的案例在HSD的確診上就較為困難，但也啟示了適當治療和預防的重要性。

（德丸阿耶、村山繁雄、齊藤祐子）

● 文 獻

1）Nelson PT, Schmitt FA, Kin Y, et al：Hippocampal sclerosis in advanced age；clinical and pathological features. Brain 134(Pt 5)：1506-1518, 2011.

2) Probst A, Taylor KI, Tolnay M：Hippocampal sclerosis dementia；a reappraisal. Acta Neuropathol 114(4)：335-345, 2007.

3) 徳丸阿耶，齊藤祐子，村山繁雄，ほか：軽度認知障害における画像診断の役割；VSRAD 初期経験を踏まえて；背景推定病理に基づく画像診断とは．厚生労働科学研究費補助金心の健康科学研究議場「軽度認知障害」研究報告書，2007.

4) Jack CR Jr, Rydberg CH, Krecke KN, et al：Mesial temporal sclerosis；diagnosis with fluid-attenuated inversion-recovery versus spin-echo MR imaging. Radiology 199(2)：367-373, 1996.

5) Matsuda H, Mizumura S, Nemoto K, et al：Automatic voxel-based morphometry of structural MRI by SPM8 puls diffeomorphic anatomic registration through exponentiated lie aglbra improves the diagnosis of probable Alxheimer disease. AJNR Am J Neuroradiol 33(6)：1109-1114, 2012.

6) てんかん治療ガイドライン作成員会(編)：高齢者のてんかんに対する診断・治療ガイドライン 2010. 医学書院，東京，2010.

CHAPTER 28 DEMENTIA

血管內淋巴瘤

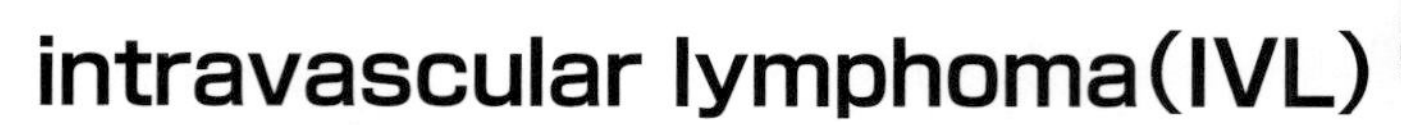

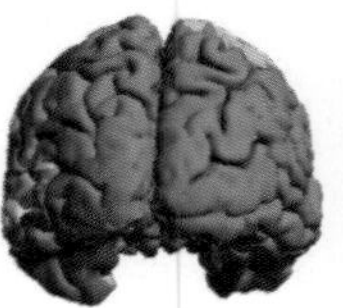

1 原發疾病的概念與症狀特徵、病程和治療

血管內淋巴瘤（intravascular lymphoma, IVL）的案例最初是由Pfleger等人提出[1)]，之後則在1965年由Strouth等人以中樞神經病變為主體提出[2)]。

根據目前的WHO分類標準，IVL的特徵為以微血管等為主的血管內腔中有腫瘤增生，被歸類為結外性B細胞淋巴瘤，且進一步被稱為血管內大B細胞淋巴瘤（intravascular large B-cell lymphoma, IVLBCL）[3)]。IVLBCL是一種好發於50～70多歲者的罕見疾病，屬於惡性淋巴瘤的一種，多於小血管內發生腫瘤細胞閉鎖性增生的情形。通常並不會觀察到淋巴結腫大和腫瘤形成，但其進展至死亡的速度非常快，故常常來不及於生前確診。

臨床症狀方面，IVCBCL好發於中高年族群，幾乎無性別差異[4)]。常呈現全身性分佈，常有體重減輕和發燒等全身性症狀[5)]。此外，依受損組織的不同，可能伴隨皮疹、定向感障礙、呼吸衰竭、腎上腺衰竭和各種細胞因子（cytokine）失調，而呈現多樣的臨床表現。發生於中樞神經系統的IVLBCL發病時，會出現腫瘤細胞和續發性血栓引起的血管狹窄、血管堵塞引起的腦缺血等腦梗塞症狀[5)]。

IVLBCL的好發年齡與腦血栓症引發的腦梗塞幾乎相同，但其發生頻率較腦梗塞低，因此有案例在初診時被誤診為腦梗塞[5)6)]。IVLBCL的初始症狀多為麻痺、無力等神經局部症狀和認知症狀，在發病初期並無具特異性之特徵[7)]。症狀急遽惡化時，會出現和中樞神經系統感染性疾病和脫髓鞘性疾病相同的病程，因此造成其鑑別診斷上的困難，而常無法於生前確診。其血液檢查結果多呈現紅血球沈降速率增加、CRP陽性等發炎反應、LDH上升、sIL-2R數值上升等[6)]。脊髓液檢查結果常呈現脊髓液蛋白上升的情況，但並無特異性所見。若觀察到上述所見，應強烈懷疑IVLBCL的可能性[7)]。

若忽略這些臨床上的特徵而延誤診斷，同時病情急速發展，便有可能在死後屍檢時才初次確診。宇津木等人曾報告被診斷為阿茲海默型失智症，之後進行腦部組織切片檢查才確診為IVLBCL的案例之臨床特徵[8)]。

這些案例被診斷為失智症到進行腦部組織切片檢查的期間為3～7個月，檢查發現之異常包括血清lactate dehydrogenase、可溶性IL-2受體數量偏高，以及脊髓液檢查結果顯示細胞和蛋白數量增加。報告指出，接受化學療法的患者在臨床症狀上會有迅速的改善，而有些延誤診斷的案例尚未接受治療即死亡[8)]，由此可知鑑別診斷的重要性。

即便IVLBCL患者接受影像檢查，因其影像缺乏特異性所見，仍常延誤診斷，過去約有半數的案例在死後解剖時才初次確診[9)]。然而近年來隨著影像診斷技術的進步，有越來越多的案例在早期即獲得確診[7)]。

初期有失智症狀的患者除了接受失智症的相關治療外，即使尚未發現疑似IVLBCL的症狀，若於病程期間出現發燒、譫妄等情形，便不應排除中樞神經系統感染性疾病的可能性。若於早期即疑似有IVLBCL之表現，應進行更精細的檢查，如利用血液檢查確認LDH、sIL-2R數值是否上升，藉由脊髓液檢查確認脊髓液蛋白是否上升，或於早期進行腦部組織切片檢查以確診[8)]。

以失智症狀為主訴而至門診就醫的患者中，若有失智以外的症狀或急遽的症狀變化時，通常會考慮阿茲海默型失智症之可能性而進行進一步的檢查[8)]。從此觀點來說，在懷疑患者罹患失智症而追蹤病程發展的同時，也不應排除IVLBCL的可能性；若伴隨發燒、體重減輕、嚴重盜汗、血清LDH、sIL-2R上升等情形，而疑似為IVLBCL時，應積極進行腦部組織切片檢查，盡可能縮短到確診之間的時間，儘早開始治療[8)]。

關於治療，IVLBCL的案例數量較少，故尚未確立適當的治療方法。治療上多和一般的結外瀰漫性大B細胞淋巴瘤相同，採用CHOP療法（**c**yclophosphamide、doxorubicin/**h**ydroxydaunorubicin、vincristine/**O**ncovin、**p**rednisone/**p**rednisolone）及以其為標準的藥物[10)]。此外，許多患者對於治療常呈現阻抗性，而最近有研究指出，加入屬於CD20單株抗體的利妥昔單抗（Rituximab）之療法頗具療效，但要注意的是此療法的效果尚不足以與預後較差的IVLBCL相抗衡[11)]。

最後，IVLBCL患者呈現精神或神經性症狀的頻率相當高，因此很可能於神經內科、腦神經外科或精神科進行初診。若出現急性或亞急性發展的精神或神經症狀、原因不明的各種多發性腦內病變、一般血液檢查結果顯示LDH值偏高、sIL-2R偏高等情況，便應考慮IVLBCL之可能性[12)]。

（高橋　晶）

● 文 獻

1) Pfleger L, Tappeiner J：On the recognition of systematized endotheliomatosis of the cutaneous blood vessels(reticuloendotheliosis?). Hautarzt 10：359-363, 1959.
2) Strouth JC, Donahue S, Ross A, et al：Neoplastic Angioendotheliosis. Neurology 15：644-648, 1965.
3) Shimada K, Kinoshita T, Naoe T, et al：Presentation and management of intravascular large B-cell lymphoma. Lancet Oncol 10(9)：895-902, 2009.
4) Murase T, Yamaguchi M, Suzuki R, et al：Intravascular large B-cell lymphoma (IVLBCL)；a clinicopathologic study of 96 cases with special reference to the immunophenotypic heterogeneity of CD5. Blood 109(2)：478-485, 2007.
5) Calamia KT, Miller A, Shuster EA, et al：Intravascular lymphomatosis；A report of ten patients with central nervous system involvement and a review of the disease process. Adv Exp Med Biol 455：249-265, 1999.
6) Imamura K, Awaki E, Aoyama Y, et al：Intravascular large B-cell lymphoma following a relapsing stroke with temporary fever；a brain biopsy case. Intern Med 45(10)：693-695, 2006.
7) 井上大輔，濱村　威，上原　平，ほか：脳生検術により確定診断され早期に化学療法を開始された血管内リンパ腫の 1 例．脳神経外科 37：369-374，2009.
8) 宇津木　聡，鈴木祥生，中原邦晶，ほか：白質脳症による認知症と誤診される脳腫瘍；血管内大細胞型 B 細胞リンパ腫．Demantia Japan 24(1)：57-64，2010.
9) Domizio P, Hall PA, Cotter F, et al：Angiotropic large cell lymphoma (ALCL)；morphological, immunohistochemical and genotypic studies with analysis of previous reports. Hematol Oncol 7(3)：195-206, 1989.
10) Ferreri AJ, Campo E, Ambrosetti A, et al：Anthracycline-based chemotherapy as primary treatment for intravascular lymphoma. Ann Oncol 15(8)：1215-1221, 2004.
11) Shimada K, Matsue K, Yamamoto K, et al：Retrospective analysis of intravascular large B-cell lymphoma treated with rituximab-containing chemotherapy as reported by the IVL study group in Japan. J Clin Oncol 26(19)：3189-3195, 2008.
12) 東城加奈，池田修一：精神科医が知っておくべき神経内科の新知識；初発の際に精神症状を呈する可能性のある神経疾患 血管内大細胞型 B 細胞リンパ腫．精神科治療学 24(11)：1321-1327，2009.

2 影像所見的特徵與判讀方式

IVL的影像檢查以MRI為首選。T2/FLAIR影像中可於腦實質部分觀察到邊界不明顯、不規則擴散的高訊號，呈現漸進性的病程。進行造影檢查後，有些異常部分可以在影像中呈現，有些卻顯示不出來。病變部分並非僅限於腦部，有時也可在脊髓觀察到。在擴散加權影像中訊號稍微偏高，ADC map中則呈現等訊號和亞急性期的梗塞狀訊號。此外，有時也可能形成腫瘤。動脈和靜脈的小血管內有淋巴瘤細胞浸潤為此疾病的典型病理表現，也可能觀察到不規則的非對稱性缺血性或梗塞狀變化，或是小出血的情形。MRI的T2*和SWI可有效捕捉出血的狀況。此外還有相當少量的出血性腦白質病變案例。造影中未顯示的部分僅以一次的MR檢查較難診斷出來，需要追蹤病情發展才有助確診。

下圖所示為一位85歲高齡女性患者的腦部造影，主訴為失智和憂鬱（**圖28-1、2**）。其包含兩側海馬迴在內的大腦半球到腦幹部分在T2/FLAIR/擴散加權影像上呈現高訊號，左側尾狀核腫瘤以外的病變部分幾乎未顯影。此案例因可觀察到腫瘤形成，而容易被判定為腫瘤相關病變，但即便無腫瘤形成，從一般的缺血性變化和梗塞來看，個案幾乎無萎縮的情形；再加上在高齡的情況下仍出現漸進性的失智症，且有瀰漫性擴散的異常訊號，應不排除IVL之可能性。此案例經活體組織切片檢查確診為IVL，但因年歲已高，未進行積極的放射化療等介入，僅給予類固醇治療，而於6個月後死亡。

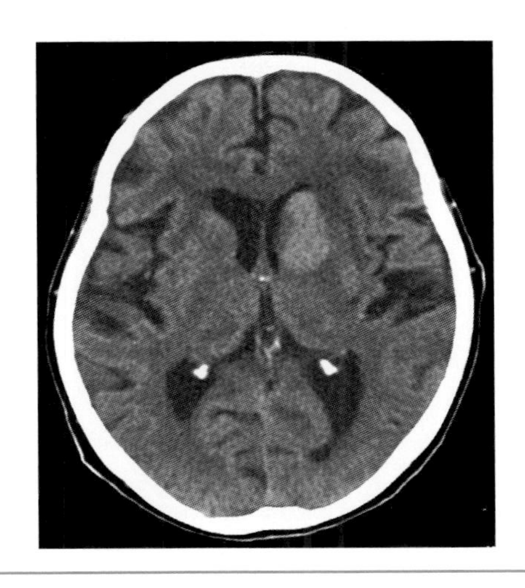

圖28-1. 單純頭部CT

85歲的女性。主訴為失智和憂鬱。就診前兩個月健忘的情形開始越來越嚴重，一整天都在臥床的頻率也變多。HDS-R為9/30。兩側額葉和顳葉白質呈瀰漫性的低吸收區，基底核和視丘部分則有零星的低吸收區，並觀察到以左側尾狀核為主的腫瘤，為輕度高吸收區。

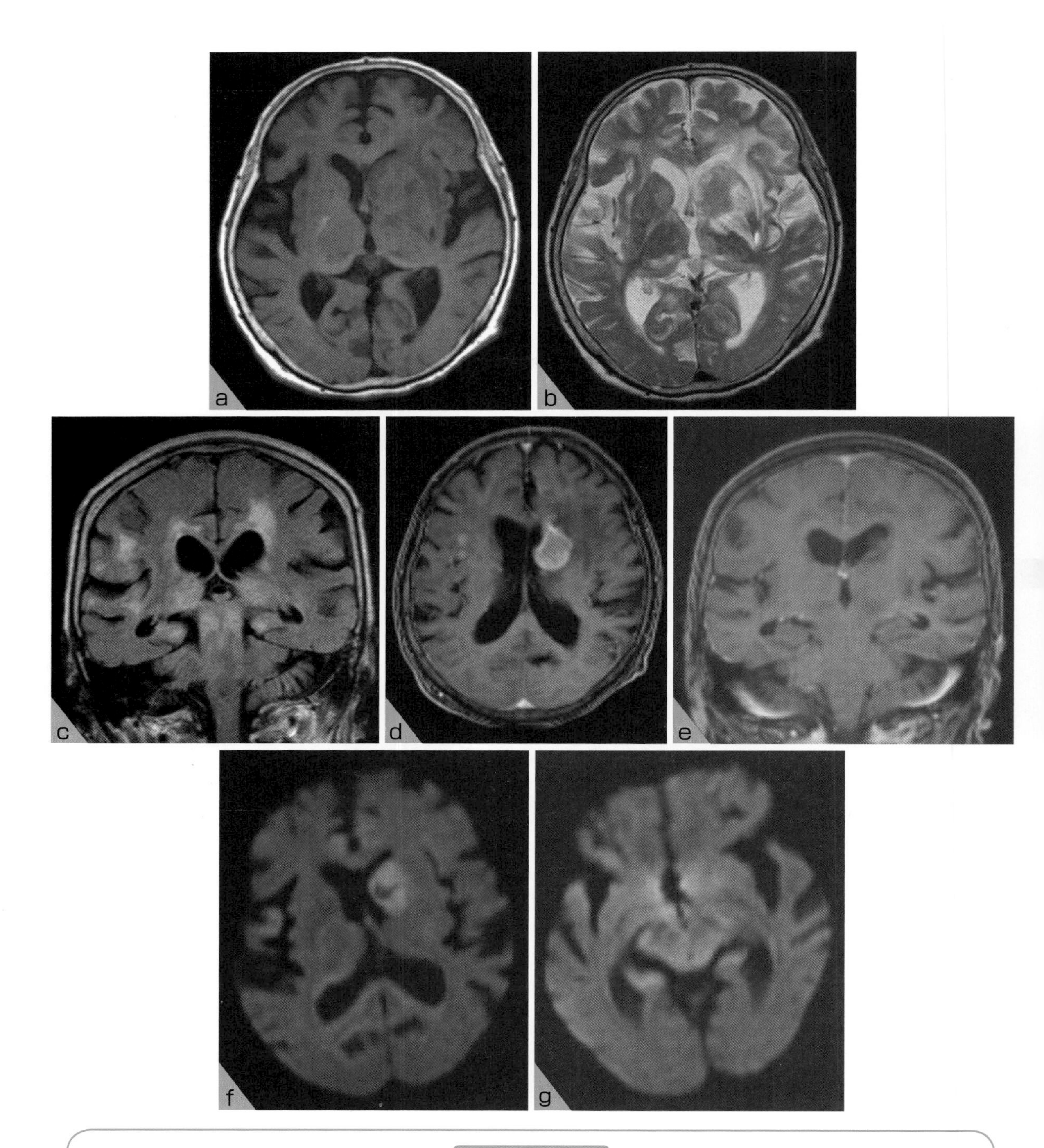

圖28-2. MR

CT上可看到大範圍低吸收區的部位在T1加權軸切面影像（a）中呈低訊號，T2加權軸切面影像（b）中呈高訊號，左側尾狀核腫瘤在T2則是訊號稍微偏低。FLAIR冠狀切面影像（c）中，大腦深部、皮質下白質、視丘、兩側海馬迴和腦幹部分呈現大範圍的高訊號。T1加權軸切面影像（d）、T1加權冠狀切面影像（e）中，除了左尾狀核腫瘤和右腦島皮質有顯影外，皆未觀察到造影效果。擴散加權軸切面影像（f、g）中，除了左側尾狀核和腦島皮質外，扣帶迴、腦室周圍深部白質、腦幹、兩側海馬迴也呈現些微的高訊號。此外，ADC map呈現低～等訊號（圖中未顯示）。

3 治療期間不可忽視的所見、檢查重點與影像判讀技巧

若中高齡患者的主訴為進行性的失智症，且T2加權影像和FLAIR影像中高訊號區呈現不規則的擴散，便應考慮IVL的可能性。有時可能會被誤判為多發性腦梗塞、缺血性變化或多發性硬化症等，但IVL的病程經過和這些疾病是不同的。這些病變的患者其腦實質會隨著時間而萎縮，然而IVL病變部位的萎縮程度並不明顯，相對地會伴隨出現些微腫脹的部分，有異常訊號的病變部分會隨著失智症的惡化而擴大，是其一大特點。要注意的是，IVL和下一章介紹的gliomatosis cerebri較難利用影像互相鑑別。

（佐藤典子）

● 文獻

1） Giannini C, Dogan A, Salomão DR：CNS lymphoma；a practical diagnostic approach. J Neuropathol Exp Neurol 73(6)：478-494, 2014.
2） Heinrich A, Vogelgesang S, Kirsch M, et al：Intravascular lymphomatosis presenting as rapidly progressive dementia. Eur Neurol 54(1)：55-58, 2005.
3） Kinoshita T, Sugihara S, Matusue E, et al：Intravascular malignant lymphomatosis；diffusion-weigted magnetic resonance imaging characteristics. Acta Radiol 46(3)：246-249, 2005.
4） Marino D, Sicurelli F, Cerase A, et al：Fulminant intravascular lymphomatosis mimicking acute hemorrhagic leuckoencephalopathies. J Neurol Sci 320(1-2)：141-144, 2012.

CHAPTER 29 DEMENTIA

腦膠質瘤病（GC）Gliomatosis cerebri(GC)

1 原發疾病的概念與症狀特徵、病程和治療

Gliomatosis cerebri（GC）為大範圍浸潤大腦的神經膠質瘤，定義上至少擴及三個腦葉。GC會同時侵犯皮質和白質，於大腦白質呈現瀰漫性的浸潤，常經由連合纖維（commissural fiber）往兩側擴散。GC很少伴隨mass effect，可觀察到灰白質交界模糊化和腦迴肥厚的情形。通常病變會沿著神經纖維往深部白質和基底核擴展，甚至波及腦幹和脊髓。很少出現出血、壞死的情形，也很少形成囊腫。

GC的特徵為浸潤但不會破壞既有的構造，故臨床症狀會比影像所見來得輕微。根據過去報告，GC可能在任何年齡發生，尤其好發於40～50歲。

其臨床症狀表現相當多元，最常見的初始症狀為症狀性癲癇，此外還有麻痺、失語症、頭痛、認知功能障礙等，呈緩慢發展。有些中高年GC患者也可能以緩慢進行性失智症的模式發病。

其病理表現以WHO grade III（分化不良性星狀細胞瘤；anaplastic astrocytoma）最為常見，表現形式可能為grade II～IV，範圍很大；而組織切片的部位不一定就是惡性度較高的部位，其病情發展和病理所見可能並不一致，因此有低估其惡性度的風險。報告指出病理表現可能為單純的分化不良性星狀細胞瘤， 或混雜寡樹突神經膠質瘤（oligodendroglioma），前者的預後基本上較後者佳。

治療方面，若判定可切除便可進行手術，但大部分屬於較難切除的案例，而須進行放射治療。放射治療可暫時抑制病情惡化，但存活期中位數約為一年半，若一年以內未接受治療將造成預後不良。全體案例的一年、兩年、三年存活率分別為48%、37%和27%，其預後不良的程度僅次於膠質母細胞瘤。

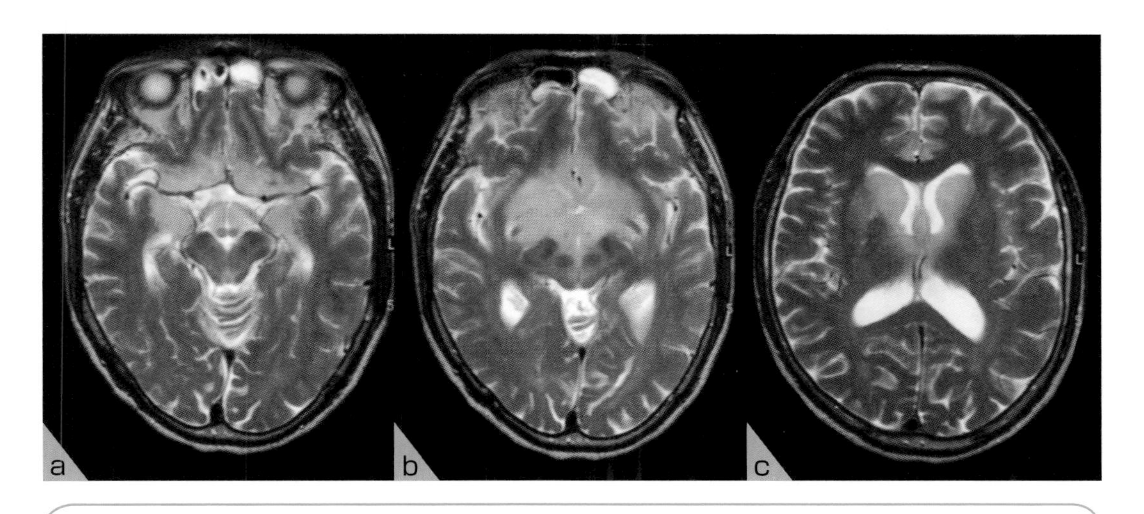

圖29-1. 案例1：50多歲的男性

初診時有認知功能障礙（HDS-R 21/30）和行為異常的情形，上圖和下頁圖片為初診時（a～f）與三個月後MMSE 13/30分時（g～i）的頭部MRI影像。
a～c：T2加權軸切面影像。兩側額葉底部、海馬／杏仁核、尾狀核、殼核腹側、視丘內側到中腦部分、乳頭體呈現高訊號。可看到其影像缺乏mass effect，上述病變部位皆有腫大的情形，兩側尾狀核和兩側視丘尤其顯著。

2 影像所見的特徵與判讀方式

CT中大腦白質呈現不顯著的低密度變化，有時可能檢測不出異常。MRI的T1加權影像中，大腦白質之訊號約與皮質相等或偏低，T2加權影像和FLAIR影像可見遍及三個腦葉以上的高強度訊號，可觀察到灰白質交界模糊，若浸潤至皮質則可看到腦迴肥厚之情形。GC與一般的腫瘤不同，常未觀察到顯影增強效果，有時甚至可能只有部分顯影。此外通常不會出現擴散抑制的情形。其病變不會破壞既有構造，而多以隨機浸潤的方式，沿著胼胝體和連合纖維往對側蔓延。有時可觀察到遍及腦幹、小腦和脊髓的大範圍病變；很少有出血、壞死或囊腫形成。MRS中並未觀察到NAA降低、Cho上升等神經膠質瘤的特徵，通常呈現幾乎正常之所見，但也有研究發現少數案例的NAA反而上升。此外也有報告指出myoinositol上升，反映了神經膠質細胞的活動性。

PET所使用的^{18}F-FDG可反映low grade glioma之背景病理機制，雖然多呈現聚積度偏低的情形，但惡性度高時聚積度也可能偏高。^{11}C-methionine則反映出腫瘤細胞吸收示蹤劑引起的聚積度增加，可用來評估腫瘤的擴散情形，而有助於組織切片部位的決定。

案例1從罹病初期就可在兩側腦葉觀察到大範圍的病變，但因為缺乏mass effect和顯影增強效果，故無充分證據將其判斷為腫瘤（**圖29-1**）。然而如後所述，其病變範圍相當大，影響了兩側大腦半球和連合纖維，總計波及四個腦葉，甚至進而擴展至腦幹，這些情形都

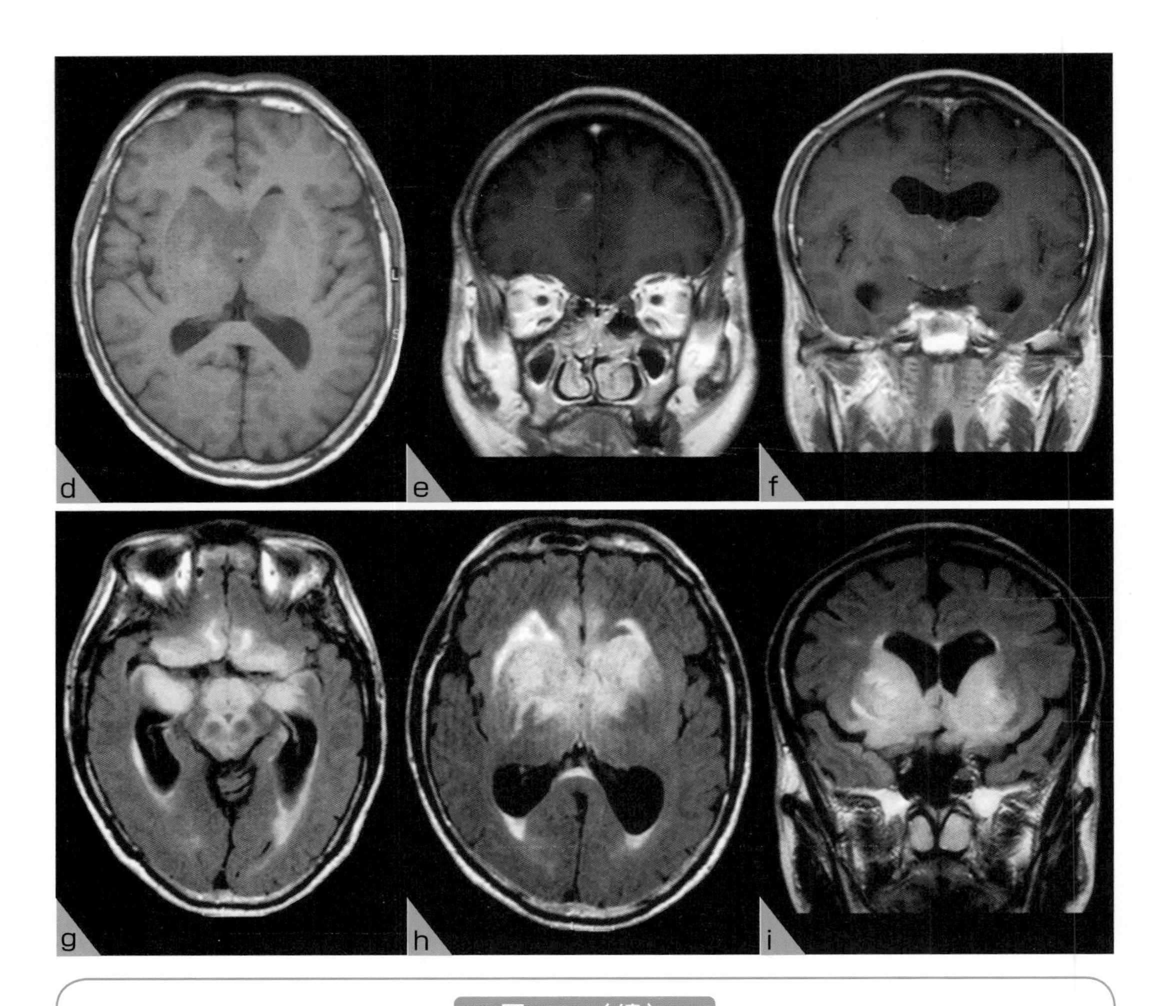

圖29-1.（續）

d：T1加權軸切面影像。病變部位訊號偏低。

e、f：T1加權冠狀切面影像。右額葉內側有部分顯影，但大部分的病變並未顯示於影像中。

g、h：FLAIR軸切面影像；i：FLAIR冠狀切面影像

兩側額葉與顳葉內側訊號異常與腫大的情形持續，整體呈輕度惡化。擴及中腦的病變因腫大而擠壓中腦水道，而併發次發性水腦症。與初診時一樣，病變部位於部分右側額葉顯影（未於圖中顯示），但大部分的病變皆未顯示。MRS（未於圖中顯示）中NAA偏低、Cho上升，為非典型所見。

是此症的典型影像所見，合併考慮影像與臨床症狀後，可強烈懷疑為GC。尤其3個月之間其影像所見變化緩慢，且病變部位持續腫大，表示應為腫瘤而非發炎或脫髓鞘。本案例從影像所見來看疑似為腫瘤，而進行組織切片檢查，發現病理上並無腫瘤形成，但有呈浸潤性增生的神經膠細胞類腫瘤，因而診斷為GC。案例2則於兩側大腦半球出現三個腦葉以上的異常訊號，但訊號偏低而無法顯影（**圖29-2**）。有時雖然有GC的典型影像所見，但可能難以與其他白質受損的病理狀態加以區別。此例出現methionine聚積增加的情形，故疑似為腫瘤。

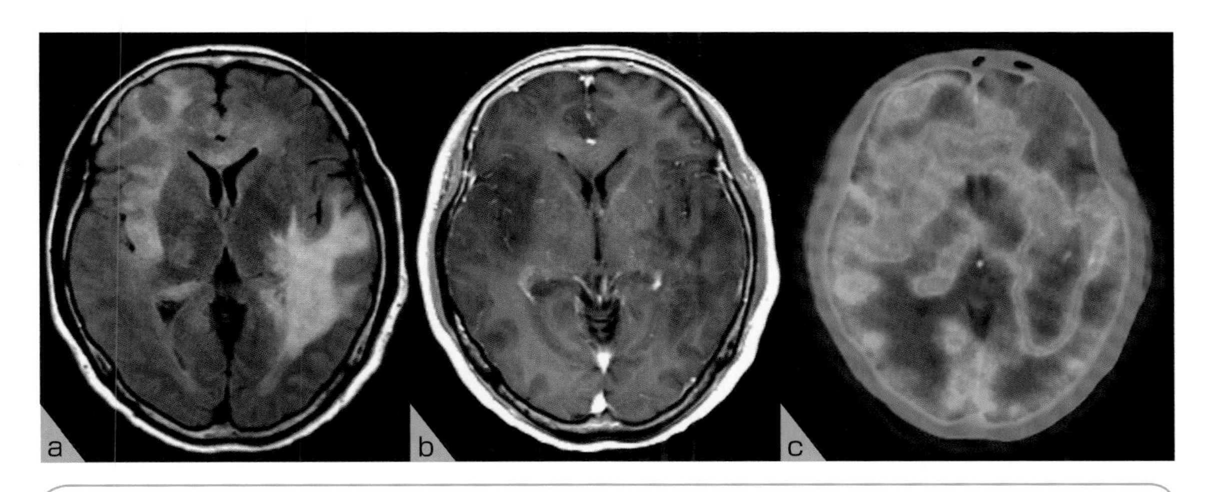

圖29-2. 案例2：67歲的男性

就診時的主訴為認知功能退化。

a：FLAIR軸切面影像。於右側額葉～顳葉～島迴、胼胝體膝部、左額葉深部白質～枕葉～外囊～視丘外側出現大範圍的高訊號區。

b：T1加權軸切面影像。病變部位的訊號偏低，無法顯影。

c：^{11}C-methionine PET/CT軸切面影像。與FLAIR影像中呈異常訊號的部位一致，聚積度增加。

對聚積度增加之部位進行組織切片檢查，確認病理上屬diffuse astrocytoma，故診斷為GC。

3 治療期間不可忽視的所見、檢查重點與影像判讀技巧

GC是以大範圍白質病變為主的疾病，較難與多發性硬化症、急性瀰散性腦脊髓炎等脫髓鞘性疾病、腦炎、腦病、靜脈竇血栓加以鑑別。這些疾病會顯示較急性的臨床症狀和影像變化，而GC則是呈現失智等慢性症狀和緩慢變化的影像所見，兩者在病程發展上有所差異。症狀和影像變化經過對於GC與其他疾病的鑑別來說非常重要，而^{11}C-methionine PET的影像所見可用來作為腫瘤的鑑定工具。

（橫山幸太、佐藤典子）

● 文 獻

1) David NL, Hiroko O, Otmar DW, et al：WHO Classification of Tumor of the Central Nervous System. fourth edition, International Agency for Reserch on Cancer, Lyon, 2007

2) Chen S, Tanaka S, Giannini C, et al：Gliomatosis cerebri；clinical characteristic, management, and outcomes. J Neuro Oncol 112(2)：267-275, 2013.

3) Akimoto J：Clinicopathological diagnosis of gliomatosis cerebri. Management of CNS Tumors, Garami

M(ed), InTech, Rijeka, 2011.
4) Osborn AG : Osborn's BRAIN Imaging ; Pathology, and Anatomy. pp484-494, Lippincott Williams & Wilkins, Philadelphia, 2012.
5) Bendszus M, Warmuth-Metz M, Klein R, et al : MR spectroscopy in gliomatosis cerebri. AJNR Am J Neuroradiol 21(2) : 375-380, 2000.
6) Mineura K, Sasajima T, Kowada M, et al : Innovative approach in the diagnosis of gliomatosis cerebri using carbon-11-L methionine positron emission tomography. J Nucl Med 32(4) : 726-728, 1991.
7) Sato N, Inoue T, Tomiyoshi K, et al : Gliomatosis cerebri evaluated by ^{18}F α-menthyl tyrosine positron-emission tomography. Neuroradiology 45(10) : 700-707, 2003.
8) Singhal T : ^{11}C-l-methionine positron emission tomography in the clinical management of cerebral gliomas. Mol Imaging Biol 10(1) : 1-18, 2008.

CHAPTER 30 DEMENTIA

廢用症候群

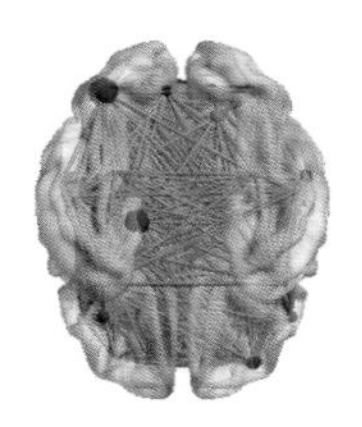

1 原發疾病的概念與症狀特徵、病程和治療

1. 疾病概念

廢用症候群係指活動度降低而引起整體身心功能退化的狀態。廢用症候群為學術用語，尤其在醫療領域中為相當普遍的概念，一般又稱為「不動症候群」。廢用症候群為身體不動、靜止狀態所引起之次發性障礙的總稱[1)]。

綜觀歷史，古代希臘被稱為「醫學之父」的希波克拉底便提倡藉由運動強健體魄的觀念，在其醫學著作中提到運動可有效維持精神和身體健康並增強體魄。然而Hilton[2)]和Jones等人於1863年採取基本創傷治癒的觀點，提倡在治癒前應在床上休養，並廣為流傳[3)]。之後在二次世界大戰期間，因醫師和病床不足，全國的醫療機構推行儘早離開病床以加速康復的做法，Deitrick和Taylor等人的研究[4)5)]便指出「靜止不動的危害」，而鼓勵儘早下床走動。戰後因復健醫學的興起，開始強調「身心功能廢用之危害」，接著在1960年代有研究指出在宇宙中無重力生活引起身體的生理性變化，而大幅釐清了廢用症候群的病理機制。

廢用症候群（disuse syndrome）在1960年代由Hirschberg提出，定義為身體缺乏活動所引起的次發性障礙。然而在日文中，考慮到「廢」這個字較為負面，且不單是「完全沒有活動」，只要「用得不夠」便可能引發病變，為了正確表示其病理機制並避免誤解，在日文中此症被稱為「生活不活潑病」，不僅一目瞭然，又可避免「廢用」之負面稱呼，且有助於一般大眾了解其原因和特徵，而有助於其預防和改善，而成為行政上也普遍使用的用語。歐美國家一般不使用disuse syndrome，而是使用inactivity（不活動）、immobility（不動）、deconditioning（失調狀態）等幾乎同義的用語。

此外，從另一個角度來說，表示衰弱（vulnerability）狀態的醫療用語為frailty，近年來在老人醫學領域中因與診斷至照護預防的概念有關而備受矚目。Frailty過去在日文中被譯為「虛弱」，目前則直接音譯為獨立的專有名詞。Frailty和疾病的概念不同，係指高齡者生理儲備能力（physiological reserve）降低，對壓力的脆弱性大幅增加，而容易走向生活功能障礙、需要他人照護，甚至死亡等預後發展。實際研究也指出，frailty是高齡者出現跌倒、長期照護需求（住院、功能帳案、死亡）等風險的要素之一[6)7)]。此外，除了肌力下降而容易跌倒等身體上的因素，認知功能障礙和憂鬱等精神和心理上的問題、獨居和經濟困難等社會性問題也涵蓋在frailty的概念之中。然而frailty也涵蓋了介入後回復到健康狀態的可逆性概念，因此只要能早期發現有frailty問題的高齡者，給予適當的介入，便能助其促進或維持一定的生活功能。

2．症狀

不動或不活動會引起肌肉骨骼系統（肌力降低、肌肉疲勞、肌肉萎縮、關節攣縮、高血鈣症）、呼吸循環系統（體液分佈異常、脫水、持續站立功能障礙、心肺功能降低、最大攝氧量降低、氣管排出分泌物、吸入性肺炎）、泌尿／消化系統（尿滯留、尿路結石、泌尿道感染、食慾降低、便秘）、代謝／內分泌系統（糖耐量異常、電解質異常、副甲狀腺激素生成亢進、其他激素異常）、免疫系統（傷口癒合能力受損、細胞免疫功能降低、對傳染性疾病的抵抗力下降）、認知／行為功能（知覺異常、錯亂／定向感障礙、焦慮、憂鬱、智能降低、平衡／協調功能障礙）、細胞／基因（基因表現活性降低、粒線體功能障礙）等不良影響，而這些異常皆彼此相關而形成惡性循環。換句話說，因不活動而造成肌肉活動度減少，退化的肌肉骨骼系統會更加劇不活動的程度，進而造成循環系統和其他器官／組織功能上的退化。

此外，長期臥床不僅會帶來身體上的病變，也可能引發精神上的問題，例如焦慮或憂鬱症狀、判斷力、記憶力、注意力缺損，甚至誘發失智症。目前已知不活動會引發憂鬱症狀，腦波上可能會觀察到腦波基本波轉為慢波等情況，而可能反映了中樞神經功能降低與不動引起的感覺運動刺激減少有關[8)]。

3. 治療

廢用症候群的預防和改善關鍵在於「化少用為多用」，換句話說就是「使生活更加充實」。

尤其高齡者很容易從早期就出現廢用症狀，慢性疾病和慢性症狀等造成長期的靜養和臥床會使來自外界的訊息和溝通等認知刺激減少、對疾病過度焦慮、對他人的依賴增加等，身體上的活動度降低也會影響到精神層面，而引起身心上的惡性循環。為了阻止這樣的惡性循環發生，不僅身體功能上的恢復，著重ADL改善的早期復健也非常重要。高齡者的ADL功能由動機、環境和能力三要素所構成（**圖30-1**）。來自家人的勉勵、稱讚和提醒、醫療人員的建議等語言和認知刺激等可有效提升個案的動機和對未來的盼望。

我們必須先有對「健康功能」的正確認知才能進一步了解廢用症候群。**圖30-2**所示為國際健康功能與身心障礙分類系統（ICF）中的「健康功能模式」。健康功能是包含「參與」（社會功能）、「活動度」（個人狀態）、「身心功能／構造」（生物性組成）三項因子的統整性概念。圖中顯示了包含「健康狀態」、「環境因子」、「個人因子」在內六種要素互相影響的情形。藉由健康功能的評估，便能確實掌握個體的整體健康狀況。

此外，遭遇天災人禍時，常會同時出現健康功能顯著降低的情形，例如東日本大地震後就有許多廢用症候群的案例報告。其原因包括①「沒有事情可做」因而「不活動」、②

能力
Ability
・年齡
・生理儲備能力
・認知能力
・殘留的運動功能
動機
Motivation
・獨立性
・積極性
・生命價值
・精神援助
環境
Enviroment
・生活環境
・人為環境
（親族聯絡網、照護）
・福利資源

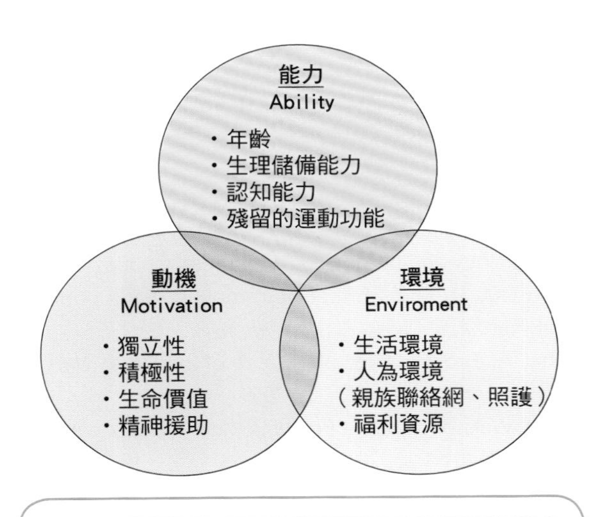

圖30-1. 決定高齡者ADL功能的三大要素

(安藤富士子：廃用症候群と寝たきりの予防. Medicina 32(7)：1348-1351, 1995 による)

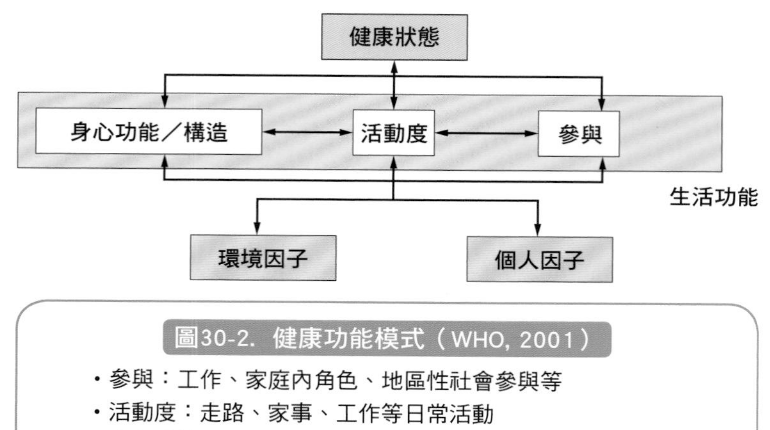

圖30-2. 健康功能模式（WHO, 2001）

- 參與：工作、家庭內角色、地區性社會參與等
- 活動度：走路、家事、工作等日常活動
- 身心功能／構造：心理與生理功能、身體構造等
- 健康功能：包含參與、活動度、身心功能／構造三項因子的統整性概念
- 環境因子：建築物、福利資源、照護者、社會制度等
- 個人因子：年齡、性別、生活模式、價值觀等

「（物理性、人為、制度／政策上）環境的惡化」、③「有所顧慮」等[9]。災害本身屬於「環境因子」，除了其對個體的直接影響外，也會對住家周圍環境、人為環境、制度體系上的變化等各類環境因子帶來長時間的變化，進而對個體的健康功能造成莫大的影響。

（塚田惠鯉子）

● 文 獻

1) Halar EM, Bell KR：Physical medicine and rehabilitation. Principles and practice, 4th ed, pp1447-1467, Lippincott Williams & Wilkins, Philadelphia, 2005.
2) Hilton J：On the influence of mechanical and psysiolosical rest in the treatment of accidents and surgical disease and diagnostic value of pain. Bell and Daldy, London, 1863.
3) Browse NL：The physiclogy and pathology of bed rest. Charles C Thomas Publisher, Springfield, 1965.
4) Deitrick JE, Whedon GD, Shorr E：Effect of immobilization upon various metabolic and physiologic functions of normal men. Am J Med 4(1)：3-36, 1948.
5) Taylar HL, Henschel A, Brožek J, et al：Effect of bed rest on cardiovascular function and work performance. J Appl Phychol 2(5)：223-239, 1949.
6) Fried LP, Tangen CM, Walston J, et al：Frailty in older adults；evidence for a phenotype. J Gerontol A Biol Sci Med Sci 56A：M146-M156, 2001.
7) Woods NF, LaCroix AZ, Gray SL, et al：Frailty；emergence and consequences in women aged 65 and older in the Women's Health Initiative Observational Study. J Am Geriatr Soc 53(8)：1321-1330, 2005.
8) Süer C, Dolu N, Ozesmi C：the effect of immorbilization stresss on sensory gating in mice. Int J Neurosci 114(1)：55-65, 2004.

9) 大川弥生：生活不活発病の予防と回復支援；「防げたはずの生活機能低下」の中心課題. 日本内科学会雑誌 102(2)：471-477, 2013.

2 影像所見的特徵與判讀方式

1. 影像檢查在廢用症候群診斷中的角色

廢用症候群如字面所示，是因少動而動不了、因少走而走不了、少動腦筋而頭腦遲鈍等，日常生活的活動度降低而使身心功能退化的一種病態[1)2)]。高齡者容易因各式各樣或是複合性的因素而陷入廢用症候群的景況，甚至被貼上「失智症」的標籤。廢用症候群是可預防的，且已發生的廢用症狀也可恢復並改善，因此利用客觀方法找出一天生活中造成活動度降低的因素非常重要，而從影像診斷的角度來看也是如此。此外，認知活動減少也可能引起廢用症候群；懷疑個案有失智症狀時，可利用影像診斷排除其他可能引起失智的退化性疾病、腦血管病變、腦炎、腦病等的可能性，並客觀評估與日常活動度降低有關的全身性異常。

2. 廢用症候群的影像所見

可想而知，並無具廢用症候群特異性的影像所見，因此全面性地觀察個案是否出現影響日常生活活動度的異常狀態格外重要。

3. 影像所見的判讀方式

① 老化造成灰質、白質同時出現生理性萎縮。

② 進行客觀的評估，以掌握是否有退化性失智症顯著局部萎縮的情形。除了MRI等結構上的變化外，也可並用核子醫學檢查、脊髓液檢查等多項modality來進行搜索。

③ 排除退化性失智症或其他腦實質病變的可能性時，應與主治醫師等治療、照護和護理團隊合作，掌握患者與疾病相關之資訊，以評估是否有造成活動度降低之因子，以及是否可利用影像檢查來進行與此因子有關之診斷。

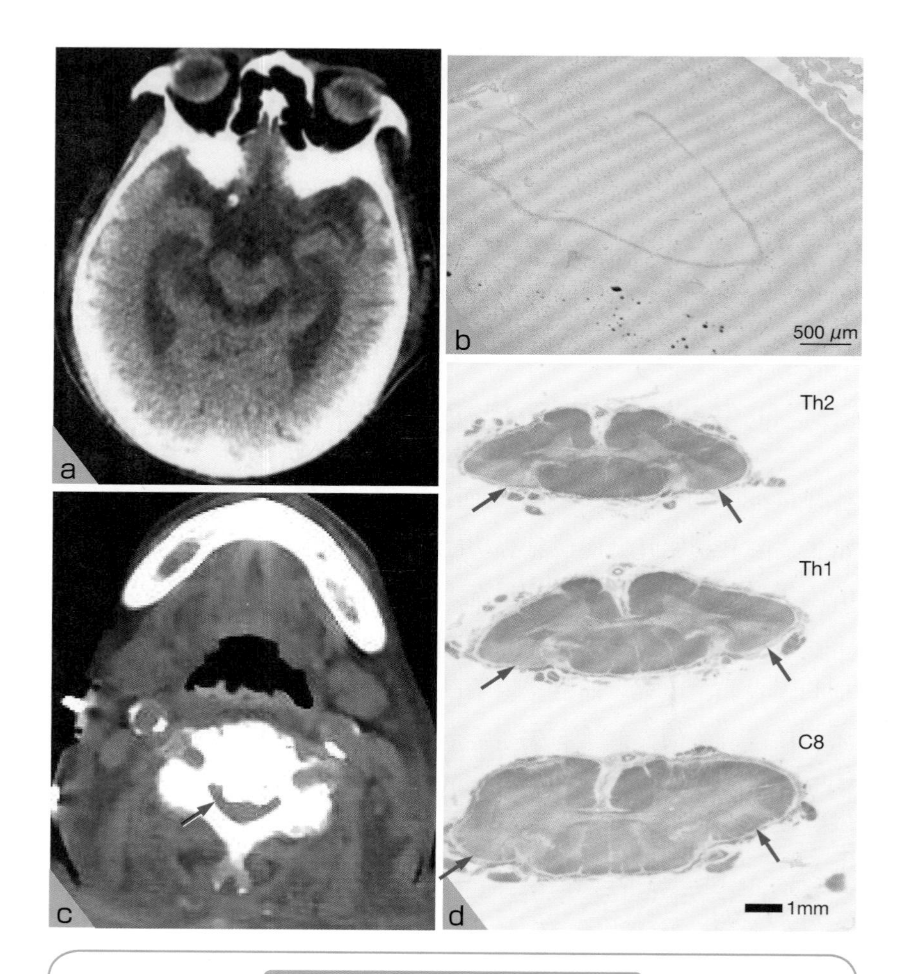

圖30-3. 案例：80多歲的男性

臥床不起、CDR=3的重度失智症患者。疑似有AD症狀而需要他人看護。

a：頭部CT顯示側腦室下角擴大，表示邊緣系統有萎縮的情形。

b：然而以Aβ染色很幾乎未觀察到類澱粉斑塊，因此無法判定為AD。此外也無法確認有嗜銀顆粒性失智症、路易氏體型失智症等退化性失智症的病理表現。

c：在病程中出現敗血症，利用CT搜索發炎點時，在頸椎至胸椎部分發現後縱韌帶骨化症（OPLL），有脊椎管狹窄的情形。

d：對頸胸髓進行髓鞘染色後發現頸髓下段到胸髓部分出現兩側側索髓鞘染色度偏低的情形。

4. 個案討論

圖30-3所示為一位長期臥床的80多歲男性，其CDR只有3，屬重度失智症。從前一位主治醫師就診開始的10年內出現疑似阿茲海默症（AD）的症狀，而進行居家照護。頭部CT

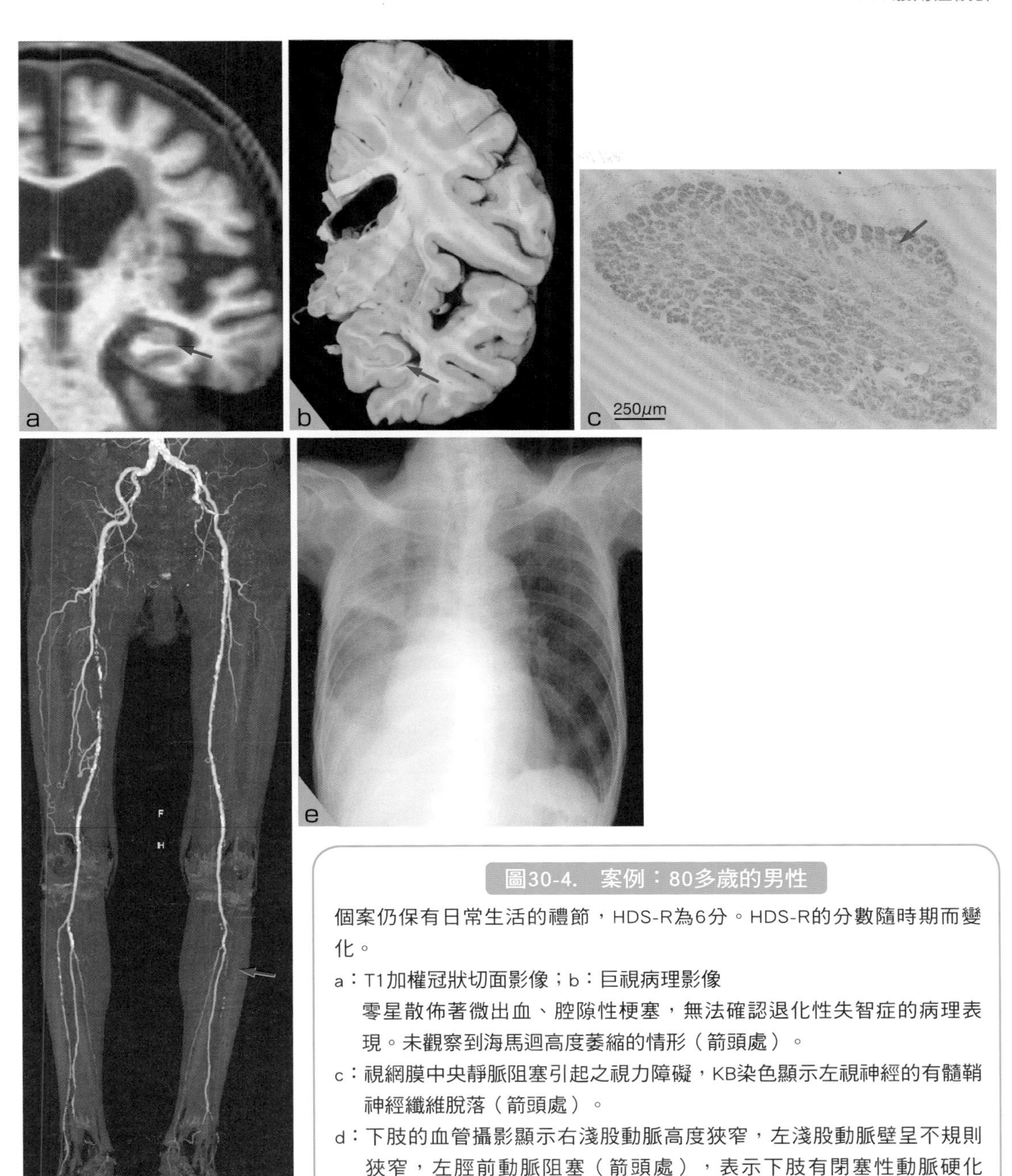

圖30-4. 案例：80多歲的男性

個案仍保有日常生活的禮節，HDS-R為6分。HDS-R的分數隨時期而變化。

a：T1加權冠狀切面影像；b：巨視病理影像

零星散佈著微出血、腔隙性梗塞，無法確認退化性失智症的病理表現。未觀察到海馬迴高度萎縮的情形（箭頭處）。

c：視網膜中央靜脈阻塞引起之視力障礙，KB染色顯示左視神經的有髓鞘神經纖維脫落（箭頭處）。

d：下肢的血管攝影顯示右淺股動脈高度狹窄，左淺股動脈壁呈不規則狹窄，左脛前動脈阻塞（箭頭處），表示下肢有閉塞性動脈硬化（ASO）。

e：ASO惡化引起活動度顯著下降，並重複發生吸入性肺炎。食慾降低、咳嗽惡化時的胸部X光影像顯示右肺的通透性降低。

顯示其側腦室下角擴大（**圖30-3-a**），表示有邊緣系統萎縮的情形，神經病理學上並未出現AD的病理表現，也幾乎未觀察到類澱粉斑塊（**圖30-3-b**）。此外也未確認有嗜銀顆粒性失智症、路易氏體型失智症等其他退化性失智症的病理表現。個案在病程中出現敗血症，而根據搜索發炎點的CT影像，發現從頸椎到胸椎部分出現後縱韌帶骨化症（ossification of posterior longitudinal ligament, OPLL），有脊椎管狹窄的情形（**圖30-3-c**）。對頸胸髓進行髓鞘染色後發現頸髓下段到胸髓的兩側側索髓鞘染色度偏低，顯示OPLL長期壓迫脊髓而造成壓迫性脊髓病。在長期病程中，因出現嚴重的認知功能障礙而懷疑有AD，因而給予居家照護，但運動功能和認知功能呈現同時退化的情形，甚至惡化到完全無法說話的程度。根據其神經病理學表現無法確認是AD等退化性失智症，故必須回頭考慮運動功能障礙、廢用等多重原因造成「失智」的可能性。

圖30-4所示為一位80多歲、HSD-R 6分的男性個案。雖有失智症狀，但仍維持日常禮節，認知功能時好時壞。個案罹患之原發疾病為高血壓，微出血和腔隙性梗塞散佈於腦實質中（**圖30-4-a**），但未發現退化性失智症的病理表現（**圖30-4-b**）。視網膜中央靜脈阻塞引起的視力障礙、閉塞性動脈硬化造成的步行功能惡化（**圖30-4-c、d**）、活動度降低互相重疊，並重複出現吸入性肺炎（**圖30-4-e**）。個案從那時開始的說話頻率顯著減少，但仍維持日常禮節，可自主提出欲簽署死後解剖生前同意書之請求。針對此個案必須考慮下肢閉塞性動脈硬化（arteriosclerosis, ASO）、視力障礙、腦血管病變等因素重疊而引起之廢用狀態影響其認知功能的可能性。

3 治療期間不可忽視的所見、檢查重點與影像判讀技巧

①需有廢用症候群可能引起失智症之認知。

②應利用影像檢查客觀評估是否罹患引發失智症狀的退化性疾病、特發性常壓性水腦症、腦血管病變、腦炎、腦病等。

③進一步加入其他客觀影像檢查，以評估是否罹患與活動度降低有關的脊椎疾病、血管疾病、呼吸系統疾病、消化系統疾病等。

④即便確認脊椎管狹窄症是引發廢用症候群的原因之一，但別忘記使症狀惡化的原因可能有好幾個。在日常生活中缺乏職能角色等同於「沒事做」，而個案也容易認為自己的行動可能為他人帶來不變而有所顧慮。個案可能因無法開車或騎車、搬家（包含避難在內）等環境變化等多種因素，而陷入惡行循環中，不僅出現脊椎管狹窄的症狀，也造成各種身心功能的退化。

⑤廢用症候群的診斷無法單靠影像檢查。患者心理和生理功能的客觀評估、家庭、照護狀況，以及社會環境因子的交互作用相當複雜。不過影像檢查仍有助於客觀判斷患者的生活功能是否改善。

⑥再度重申，廢用症候群的診斷無法單靠影像檢查。阪神大地震、東日本大地震、原發事故受災者中出現的廢用症候群案例為影像診斷帶來了許多啟發。客觀來說，盡可能正確診斷或排除退化性失智症是影像檢查可有所貢獻的第一步。然而在「檢查」到「診斷」的過程中可能發生退化的情形，因此必須調整評估方式，持續以影像檢查追蹤個案日常生活中的狀態變化。

⑦Frailty（衰弱）[3)4)]：Frailty是指高齡期生理儲備能力降低，使其對壓力的衰弱性增加，而容易往生活功能障礙、需他人照護，甚至死亡等預後發展。個案不僅因肌力降低、失去動作敏捷性，而容易引起跌倒等身體方面的問題，還可能出現認知功能障礙和憂鬱等精神、心理問題，以及獨居、經濟窮困等社會性問題。日本老人醫學會便提倡普及「frailty意識」的重要性。在臨床照護／護理實務中應多加注意廢用症候群、脆弱性的概念，綜觀個別案例的影像並累積案例，以對其定義和活用有更深入的了解。

（德丸阿耶、村山繁雄、齊藤祐子）

● 文 獻

1）大川弥生：生活不活発病に気をつけよう（www.dinf.ne.jp）.
2）大川弥生：「動かない」と人は病む；生活不活発病とは何か. 講談社, 東京, 2013.
3）日本老年医学会：フレイルに関する日本老年医学会からのステートメント 2014 年 5 月（www.jpn-geriat-soc.or.jp）.
4）Fried LP, Tangen CM, Walston J, et al：Frailty in older adults；evidence for a phenotype. J Gerontol A Biol Sci Med Sci 56A：M146-M156, 2001.

CHAPTER 31 DEMENTIA

類似症狀的分辨法

A 憂鬱症 depression

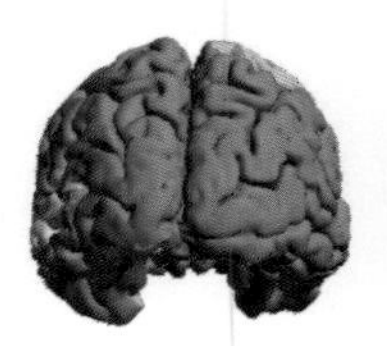

1 原發疾病的概念與症狀特徵、病程和治療

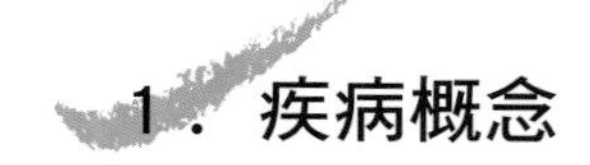

1. 疾病概念

根據WHO於2013年的調查，全世界的憂鬱症患者已高達三億五千萬人，遠高過同時期癌症的1,270萬人和失智症的3,560萬人。

許多古文書籍中皆有憂鬱症的相關記載。醫學界最早出現於西元前5世紀希波克拉底的敘述中，代表憂鬱症的「黑膽汁」一詞便是根據古希臘體液學說而來，當時的人認為黑膽汁會引起憂鬱狀態（melancholy）。19世紀末，Kraepelin醫師則提出「躁鬱症」的概念，此用詞涵蓋了目前的雙相情緒障礙、更年期憂鬱症、混合狀態、循環性情感症（cyclothymia）、輕鬱症（dysthymia）等診斷。

到了20世紀後半，未伴隨躁症的單相情緒障礙與伴隨躁症的雙相情緒障礙在發病年齡、病發前個性、包含藥物反應在內的臨床特徵、遺傳因子方面皆有差異，而能夠加以區分。此外，過去認為憂鬱症的病程呈週期性或階段性，但有少數個案只有一次憂鬱或輕鬱發作，患者會重複經歷相同的疾病階段而容易復發，並呈現治療阻抗性。目前將憂鬱症在情緒障礙診斷中，將憂鬱症分為單次發作及重複發作（僅出現鬱期）。

憂鬱症的終身盛行率在男性為5～12%，女性為10～25%，女性幾乎約為男性的兩倍。平均發病年齡為40歲，較雙相情緒障礙晚10歲左右。雖然研究未指出種族上的差異，但不同國家和地區的盛行率並不相同，例如台灣的終身盛行率只有1.5%，而貝魯特卻高達19%，推測其原因在於文化上的差異[1)]。

目前有許多研究欲釐清憂鬱症的病理機制，例如與憂鬱症症狀表現有關的血清素神經系統、下視丘-腦下垂體-腎上腺皮質系統、神經營養因子（neurotrophin）的異常等，然而目前尚不清楚其病因。

2. 症狀的特徵

根據美國精神醫學會所頒布的精神疾病診斷標準DSM-5，憂鬱症診斷之定義為符合鬱症發作（**表31-1**）[2]。鬱症發作的基本特徵為憂鬱情緒、喪失興趣或喜悅的情感，且這樣的情形至少需持續兩週以上。而憂鬱症還有其他具數種特徵之症狀表現。

憂鬱狀態（melancholy）之特徵為完全缺乏產生喜悅情緒的能力，其程度在早晨最為嚴重，並在一天之內波動，且伴隨食慾不振、體重減輕、顯著焦躁感和精神活動停滯等症狀。

另一方面，非典型的特徵則和上述的憂鬱狀態迥異，個案仍會對開心的事情有反應且表現開朗，可能出現體重和食慾增加、睡眠過量、全身如鉛塊般重（鉛樣麻痺）、對人際關係過於敏感等症狀。

此外，憂鬱狀態惡化時，可能會出現罪惡妄想、否定妄想、貧困妄想等精神疾病的特徵、呈現靜止不動（緘默）狀態的緊張症（catatonia）特徵，或是在一年之中的特定季節惡化，但會完全緩解的季節性特徵。

表31-1. 憂鬱症發作

A. 以下症狀中有五項以上同時於兩週內出現，且一天之中持續存在。這些症狀中至少有一種為「憂鬱情緒」或「喪失興趣或喜悅情緒」（註：不包括明顯由生理疾病引發之症狀）。
1. 憂鬱情緒（註：孩童或青少年也可能以情緒易怒表現）。
2. 對所有活動的興趣、喜悅的情緒顯著減少。
3. 體重顯著降低或增加、食慾大幅降低或增加。
4. 失眠或睡眠過量。
5. 精神活動亢進或停滯。
6. 容易疲勞或有氣無力。
7. 失去對自我的價值觀、有過多或不適切的罪惡感（並非單純責怪自己或對於本身疾病而產生的罪惡感）。
8. 思考能力或注意力降低。
9. 出現自殺的念頭或企圖，或已建立明確的自殺計畫。

B. 出現社會、職場或其他重要領域中所需功能之缺損。

C. 並非由物質濫用或其他醫學疾病引起之精神異常而造成鬱症發作。

(改編自日本精神神經學會（日文版用語審訂）、高橋三郎、大野裕（審譯）：DSM-5 精神疾患の診断・統計マニュアル；pp160-161，医学書院，東京，2014年)

3. 病程

憂鬱症在青春期以後的任何時期皆可能發病，尤其以20多歲最為常見，高齡發病的案例也不在少數。一般來說，40%左右的案例在發病後三個月內症狀開始改善，80%左右則在發病後一年內開始改善。疾病循環模式為20年內平均發作5～6次，9～15%因就業困難而持續出現後遺症。此類慢性化而難以治癒的患者具有出現精神症狀、顯著焦慮、合併人格障礙、症狀嚴重等特徵。此外有5～10%的個案會在2～4次的發作循環後呈現躁症狀態。

4. 治療

有不少研究發現組合藥物和精神治療最具療效。

藥物治療主要使用抗憂鬱藥物；根據基本的治療準則，首選藥物包括選擇性血清再吸收抑制劑（selective seretonin reuptake inhibitors, SSRI）、血清素和正腎上腺素再吸收抑制劑（serotonin and noreoinephrine reuptake inhibitors, SNRI）、屬於正腎上腺素和特異性5-羥色胺能抗憂鬱藥物（noradrenergic and specific serotonergic antidepressant, NaSSA）的抗憂鬱劑，需在足夠的期間內投予充分劑量。此外，抗憂鬱劑具有預防復發的效果，因此必須持續服用。然而這些藥物有嗜睡、噁心、下痢、便秘等副作用，且憂鬱症患者對治療的配合度較低，一年內約有半數左右的患者會自行中斷服藥，故衛教十分重要[3]。

精神治療方面，患者對事物容易有負面的想法或扭曲的認知，認知行為治療的主要目的便是矯治此負面思考模式，是頗有療效的一種介入法。

（石川正憲）

● 文 獻

1) Weissman MM, Bland RC, Canino GJ, et al：Cross-national epidemiology of major depression and bipolar disorder. JAMA 276(4)：293-299, 2015.
2) American Psychiatric Association：Diagnostic and Statistical Manual of Mental Disorders, 5th edition. American Psychiatric Publishing, Arlington, 2013.
3) Melartin TK, Rytsälä HJ, Leskelä US, et al：Continuity is the main challenge in treating major depressive disorder in psychiatric care. J Clin Psychiatry 66(2)：220-227, 2005.

2 影像所見的特徵與判讀方式

綜合使用MRI VBM分析的23篇研究（共有986位重鬱症與937位健康者）進行後設分析（meta-analysis），皆於前扣帶迴喙側（rostral）觀察到萎縮[1]（**圖31-1、2**）。此外，也有報告指出前額葉背外側及背內側萎縮，尤其常於反覆發作性憂鬱症的案例觀察到前額葉背內側萎縮的情形。杏仁核和海馬旁迴萎縮可能於初次發作或未投藥時與焦慮症同時存在。

值得特別注意的是前扣帶迴喙側（尤其是相當於Brodmann 24區的前扣帶迴膝下區）萎縮[2]。包含部分前扣帶迴膝下區在內的前扣帶迴是圍繞胼胝體（連結左右側皮質）的皮質構造的前半部，屬於大腦邊緣系統的一部分。前扣帶迴膝下區與抑制行動、處理負面情感等功能有關。皮質中血清素轉運蛋白的分佈密度高，而此部分體積減少表示神經膠細胞密度減少與神經元縮小，而可能引起壓下視丘-腦下垂體-腎上腺皮質系統（壓力系統）功能異常。此外，此區域與眼眶額葉皮質、杏仁核、前島葉皮質大範圍相接，是處理情緒認知及情緒控制的重要腦區。

腦血流SPECT影像顯示前扣帶迴、額葉眼眶面、前額葉背外側等部位呈現前方及左側較顯著的血流偏低，且無關年齡[3]（**圖31-3**）。

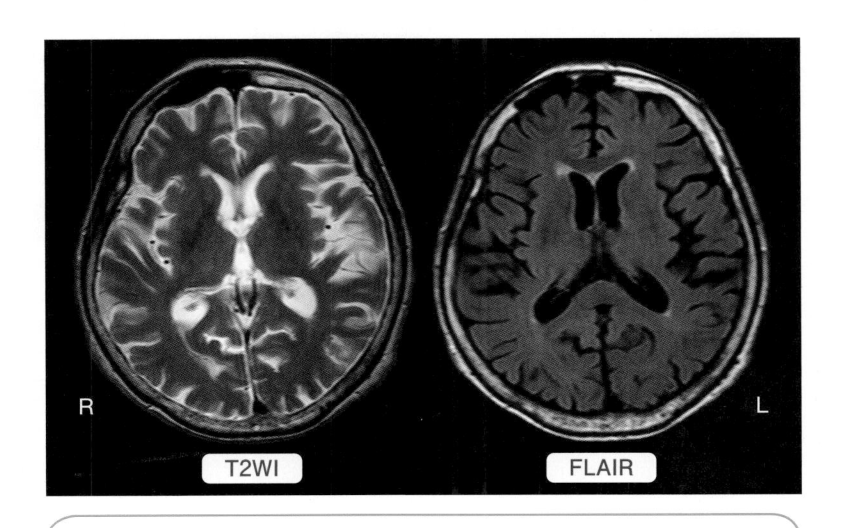

圖31-1. 重鬱症患者的MRI

年齡落在75～79歲的女性患者。MMSE 23分。反覆發作性重鬱症。兩年前開始出現憂鬱、動機降低、失眠之主訴。食慾降低、體重減少，思考能力也減退。T2加權影像、FLAIR影像上未顯示異常。

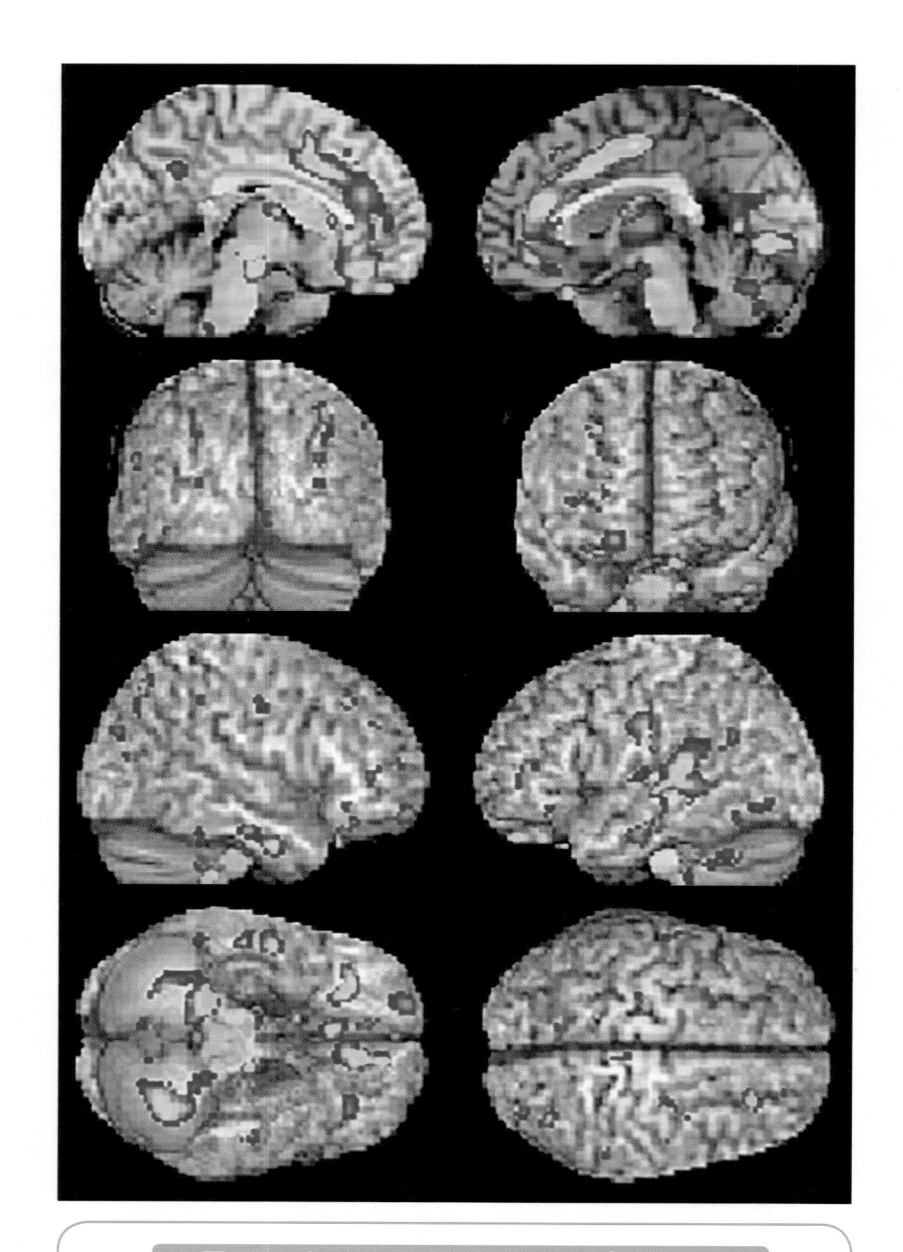

圖31-2. 與圖31-1相同案例之VSRAD®分析結果

同案例之VSRAD®分析結果顯示其兩側前扣帶迴有大範圍的萎縮。

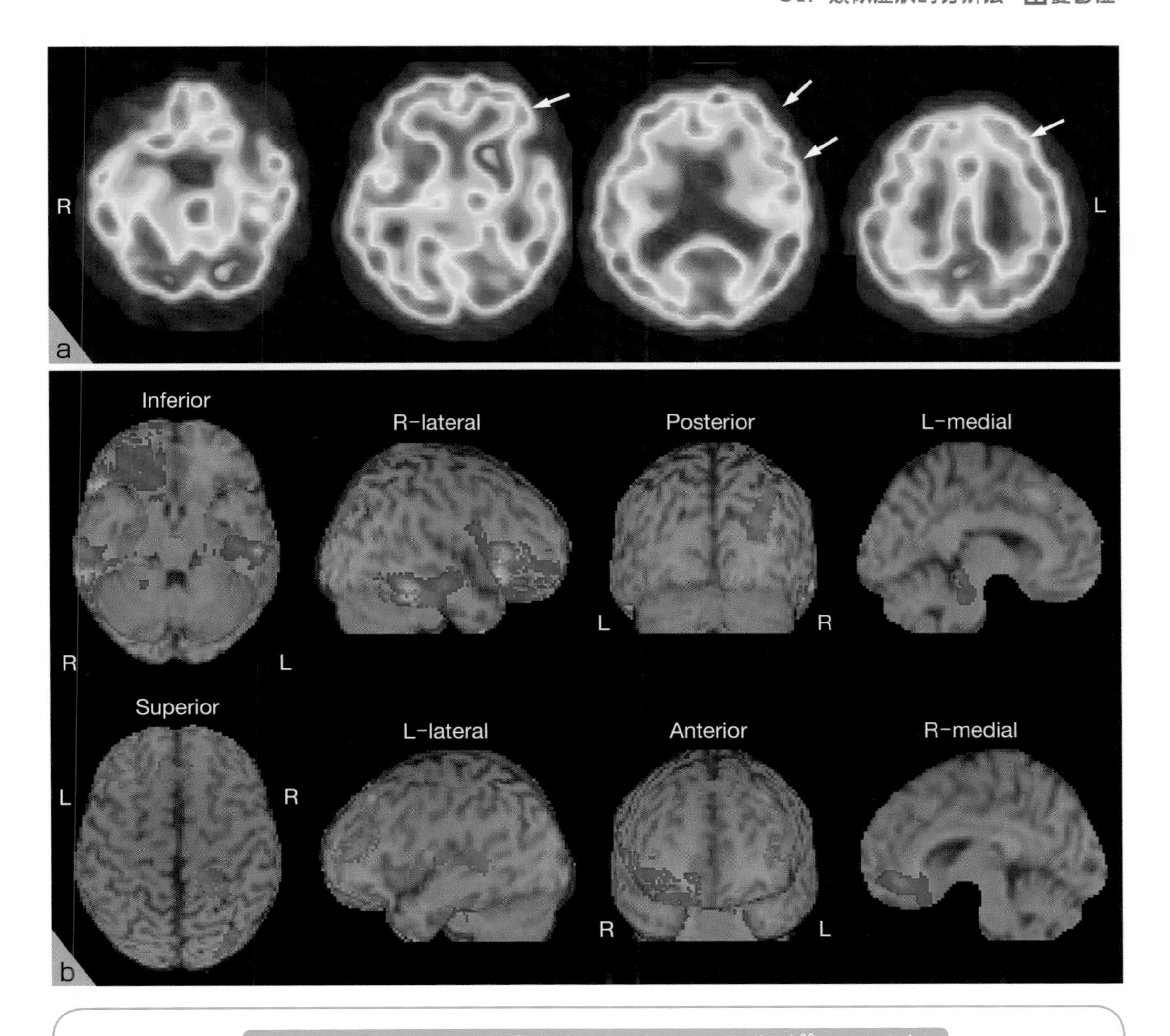

圖31-3. 與圖31-1相同案例之腦血流SPECT影像（^{99m}Tc-ECD）

a：左額葉有輕度的血流偏低（箭頭處）。

b：eZIS分析結果顯示左額葉外側皮質、兩側額葉內側皮質的血流偏低。

3 治療期間不可忽視的所見、檢查重點與影像判讀技巧

重鬱症患者的腦血流SPECT影像通常不會出現可於阿茲海默症案例觀察到的後扣帶迴～楔前葉血流偏低，因此可作為兩者的鑑別點。若抗憂鬱藥物有效，便可在額葉、顳葉、頂葉觀察到血流改善。另一方面，若改良後電痙攣療法（m-ECT）有效，則會在顳頂葉和小腦觀

察到血流偏低，因此這兩種治療的作用機制被認為並不相同[4]。

（松田博史）

● 文 獻

1) Bora E, Fornito A, Pantelis C, et al：Gray matter abnormalities in major depressive disorder；a meta-analysis of voxel based morphometry studies. J Affect Disord 138(1-2)：9-18, 2012.
2) Niida A, Niida R, Matsuda H, et al：Identification of atrophy of the subgenual anterior cingulate cortex, in particular the subcallosal area, as an effective auxiliary means of diagnosis for major depressive disorder. Int J Gen Med 5：667-674, 2012.
3) Nagafusa Y, Okamoto N, Sakamoto K, et al：Assessment of cerebral blood flow findings using ^{99m}Tc-ECD single-photon emission computed tomography in patients diagnosed with major depressive disorder. J Affect Disord 140(3)：296-299, 2012.
4) Kohn Y, Freedman N, Lester H, et al：^{99m}Tc-HMPAO SPECT study of cerebral perfusion after treatment with medication and electroconvulsive therapy in major depression. J Nucl Med 48(8)：1273-1278, 2007.

CHAPTER 31 DEMENTIA

類似症狀的分辨法

B 癲癇 epilepsy

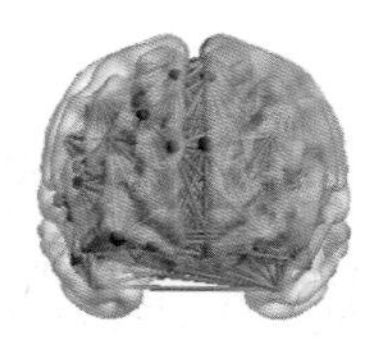

1 原發疾病的概念與症狀特徵、病程和治療

1．疾病概念

根據WHO的定義，「癲癇是由各種原因所引起的慢性腦部疾病，其特徵為大腦神經元過度激發造成重複性的發作（癲癇發作），且會伴隨各式各樣的臨床症狀及檢查所見」。換句話說，癲癇並非指特定疾患，而是皆會出現癲癇發作的症狀群。因此這些許多疾病都包含在此診斷內，但其原因、病理生理機制、對治療的反應、預後皆因疾病而異。

另一方面，即使有類似的症狀，只要未符合上述定義，便無法診斷為癲癇。其中一種狀況為急性症狀性發作，也肇因於和癲癇相同機制的神經元過度激發。頭部外傷、腦炎等腦部疾病、電解質異常、低血糖等內科疾病、酒精和苯二氮類藥物（Benzodiazepines, BZD）引發的急性中毒、戒斷所伴隨之發作症狀等與生理性疾病合併出現之發作皆是暫時性的，發作症狀會隨著原發疾病的改善而緩解，因此不被歸類在癲癇的範疇內。

另一種非癲癇性發作則是出現與大腦神經元過度興奮無關之發作症狀，例如抽動（tic）、恐慌發作、解離性障礙等心因性非癲癇性發作，其與低血壓等腦部血流不足引發之失神、睡眠障礙、癲癇等較難互相鑑別。

2．症狀的特徵

國際抗癲癇聯盟（International League Against Epilepsy, ILAE）的國際分類係根據癲癇發作和發作放電開始方式的不同，將癲癇分為部分性發作和全面性發作[1)]。同一患者所屬的癲癇類型不會改變。

表31-2. 癲癇的四種類型

	全面性癲癇	局部癲癇
特發性癲癇 （除了遺傳因素外無其他原因）	特發性全面性癲癇	特發性局部癲癇
症狀性癲癇 （因某種器質性因素）	症狀性全面性癲癇	症狀性局部癲癇

全面性發作包括肌抽躍性發作、失張性發作、失神性發作、強直性發作、抽躍性發作、強直抽躍性發作等六種。部分性發作依症狀強度的不同可分為三種：單純部分性發作仍保有意識，複雜性發作伴隨著意識障礙，次發性全面性發作則可能轉化為強直抽躍性發作。同一患者可能僅出現單純部分性發作即結束，也可能轉化為次發性全面性發作，但只會以相同順序出現相同症狀，不會以相反順序或來回的方式呈現。

另一方面，依照癲癇的原因可將其大致分為兩類。一種是無法找出腦部器質性病變的特發性癲癇，另一種則是有某種器質性病變的症狀性癲癇。根據以上不同的病因與發作型態，可將癲癇分為四種類型，如**表31-2**所示。

任一種發作型態的癲癇都可能會在腦波上反映出相對應的異常活動。然而無癲癇發作的患者也可能出現異常腦波，相反地臨床上被診斷為癲癇的個案卻不一定會出現異常腦波，因此從診斷上來說腦波並非絕對的依據。

3. 病程經過

以年齡來說，未滿一歲的癲癇發病率最高，到約50歲之間會逐漸減少，過了50歲之後則又轉為增加的趨勢，到了60歲以上增加的程度更為顯著。

一般來說，同一患者所屬的癲癇症候群種類並不會改變，但仍有例外，例如韋氏症候群（West syndrome）就會轉為Lennox-Gastaut症候群；伴隨爆發-抑制（burst-suppression）的早期嬰兒型癲癇性腦病則是部分轉為韋氏症候群，部分轉為Lennox-Gastaut症候群。此三種症候群的臨床所見並不相同，其共同的病理表現反映了大腦成熟的過程，且臨床表現類型會持續變化，因此又合稱為年齡依賴性癲癇腦病。

特發性全面性癲癇及症狀性局部癲癇若是在幼兒期或少年期發病，一般來說預後不錯，但並非所有案例皆屬良性。同樣地，包含年齡依賴性癲癇腦病在內的症狀性全面性癲癇也不一定就比較棘手。

表31-3. 不同發作類型的抗痙攣藥物

		首選藥物	首選藥物
部分性癲癇	單純部分發作 複雜部分發作	Carbamazepine	Phenytoin、Zonisamide、Valproic acid、Lamotrigine、Levetiracetam、Topiramate
全面性癲癇	全面性強直抽躍發作 全面性強直發作	Valproic acid	Phenobarbital、Clonazepam、Phenytoin、Lamotrigine、Topiramate、Levetiracetam
	失神性發作 非典型失神發作	Valproic acid	Ethosuximide、Lamotrigine
	肌抽躍發作 失張發作	Valproic acid	Clonazepam、Levetiracetam

黑字：第一代抗癲癇藥物　紅字：第二代抗癲癇藥物
（部分改編自文獻2)）

另一方面，於青年期發病的癲癇，約佔症狀性局部相關癲癇的2／3左右，剩下的幾乎都是特發性全面性癲癇。至於老年期的案例則有八成左右屬於症狀性局部相關癲癇，其中大部分為腦血管病變或退化性疾病所伴隨之症狀。

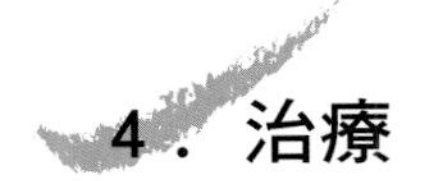

4. 治療

癲癇的主要發作類型與其治療藥物如**表31-3**所示。一般來說，部分發作的首選藥物為Carbamazepine，全面性發作的首選藥物則為Valproic acid。到1980年代之前都是使用第一代抗癲癇藥物，日本從2000年開始核准第二代抗癲癇藥物，而使用至今。癲癇的治療原則上為單一藥物治療，建議先適當診斷發作類型，從少量的抗癲癇藥物開始逐漸增加劑量。若判定可投藥，也應測量血中濃度，若投予充分劑量卻仍未見效，便應探討是否診斷有誤，考慮替換為其他建議使用之藥物。另一方面，已嘗試投予數種建議藥物，效果卻仍不足時，便應考慮同時併用多種藥物。

（石川正憲）

● 文 獻

1) Commission on Classification and Terminology of the International League Against Epilepsy: Proposal for revised clinical and electrographic classification of epileptic seizures. Epilepsia 22(4)：489-501, 1981.
2) 加藤昌明：てんかんの最新薬物治療動向について(特集 変わるてんかん診療). メディカル朝日 42(3)：22-24, 2013.

2 影像所見的特徵與判讀方式

顳葉癲癇引起的高階腦部功能病變中，無論是否出現可治療的記憶功能障礙、高階認知功能降低等表現，皆有可能因阿茲海默症（AD）等而需要進行治療。此外，目前已知AD等失智症患者合併癲癇的頻率偏高[1)]。腦波檢查所見對於癲癇的確診十分重要，而MRI和功能性造影檢查的適用性則較為侷限。檢查前未能取得足夠資訊時，便較難只藉由影像來確認癲癇的可能性。在此之前的研究報告曾指出，常發生無法以MRI或功能性影像來找出影響長期記憶的癲癇病灶點[2)3)]。即使影像上出現異常，也多為難以觀察出來的輕微變化（**圖31-**）。

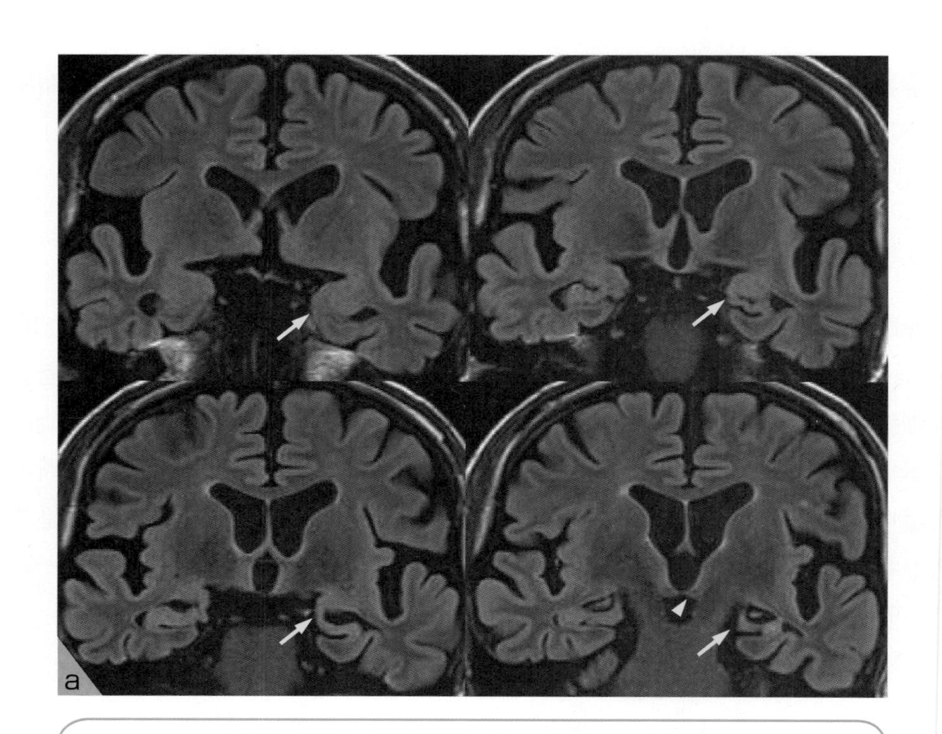

圖31-4. 顳葉癲癇：80多歲的男性

有暫時性全面失憶之病史，而後出現以幾分鐘為單位的短時間記憶障礙，甚至連常見面的人都開始認不出來。個案開車時與其他車輛發生擦撞，被撞者過來詢問時個案缺乏反應。個案失去了事故當時的記憶，經腦波檢查診斷為左顳葉癲癇。因其記憶功能相關的表現有較多缺陷，便進行影像檢查以評估其失智程度。投予抗癲癇藥物後症狀獲得改善。MMSE為26分，HDS-R也是26分。

a：FLAIR冠狀切面影像。可觀察到左顳葉內側萎縮，後側有部分區域出現高訊號（箭頭處），表示可能罹患海馬硬化症。同側乳頭體也有些微的萎縮。

一般門診中於影像上顯示顳葉癲癇可能性的案例多為海馬硬化症之患者。根據MRI影像所見，T2加權影像或FLAIR影像中海馬迴訊號偏高表示單側海馬迴有萎縮的情形。此高訊號在FLAIR影像上較容易觀測出其左右側的些微差異[4]。此外，海馬迴內部構造模糊化（皮質和白質邊界變得不清楚）和同側顳葉萎縮等也是有用的線索（**圖31-5**）。然而正常的海馬迴構造也可能出現左右側差異，因此需考量與其他區域結構的比例以正確評估萎縮的程度。屬於退化性失智症的AD與海馬硬化症皆會引起海馬迴CA1神經元脫落，進而出現海馬迴萎縮。此所見可利用MRI影像上顳葉下角擴張來判定。而在VSRAD®等統計分析影像中會以Z分數上升的形式呈現，有時可能會較難與AD區分（**圖31-6**）。

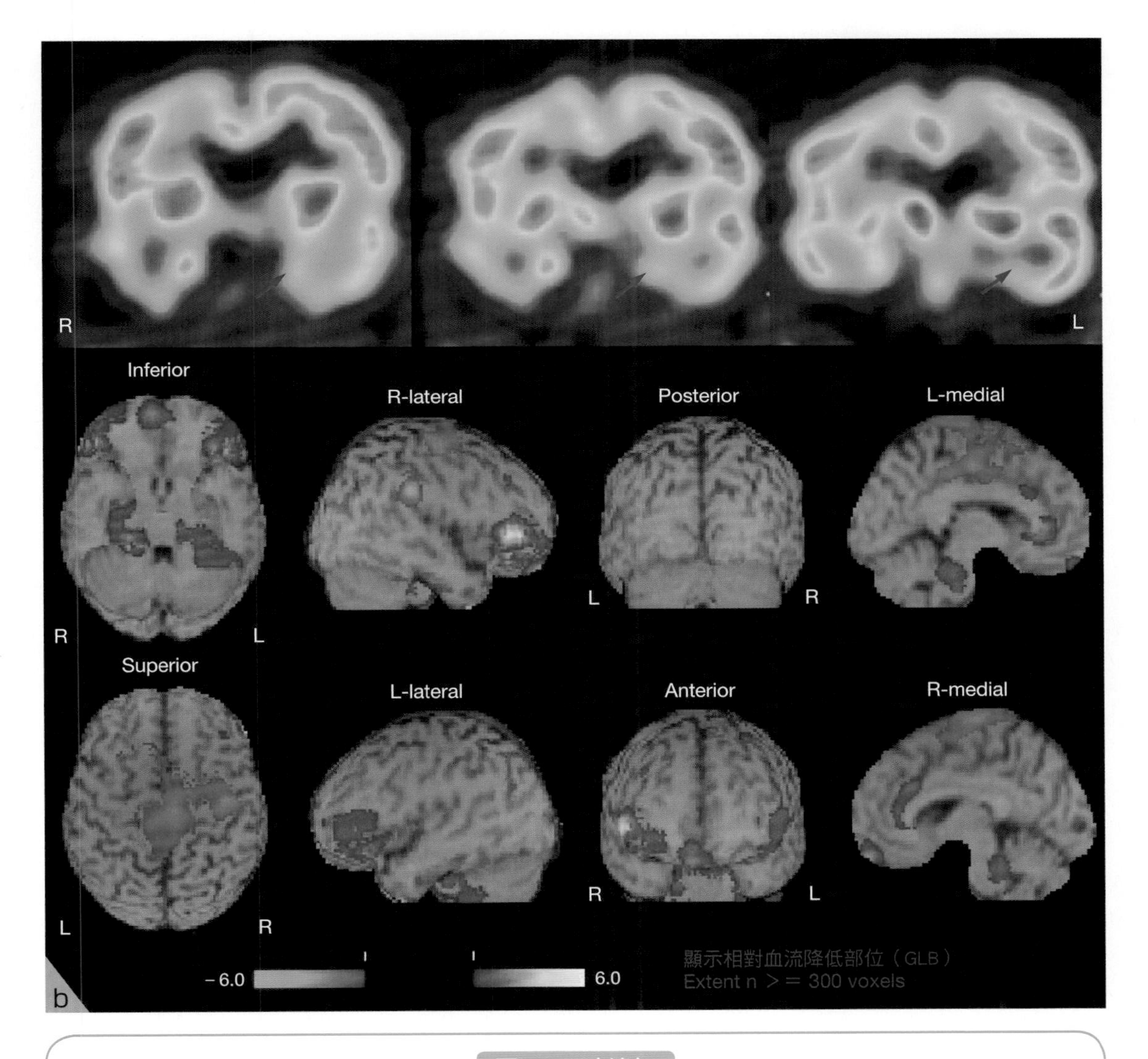

圖31-4.（續）

b：SPECT影像（ECD）與eZIS。SPECT影像中可於左顳葉內側觀察到些微的聚積降低。eZIS中則並未顯示上述異常，可能是降低程度太輕微之故。

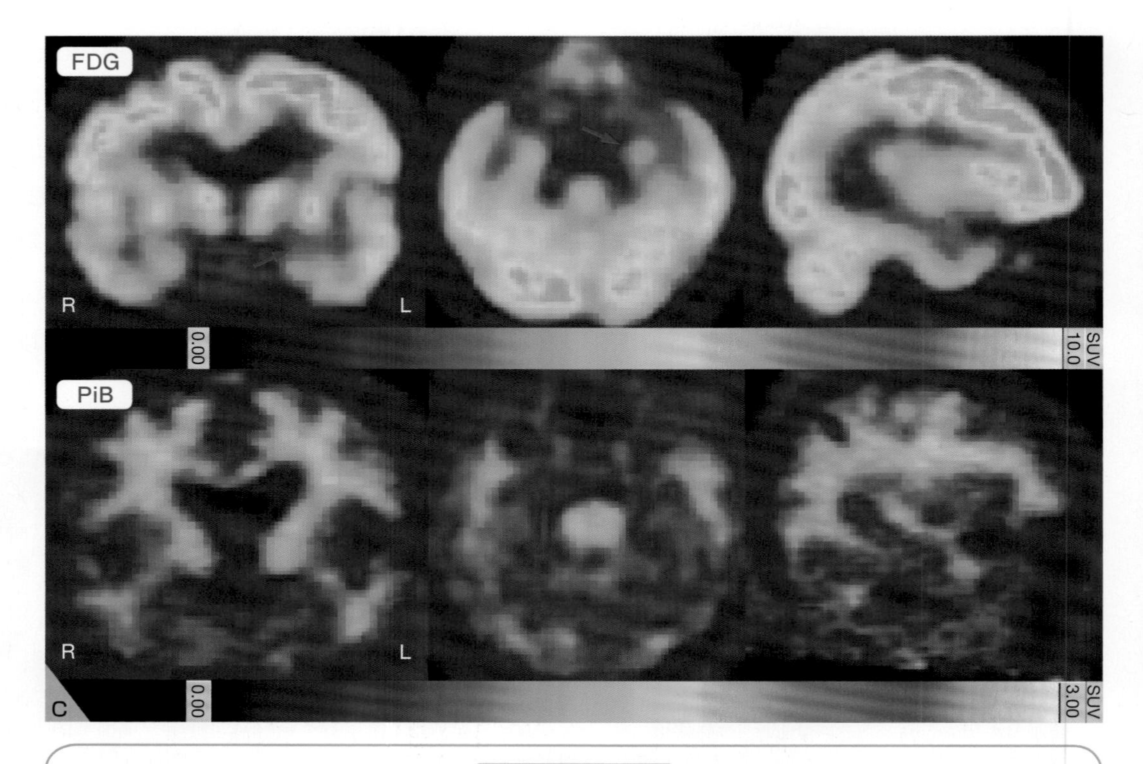

圖31-4.（續）

c：PET（上半：FDG，下半：PiB）。FDG顯示左顳葉內側有些微的聚積降低（箭頭處）；PiB則為陰性，未觀察到類澱粉蛋白沉積。

此外，顳葉前端也可能出現病變，在MRI的冠狀切面影像上從顳葉前端到海馬迴的部分都是可評估的範圍。而顳葉以外的變化則有包含在Papez迴路內的神經纖維Waller變性等，可能造成弓狀核和乳頭體等構成邊緣系統的主要構造出現萎縮等情形（**圖31-4**）。這些所見都是海馬硬化症的次發表現，可作為診斷的線索。然而，病灶點側對側呈現萎縮和退化性失智症的案例也可能呈現相同所見，因此並無法將其視為疾病特異性高的病理所見。

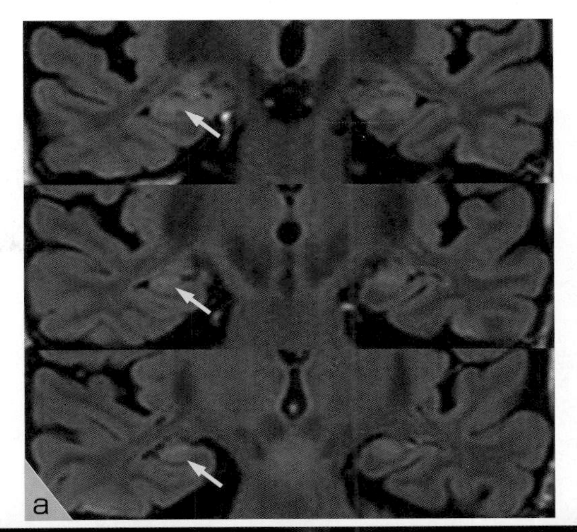

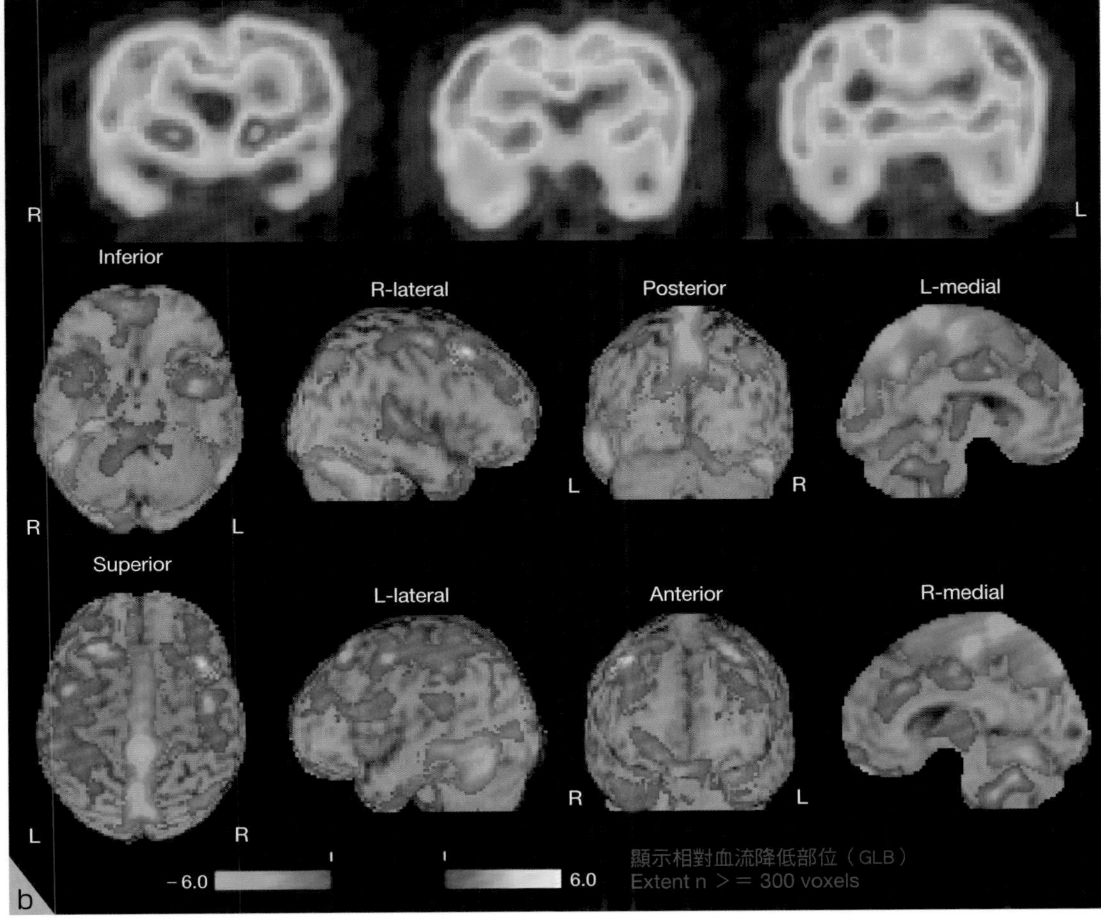

圖31-5. 顳葉癲癇：60多歲男性

約三年前開始容易忘記幾天前發生的事情或去過的地方，之後曾發生完全不記得買過的食材、明明四人出門散步但一回神卻發現只剩兩人等片段記憶明顯喪失的情形。患者曾至多家醫院就診，被診斷為複雜部分發作合併AD，開予多種抗癲癇藥物和Donepezil處方。為評估失智症而進行影像檢查後發現並非AD，因此停止Donepezil的處方。患者的MMSE為29分，HDS-R為28分。

a：FLAIR冠狀切面影像。右顳葉內側訊號偏高，無法對內部構造進行白質鑑定（箭頭處）。被診斷為右側海馬硬化症。

b：SPECT影像（ECD）和eZIS分析結果。顳葉並無顯著的訊號偏低。

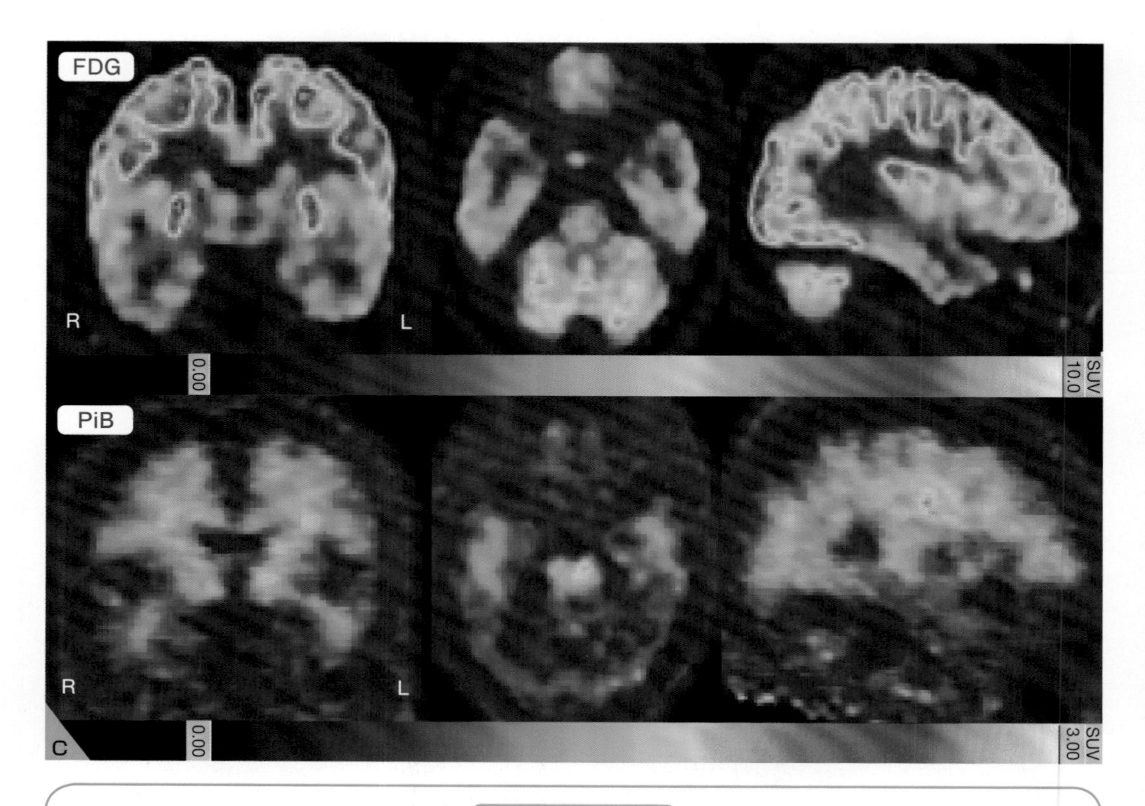

圖31-5.（續）

c：PET（上半：FDG，下半：PiB）。FDG未顯示顯著的聚積降低。；PiB則為陰性，未觀察到類澱粉蛋白沉積。

^{18}F-FDG-PET和腦血流SPECT等功能性影像是有利於癲癇診斷的檢查。然而癲癇發作時和發作間歇期間的影像所見並不相同，因此判讀時需特別注意[5)]。通常發作時的病灶點及其周圍部分呈現代謝或血流增加的情形。相反地，發作間歇期間則常於病灶點觀察到代謝和血流降低。顳葉癲癇發作間歇期間的典型表現為顳葉內側到顳極的聚積降低。此聚積降低有時也會擴散至外側顳葉新皮質，或是波及病灶側的視丘、基底核、額葉底部皮質等。尤其評估顳葉內側時，較容易藉由冠狀切面影像的比較來檢測出病變。

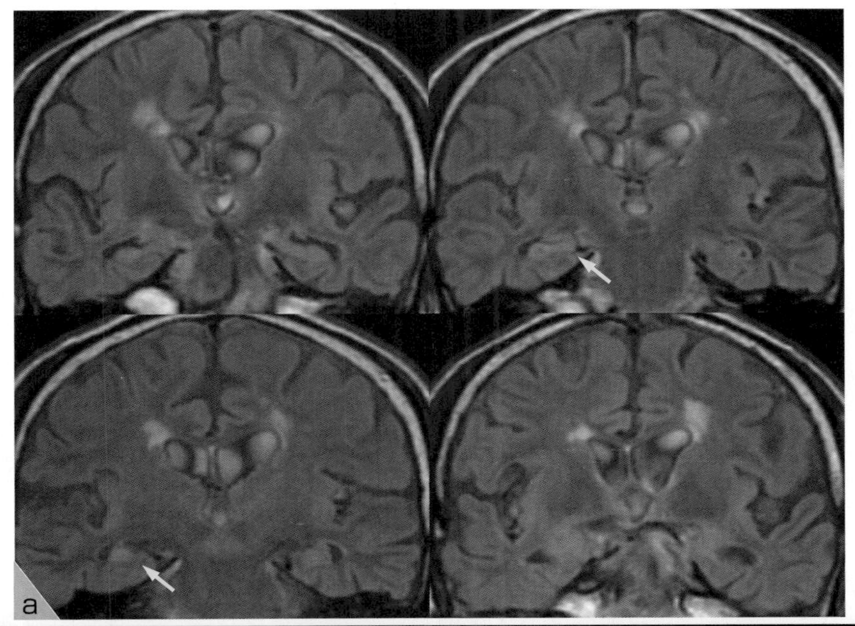

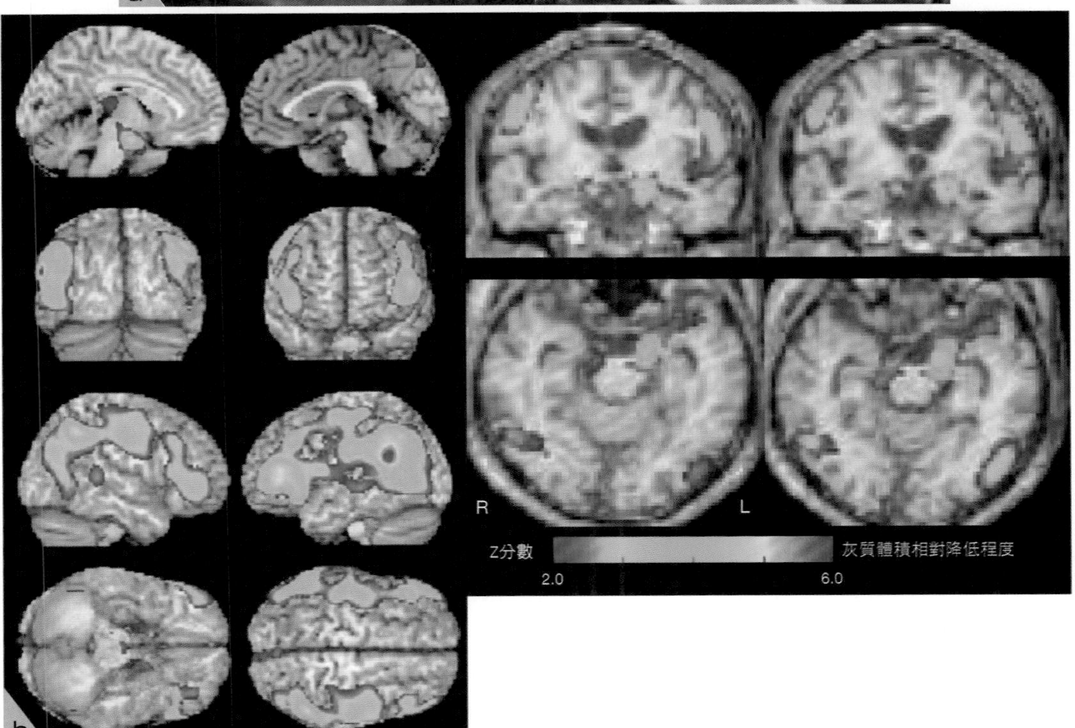

圖31-6. 阿茲海默症＋癲癇：70多歲的男性

個案於30多歲時開始出現複雜性發作，頻率約為一個月一次，有持續服用抗癲癇藥物。約5年前開始健忘症狀持續惡化，且出現易怒、忘記關火等行為表現。影像檢查結果顯示，比起癲癇惡化，AD更有可能是上述情形的主要元凶。MMSE為21分，HDS-R為26分。

a：FLAIR冠狀切面影像。右顳葉內側訊號偏高，而被診斷為海馬硬化症（箭頭處）。肉眼觀察顳葉內側萎縮的左右側差異並不明顯。

b：VSRAD®結果。感興趣區域內的Z分數為2.5，顯示左顳葉內側的萎縮程度較高。

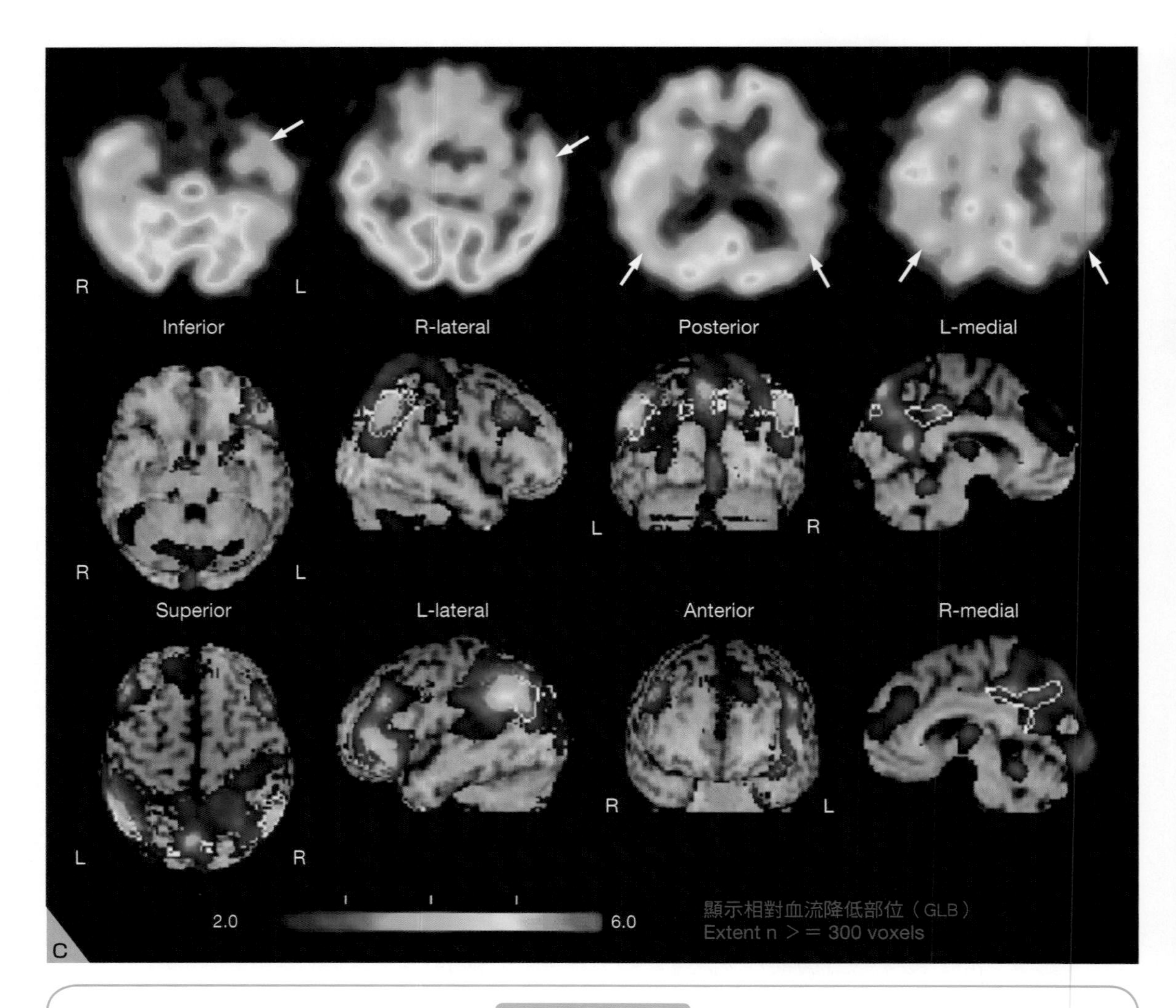

圖31-6.（續）

c：SPECT影像（ECD）和eZIS。兩側頂葉和左顳葉聚積降低（箭頭處），表示可能有AD。

3 治療期間不可忽視的所見、檢查重點與影像判讀技巧

症狀性癲癇的原發疾病包括腦血管病變、腦瘤、腦炎、頭部外傷等，這些都可能藉由MRI來篩檢出。癲癇引起高階腦部功能障礙之案例通常都還保有一定的認知功能。癲癇可利用藥物來改善症狀，因此影像診斷中若觀察到癲癇的蛛絲馬跡，便應積極記錄下來。未在結構性影像和功能性影像上觀察到AD等退化性失智症所見時，則可進一步確認癲癇的可能

性。未來類澱粉蛋白造影將成為鑑別兩者的有用工具（**圖31-4、5**），而若是未於影像中檢查出異常，或許應排除癲癇之可能性。

（伊藤公輝）

● 文 獻

1) Hommet C, Mondon K, Camus V, et al：Epilepsy and dementia in the elderly. Dement Geriatr Cogn Disord 25(4)：293-300, 2008.
2) Butler CR, Zeman AZ：Recent insights into the impairment of memory in epilepsy；transient epileptic amnesia, accelerated long-term forgetting and remote memory impairment. Brain 131(Pt 9)：2243-2263, 2008.
3) Butler CR, Bhaduri A, Acosta-Cabronero J, et al：Transient epileptic amnesia；regional brain atrophy and its relationship to memory deficits. Brain 132(Pt 2)：357-368, 2009.
4) 柳下　章：側頭葉てんかん．難治性てんかんの画像と病理，柳下　章，新井信隆(編)，pp47-56，秀潤社，東京，2007.
5) 百瀬敏光：てんかんにおけるFDG-PET，SPECT検査．難治性てんかんの画像と病理，柳下　章，新井信隆(編)，pp231-240，秀潤社，東京，2007.

CHAPTER 32 DEMENTIA

前交通動脈瘤破裂引起之基底前腦性失憶

1 原發疾病的概念與症狀特徵、病程和治療

1．疾病概念與症狀特徵

失憶症候群是由順向性失憶、逆向性失憶、喪失定向感、虛構、缺乏病識感等症狀構成，其中最核心的症狀為順向性失憶。已知產生失憶症候群的受損部位有海馬迴附近（顳葉內側）、乳頭體附近（間腦）、基底前腦（basal forebrain）、胼胝體壺腹-後扣帶迴區域等。依不同的損傷部位可區分為①顳葉性失憶（temporal amnesia）、②間腦性失憶（diencephalic amnesia）、③基底前腦性失憶（basal forebrain amnesia）、④胼胝體壺腹後方性失憶（retrosplenial amnesia）等類型的失憶[1]。基底前腦性失憶的特徵為順向性失憶、逆向性失憶、虛構、人格改變等

基底前腦的神經解剖概要如**表32-1**所示[2)-6)]。前交通動脈位於基底前腦的前下方，分支出來的穿枝灌流至基底前腦（**圖32-1**）。

2．病程經過

基底前腦性失憶多由前交通動脈瘤破裂所引起。過去發表的研究論文中，Alexander等人的研究有較多的案例，對於症狀發展經過的描述也較為詳細[7]。Alexander等人發現在Boston University School of Medicine的Aphasia/Neurobehavior Unit接受檢查治療的「前交通動脈瘤破裂後失憶患者」。患者數量在6年內有11人，其病程發展經國如下：

① 全部的患者在前交通動脈瘤手術後，出現嗜睡、容易興奮的狀態。

② 過了上述時期意識逐漸清晰後，開始出現較明顯的虛構、言詞反覆、缺乏病識感等症狀。這些症狀出現數週後消失，但其中有幾位患者仍持續有虛構和混亂的狀況。

表32-1. 基底前腦的神經解剖

基底前腦的表面解剖	基底前腦是位於前穿質（anterior perforated substance）後半部到胼胝體下區（subcallosal area）後方的狹窄區域，由無名質（substantia innominata）、對角迴（diagonal gyrus）、終板旁迴（paraterminal gyrus）等組成（註：胼胝體下區幾乎等同於旁嗅區）。
基底前腦的灌流	前交通動脈位於基底前腦前下方，從這裡分支出來的穿枝灌流進基底前腦。
包含於基底前腦的神經核	關於基底前腦含有什麼神經核，不同研究者有不同的發現，然而大部分的研究一致指出主要的構成要素為①伏隔核（nucleus accumbens）、②隔核（septal nuclei）、③Broca對角帶核（Broca's diagonal band nuclei）、④稱為Meynert基底核（basal nuclei of Meynert）的無名質。
通過基底前腦的聯合纖維	通過基底前腦的聯合纖維包含以下成分：①腦穹窿（fornix）、②終紋（stria terminalis）、③Broca對角帶（Broca's diagonal band）、④內側前腦束（medial forebrain bundle）、⑤腹側杏仁核離心通路（ventral amygdalofugal pathway）。
基底前腦為其他腦區提供神經傳導物質	①基底前腦的主要功能是為海馬迴和許多其他腦區提供乙醯膽鹼等神經傳導物質（內側隔核和Broca對角帶核的神經元主要經由膽鹼作用性軸突將神經傳導物質送至海馬迴等顳葉內側區域。Meynert基底核的神經元在大腦皮質的大範圍區域進行膽鹼作用性投射，具有活化此投射作用的功能）。 ②此外，多巴胺等神經傳導物質會傳遞至各腦區（伏隔核包含多巴胺作用性神經元，接收來自中腦、視丘髓板內核、海馬迴和杏仁核等邊緣系統的向心性神經纖維，再以遠心性神經纖維投射至下視丘、黑質、腦幹自律神經核、蒼白球、殼核和尾狀核）。
基底前腦與記憶迴路之一的外側邊緣系統迴路有關	基底前腦與記憶迴路之一的外側邊緣系統迴路（basolateral limbic circuit；杏仁核-視丘背內側核-額葉眶部-鉤狀束-顳葉前皮質-杏仁核）共享部分構造。構成其外側邊緣系統迴路一部分的小迴路，也就是由杏仁核-視丘背內側核-胼胝體下區所構成的迴路各自與腹側杏仁核離心通路、下視丘束、Broca對角帶相連。在此小迴路中，終紋、Broca對角帶、腹側杏仁核離心通路經過基底前腦內部。基底前腦病變會使與長期記憶有關的小迴路產生病變，而可能引發失憶。

③大部分患者的症狀在之後的數週到數個月之間獲得改善，虛構、缺乏病識感、混亂的狀況消失，此時只會觀察到失憶和情感淡漠的表現。

④ 之後大多數患者的症狀改善，但也有殘存性格變化的案例。11位患者全部都未能回歸至之前的職場，其中4人入住養護設施，長期預後並不好。

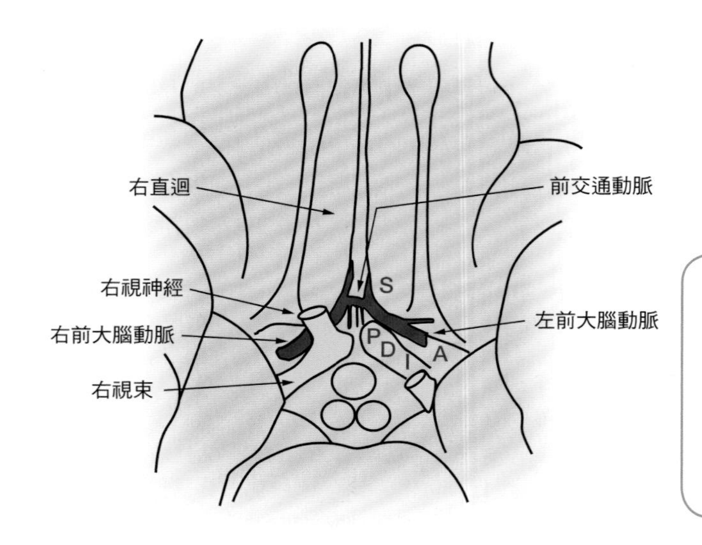

圖32-1. 基底前腦的表面解剖與前交通動脈的位置

A：anterior perforated sunstance（前穿質）、S：subcallosal area（胼胝體下區）、P：paraterminal gyrus（終板旁迴）、I：sunstantia innominata（無名質）。P+D+I為基底前腦的底部表面。

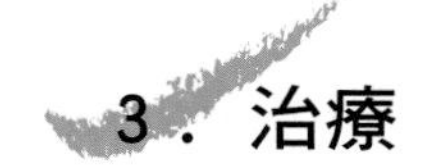

3．治療

關於基底前腦失憶的復健，仙崎等人指出「患者在接受針對自傳性記憶的直接訓練後，失憶症狀獲得輕度的改善，但此效果無法概化至其他類型的記憶功能」[8)]。森等人提到「使用行事曆或筆記反覆練習可能有助患者在日常例行活動上表現穩定，但情節性記憶本身並未改善」[9)]。而Benke等人對11位基底前腦失憶的案例投予Donepezil，在12週後情節性記憶獲得改善[10)]。

2 影像所見的特徵與判讀方式

侷限於基底前腦的病變產生機制包括前交通動脈瘤破裂、蜘蛛膜下出血所引起的主要影響、對腦動脈瘤直接進行手術所帶來的影響，以及腦血管攣縮造成的次發性影響等，這些都會導致基底前腦出現缺血、梗塞或萎縮。尤其腦血管攣縮除了發生在前交通動脈外，也可能出現於左右前大腦動脈，而於左右額葉引發大範圍的梗塞。Alexandra等人的報告指出，11人中只有2人屬於梗塞侷限於基底前腦的類型，且幾乎都是於前大腦動脈區出現大範圍梗塞的案例。

根據CT及MRI軸切面影像，雖然很容易觀察到擴及前大腦動脈的病變，但侷限於基底前腦的病變在顯影上較為困難。因此其影像判讀以冠狀切面較為重要。

3 治療期間不可忽視的所見、檢查重點與影像判讀技巧

用來鑑定基底前腦的構造包括視束、第三腦室前下部（視交叉上凹陷及漏斗凹陷）、透明中隔。在冠狀切面上，基底前腦位於視交叉到視束正上方、左右側腦室前角下方；在矢

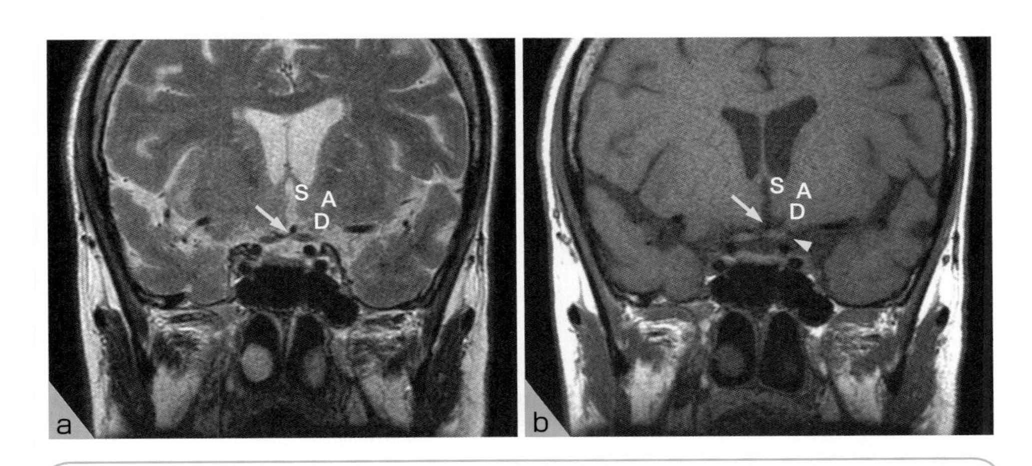

圖32-2. 73歲因頭痛而就醫的女性案例（正常影像）

前交通動脈和左右視神經所在部位的冠狀切面影像。a：T2加權影像，b：T1加權影像。箭頭處為前交通動脈，三角處為左視神經。

S：septal nuclei（中隔核）、A：nucleus accumbens（伏隔核）、D：diagonal band（對角帶）

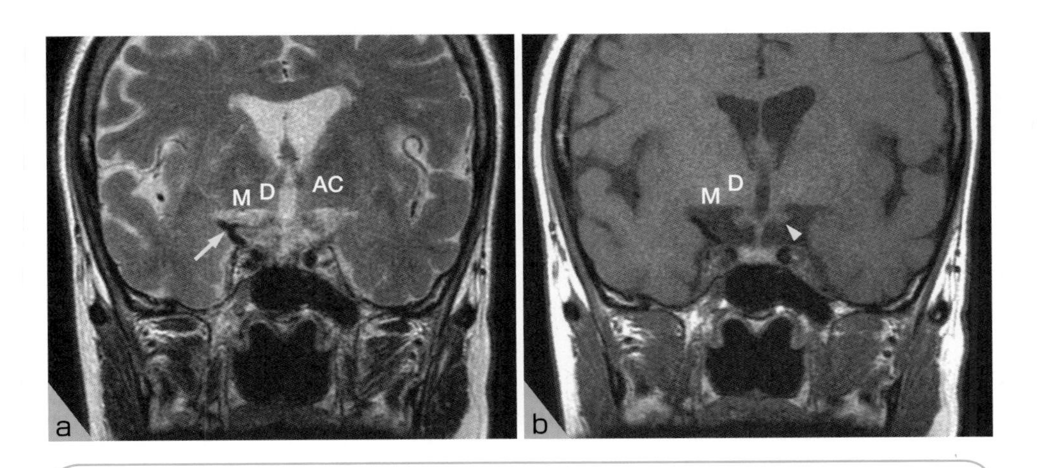

圖32-3. 視束及腦下垂體柄所在部位的冠狀切面影像

a：T2加權影像、b：T1加權影像。箭頭處為右內頸動脈分支處，三角處為左視束。

D：diagonal band（對角帶）、M：basal nuclei of Meynert（梅氏基底核）、AC：anterior commissure（前連合）

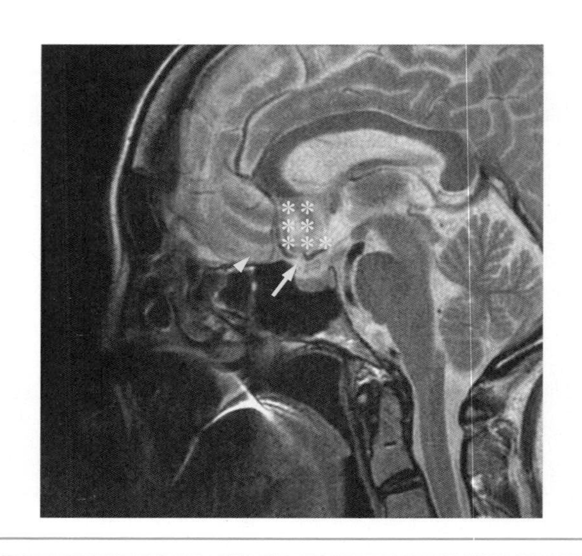

圖32-4. 矢狀切面上基底前腦與前交通動脈的相對位置

＊所示為基底前腦。箭頭所指為前交通動脈的所在位置。三角處為直迴。

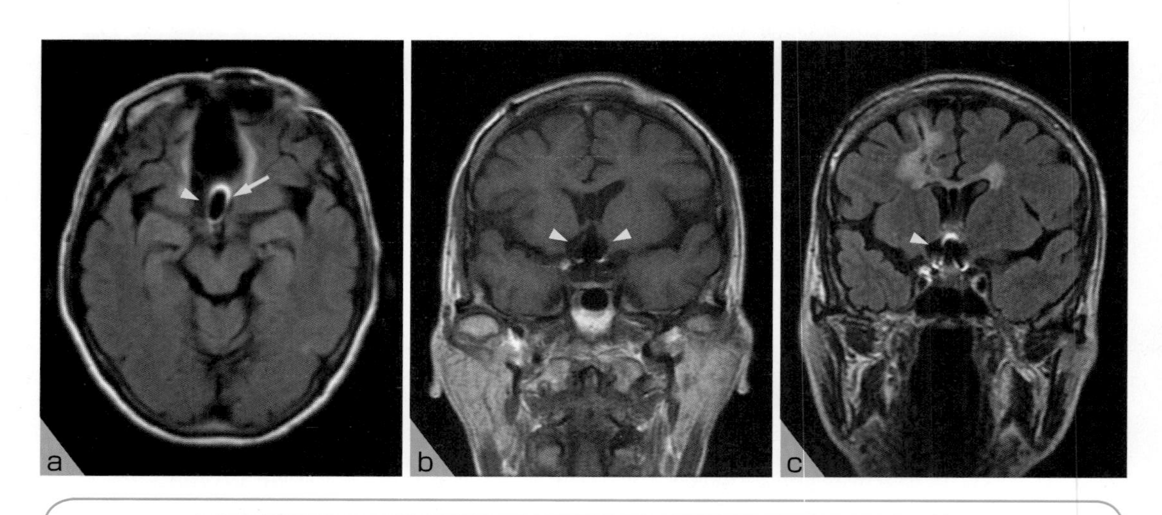

圖32-5. 70歲女性案例：針對前交通動脈瘤破裂進行夾除手術後8年的影像

a：FLAIR、b：T1加權影像、c：FLAIR。箭頭所指為夾除手術造成的假影（artifact），三角處為基底前腦病變。

狀切面上，則位於視束上方、前連合前方、胼胝體喙部（rostrum）下方（**圖32-2～4**）。

為了藉由以上構造來檢測基底前腦病變，必須利用MRI冠狀切面的T1、FLAIR、DWI等影像來分別捕捉出血、缺血、壞死、萎縮的情形（**圖32-5**）。此外，ECD-SPECT中也顯示梗塞部位的血流偏低（**圖32-6**）。

（唐澤秀治）

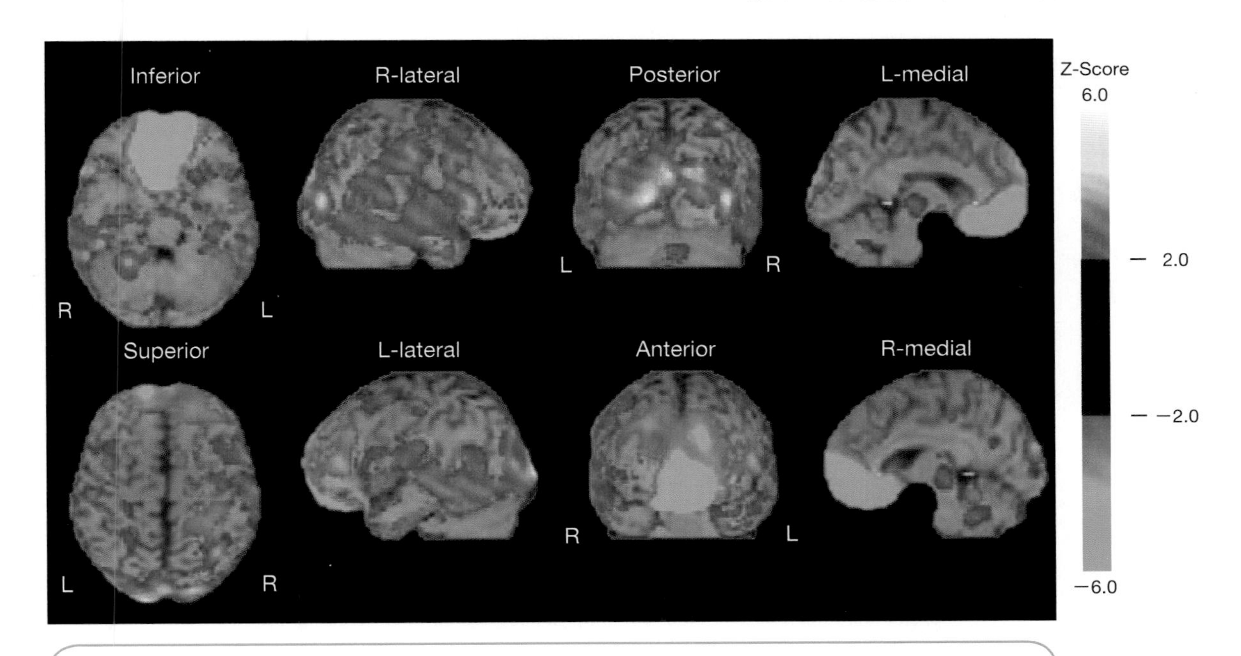

圖32-6. 與圖32-5同一患者的ECD-SPECT（eZIS-two tail view image）
左右額葉眶迴、直迴及基底前腦處的血流偏低（綠色部分）。

文 獻

1) 大東祥孝：高次脳機能障害の診療. 脳神経外科学 I，太田富雄(総編)，pp42-61，金芳堂，京都，2012.
2) 佐々木真理，玉川芳春：アルツハイマー病における前脳基底部，海馬の MRI 所見. 老年精神医学雑誌 4(4)：357-362，1993.
3) Sasaki M, Ehara S, Tamakawa Y, et al：MR anatomy of the substantia innominate and findings in Alzheimer disease；A preliminary report. AJNR Am J Neuroradiol 16(10)：2001-2007, 1995.
4) Abe K, Inokawa M, Kashiwagi A, et al：Amnesia after a discreate basa forebrain lesion. J Neurol Neurosurg Psychiatry 65(1)：126-130, 1998.
5) 加藤元一郎：前脳基底部病変と記憶障害. 神経進歩 45(2)：184-197，2001.
6) 高橋昭喜：脳 MRI；1. 正常解剖. 第 2 版，pp62-89，秀潤社，東京，2005.
7) Alexander MP, Freedman M：Amnesia after anterior communicating artery rupture. Neurology 34(6)：752-757, 1984.
8) 仙崎　章，平川孝枝，加藤元一郎，ほか：前交通動脈瘤破裂後の逆向性健忘に対するリハビリテーションの試み. 総合リハ 25：849-854，1997.
9) 森　俊子，岡崎哲也，蜂須賀研二：前交通動脈瘤術後に前脳基底部健忘を来した 3 症例，脳卒中 35(4)：281-286，2013.
10) Benke T, Köylü B, Delazer M, et al：Cholinergic treatment of amnesia following basal forebrain lesion due to aneurysm rupture；an open-label pilot study. Eur J Neurol 12(10)：791-796, 2005.

CHAPTER 33 DEMENTIA

肺癌等多發性轉移性腦瘤引發之失智狀態

1 原發疾病的概念與症狀特徵、病程和治療

若從腦瘤發生學的觀點進行分類，可將其分為病灶位於顱內的「原發性腦瘤」與從其他器官轉移而來的「轉移性腦瘤」兩大類。根據日本腦神經外科學會2009年發行的腦瘤全國統計調查報告[1)]，1984～2000年之間通報的腦瘤患者中，有68,281位為原發性腦瘤，其中以腦膜瘤最多，佔了27.1%，其次為佔了26.6%的神經膠質瘤、18.2%的腦下垂體瘤、10.5%的schwannoma（**圖33-1**）。隨著影像檢查的發展和普及，今後發現無症狀性腦瘤的案例數可能會增加，然而其原本就是發生頻率相當低的疾病，因此數量上應該不會出現太極端的變化。

另一方面，隨著高齡化社會中罹癌率的增加，預期今後罹患轉移性腦瘤的案例也會增加。日本全國的統計調查指出，轉移性腦瘤的案例數為14,563人，從原發病灶來看，肺癌最多，佔了51.9%，其次則為乳癌9.3%、直腸癌5.4%、腎臟或膀胱癌5.3%、胃癌4.8%、大腸

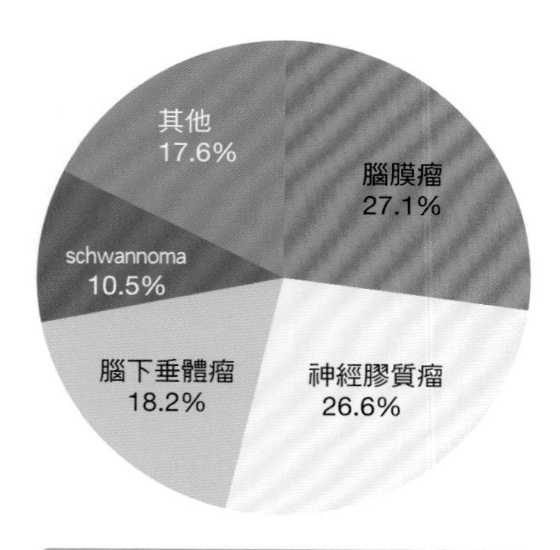

圖33-1. 原發性腦瘤的比例（1984～2000年）

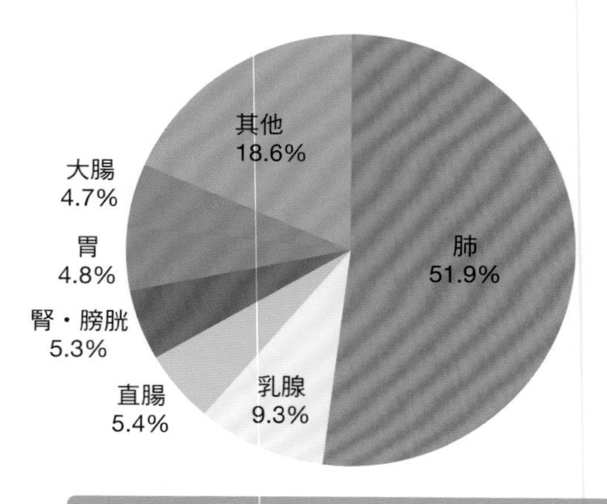

圖33-2. 轉移性腦瘤原發病灶的比例（1984～2000年）

癌4.7%（**圖33-2**）。從年齡層來看，轉移性腦癌患者中70歲以上佔了23.9%，原發性腦癌中70歲以上則佔了12.6%，可知前者高齡患者所佔的比例較高。許多進行屍檢的研究指出，癌症患者患有轉移性腦瘤的比例約為18～24%[2]。根據日本國立癌症研究中心提供的癌症資訊服務，2014年癌症患者的死亡人數預估為36萬人左右，其中最容易演變為轉移性腦癌的肺癌患者死亡人數則預估為76,000人。若估計其中的20%左右有轉移至腦部的情形，那麼單單2014年就會有15,000位患者有罹患轉移性腦癌的可能性，此數量較腦瘤全國統計調查報告所預估的還要多。這可能是因為腦瘤全國統計調查報告的數據來源為腦神經外科部門，而多少有些未被算入的案例；此外影像上無法觀察到的微小轉移性病變可能要等到屍檢時才會發現，而造成此比例上的差異。

一般來說，若顱內存在腫瘤性病變，就會出現腫瘤引起的壓迫或水腫引發的偏癱、偏盲等局灶性症狀。呈現這些典型症狀而疑似有顱內病變時，應進行進一步的檢查以利診斷。然而若為腦部隨著年齡而萎縮的高齡者，即便有一定程度的佔位性病變，也會因為腦部萎縮而較少出現壓迫性的局灶性症狀。針對高齡者和腦部重量，高尾等人[3]發現即使是組織學上無顯著異常所見的腦，在超過75歲後重量仍會逐漸減少。腦部會隨著年齡增長而開始出現萎縮，顱內脊髓液腔則逐漸擴大。因此患者並不會急遽出現顱內腫瘤局部壓迫引起的局灶性症狀和顱內壓亢進症狀，而是呈現腫瘤（尤其是轉移性腦瘤）變大、病變部位數量增加的情形，有時可能會以認知功能降低、定向感障礙等精神症狀的形式表現。

關於年齡因子，高齡者罹癌的比例原本就較年輕人高，且病況常在不知不覺間惡化，有時甚至會從原發病灶轉為多發性的轉移性腦瘤。若是有一定程度大小、周圍伴隨水腫的轉移性病變，在診斷上較為容易；若是微小的病變，則必須使用造影劑才可能發現，而此類微小轉移性病變會使高階腦部功能受損，引起認知功能降低。

表33-1. 腦瘤引起認知功能降低的案例

案例	年齡	性別	多久發病	最終診斷	部位	治療	結果
1	83歲	女性	1年 最近2個月惡化	腦膜瘤	左額部	觀察病情	1年後死亡
2	88歲	女性	2年 最近1個月惡化	腦瘤	右顳部	觀察病情	8個月後死亡
3	70歲	男性	2年	腦室內腫瘤	左側腦室	觀察病情	有異狀再就診 定期接受家庭醫師問診
4	83歲	男性	半個月內惡化	惡性淋巴瘤	左側腦室	手術	6個月後死亡
5	68歲	男性	幾週內惡化	轉移性腦瘤	多發性	對症治療	最佳的支持性療法 （BSC, best supportive care） 定期接受家庭醫師問診
6	84歲	女性	最近1個月內惡化	惡性淋巴瘤	左顳葉	對症治療	4個月後死亡

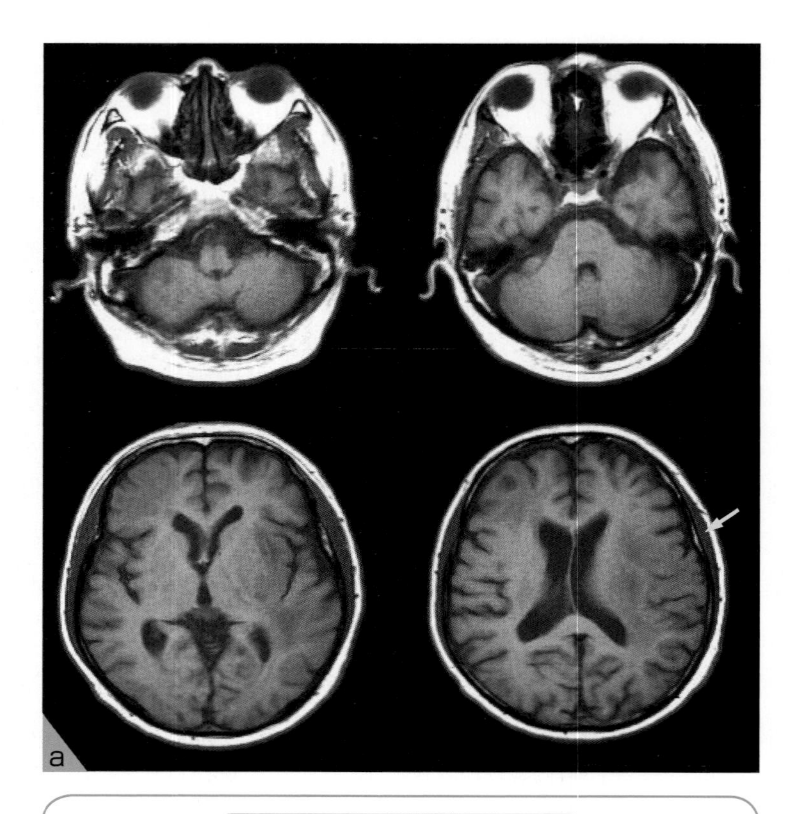

圖33-3. 案例：68歲男性

a：T1加權影像。出現伴隨左基底核周圍腦水腫、側腦室前角和體部變形，但並未觀察到特別顯著的異常所見。

2009年1月～2014年12月的五年內以健忘為主訴至日本船橋市立醫療中心腦神經外科記憶門診就診的2,218位患者中，有6位患者其認知功能降低的原因為腦瘤，分別為3位男性、3位女性，年齡從68到88歲，平均年齡為79.3歲；其中1位屬於轉移性腦瘤（**表33-1**）。

2 影像所見的特徵與判讀方式

圖33-3所示為以健忘為主訴至本院記憶門診就診的患者（**表33-1**的案例5）的腦部影像。患者為68歲男性，顱內病變屬於多發的轉移性腦瘤，原發病變為肺癌。

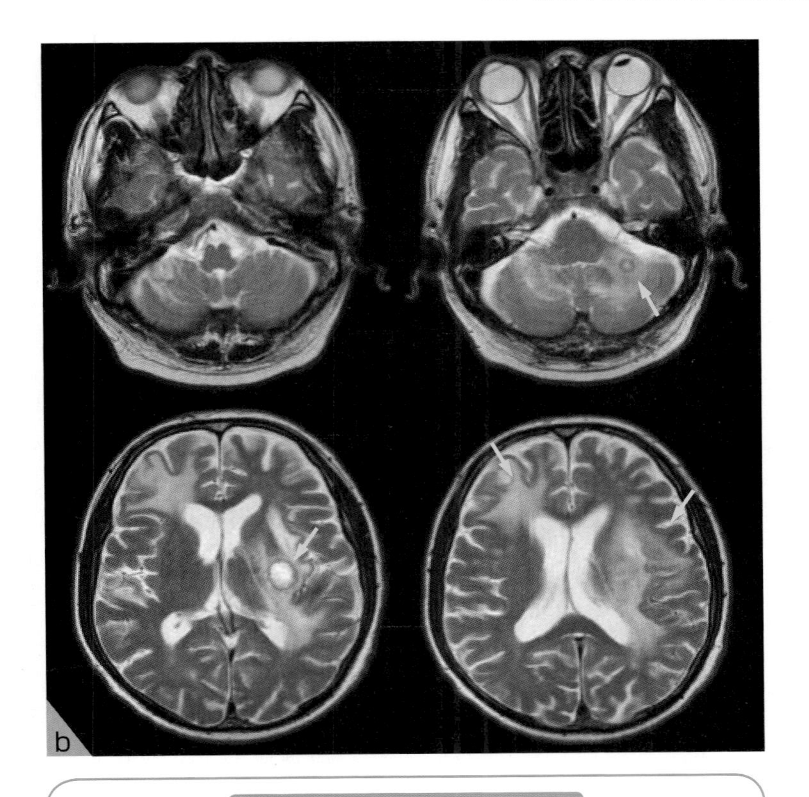

圖33-3. （續）

b：T2加權影像。較大的病變在影像上以腫瘤陰影呈現，微小病變則較難觀察到。而轉移性腦瘤周圍可觀察到水腫（箭頭處）。

3 治療期間不可忽視的所見、檢查重點與影像判讀技巧

影像診斷可用來找出造成記憶障礙的原因。治療方針和預後因病因而異，因此為了鑑別是否為可治療的失智症（treatable dementia），應先進行影像診斷檢查，以排除顱內病變的可能性。過去五年內至本院記憶門診就診的患者數量為2,218人，因腦瘤而呈現失智症狀者的臨床病程多為「半年至一年內緩慢進行，直到最近才急遽惡化」，對於出現類似病情發展模式者要特別注意。此腫瘤性病變即使位於顱內，因腦部萎縮的關係也難以出現局灶性症狀，隨著病變的惡化會逐漸出現認知功能和定向感降低的情形，終至代償困難而急速惡化。尤其若出現多發性小結節轉移，在病情惡化前便可從家屬的描述判斷患者出現與年齡相符的認知功能退化。

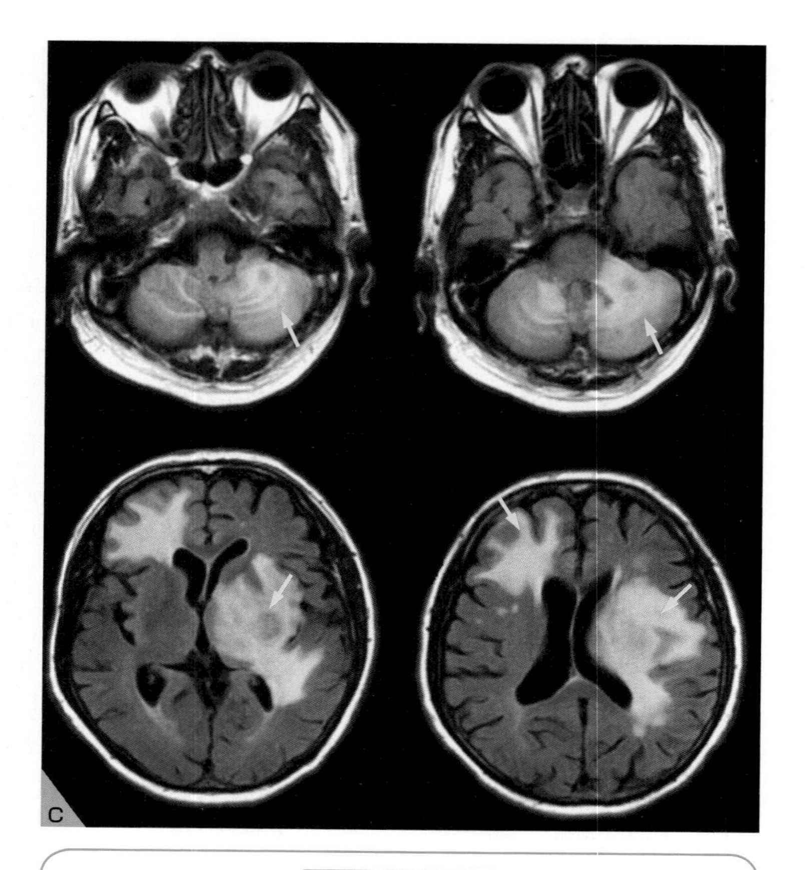

圖33-3.（續）

c：FLAIR影像。T2加權影影像中水腫更為明顯（箭頭處）。

以健忘為主訴就診的患者中，病因為腦部腫瘤性病變，尤其是轉移性腦瘤的機率較低。然而在人口高齡化與癌症療效提升的同時，癌症的盛行率也不斷上升，故預期今後轉移性腦瘤的案例數量也會增加，而成為失智症鑑別診斷的難點之一。若為高齡患者，轉移性腦瘤在原發性病灶之前先被發現的情況並不少，即使過去無癌症病史，也必須注意顱內是否有腫瘤性病變。相反地，以健忘為主訴就醫的高齡轉移性腦瘤患者其病情已發展至一定程度，因此可利用單純頭部CT檢查來協助診斷。從影像上發現正中構造偏移、水腦症、腦水腫病變惡化中（CT上以low-density lesion的形式呈現）等異常時，就得特別注意。難以用單純頭部CT檢查加以鑑別時，可利用MRI檢查來輔助。MRI造影是高靈敏度的檢查，可利用T2和FLAIR影像來找出轉移性腦瘤周圍的水腫。無法以單純CT檢查觀察到的腦部微小病變也可

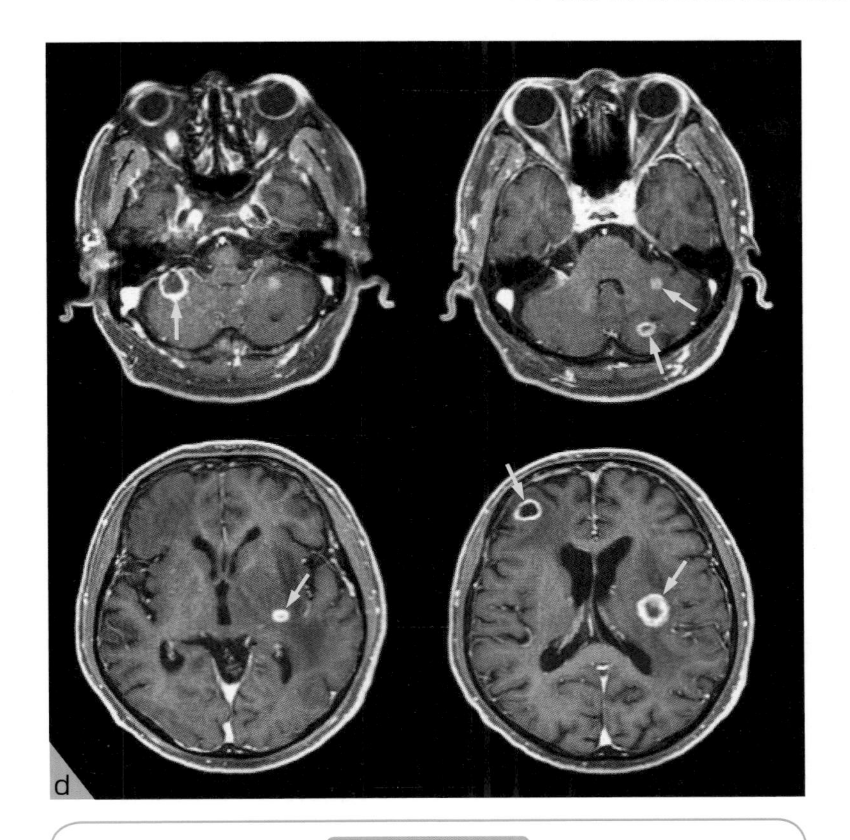

圖33-3.（續）

d：以釓（Gd）作為顯影劑的造影。影像中清楚呈現轉移性腦瘤（箭頭處），散佈於兩側大腦半球和兩側小腦半球，可觀察到環狀顯影增強的結節陰影。

能屬於惡化中的癌症病變，必須進行胸部X光等檢查確認是否轉移至其他器官。

（鈴木孝典、唐澤秀治）

● 文 獻

1) The committee of Brain Tumor Registry of Japan：Report of brain tumor registry Japan(1984-2000), 12th ed. Neurol Med Chir(Tokyo) 49(Suppl)：2009.
2) Lassman AB, DeAngelis LM：Brain metastases. Neurol Clin 21(1)：1-23, vii, 2003.
3) 高尾昌樹，村山繁雄：高齢者の脳．老年精医誌 24(1)：26-34，2013.
4) 伊東民雄：高齢者脳腫瘍の特性．日本臨牀 68(増刊 10)：557-560，2010.
5) 大上史郎，大西丘倫：脳腫瘍．Modern Physician 28(5)：692-697，2008.
6) Ogawa M, Kurahashi K, Ebina A, et al：Miliary brain metastasis presenting with dementia；progression pattern of cancer metastases in the cerebral cortex. Neuropathology 27(4)：390-395, 2007.

CHAPTER 34 DEMENTIA

內頸動脈高度狹窄引發之可逆性失智狀態

1 原發疾病的概念與症狀特徵、病程和治療

1. 疾病的概念與症狀特徵

根據NINDS-AIREN診斷標準（1993），內頸動脈（internal carotid artery, ICA）高度狹窄引起的失智狀態屬於血管性失智症（VaD）第四類的「Hypoperfusion」低灌流性VaD[1]。

以日本224位VaD案例為對象進行之研究[2]指出，根據NINDS-AIREN診斷標準將VaD分為六種類型時，各類型所佔比例如下（合計有212位案例）：

1. Multi-infarct dementia（多發性梗塞性失智症）：65位（30.6%）
2. Strategic single-infarct dementia（單次腦部策略性病變引發之VaD）：22位（10.3%）
3. Small-vessel disease with dementia（小血管病變性失智症）：96位（45.2%）
4. Hypoperfusion（低灌流性VaD）：3位（1.4%）
5. Hemorrhagic dementia（腦出血性VaD）：14位（6.6%）
6. Other mechanisms（其他機制引起的VaD）：12位（5.6%）

此研究報告指出，「hypoperfusion」佔了所有VaD案例的1.4%。

2013～2014年間至日本船橋市立醫療中心記憶門診就醫的患者數量為1,005人，其最終診斷如**表34-1**所示（被診斷為失智症的患者有630人）。其中15位患者為VaD，103位為混合型失智症（AD＋VaD），**表34-2**則為根據NINDS-AIREN診斷標準分類進行統計的結果（與第六類other mechanism重複的案例分散至第1～5類後，共有19位VaD、104位AD＋VaD案例）；其中2位VaD和1位AD＋VaD患者的病因屬於hypoperfusion。這三位患者中，有一位呈

表34-1. 至記憶門診就醫患者的最終診斷

			2013	2014	total
ARF			57	69	126
MCI			47	44	91
VaMCI			0	2	2
AD	AD	without CVL	157	193	350
		with mild CVL	33	33	66
	Mixed dementia	AD＋VaD	55	48	103
		AD＋VaD＋others	3	7	10
		AD＋others	9	18	27
VaD	VaD		10	5	15
	VaD＋others		0	1	1
DLB			8	34	42
FTD			3	6	9
other neuro-degenerative diseases			3	4	7
pseudo-dementia			46	29	75
acute diseases			10	6	16
others			28	37	65
total			469	536	1,005

ARF：age-related fogetfulness（老化性健忘）
MCI：mild cognitive impairment（輕度認知障礙）
VaMCI：vascular mild cognitive impairment（血管性輕度認知障礙）
AD：Alzheimer's disease（阿茲海默症）
CVL：cerebrovascular lesions（腦血管性病變）
DLB：dementia with Lewy bodies（路易氏體型失智症）
FTD：frontotemporal dementia（額顳葉型失智症）

表34-2. 將記憶門診患者根據血管性失智症（VaD）、混合型失智症（AD＋VaD）的標準進行分類

Pathological lesions capable of producing vascular dementia (NINDS-AIREN 1993)		VaD		AD＋VaD	
1	Multi-infarct dementia	1	5.3%	21	20.2%
2	Strategic single-infarct dementia	2	10.5%	22	21.2%
3	Small-vessel disease with dementia	10	52.6%	55	52.9%
4	Hypoperfusion	2	10.5%	1	1.0%
5	Hemorrhagic dementia	4	21.1%	5	4.8%
Total		19	100%	104	100%

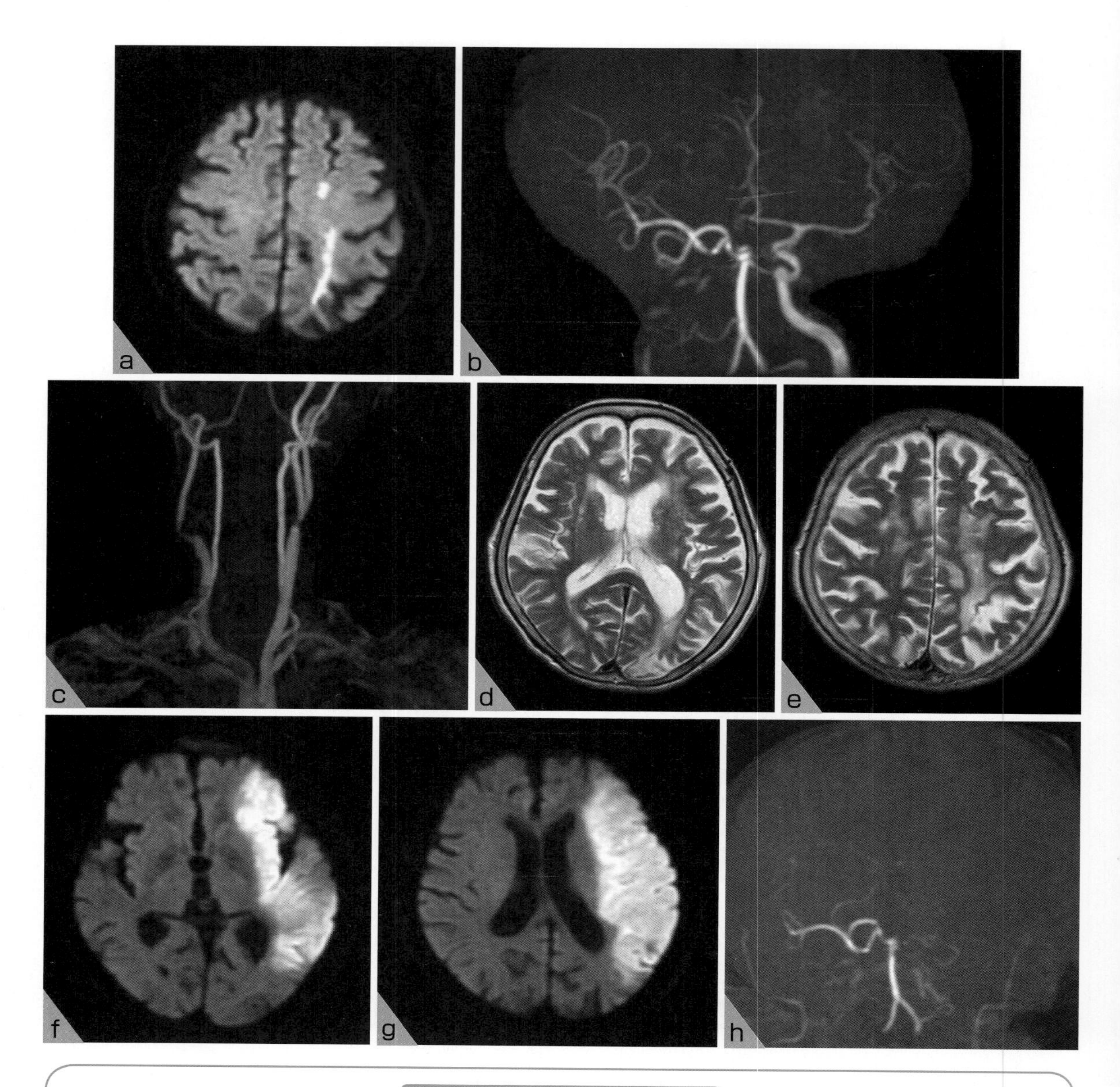

圖34-1. 案例：84歲的女性

一開始為無症狀性右頸部內頸動脈阻塞。84歲時左頸部內頸動脈高度狹窄，於左額頂葉出現分水嶺梗塞（a～c）。半年後呈現VaD之狀態（d、e）。接著一年後左頸部內頸動脈阻塞，左中大腦動脈區出現大範圍的腦梗塞（f～h），此時認知功能更加惡化。

現單側ICA阻塞與對側ICA狹窄（**圖34-1-b、c**），一位呈現單側ICA阻塞，另一位則是單側ICA高度狹窄。

2．內頸動脈高度狹窄的過程

ICA阻塞或狹窄引起腦血管病變時，可能出現①暫時性黑矇症、②運動性偏癱、③感覺性病變、④失語（優勢大腦半球病變）、⑤Gerstmann症候群、⑥身體部位失認（非優勢大腦半球顳頂葉）、⑦同側偏盲、⑧同向偏斜、⑨局部性或全身性痙攣[3]等症狀。

於腦部主幹動脈灌流區交界處產生的分水嶺梗塞（watershed infarction）（**圖34-1-a**）。前大腦動脈與中大腦動脈交界稱為anterior watershed，後大腦動脈與中大腦動脈交界稱為posterior watershed。Anterior watershed infarction容易引起運動性癱瘓、失語、記憶功能障礙等症狀；Posterior watershed infarction則會引起顯著的暫時性皮質盲、視覺定向感障礙。

根據3名個案報告指出，2位有分水嶺梗塞、1位有腔隙性梗塞之病史，雖然病情暫時改善，但仍逐漸進入失智狀態（**圖34-1-d、e**）。

3．治療

2009年版的腦中風治療指南並未針對ICA高度狹窄所引起、具一定程度可逆性的失智狀態提出治療方法[4]。臨床上許多醫師會進行對症狀治療，觀察病情發展。至於ICA高度狹窄的治療，有時可能考慮進行頸動脈內膜切除術（carotid endarterecetomy, CEA）或放置頸動脈支架（carotid artery stenting, CAS），但對於失智狀態卻較難進行相應的處置。酒向等人發表的個案報告指出，某位兩側內頸動脈狹窄的案例在放置頸動脈支架後，出現引人關注的腦部循環變化，且失智症狀獲得改善[5]。而相反地，2000年開始相繼出現CEA後灌流過度引起認知功能降低的案例。對此Chida等人認為是手術後灌流過度造成大範圍的神經元脫落，而引發認知功能障礙[6]。

2 影像所見的特徵與判讀方式

關於影像所見的特徵與判讀方式，若在CT、MRI影像上觀察到分水嶺梗塞，便應懷疑ICA阻塞或高度狹窄的可能性，以MRA檢查進一步確認。

3 治療期間不可忽視的所見、檢查重點與影像判讀技巧

如前所述，在CT、MRI影像上發現分水嶺梗塞時，必須懷疑ICA梗塞或高度狹窄的可能性，以MRA檢查加以確認。

（唐澤秀治）

● 文 獻

1) Román GC, Tatemichi TK, Erkinjuntti T, et al：Vascular dementia；Diagnostic criteria for research studies, Report of the NINDS-AIREN International Workshop. Neurology 43：250-260, 1993.
2) 長田　乾：ICD-10 分類に準拠した脳血管性痴呆の診断手順に関する研究．厚生労働科学研究費補助金長寿科学総合研究事業（臨床研究実施チームの整備）報告書，平成 17 年度総括研究報告書，2006.
3) 小笠原邦昭：閉塞性脳血管障害．脳神経外科学 I，太田富雄（総編），pp1094-1192，金芳堂，京都，2012.
4) 脳卒中合同ガイドライン委員会（編）：脳卒中治療ガイドライン 2009．pp120-127，協和企画，東京，2009.
5) 酒向正春，植田敏浩，久門良明，ほか：ステント留置術後に興味ある脳循環の変動を示し，痴呆症状が改善した両側内頸動脈狭窄症の 1 例．脳神経外科 30（7）：759-765，2002.
6) Chida K, Ogaswara K, Suga Y, et al：Postoperative cortical neural loss associated with cerebral hyperperfusion and cognitive impairment after carotid endarterectomy ^{123}I-iomazenil SPECT study. Stroke 40（2）：448-453, 2009.

CHAPTER 35 DEMENTIA

瀰漫性軸突損傷（DAI）引發之認知功能障礙—高階腦功能障礙的一型

1 原發疾病的概念與症狀特徵、病程和治療

1. DAI引發之高階腦功能障礙的概念與症狀特徵

瀰漫性腦損傷（diffuse brain injury, DBI）是頭部外傷的一種，立即出現持續昏睡的狀態，卻無法在CT影像上觀察到顱內腫塊病變（mass lesion）[1)]。此外，Gennarelli等人將意識喪失（昏睡）時間在6小時以內的DBI稱為「腦震盪（concussion）」，意識喪失持續6小時以上的DBI則稱為「瀰漫性軸突損傷（diffuse axonal injury, DAI）」[2)]。依據嚴重度可將DAI分為三種：意識喪失時間在6～24小時內的輕度（mild）、意識喪失24小時以上且未伴隨腦幹症狀的中度（moderate），以及意識喪失24小時以上且出現去大腦／去皮質強直等腦幹症狀的重度（severe）。DAI的同義詞包括shearing injury（剪切性損傷）、diffuse white matter shearing injury（瀰漫性白質剪切性損傷）、diffuse neuronal injury（瀰漫性神經損傷）等，DAI的病理機制屬於大範圍皮質下白質剪切性損傷（extensive subcortical white matter shearing）[3)]。

要特別注意的是，切勿在未參考診斷標準[4)]的情況下輕易使用高階腦功能障礙這個用語；必須①符合主要症狀等臨床表現、②出現異常檢查結果，以及③確認排除項目後，才能診斷為高階腦功能障礙。尤其排除項目中記載「應排除病因為退化性疾病者」，因此必須排除神經退化性疾病（也就是失智症）的案例。筆者所屬的機構中，使用「高階腦功能障礙評量表」來獲取確診為高階腦功能障礙所需的資訊，其內容如**表35-1**所示。此評量表符合高階腦功能障礙診斷標準指引（guideline），可以藉此在短時間內完成高階腦功能障礙的醫師診斷書。（編按：樣式1-1高階腦功能障礙診斷書，為日本「高次脳機能障害支援普及事業」所提出之診斷格式[5)]。

網址：http://www.rehab.go.jp/brain_fukyu/

表35-1. 高階腦功能障礙評量表

高階腦功能障礙評量表 灰色網底部分由醫師填寫外，請於方格（□）內勾選符合之項目☑。		**填寫年月日：** 20(　　)年(　　)月(　　)日
患者姓名		患者姓名
		患者姓名
		填寫者 □本人 □配偶 □兒子 □女兒 □媳婦 □安養機構人員 □照護員 □其他＿＿＿

主要症狀	內容	備註
□ 1. 記憶功能障礙	□ 不記得一部分最近說過的話、做過的事。 □ 幾乎完全不記得最近說過的話、做過的事。 □ 不記得受傷前或發病前發生的事情。	順向性失憶 逆向性失憶
□ 2. 注意功能障礙	□ 常發呆。做事過程中容易恍神或睡著。 □ 無法應對需立即反應的事物（例：接住從眼前飛過的球）。 □ 做事過程中容易分心。 □ 無法同時做兩件事（做A的同時做B、同時料理數種食材）。 □ 無法長時間維持注意力。	持續性覺醒障礙 瞬間覺醒障礙 集中性注意力障礙 分散性注意力障礙 持續性注意力障礙
	□ 無法注意或忽略左（或右）側的事物。	半側空間忽略
□ 3. 執行功能障礙	□ 無法計畫複雜性或步驟性的工作。 □ 無法照計畫執行複雜性或步驟性的工作。	計畫能力障礙 執行功能障礙
□ 4. 社會行為功能障礙	□ 像孩子般依賴他人。	依賴行為
	□ 難以控制情緒，常激動地大吼大叫。	情緒控制障礙
	□ 無法克制慾望（例：食慾、喝咖啡、抽煙、購物的慾望）。	慾望控制能力降低
	□ 無法推測他人想法、溝通困難。	人際關係障礙
	□ 執著於小細節。 □ 無法視情況更改已決定的事情。	固著性
	□ 動機降低。 □ 無法主動行動。	動機／主動性降低
	□ 毫不在乎地順手牽羊、偷竊。 □ 性方面失控（說不入流的話、觸摸他人身體）。	反社會行為

1～4中最顯著的項目	□ 1. 記憶功能障礙	□ 2. 注意功能障礙	□ 3. 執行功能障礙	□ 4. 社會行為功能障礙	1⇒F04, 2,3⇒06 4⇒F07
日常生活／社會生活	□ 正常生活	□ 有一定的限制	□ 日常生活中有顯著的限制，有時需要支援。	□ 日常生活中有顯著的限制。時常需要支援。	□ 生活幾乎無法自理。

高階腦功能障礙的診斷標準

I. 主要症狀等	□ 1. 確認有腦部器質性病變	確認有發生造成腦部器質性病變的事故（受傷或疾病）。 □ ①外傷性腦傷、②腦血管病變、③缺氧性腦症、④腦炎、⑤腦瘤、⑥其他（　　　　） （註）PTSD=F43、以外傷性全生命歷程失憶為代表的功能性失憶=F40除外。
	□ 2. 生活功能限制與主要症狀	目前日常或社會生活功能出現限制，其主要原因為記憶功能障礙、注意功能障礙、執行功能障礙、社會行為功能障礙等認知障礙。
II. 檢查所見	□ 確認有腦部器質性病變	利用MRI、CT、腦波等檢查發現引起認知障礙的器質性病變，或診斷書註明有腦部器質性病變。
III. 排除項目 □ 不符合右列1~3項	1. 缺乏主要症狀	缺乏主要症狀　腦部器質性病變引起的認知障礙中，存在生理功能障礙相關症狀，但缺乏上述主要症狀（I-2）者除外。
	2. 以前就有的症狀	診斷時排除受傷或發病前就有的症狀或檢查所見。
	3. 排除疾病等	症狀原因為先天性疾病、周產期腦傷、發展障礙、退化性疾病（阿茲海默症型失智症=F00、帕金森氏症=F02等）者除外。
IV. 診斷	□ 1. 診斷標準	符合I～III所有項目者即可診斷為高階腦功能障礙（然而對於符合診斷標準I和III，卻缺乏II檢查所見以證明腦部器質性病變之案例，應審慎評估高階腦功能障礙之可能性。）
	□ 2. 診斷時期	高階腦功能障礙的診斷需在外傷或疾病造成的器質性病變急性期過後進行。
	3. 參考資料	可參考神經心理學測驗，如WAIS-III、MMSE、HDS-R。
ICD-10		F04 器質性失憶症候群（非由酒精等影響精神物質引起） F06 腦損傷及功能衰竭，以及生理疾病引起之其他精神功能障礙 F07 腦部疾病、損傷及功能衰竭引起之人格及行為障礙

受傷／發病至診斷日經過
(　　　　)個月、(　　　　)年
最終診斷
□ 確診為高階腦功能障礙。
□ 不符合上述診斷。
醫師姓名：(　　　　　　　)

2. DAI的病程經過

追溯DAI的病程，可將其分為輕度、中度和重度。患者的意識狀態即便有所改善，但仍可能符合頭部外傷後高階腦功能障礙的診斷。最嚴重的情況下，可能惡化為持續性植物狀態（persistent vegetative state, PVS），也就是俗稱的植物人。

3. DAI的治療

DAI的治療以症狀治療及一般護理為主。

2 影像所見的特徵與判讀方式

DAI影像所見的特徵可依據頭部外傷急性期、亞急性期和慢性其來區分。

以受傷後立即拍攝的CT影像來說，患者會呈現臨床症狀嚴重（意識嚴重不清）但缺乏CT異常所見之特徵，甚至可能有受傷後CT幾乎正常的情形。影像上可能觀察到的異常所見包括兩側腦水腫（腦室、腦池窄小）、蜘蛛膜下腔出血、腦室內出血、腦實質內（胼胝體、基底核、上小腦腳、灰質和白質交界）微出血等（**圖35-1～4**）。血腫較小、無法解釋造成意識障礙的原因時，需考慮病因可能為DAI。

若在急性期到亞急性期間重複拍攝CT，可捕捉到以下變化：

① 蜘蛛膜下腔出血、腦室內出血、腦實質內出血增大或消退。

② 出現外傷性硬腦膜下水腫或血腫，且增大或消退。

若可在急性期到亞急性期間進行MRI檢查，便可能捕捉到CT上觀察不到的微小病變。對於出血性病變常使用T2*影像（編按：讀作T2-star），非出血性病變則多使用FLAIR及擴散加權影像（DWI）。

若於慢性期間進行CT或MRI檢查，可能呈現幾乎正常的所見，或出現局部腦挫傷的瘢痕、腦萎縮和腦室擴大、慢性硬腦膜下水腫、血腫等表現（**圖35-4**）。

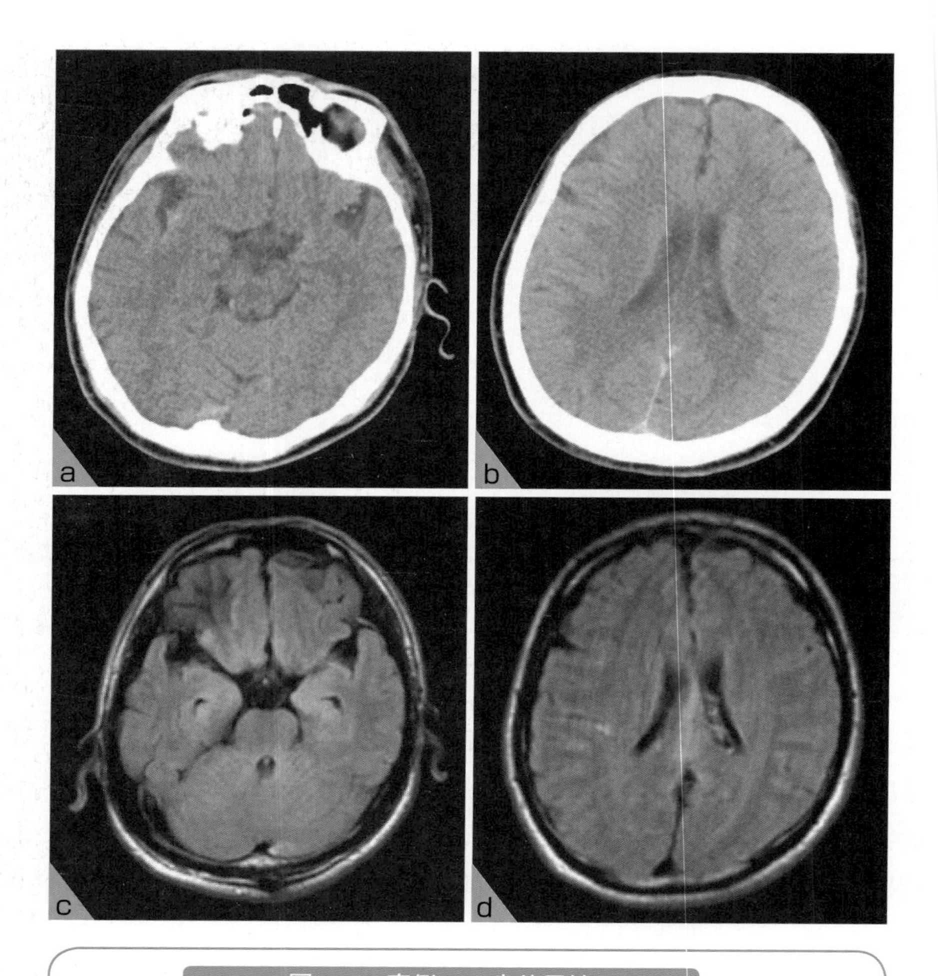

圖35-1. 案例：34歲的男性

a、b：Day 0 CT。於右側腦溝（Sylivian fissure）觀察到微小的蜘蛛膜下腔出血。

c、d：Day 2 MRI（FLAIR）。於右腦溝觀察到微小的蜘蛛膜下腔出血、胼胝體部出現high intensity area。

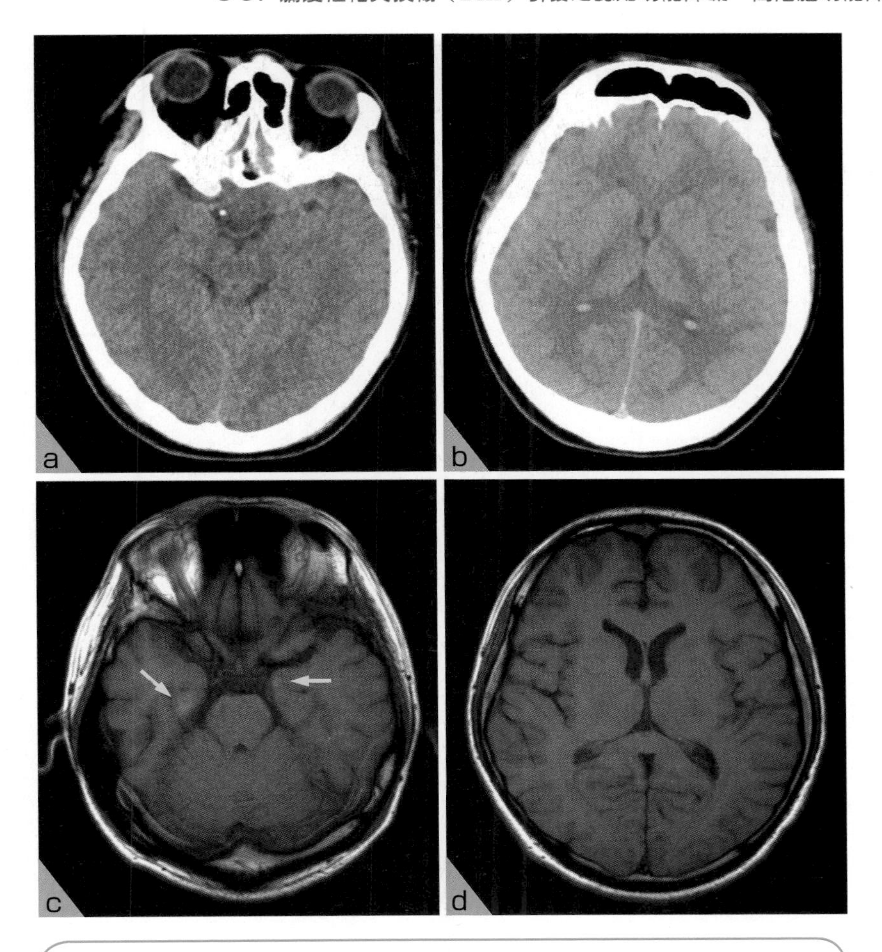

圖35-2. 案例：26歲的男性

a、b：Day 0。未觀察到顯著的出血，但腦室變得狹小。

c、d：Day 21。T1加權影像。左鉤（uncus）與右海馬迴處出現high intensity area，腦室狹小情況改善。

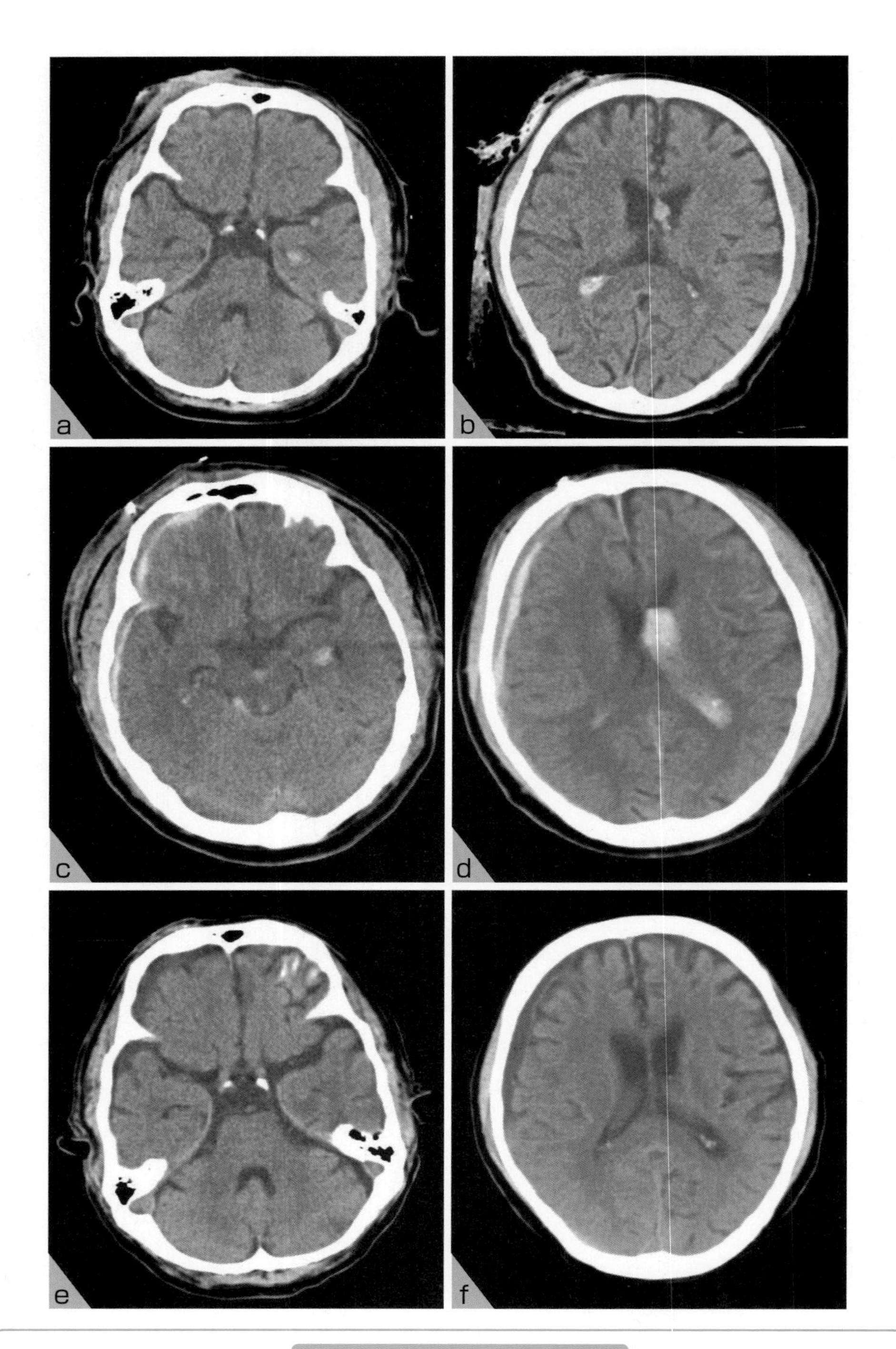

圖35-3. 案例：62歲的男性

a、b：Day 0。左側腦溝（Sylivian fissure）有微小的蜘蛛膜下腔出血、左海馬迴處有小出血及腦室內出血。

c、d：Day 1。腳間池（interpeduncular cistern）、右環池（ambient cistern）處出現蜘蛛膜下腔出血，左海馬迴處的小出血稍微增大。腦室內出血增大、右硬腦膜下出現血腫。

e、f：Day 14。左海馬迴出血部分呈低吸收區。蜘蛛膜下腔出血和腦室內出血消退，右硬腦膜下血腫縮小。

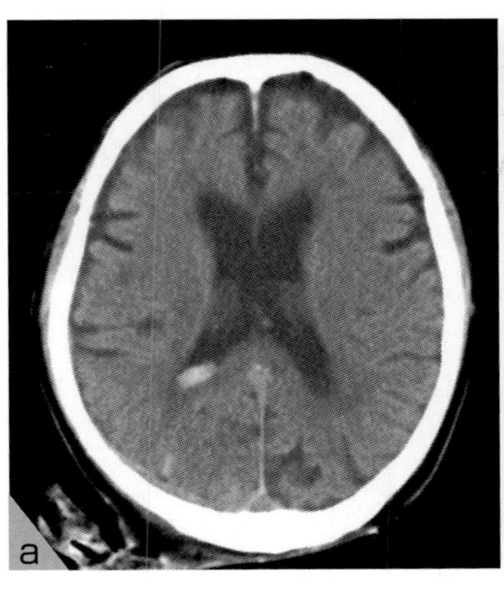

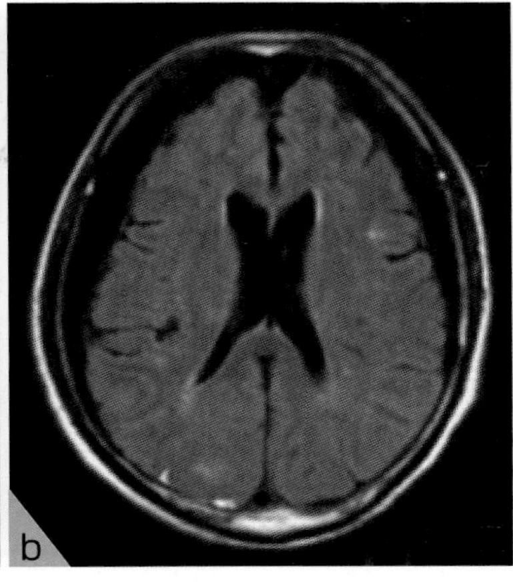

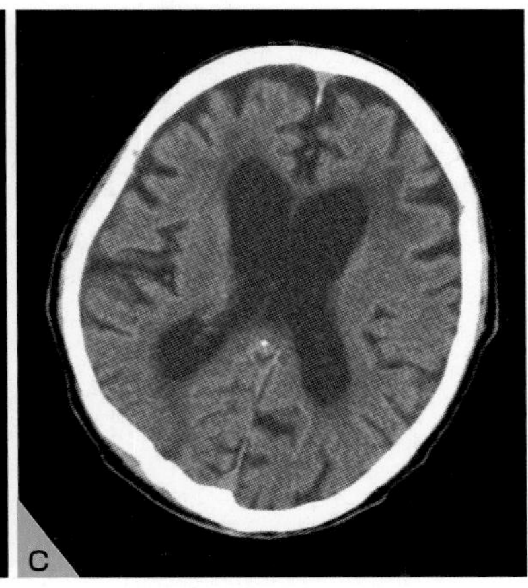

圖35-4. 案例：74歲的男性

a：Day 0。右枕葉處有微小的蜘蛛膜下腔出血、右側腦室內可觀察到腦室內出血。
b：Day 21 MRI（FLAIR）。腦部表面有微小的蜘蛛膜下腔出血、左右硬腦膜下水腫。
c：受傷後半年左右的CT影像。硬腦膜下水腫自然痊癒。左右大腦萎縮、側腦室相對擴大。

3 治療期間不可忽視的表徵、檢查重點與影像判讀技巧

頭部外傷急性期間，可能會產生與受傷後立即CT影像相去甚大的變化（**圖35-3-c、d**）。可能的話第一次拍攝CT後幾個小時應拍攝第二次CT。而若症狀有變化，應再次拍攝CT。

影像判讀最重要的就是一張一張詳細比對過去的斷層影像。出血性變化、非出血性變化的出現、增大、消退的覺察非常重要。

（唐澤秀治）

● 文 獻

1) Gennarelli TA, Spielman GA, Langfitt TW, et al：Influence of the type of intracranial lesion on outcome from severe head injury. J Neurosurg 56(1)：26-36, 1982.
2) Gennarelli TA：Head Injury. 3rd ed, Cooper PR(ed), pp137-158, William & Wilkins, New York, 1993.
3) Strich SJ：Diffuse degeneration of the cerebral white matter in severe dementia following head injury. J Neurol Neurosurg Psychiatry 19(3)：163-185, 1956.
4) 中島八十一：高次脳機能障害者支援のこれまでと今後. 脳外誌 16(12)：936-942, 2007.
5) 厚生労働省社会・援護局障害保健福祉部, 国立障害者リハビリテーションセンター：高次脳機能障害者支援の手引き(http://www.rehab.go.jp/ri/brain_fukyu/kunrenprogram.html).

CHAPTER 36 DEMENTIA

腦出血後遺症性失智症集錦

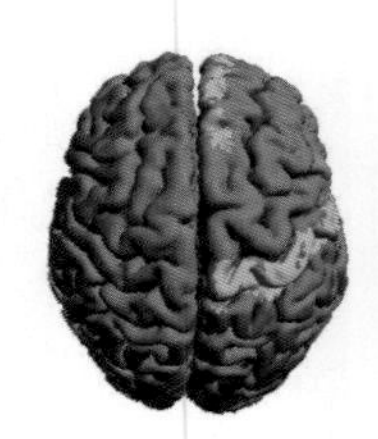

1 原發疾病的概念與症狀特徵、病程和治療

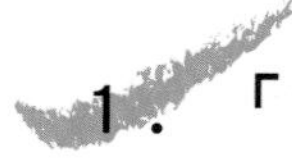

1.「腦出血後遺症性失智症」的概念與症狀特徵

本章採用較廣義的腦出血定義，包括「蜘蛛膜下腔出血、顱內出血、腦室內出血」。蜘蛛膜下腔出血的原因中，腦動脈瘤破裂佔了85%。顱內出血的原因如**表36-1**所示，臨床上常見的案例多為高血壓性顱內出血（hypertensive intracerebral hemorrhage, HIH）與大腦類澱粉血管病變（cerebral amyloid angiopathy, CAA）。

根據1993年的NINDS-AIREN診斷標準，血管性失智症（VaD）可分為以下六種，而「hemorrhagic dementia」為第五種[1)]，2010年版的失智症類疾患治療指南將其譯為腦出血性VaD[2)]。

1. Multi-infarct dementia：多發性梗塞性失智症
2. Strategic single-infarct dementia：單次腦部策略性病變引發之VaD（失智症確診的關鍵單發性梗塞）
3. Small-vessel disease with dementia：小血管病變性失智症
4. Hypoperfusion：低灌流性VaD
5. Hemorrhagic dementia：腦出血性VaD
6. Other mechanisms：其他機制引起的VaD（上述類型的組合或其他未知的機制）

根據1993年的NINDS-AIREN診斷標準，屬於「hemorrhagic dementia」出血性病變包括以下疾病：①慢性硬膜下血腫、②蜘蛛膜下腔血腫、③腦出血（高齡者多與CAA有關）[1)]。

表36-1. 顱內出血的原因

① 高血壓性顱內出血	高血壓引起直徑100～200μm的穿通動脈硬化及壞死，脆弱部分破裂而引發腦出血。病理學上呈類動脈瘤血管壁擴張，急性期腦血管造影上可能觀察到從破裂血管漏出的顯影劑和假性類動脈瘤結構物。常於CT上觀察到的好發部位：殼核出血（外側型）61.2%、視丘出血（內側型）12.2%、腦葉出血（皮質下出血）18.0%、小腦出血7.5%、腦幹出血（橋腦／中腦／延腦出血）1.1%。若為視丘至殼核一帶出血則稱為混合型。
② 大腦類澱粉血管病變（CAA）	澱粉沉積於大腦半球的小／中動脈，使動脈壁變脆弱、內腔變窄、阻塞等，動脈破裂而引起腦葉出血、蜘蛛膜下腔出血。高齡者較容易出現CAA，阿茲海默症患者有較高機率合併CAA。
③ 出血性腦梗塞	腦梗塞內的次發性出血（約佔腦梗塞案例的20～30%、腦栓塞案例的60%）。發生時間為腦梗塞後的幾個小時到兩週內（尤其1～3天內最常發生）。
④ 腦動靜脈畸形（arteriovenous malformation, AVM）	④ 腦動靜脈畸形（arteriovenous malformation, AVM） 動脈和靜脈不經由微血管而彼此相接的先天性疾病。接合部呈腫瘤狀的異常血管團（nidus，拉丁語意為「巢」）。AVM可能無症狀表現，或以痙攣、出血（顱內出血、蜘蛛膜下腔寫、腦室內出血）的形式發病。
⑤ 腦動脈瘤破裂	19%的腦動脈瘤破裂案例會伴隨顱內出血。
⑥ 大腦動脈環阻塞、毛毛樣腦血管病	位於腦底部的大腦動脈環（Willis circle）逐漸阻塞的疾病。腦底部穿支或側副循環發達而形成異常的血管網，在腦血管攝影中血管呈現毛毛狀。孩童會出現貧血症狀，成人則出現出血症狀。
⑦ 腦瘤出血	2～6%的顱內出血案例為腦瘤出血，可為腫瘤內出血或腫瘤周圍出血的形式。多為轉移性腦瘤、惡性黑色腫瘤及膠質瘤。
⑧ 腦血管發炎	可能引發腦動脈、腦靜脈發炎及出血。
⑨ 出血性因子	血友病可能引起顱內出血（可能由外傷引發或與外傷無關）。也可能因血小板減少而引起顱內出血、硬膜下血腫。常飲酒者較容易有血流不止的情形。
⑩ 藥物使用	服用抗凝血劑Warfarin會使顱內出血的危險性增加8～10倍。急性心機梗塞時若服用t-PA和Heparin，有0.4%的案例會出現顱內出血。此外，濫用安非他命也可能引起顱內出血。
⑪ 遠隔小腦出血	小腦天幕上手術後與手術部位有一定距離的小腦部位可能出現出血的情形。

相較之下，失智症疾患治療指南中則列舉了①約中等以上大小的顱內出血（尤其是視丘出血、額葉皮質下出血）、②CAA等引起的多發性皮質下出血、③蜘蛛膜下腔出血等，但並不包含慢性硬膜下血腫[2)]。

長田等人（2006）以日本的224名VaD患者為對象，根據NINDS-AIREN診斷標準將VaD分為6類，探討其比例分佈，其結果如本書330頁所示（此報告數據的案例共有212名）[3)]。雖然此研究的數據顯示腦出血性VaD有14名（佔6.6%），但並未記載出血的類型。

表36-2. Hemorrhagic dementia的出血種類和腦血管病變的復發情況

No.	Age	Male or Female	Types of dementia	Hemorrhagic lesion	Recurrence of cerebrovascular disease	
					Hemorrhagic lesion	Ischemic lesion
1	70	M	VaD	SAH	PH	
2	72	F	VaD	SAH	SAH	
3	58	M	VaD	SAH	SAH	
4	70	M	VaD	LH		lacunal infarction
5	78	F	AD + VaD	LH		lacunal infarction
6	78	M	AD + VaD	LH	PH	
7	77	M	AD + VaD	SAH	PH	
8	70	M	AD + VaD	CH		large cortical infarction
9	77	M	AD + VaD	SAH		lacunal infarction

SAH：subarachnoid hemorrhage（蜘蛛膜下腔出血）
LH：lobar hemorrhage（腦葉出血）
CH：caudate hemorrhage（尾狀核頭部出血）
PH：putaminal hemorrhage（殼核出血）

此外，Newcastle General Hospital的Kalaria等人在2004年及2006年發表的論文中，以VaD次分類之一的「cerebral hemorrages」為例，列舉了腦葉出血（lobar hemorrhage, LH）和蜘蛛膜下腔出血（subarachnoid hemorrhage, SAH）[4)5)]。

2003～2004年2年內於日本船橋市立醫療中心記憶門診就醫的1,005名患者中，有15名為VaD，103名為阿茲海默症（AD）和VaD的混合型（AD＋VaD）。根據NINDS-AIREN診斷標準部位進行分類，第1～5類的混合病變會被歸類在第6類的other mechanism，若將被分在第6類的案例分散至第1～5類，結果如第331頁的**表34-2**所示。Hemorrhagic dementia的案例中，VaD佔了4／19（21.1%），AD+VaD則佔了5／104（4.8%）。

4名VaD和5名AD+VaD（合計9名）案例的出血類型與之後腦血管病變復發的情形如本頁**表36-2**所示。

關於這4名VaD案例的出血類型分佈，3名為SAH，1名為LH。3名SAH案例皆合併水腦，其中2名在數年後於其他部位出現腦動脈瘤，而產生SAH（**圖36-1-c、d**），另外一例則是出現殼核出血（putaminal hemorrhage, PH）。唯一的LH案例之後於左右側基底核出現腔隙性腦梗塞。

而5名AD＋VaD案例的出血類型則是2名SAH、2名LH、1名尾狀核頭部出血（caudate hemorrhage, CH）。2名SAH出現腦血管攣縮的情形；之後其中一名患者出現PH（**圖32-2-b**），另一名則是於左右側基底核出現腔隙性梗塞。2名LH梗塞的案例中，之後一名患者於後基底核處出現腔隙性梗塞，另一名則出現PH。1名CH案例則有腦室穿破的情形，之後於左右額葉出現腦梗塞。

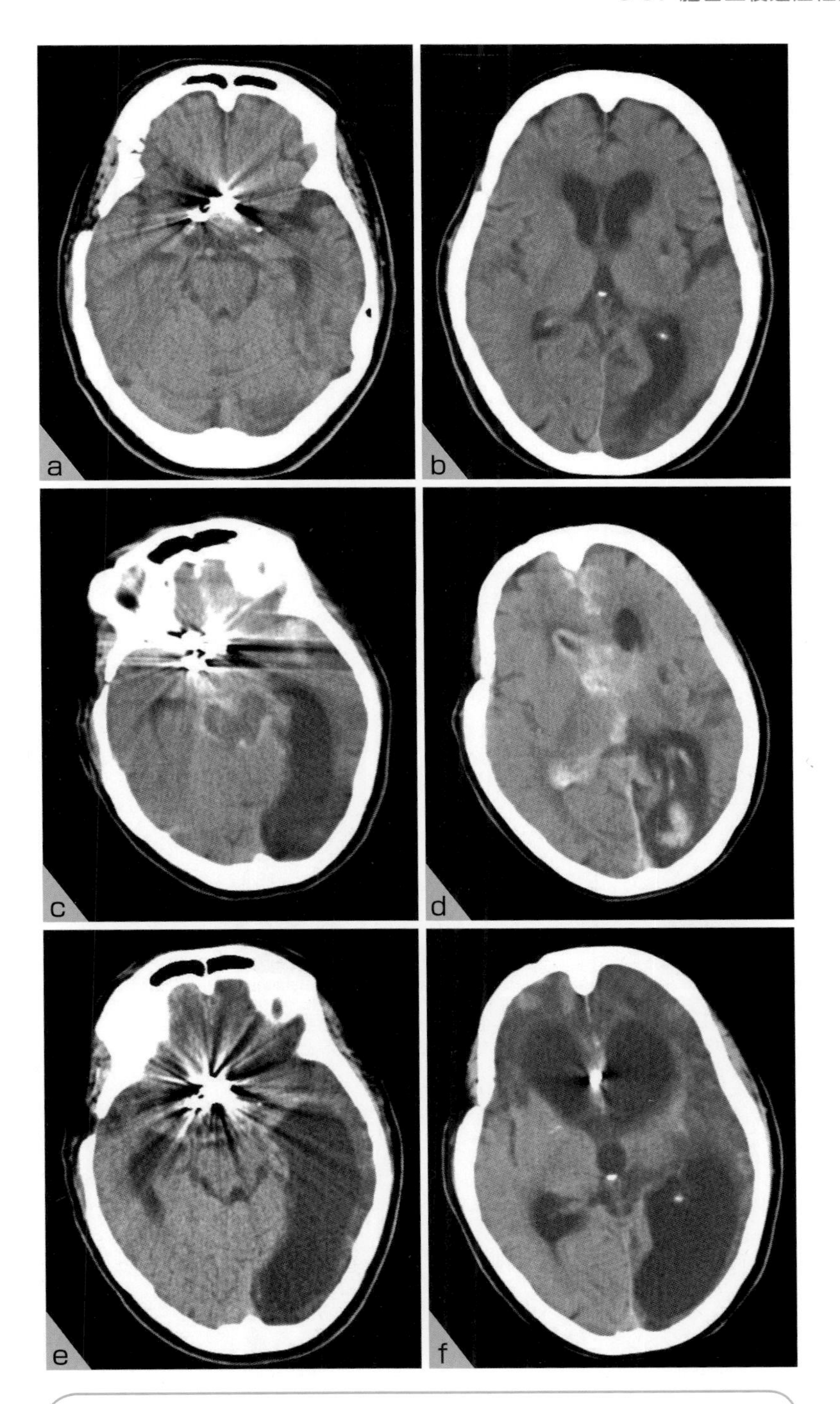

圖36-1. VaD案例

71歲的女性。因多發性腦動脈瘤、SAH而進行夾除手術。此時左基底核和左顳葉處因腦血管攣縮而引發腦梗塞（a、b）。一年後（72歲時），患者腦部生成新的動脈瘤和SAH，而進行線圈（coil）栓塞手術（c、d）。接著一年後（73歲時）的CT顯示個案有持續性的腦萎縮，而診斷為VaD（e、f）。

由上述案例可知，hemorrhagic dementia的出血種類以SAH、LH為多，臨床病程的特徵為發生多次的腦血管病變。

2. Hemorrhagic dementia的病程

如前所述，此類患者的腦部會重複出血或合併腦梗塞，或是因AD持續惡化而出現認知功能障礙，演變為VaD或混合型失智症。

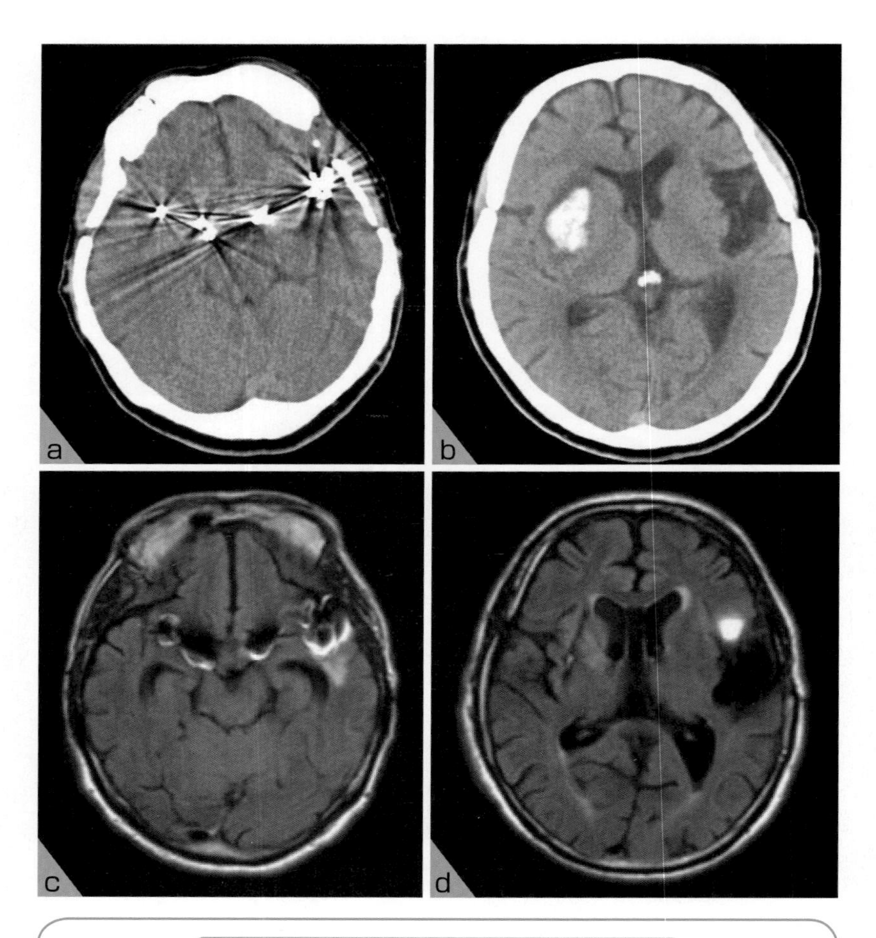

圖36-2. 混合型失智症（AD＋VaD）案例

此個案在54歲時有SAH（多發性腦動脈瘤夾除手術）之病史。21年後，也就是75歲時，右殼核有出血的情形（a、b）。兩年後（77歲時）被診斷為失智症（AD＋VaD）（c、d）。

3. Hemorrhagic dementia的治療

失智症疾患治療指南2010年版中並無治療「hemorehagic dementia」的相關記載。

2 影像所見的特徵與判讀方式

關於Hemorrhagic dementia影像所見的特徵，出血種類以SAH和LH為多，會在之後觀察到多次的腦血管病變，以及合併AD。

3 治療期間不可忽視的所見、檢查重點與影像判讀技巧

出血性中風急性期間需特別注意是否出現出血範圍擴大、復發、腦室穿破或水腦等情形，其代表案例如**圖36-3～10**所示。此外，顱內血腫的CT和MRI影像（**圖36-11**）中顯示了density和intensity隨時間的變化[6]。

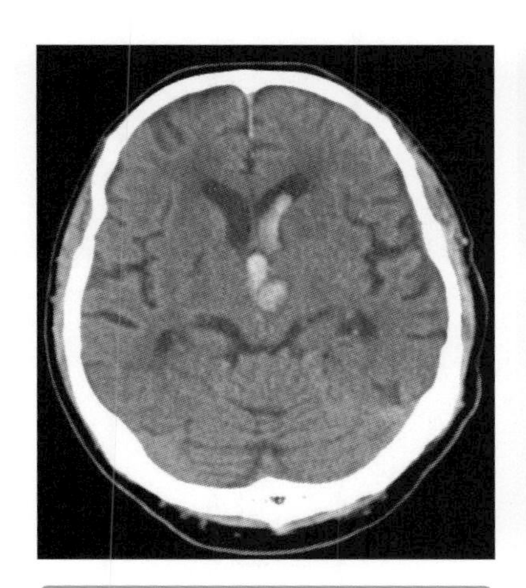

圖36-3. 左視丘出血、第三腦室穿破（Day 0）

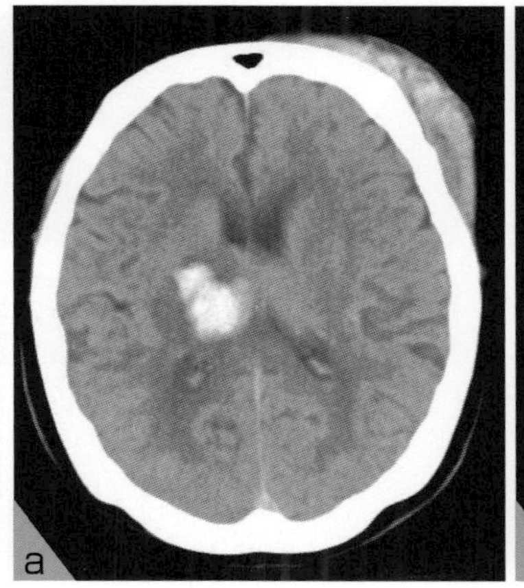

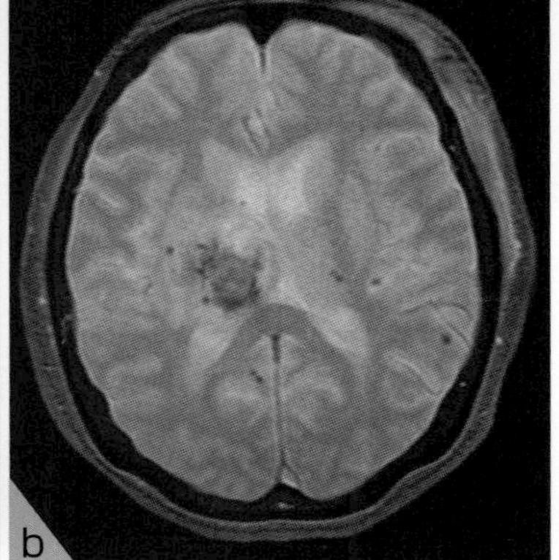

圖36.4. 右視丘出血、側腦室體部後方穿破

發病後（a：day 0）即發生左頭額部撞擊的情形，可觀察到皮下血腫。5天後的頭部MRI T2*影像（b：day 5）顯示左右側大腦基底核及皮質下有微出血的跡象。

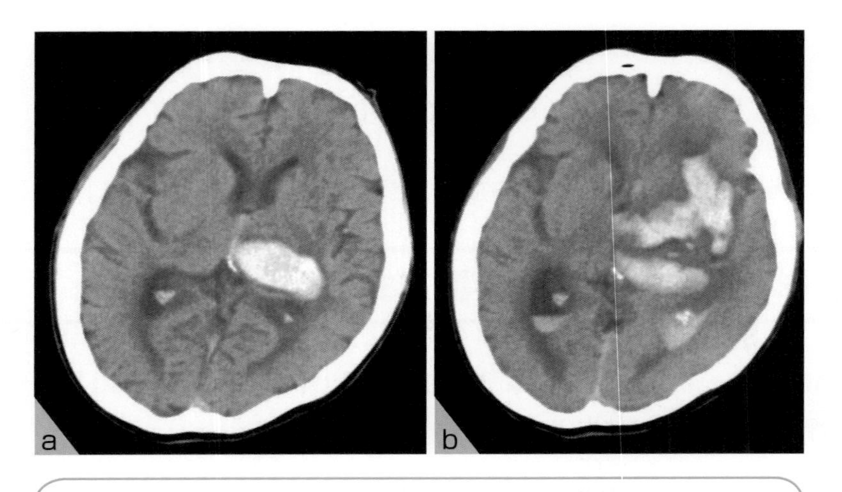

圖36-5. 左視丘出血、第三腦室穿破

5天後，除了一開始的出血部位（a：day 0），前方視丘處出現新的出血部位，且擴及殼核（b：day 5）。

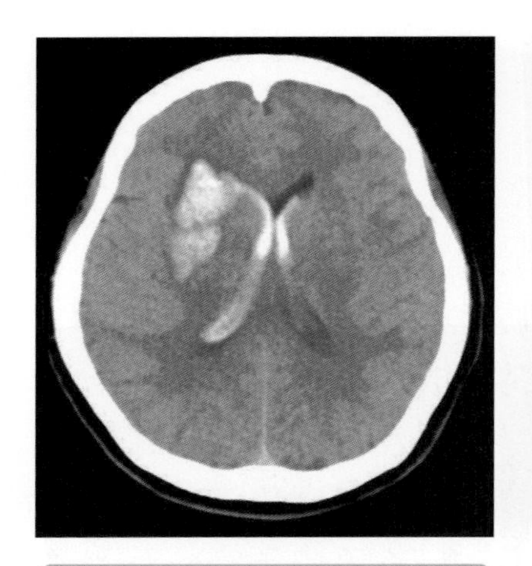

圖36-6. 右殼核出血、前角穿破（Day 0）

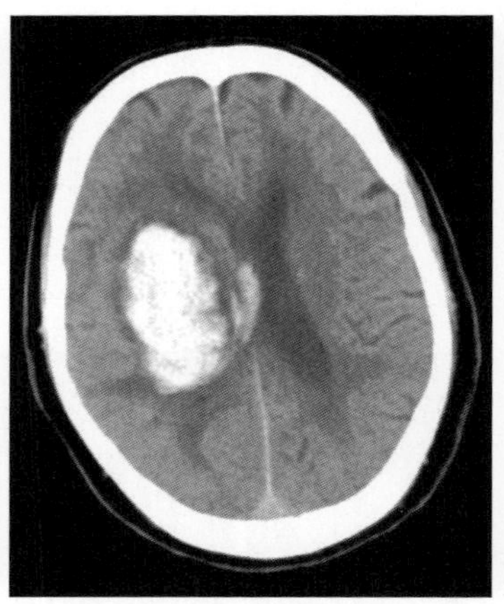

圖36-7. 右殼核出血、體部後方穿破（Day 0）

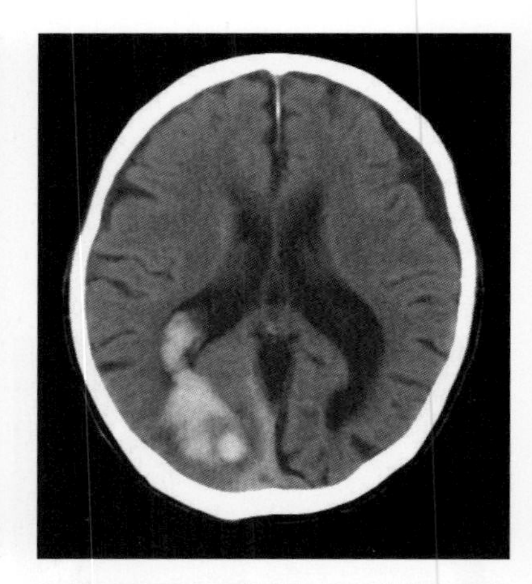

圖36-8. 右枕葉處的腦葉出血、後角穿破（Day 0）

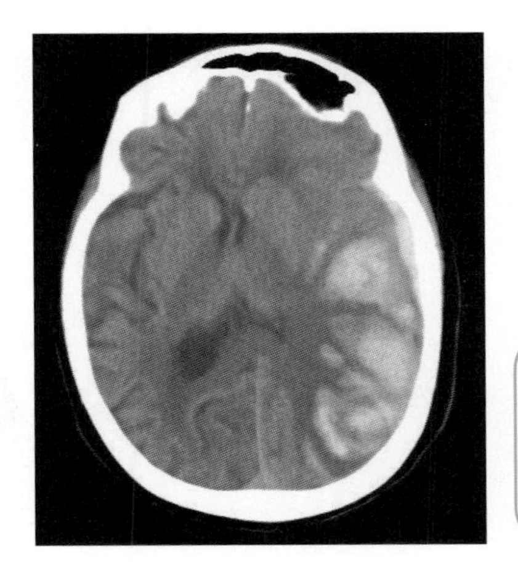

圖36-9. 左顳葉至頂葉部分的腦葉出血

腦表面穿破，並出現左硬膜下血腫（day 0）。

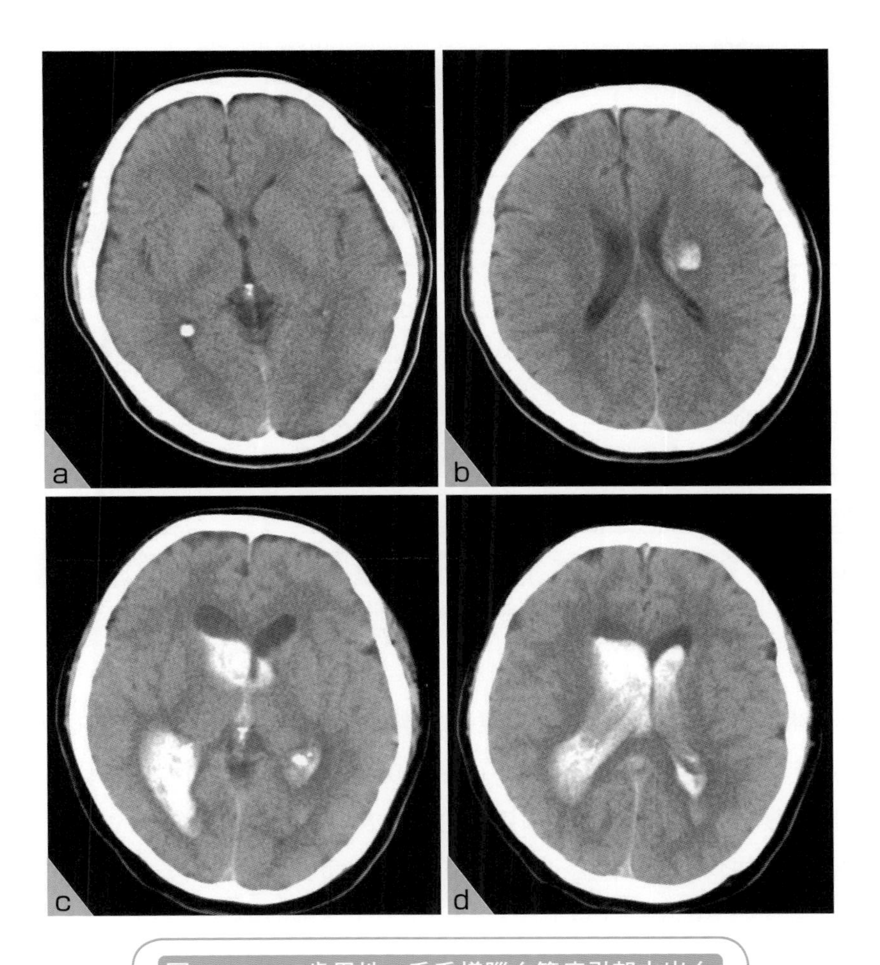

圖36-10. 38歲男性，毛毛樣腦血管病引起之出血

・38歲時：左半卵圓中心（semiorale）微出血（a、b）。
・43歲時：腦室內出血（c、d）。

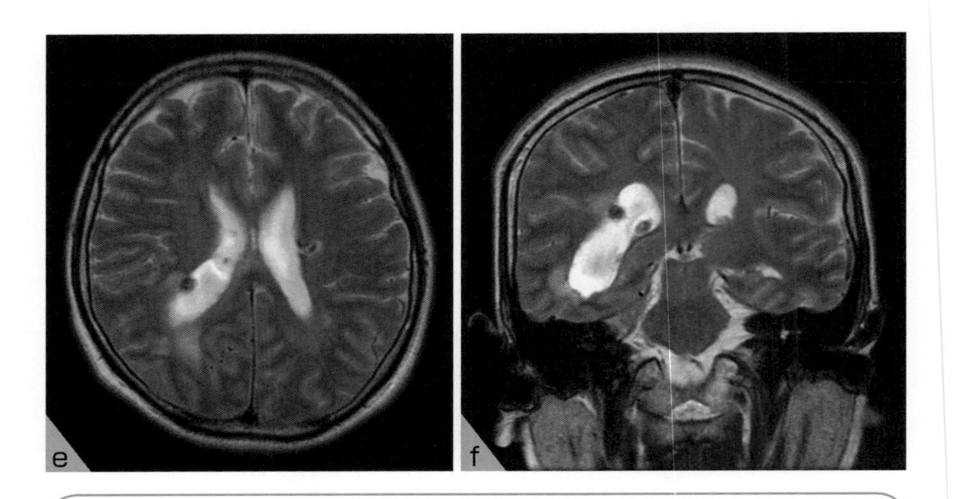

圖36-10.（續）

43歲時（c、d後 day18）：上圖顯示被認為是出血源的部位（e、f）。

		數小時	1天	數天	數週	慢性期（2個月後）	
CT		H	H	H	H I	L	點狀 囊泡狀 裂縫狀
MRI	T1	I	I	H	H	L	
	T2	I H	L	L I H	H	L	
	T2*	I	L	L I	L I	L	
	DWI	H L	L	L	H	H L	

L：low、I：iso、H：high

圖36-11. 顱內血腫CT、MRI影像之density與intensity

粗框圓形：出血後24小時內的rim狀訊號偏低。

亞急性期到慢性期間必須觀察後遺症的恢復過程，若過了慢性期之後仍殘留認知功能降低之後遺症，就可能需考慮診斷為「高階腦功能障礙」（**圖36-12**）。

慢性期之後，有SAH或顱內出血病史的患者若出現認知功能降低的情形，就必須評估是否又再次合併腦血管病變，或是否合併AD。若一度改善的認知功能又逐漸退化，而造成日常生活或社會功能上的障礙，就必須鑑別是否為①「阿茲海默症」、 ②「血管性失智症」，或 ③「混合型失智症」（**圖36-12**）。

（唐澤秀治）

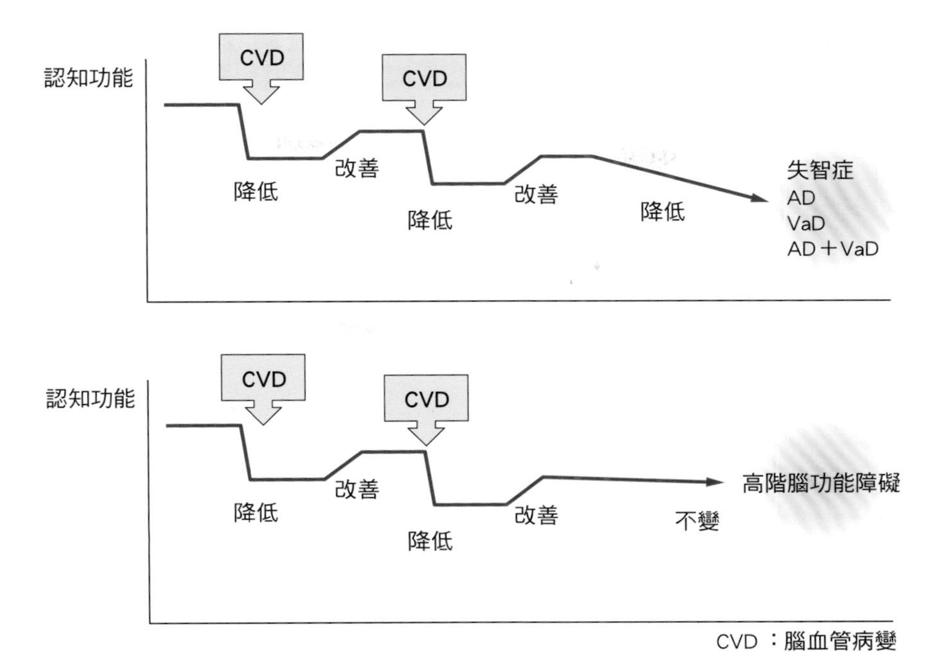

圖36-12. 失智症與高階腦功能障礙的臨床病程

● 文 獻

1) Román GC, Tatemichi TK, Erkinjuntti T, et al：Vascular dementia；Diagnostic criteria for research studies, Report of the NINDS-AIREN International Workshop. Neurology 43(1)：250-260, 1993.
2) 「認知症疾患治療ガイドライン」作成合同委員会：認知症疾患治療ガイドライン 2010. pp251-294, 医学書院, 東京, 2010.
3) 長田　乾：ICD-10 分類に準拠した脳血管性痴呆の診断手順に関する研究. 厚生労働科学研究費補助金長寿科学総合研究事業(臨床研究実施チームの整備)報告書, 平成 17 年度総括研究報告書, 2006.
4) Kalaria RN, KennyRA, Ballard CG, et al：Towards defining the neuropathological substrates of vascular dementia. J Neurol Sci 226(1-2)：75-80, 2004.
5) Kalaria RN, Erkinjuntti T：Small vessel disease and subcortical vascular dementia. Journal of Clinical Neurology 2(1)：1-11, 2006.
6) 高橋昭喜：脳 MRI；3. 血管障害・腫瘍・感染症・他. pp98-109, 秀潤社, 東京, 2010.

CHAPTER 37 DEMENTIA

為人所知但相當稀少的策略性梗塞（strategic infarction）所引發之失智症

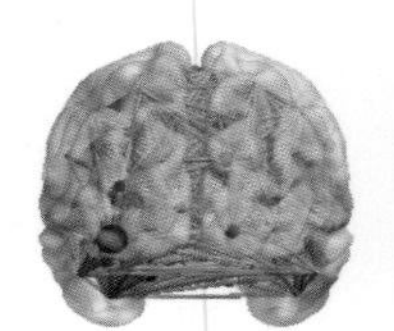

1 原發疾病的概念與症狀特徵、病程和治療

1．策略性梗塞的概念與症狀特徵

策略性梗塞的「策略性」（strategic）是指「佔據某部位而有重要意義」，失智症疾患治療指南2010年版將其解釋為「有利於失智症發現之策略」[1)]。最近由高野和長田撰寫的一篇研究論文則是描述為「對於失智症發病有重要意義」[2)]。

根據 NINDS-AIREN診斷標準（1993），血管性失智症（VaD）如本書342頁所示分為6類，而strategic single-infarct dementia即位於其中的第二類[3)]。相較之下AHA/ASA的vascular cognitive impairment（血管性認知障礙）定義並未進行這樣的分類[4)]。

根據 NINDS-AIREN診斷標準，對於出現strategic single-infarct dementia部位的相關描述包括角迴梗塞、後大腦動脈（posterior cerebral artery, PCA）梗塞、視丘梗塞（thalamic infarct）、basal forebrain lesions（基底前腦病變）。此外，認知症治療指南2010年版引用了秋口等人的研究，分為海馬型、視丘型、顳葉白質型、額葉白質型、其他等類型，並且提到「海馬迴、扣帶迴、腦穹隆、尾狀核、蒼白球、內囊膝部/前腳等也屬於策略性病變部位」[5)]。Newcastle General Hospital的Kalaria等人在2004年所發表的研究論文中，根據病理解剖所見將VaD分為以下六種subtype[6)]：1. Large infarct or severe infarcts、2. Multiple or microinfarcts、3. Strategic infarcts、4. Cerebral hypoperfusions、5. Cerebral hemorrhages、6. Cerebrovascular infarcts with AD pathology。

此外，其2006年的研究則根據腦血管厚度和病理所見，將VaD分為以下8種subtype[7)]：1. Large vessel dementia（multiple infarcts）、2. Small vessel dementia（small vessel disease and microinfarction）、3. Strategic infarct dementia（infarcts in strategic locations）、4. Hypoperfusion dementia、5. Dementia related to angiopathies（hypertension、amyloid）、

6. Hemorrhagic dementia、7. Other causes of VaD（vasculitis）、8. Hereditary VaD（CADASIL、CARASIL、HERNS）。

Gorelick的研究則提到出現strategic single-infarct dementia的部位有左角迴、視丘、內囊、尾狀核等，今後應進一步進行MRI之前向性（prospective）研究[4]。

關於症狀，失智症疾患治療指南2010年版針對「strategic single-infarct dementia」提出以下說明：與高階腦功能直接相關的重要部位出現小型病變，引起記憶功能障礙、動機減退、無所事事、譫妄、失智等症狀。急性發病後，症狀會隨著時間而緩解。若除了急性失憶症狀群外還伴隨其他症狀，並且殘留症狀時，就可能是VaD的一種亞型。

2. Strategic infarction的病程經過

Strategic infarction若屬於新發生（非次發性）的腦梗塞時，會出現認知功能障礙。一般來說，此類患者的症狀會在亞急性期至慢性期間逐漸緩解，但若殘留症狀、認知功能較發病前來得差，並影響到日常生活功能時，就必須將其診斷為VaD的一種亞型。

3. Strategic infarction的治療

失智症疾患治療指南2010年版並無strategic infarction治療的相關記載。

2 影像所見的特徵與判讀方式

Strategic infarction的影像所見特徵為急性期間與認知功能有關的部位出現急性腦梗塞所見，慢性期之後則可觀察到慢性缺血病變或囊腫性病變（**圖37-1～3**所示為急性期影像，**圖37-4～7**為進入慢性期之後的影像）。

針對strategic infarction進行影像判讀時，確認其認知功能是否受到單一部位病變的影響非常重要。此外，診斷是否合併阿茲海默症（AD），也就是是否屬於混合型失智症也相當重要。

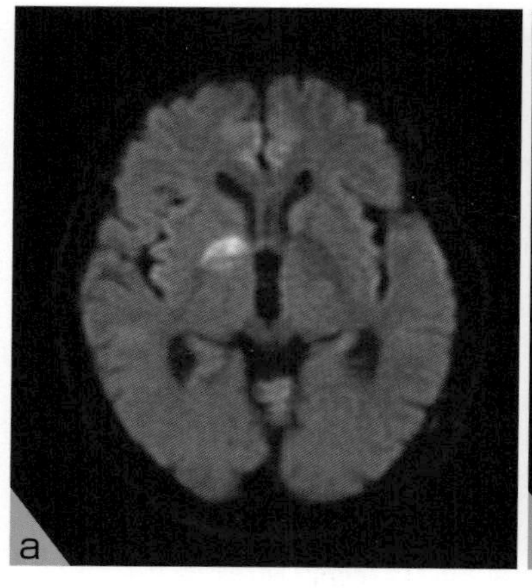

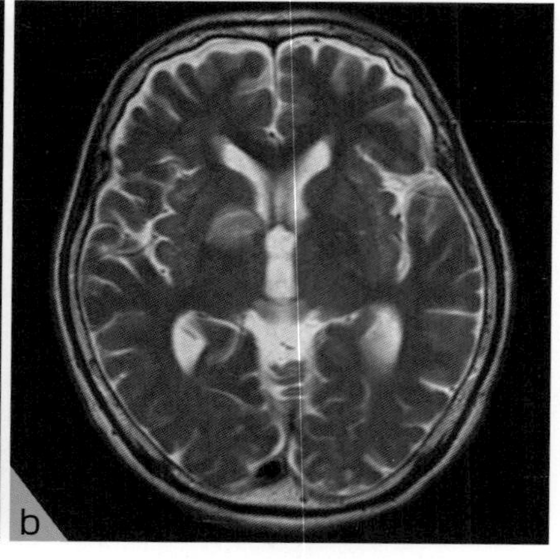

圖37-1. Strategic infarction的急性期影像

83歲女性。右視丘梗塞（視丘前核）。右視丘前核處可觀察到急性腦梗塞。上圖為Day 9的DWI（a）和T2加權影像（b）。

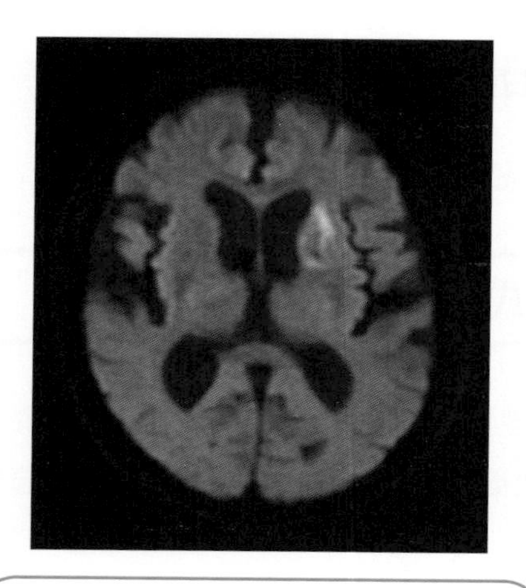

圖37-2. Strategic infarction的亞急性期影像

77歲男性。左尾狀核頭部梗塞。上圖為Day 35的DWI。

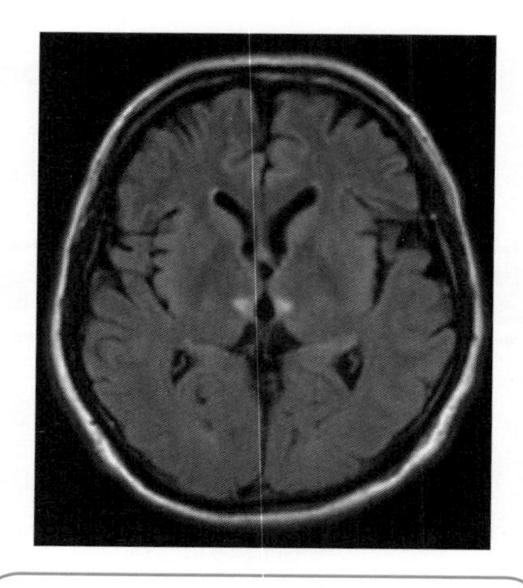

圖37-3. Strategic infarction的亞急性期影像

51歲男性。左右視丘梗塞（中央內側核）。腦基底動脈前端阻塞引起左右視丘中央內側核出現亞急性腦梗塞。上圖為Day 40的FLAIR影像。

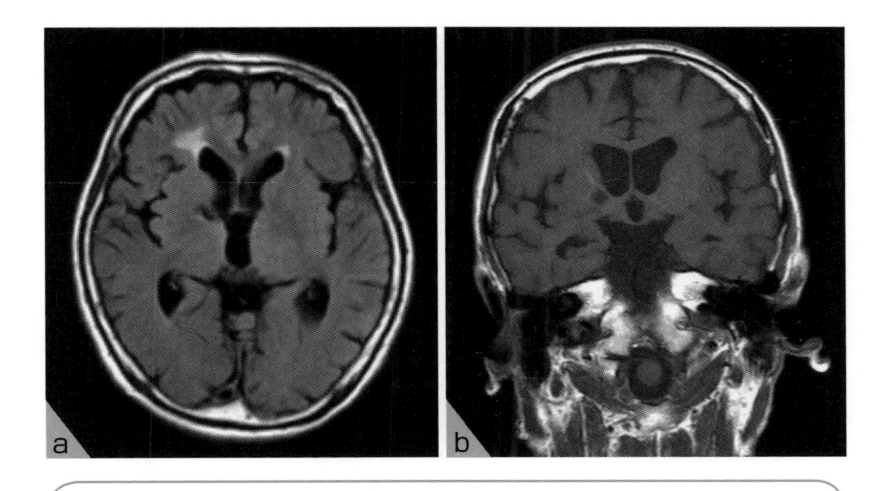

圖37-4. 混合型失智症（AD＋VaD）

85歲女性。右視丘前核strategic infarction（圖37-1）2年後，認知功能逐漸減退。右視丘前核處出現陳舊性腦梗塞。海馬迴輕度萎縮，左右側腦室輕微擴大。FLAIR（a）與T1加權影像（b）。VSRAD severity=2.14>2.00。

表37-1. 於記憶門診就診的血管性失智症（VaD）、混合型失智症（AD＋VaD）、急性腦血管病變（acute disease）案例之分類

Pathological lesions capable of producing vascular dementia (NINDS-AIREN 1993)		VaD		AD + VaD		Acute disease	
1	Multi-infarct dementia	1	5.3%	21	20.2%	0	0%
2	Strategic single-infarct dementia	2	10.5%	22	21.2%	4	36.4%
3	Small-vessel disease with dementia	10	52.6%	55	52.9%	5	45.5%
4	Hypoperfusion	2	10.5%	1	1.0%	0	0%
5	Hemorrhagic dementia	4	21.1%	5	4.8%	2	18.2%
Total		19	100%	104	100%	11	100%

註：急性疾患係根據NINDS-AIREN血管病變類型進行分類，而非失智症之分類。

表37-2. Strategic infarction的部位分類

	VaD		AD + VaD		Acute disease	
Thalamus（視丘）	0	0%	1	4.5%	2	50%
Caudate nucleus（尾狀核）	0	0%	9	40.9%	1	25%
ACA（前大腦動脈）	0	0%	0	0%	0	0%
PCA（後大腦動脈）	2	100%	10	45.5%	1	25%
Angular gyrus（角迴）	0	0%	2	9.1%	0	0%
Basal forebrain（基底前腦）	0	0%	0	0%	0	0%
Total	2	100%	22	100%	4	100%

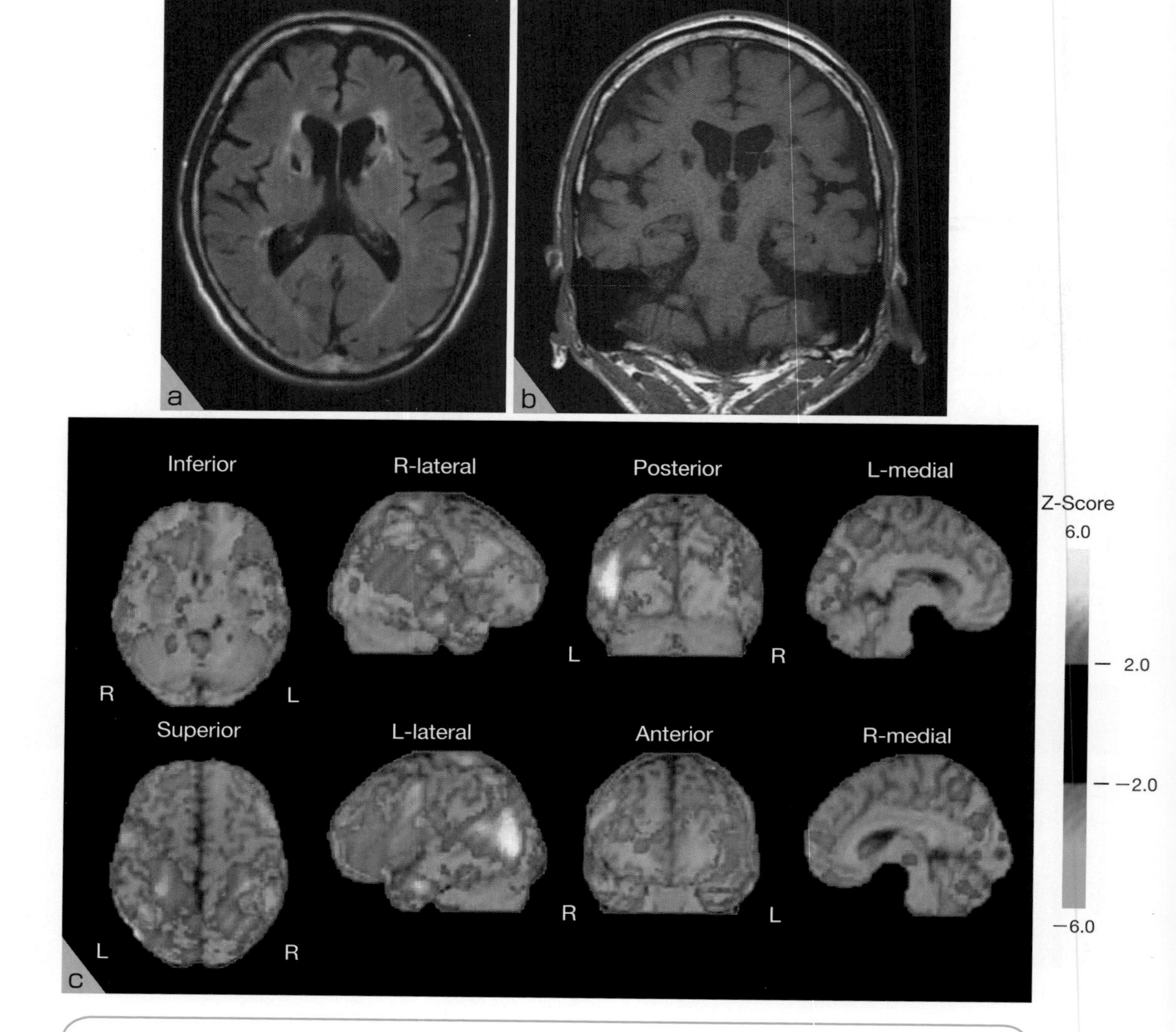

圖37-5. 混合型失智症（AD＋VaD）

65歲男性。腦幹梗塞2年後，認知功能逐漸減退。MRI（a：FLAIR、b：T1加權）影像中可觀察到左右尾狀核頭部有陳舊性腦梗塞。海馬迴輕度萎縮。ECD-SPECT中可看到左右額葉及左右頂葉有部分血流降低的情形（c：藍色、綠色部分）。VSRAD severity＝2.38>2.00，eZIS severity＝1.58>1.19。

長田等人（2006）以日本的224名VaD患者為對象，根據NINDS-AIREN診斷標準將VaD分為6類，探討其比例分佈，其結果如本書330頁所示（此報告數據的案例共有212名）[8)]。

此研究的strategic single-infarct dementia案例佔了全體案例的一成左右。

2013～2014年間至日本船橋市立醫療中心記憶門診就醫的1,005名患者中，有15名①VaD患者、103名 ②混合型失智症（AD+VaD）患者、16名③急性疾患患者，且其中11名為腦血

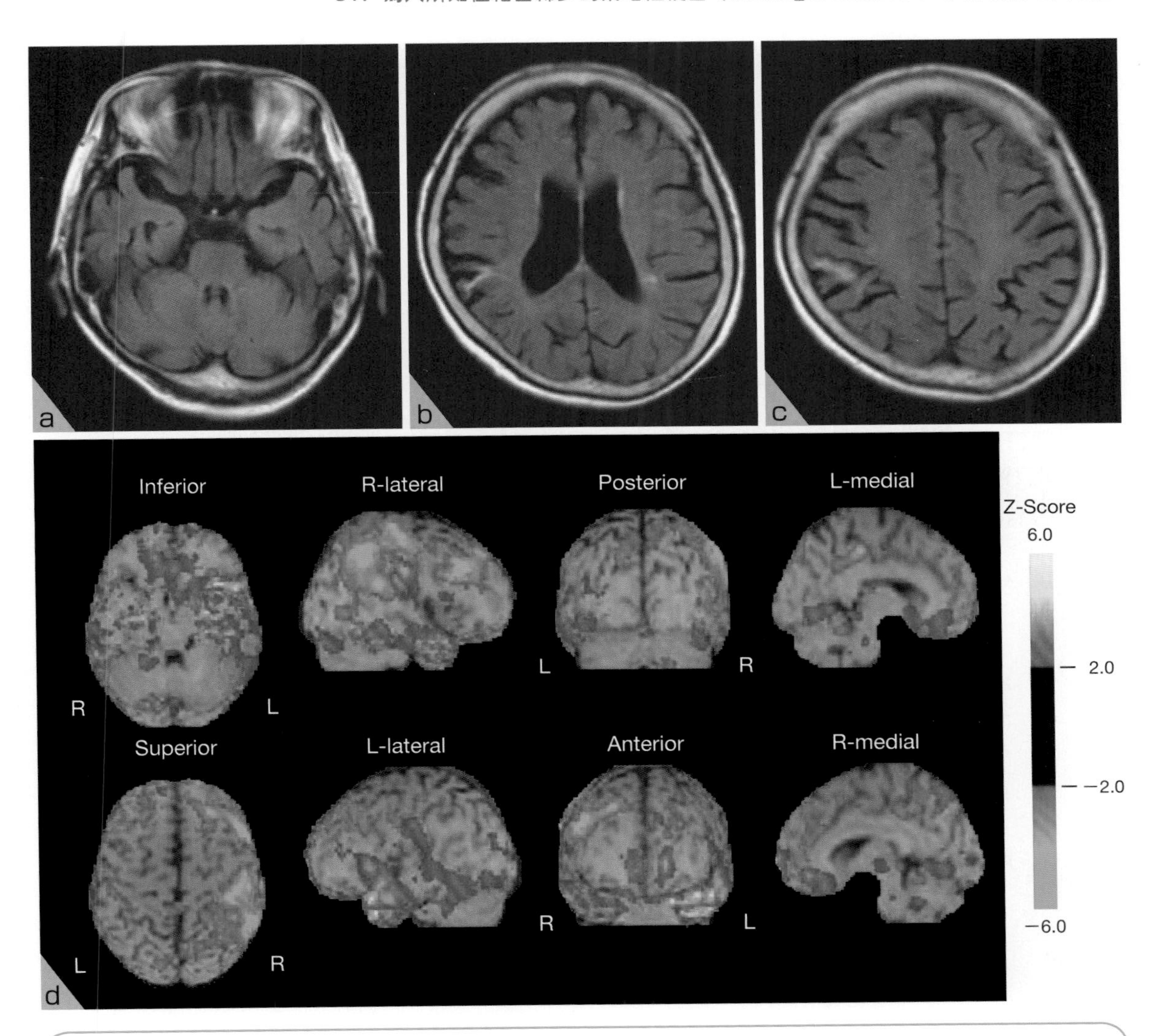

圖37-6. 混合型失智症（AD＋VaD）

76歲女性。10年前腦幹梗塞時發現右角迴處有無症狀性腦梗塞。半年前開始有記憶功能惡化的情形。MRI（a〜c：FLAIR）影像中可觀察到海馬迴輕度萎縮及右角迴陳舊性腦梗塞。ECD-SPECT影像中可看到右額葉和右頂葉的血流偏低（d：藍色、綠色）。VSRAD severity＝1.18<2.00，eZIS severity=2.08>1.19。

管病變。根據NINDS-AIREN診斷標準將這三類患者進行分類，結果如**表37-1**所示（與第6類「other mechanism」重複的案例分散至第1〜5類）。其中根據CT或MRI影像所見發現屬於strategic infarction的比例分別為①2/19（10.5%）、②22/104（21.2%）、③4/11（36.4%）。

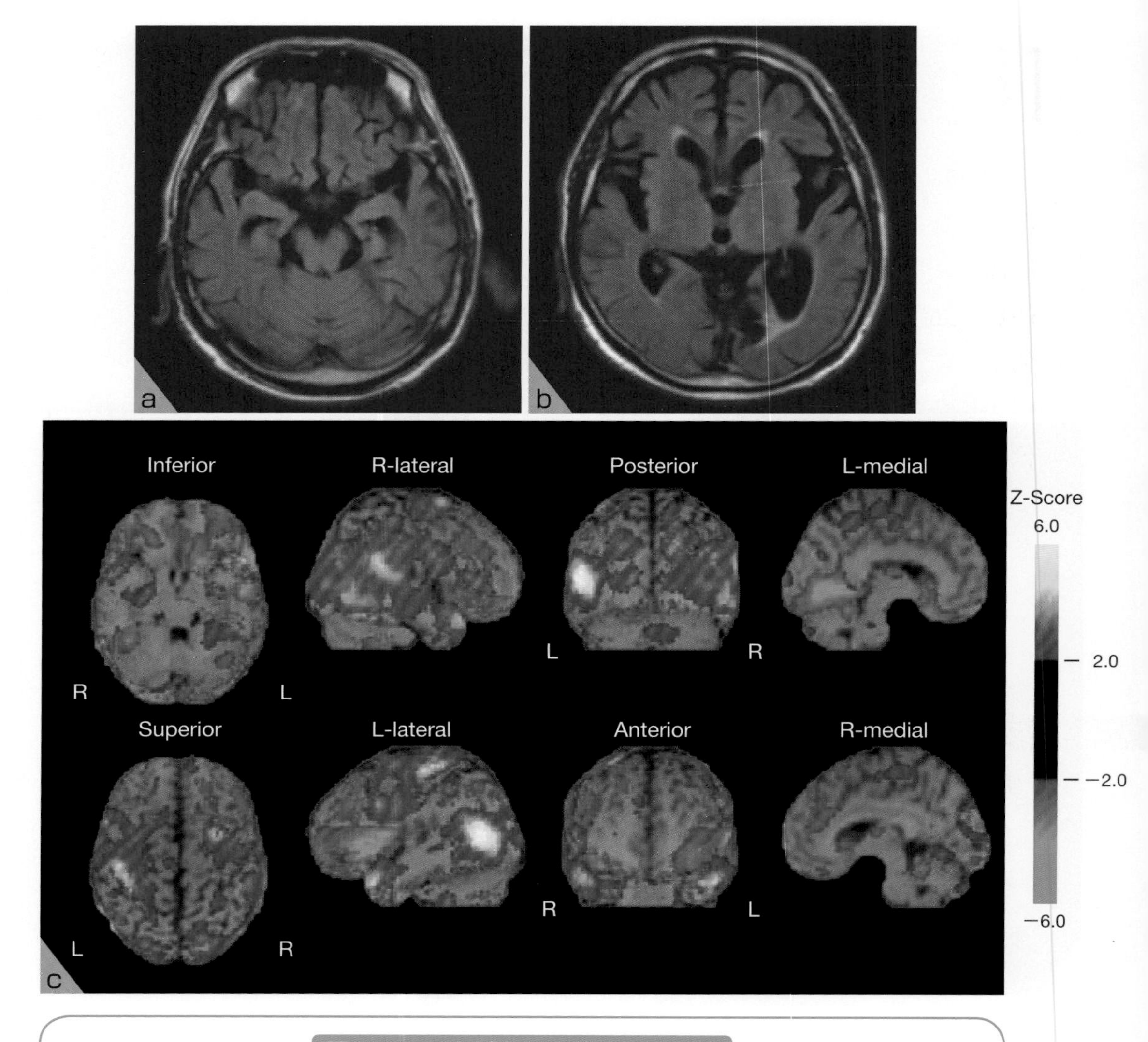

圖37-7. 混合型失智症（AD＋VaD）

74歲男性。臨床上並無腦梗塞病史。2年前開始記憶功能惡化。MRI（a、b：FLAIR）影像顯示其海馬迴中度萎縮，且左顳葉有陳舊性腦梗塞。SPECT（c）影像中可觀察到部分左額葉和頂葉，以及左枕葉內側血流偏低。VSRAD severity＝2.86，eZIS severity=0.84。

Strategic infarction的部位分類如**表37-2**所示，共有4名急性腦梗塞、2名視丘、1名尾狀核、1名PCA區梗塞的案例。22名AD＋VaD的案例中，有1名視丘、9名尾狀核、10名PCA區、2名角迴梗塞案例。2名VaD案例皆為PCA區梗塞。

以上數據顯示strategic single-infarct dementia佔了VaD案例的10.5%、混合型失智症案例的21.2%，病變部位以PCA區及尾狀核為多。

3 治療期間不可忽視的所見、檢查重點與影像判讀技巧

Strategic infarction以急性病變的形式發生時，觀察症狀是否於亞急性期或慢性期間改善非常重要。腦梗塞發病後經過數年以上，認知功能再次退化時，必須根據臨床病情發展及影像所見評估是否由血管病變惡化，或AD等神經退化性疾病所造成（**圖37-1、4**）。於日本船橋市立醫療中心記憶門診就診的1,005名患者中，出現AD而被歸類於混合型失智症的案例佔了大多數（急性腦血管病變11名、AD＋VaD 103名、VaD 15名）。針對這類混合型失智症，可利用MRI（VSRAD®）檢查海馬迴是否萎縮，或是以ECD-SPECT（eZIS）判定血流偏低部位，以便確認診斷（**圖37-5～7**）。

（唐澤秀治）

● 文 獻

1）「認知症疾患治療ガイドライン」作成合同委員会：認知症疾患治療ガイドライン 2010. pp251-294, 医学書院, 東京, 2010.

2）高野大樹, 長田　乾：血管性認知症の診断基準と基本的なタイプ. 老年精神医学雑誌 24(4)；357-365, 2013.

3）Román GC, Tatemichi TK, Erkinjuntti T, et al：Vascular dementia；Diagnostic criteria for research studies, Report of the NINDS-AIREN International Workshop. Neurology 43(1)：250-260, 1993.

4）Gorelick PB, Scuteri A, Black SE, et al：Vascular contributions to cognitive impairment and dementia；A statement for Healthcare professionals from the American Heart Association/American Stroke Association. Stroke 42(9)：2672-2713, 2011.

5）秋口一郎, 高山吉弘：脳梗塞による急性健忘症候群と脳血管性痴呆；特に海馬および内包膝梗塞について. 老年精医誌 10(1)：27-33, 1999.

6）Kalaria RN, Kenny RA, Ballard CG, et al：Towards defining the neuropathological substrates of vascular dementia. J Neurol Sci 226：75-80, 2004.

7）Kalaria RN, Erkinjuntti T：Small vessel disease and subcortical vascular dementia. Journal of Clinical Neurology 2(1)：1-11, 2006.

8）長田　乾：ICD-10 分類に準拠した脳血管性痴呆の診断手順に関する研究. 厚生労働科学研究費補助金長寿科学総合研究事業(臨床研究実施チームの整備)報告書, 平成 17 年度総括研究報告書, 2006.

CHAPTER 38 DEMENTIA

暫時性全面失憶：2～3天後的DWI影像

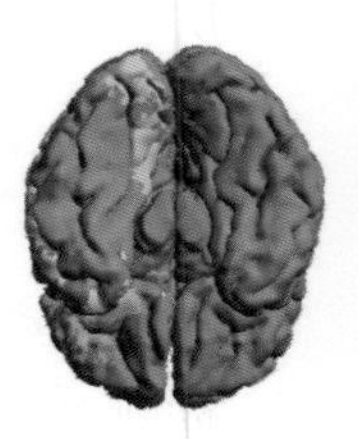

1 原發疾病的概念與症狀特徵、病程和治療

暫時性全面失憶（transient global amnesia, TGA）是指突然出現順向性失憶、重複相同問題、24小時內又再次發作等症狀表現的疾病。1964年Fisher和Adams將其命名為TGA[1)]。此

表38-1. 暫時性全面失憶的重要相關資訊

TGA一詞	Fisher和Adams於1964年提出。
流行病學	① TGA的盛行率：每年10萬人中有3～8人 ② 年齡：75%的TGA案例為50～70多歲 ③ 一年內復發率：6～10%
發病前的誘發跡象	50～90%的TGA案例在發病前有觀察到誘發跡象：突然泡在冷水或熱水中、做吃力的運動、情緒或心理壓力、疼痛、醫學檢查/處置、性行為、產生努責效應（valsalva manoeuvre）之動作（深吸閉氣後用力吐氣）
Hodges & Warlow的診斷標準	① 被目擊到有發作的情形，或目擊者（觀察者）可提供患者發作時的相關諮詢。 ② 發作時出現顯著的順向性失憶（患者重複詢問相同問題）。 ③ 無意識障礙。不會連自己都不認得，且並無失憶以外的認知功能障礙（無失語或失用等症狀）。 ④ 發作時未伴隨神經學上的局灶症狀。發作後也沒有顯著的神經學症狀。 ⑤ 無癲癇症狀。 ⑥ 發作在24小時內改善。 ⑦ 最近有頭部外傷病史或癲癇發作的患者（正接受藥物治療，或過去兩年內有過一次癲癇發作）除外。
MRI影像所見	① DWI上可觀察到海馬迴外側（CA1=Sommer sector）有1～5 mm的hyperintense lesion。 ② 此所見也可在T2-weighted image中觀察到。 ③ 此所見可在TGA發病後24～72小時後觀察到（最容易觀察到的時間為48～72小時左右）。
病理機制	目前有提出與偏頭痛、與低血氧/缺血、靜脈鬱滯、癲癇、壓力等相關的學說，但具體的病理機制尚未解明。
預後與治療	預後良好，不需要特別治療。

疾病的重要相關資訊（包括診斷標準）如**表38-1**所示。

1998年Strupp等人首度報告TGA患者的擴散加權影像（diffusion weighted image, DWI）中，顳葉內側訊號偏高，之後也在數篇研究中發現相同的結果[2)3)]。2010年Bartsch和Deuschl的文獻回顧中，強調「釐清影響海馬迴的阿茲海默症等疾病的病理機制，有助於對TGA病理機制的了解」[4)]。

2 影像所見的特徵與判讀方式

2013～2014年間至日本船橋市立醫療中心記憶門診就醫的1,005名患者中，有6名罹患TGA。TGA發病後到進行MRI檢查的期間，1名為Day 0、2名為Day 1、1名為Day 3、1名為Day 5、1名為Day 23。全部案例皆拍攝了MRI（DWI和FLAIR），只有Day 3的患者可於DWI和FLAIR影像中觀察到海馬迴訊號偏高之病變（**圖38-1**）。之後於Day 24對相同個案再度進行MRI檢查，結果發現異常所見已消失。

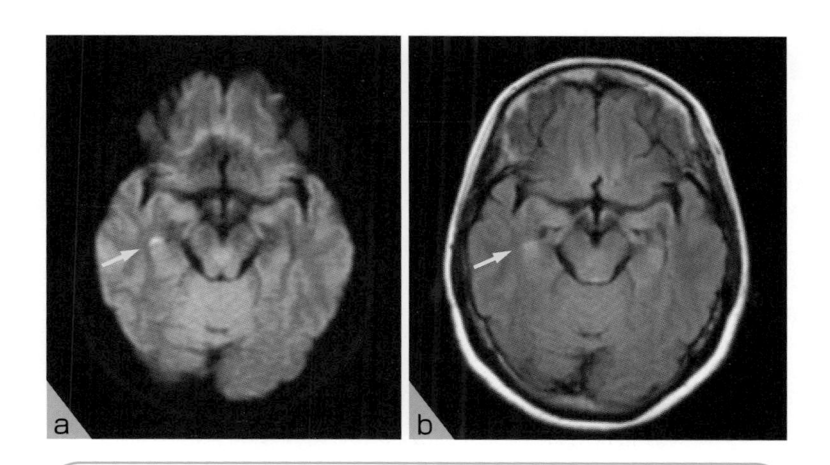

圖38-1. 64歲女性

某個週五發生使情緒劇烈起伏的事情後，便出現暫時性全面失憶，於週一（Day 3）就醫。

a：DWI、b：FLAIR影像。右海馬迴外側CA1處有3 mm的high-intensity lesion。

Bartsch和Deuschl提到了以下TGA的MRI所見：

1. DWI上可觀察到海馬迴外側（CA1=Sommer sector）有1～5 mm的hyperintense lesion。
2. 此所見也可在T2-weighted image中觀察到。
3. 此所見可在TGA發病後24～72小時後觀察到（最容易觀察到的時間為48～72小時左右）。

3 治療期間不可忽視的所見、檢查重點與影像判讀技巧

TGA的影像判讀技巧為在發病後2～3天後，進行軸切面與冠狀切面的DWI攝影。若於海馬迴外側（CA1=Sommer sector）發現1～5 mm的hyperintense lesion，就表示影像診斷上可判定為TGA。

（唐澤秀治）

● 文 獻

1）Fisher CM, Adams RD：Transient global amnesia. Acta Neurol Scand Suppl 40(suppl 9)：1-83, 1964.
2）Strupp M, Brüning R, Wu RH, et al：Diffusion-weighted MRI in transient global amnesia；elevated signal intensity in the left mesial temporal lobe in 7 of 10 patients. Ann Neurolo 43(2)：164-170, 1998.
3）Sedlaczek O, Hirsch JG, Grips E, et al：Detection of delayed focal MR changes in the lateral hippocampus in transient global amnesia. Neurology 62(12)：2165-2170, 2004.
4）Bartsch T, Deuschl G：Transient global amnesia；functional anatomy and clinical implications. Lancet Neurol 9(2)：205-214, 2010.

中文索引

二劃

三劃

四劃

五劃

六劃

七劃

八劃

九劃

十劃

十一劃

十二劃

十三劃

十四劃

十五劃

十六劃

十七劃

十八劃

十九劃

二十劃以上

英文索引

E

F

G

H

I

J

K

L

M

N

O

P

R

S

認知症的病因診斷與神經影像

出　　版／楓書坊文化出版社
地　　址／新北市板橋區信義路163巷3號10樓
郵政劃撥／19907596 楓書坊文化出版社
網　　址／www.maplebook.com.tw
電　　話／02-2957-6096
傳　　真／02-2957-6435
編　　集／松田 博史
　　　　　朝田　隆
翻　　譯／陳韻如
總 經 銷／商流文化事業有限公司
地　　址／新北市中和區中正路752號8樓
網　　址／www.vdm.com.tw
電　　話／02-2228-8841
傳　　真／02-2228-6939
港澳經銷／泛華發行代理有限公司
定　　價／2000元
出版日期／2018年11月

國家圖書館出版品預行編目資料

認知症的病因診斷與神經影像 / 松田博史,
朝田隆編集；陳韻如譯. -- 初版. -- 新北市：
楓書坊文化, 2018.11　面；　公分

ISBN 978-986-377-434-1（精裝）

1. 失智症　2. 阿茲海默症

415.934　　107018277